Die

Inhalationen

der

zerstäubten Flüssigkeiten
sowie der Dämpfe und Gase

in ihrer Wirkung auf die Krankheiten der Athmungsorgane.

Lehrbuch

der

respiratorischen Therapie.

Erweiterte Ausführung einer von der Gesellschaft zur Beförderung der Heilkunde in Amsterdam gekrönten

Preisschrift.

Von

Dr. L. Waldenburg,

Arzt etc., Redacteur der Allgemeinen Medicinischen Centralzeitung, in Berlin.

Mit drei lithographirten Tafeln.

Berlin,
Druck und Verlag von Georg Reimer.
1864.

Der Gesellschaft

zur

Beförderung der Genes- und Heilkunde

zu Amsterdam

hochachtungsvoll gewidmet

vom

Verfasser.

Vorwort.

Die gründliche Kenntniss einer Disciplin nach allen ihren Richtungen ist das hauptsächlichste Erforderniss zur richtigen Beurtheilung und Ausübung derselben. Die Lehre von den Inhalationen, so darf man wohl behaupten, wurde in ihren Einzelheiten, ja sogar in ihren allgemeinen Umrissen, bisher nur von Wenigen gekannt, aus dem ganz triftigen Grunde, weil unmöglich einem Jeden zuzumuthen war, aus einem Wust der verschiedensten Schriften das zerstreute brauchbare Material zu sammeln und sich so auf die mühsamste Weise die Kenntniss einer Sache anzueignen, die nicht einmal der allgemeinen Anerkennung sich erfreute. Ein Lehrbuch, welches in möglichst vollständiger Weise alles bisher auf diesem Gebiete Geleistete zusammenfasst und so eine feste Grundlage für weitere Forschungen bildet, schien mir ein gerechtes Bedürfniss zu sein; dasselbe zu befriedigen, dazu habe ich in vorliegender Arbeit den Versuch gemacht. Ich habe mich bemüht, den Standpunkt, auf dem die einzelnen Inhalationsmethoden sich befinden, nach den bis jetzt vorliegenden Erfahrungen zu zeichnen, habe das bereits Festgestellte hervorgehoben, das Unfertige und Mangelhafte in seiner Nacktheit hingestellt, überall vermeidend, durch aprioristische Wahrscheinlichkeits-Schlüsse etwa Fehlendes pro aut contra zu ergänzen. Die Lehre der Inhalationen ist noch in den Anfängen, sie ist deshalb eine unvollendete, und als solche muss sie hingestellt werden. Erst wenn eine grosse Reihe von Beobachtern ihre Kräfte der Methode widmen, wenn dieselbe anfangen wird, Allgemeingut der praktischen Aerzte zu werden; dann wird sie zu einer vollendeten Wissenschaft heranreifen können. Dieses grosse Ziel mit anbahnen zu helfen, das ist der Wunsch, den ich bei der Herausgabe dieses Lehrbuchs hege. Viele, sehr viele fruchtbare Keime wurden bereits während der Jahrhunderte auf diesem Gebiete ausgestreut; sobald sie erst die nothwendige Aufmerksamkeit finden werden, möchte an ihrer Zukunft kaum zu zweifeln sein.

Die Geschichte der einzelnen Inhalationsmethoden habe ich versucht, nach eigenen Quellenstudien möglichst ausführlich, mit besonderer Berücksichtigung der Casuistik, darzulegen; an vielen Stellen blieb indess, was ich gern bekenne, die Ausführung hinter meinen Wünschen zurück. Die Geschichte der zerstäubten Flüssigkeiten reicht bis Ende Frühjahr 1863, da die Arbeit bereits im Mai der medicinischen Gesellschaft in Amsterdam eingereicht und im Juni hier mit dem Druck begonnen wurde.

Berlin, im April 1864.

Dr. L. Waldenburg.

Inhalts-Verzeichniss.

Einleitung.

Die allgemeine Verbreitung der localen Therapie muss als eine der bedeutendsten Errungenschaften der medicinischen Wissenschaft angesehen werden. Ein örtliches Leiden wird an Ort und Stelle am directesten und am unverfänglichsten bekämpft; denn das Heilmittel kann in seiner ungeschwächten Intensität, in seinem ganzen Inhalt auf den kranken Theil selbst einwirken, nicht erst ins Unmessbare verdünnt, gelangt es mit dem Blute zu dem afficirten Organ, der Magen, meist auch die Säftemasse des ganzen übrigen Körpers bleibt unbelästigt.

Der Theil geniesst eine gewisse Selbstständigkeit seiner Ernährung und Entwickelung im gesunden sowohl als auch im kranken Körper; gewähren wir ihm diese Selbstständigkeit auch in der Therapie, behandeln wir ihn, natürlich soweit das Uebel wirklich nur ein örtliches ist, unabhängig vom übrigen Organismus. Was anders verschaffte der operativen Chirurgie und der Geburtshülfe ihren hohen Grad von Vollkommenheit und ihre glänzenden Erfolge als die Grundlage der rein localen Medication? Wer wird in der Augen- oder Ohrenheilkunde, wer zur Behandlung der Hautaffectionen die locale Therapie entbehren wollen, oder auch nur für einen kurzen Augenblick entbehren können? Jeder Fortschritt auf diesem Gebiete macht als zündender Funke Eroberungen in der Wissenschaft, wir brauchen nur an die endermatische Behandlungsweise und an die subkutanen Injectionen zu erinnern.

Wie sieht es nun aus mit der Therapie der Respirationsorgane? Schon in den frühesten Zeiten der alten Griechen und Römer hatte man eine Vorahnung davon, dass in einer Modification der Athemluft ein Hauptagens gegen die Krankheiten jener Organe gesucht werden müsse, und mit den vorhandenen beschränkten Mitteln bemühte man sich, diese Idee fruchtbar zu machen. Man schickte Brustkranke in veränderte Atmosphären, man liess sie die Luft an der See oder in Fichtenwäldern athmen, man machte Räucherungen mit harzigen oder balsamischen Medikamenten.

Das Mittelalter und die ersten Jahrhunderte der neueren Zeit verharrten in demselben Kreise der Anschauungen; es waren vorzüglich die Räucherungen, die eine Rolle spielten und durch Triumphe gefeiert wurden.

Die grossartigen Entdeckungen der Chemie seit dem Ende des vorigen Jahrhunderts erweiterten in einer ungeahnten Weise den Horizont der Wissenschaft, man lernte die Luft analysiren, man erkannte in ihr verschiedene Bestandtheile, die in der innigsten Beziehung zu den Lebensfunctionen überhaupt und in dem directen Verkehr mit den Athmungsorganen standen. Jetzt schien man dem ersehnten Ziele näher, als man je zu hoffen gewagt hatte: die Gasc, die im Leben des gesunden Organismus eine so bedeutsame Rolle spielen, mussten sicherlich auch einen wesentlichen Einfluss auf den kranken Körper, zumeist auf die kranken Respirationsorgane ausüben; eine Modification der Athemluft musste zu nennenswerthen Erfolgen führen. Es begannen die Experimente mit Inhalationen von Gasen: Sauerstoff, Stickstoff, Kohlensäure, Wasserstoff wurden der Reihe nach geprüft.

Mit den weiteren Fortschritten der Chemie schritt auch das therapeutische Experiment vorwärts: neue unbekannte Gase, Chlor und Jod, die auch in der Heilwissenschaft ihren gestaltenden Einfluss zu äussern anfingen, wurden entdeckt, diese gleichfalls verwerthete man zu Inhalationen.

Gleichzeitig suchte man alt bekannte wirksame Substanzen zur localen Application in Dampfform zu verwenden; man liess narkotische Mittel als medicamentöse Cigarren und aus Pfeifen rauchen oder bereitete aus ihnen Aufgüsse, deren Dämpfe man athmete. Daneben wurden auch die früheren harzigen Räucherungen nicht vergessen, man meinte jedoch, zum Theil wenigstens, ihnen die Verflüchtigung ätherischer Substanzen substituiren zu können.

Selbst die Physik wurde zu Hülfe gezogen, man comprimirte in geschlossenen Räumen die Luft, die man einathmen lassen wollte. Endlich als letztes Glied in der Kette der Versuche trat die Pulverisation der Flüssigkeiten auf, die selbst das direkte Einwirken nicht flüchtiger Substanzen auf die Athmungsorgane möglich zu machen verhiess.

Was wurde durch diese ganze lange Reihe von Beobachtungen erreicht? Entsprang daraus irgend ein erheblicher Nutzen? Die Frage hat ihre verschiedenen Seiten. Betrachten wir die gewöhnliche ärztliche Praxis, so müssen wir behaupten, dass bis auf kleine Bruchstücke fast gar nichts bei ihr sich einen gebührenden Platz verschafft hat. Bei einer jeden neuen Erscheinung auf dem Gebiete der Inhalationen wurde die medicinische Welt aufmerksam, sie gerieth selbst für einen kurzen Moment in Wallung; aber die Aufmerksamkeit ging schnell vorüber und machte binnen Kurzem der Vergessenheit Platz.

Worin hat dies seine Ursache?

Auf einem jeden praktischen Gebiete existirt eine gewisse Vorliebe für das Althergebrachte, das man nur mit Widerstreben für neue Ideen opfert; alles Neue muss sich seinen Platz erst durch siegreiche Kämpfe erobern. Sicher verschafft sich alles Wahre und Grosse Eingang selbst in eine wenig bewegliche Masse, aber dies geschieht immer nur äusserst langsam; es giebt nur wenig überraschende Blitze, die in dem Augenblicke ihres Entstehens schon zu zünden im Stande sind.

Manche der Inhalationsmethoden traten unter dem Schein solcher Blitze auf, sie versprachen das zu leisten, was Jahrhunderte bisher vergeblich erstrebt hatten, sie verhiessen, Krankheiten zu heilen, die den bisherigen Mitteln am hartnäckigsten getrotzt hatten. Mit ungeheurem Enthusiasmus wandte sich der gläubigere Theil dem neuen Lichte zu; er erwartete Wunderdinge von ihm und wurde, wie es geschehen musste, binnen Kurzem enttäuscht. Die Zweifler behielten Recht, die einstigen zu warmen Freunde, in ihren schönsten Hoffnungen betrogen, zogen sich verbittert zurück. Es erfolgte ein Rückschlag, der um so heftiger wurde, einen je höheren Grad die Begeisterung erreicht hatte.

Dieser Rückschlag war aber nicht Schuld der Methode, sondern der ungebührlichen, an sie gestellten Erwartungen; aber die Methode selbst hatte sie zu entgelten.

Man hatte bedeutende, die ganze Therapie umwälzende Resultate von den Inhalationen erwartet, unter diesen Voraussetzungen war man bereitwillig, ihnen selbst das ganze bisherige Regime zu opfern; was die Inhalationsmethode aber in Wirklichkeit bieten konnte, das waren nur neue Hülfsquellen neben den alten, nur eine Erweiterung der allgemeinen Behandlungsweise. Man erwartete Specifica und Radikalmittel und fand auch hier nur Symptomatica und Palliativa; jene hätte man angenommen, diesen wurde der Eingang erschwert. Gewohnheit und Bequemlichkeit sind bedeutende Mächte im praktischen Leben, man entschliesst sich schwer diese aufzugeben, und eine Beschäftigung, die weder Mühe, noch Zeit, noch Kostenaufwand erfordert, mit einer, die all dies zur Bedingung hat, zu vertauschen.

Haben denn aber in der Wissenschaft die verschiedenen Inhalationsmethoden zu sicheren Erfolgen geführt, haben sie in sich einen wirklich reellen Werth bekundet? Von einzelnen dieser Methoden muss dies entschieden bejaht werden, von andern muss man behaupten, dass ein Endurtheil darüber noch in keiner Weise festzustellen ist. Die ganze Inhalationstherapie befindet sich noch fast vollständig in den Windeln; ganze Gebiete liegen noch brach, die meisten haben sich noch nicht über die Höhe des therapeutischen Experiments erhoben. Nicht nur in der Praxis, sondern auch in der Wissenschaft hat der Enthusiasmus geschadet: er hat zu überschwenglichen Zwecken kostbare Zeit vergeudet, die, zu exacten Untersuchungen verwandt, wesentlichen Nutzen hätten schaffen können.

Indess liegt doch auch eine grosse Reihe brauchbarer, exacter Beobachtungen in den Annalen der Wissenschaft aufgehäuft, die, in der rechten Weise benutzt und fortgeführt, nennenswerthe und ausserordentliche Resultate verheisst.

Zu diesem Zwecke beizutragen, dieses Ziel zu erreichen, dahin mag ein Jeder in seinem Wirkungskreise arbeiten: Erfolge und Nichterfolge mögen in gleichem Maſse nebeneinander abgewogen werden, und die getäuschte Erwartung in einem Falle möge die Anwendung in einem anderen, besser geeigneten Falle nicht verleiden. Messen wir überhaupt neue Methoden mit gleicher Wage, wie wir es für innere Mittel gewohnt sind, und lassen wir auch ihnen diejenige Gerechtigkeit widerfahren, die wir leider tagtäglich in unserer Therapie zu üben gezwungen sind, wenn selbst das bestbewährte Mittel — in Folge unbekannter Einflüsse — seine Wirkung versagt und in dem Kampf mit der stärkeren Gewalt der Krankheit unterliegt.

Machen wir uns überhaupt klar, was haben wir von den Inhalationen zu erwarten? was müssen sie leisten, um einen gebührenden Platz in der Therapie behaupten zu können?

Vorerst ist dazu nichts Anderes erforderlich, als dass überhaupt ihre lokale Wirkung auf die Respirationsorgane, bei gewissen Krankheiten derselben, erwiesen wird. Es muss constatirt werden, dass sie sowohl für sich allein bei Affectionen der Athmungsorgane einen wesentlichen Nutzen schaffen, als auch in Verbindung mit der allgemeinen Therapie diese sichtlich unterstützen. Leisten sie dies, ohne dass irgend welche Nachtheile durch ihre Anwendung hervortreten, so reicht dies allein schon aus, um ihnen einen würdigen Rang in der Heilkunst neben den übrigen Mitteln anzuweisen. Leisten sie mehr, erringen sie Erfolge, wie sie bei den bisherigen Medicationen unerreichbar waren, so verdienen sie ein Anrecht darauf, den früheren Behandlungsweisen vorgezogen zu werden.

Dieses Ziel im Auge steuern wir langsam und gemessen weiter: an der Hand des physiologischen und therapeutischen Experiments erringen wir der neuen Methode vorerst nur ein ebenbürtiges Bürgerrecht in der medicinischen Wissenschaft; besitzt sie in sich eine tiefere Kraft und einen höheren Werth, so wird ihr der Sieg, dies geltend zu machen, gewiss nicht fehlen.

Erster Theil.

Die Inhalationen zerstäubter Flüssigkeiten.

Erster Abschnitt.

Geschichte.

In den verschiedensten Bädern bestanden seit längerer Zeit Inhalationssäle derart, dass die Atmosphäre derselben mit den Dämpfen der betreffenden Mineralquellen geschwängert ward. Es gehörte nur ein geringer Grad chemisch-physikalischer Kenntnisse dazu, um von der Ueberzeugung durchdrungen zu sein, dass bei der Verdampfung beliebiger Lösungen nur flüchtige Substanzen in die Atmosphäre übergehen, dass demnach die Luft jener Säle nichts als Wasserdämpfe und etwaige Gase — Kohlensäure, Schwefelwasserstoff — enthalten könnte, dagegen alle bei der angewandten Temperatur nicht flüchtigen Salze in der Lösung verbleiben müssten. Indess lag auch die Möglichkeit nahe, dass, wie es bei starkem Aufwallen kochender Flüssigkeiten geschieht, Partikelchen des Mineralwassers in die Luft spritzten und dort nebst ihren festen Bestandtheilen suspendirt blieben; je langsamer und ruhiger die Erhitzung vor sich geht, desto geringer ist die Menge der auf diese Weise fortgerissenen Mineraltheilchen. Mit dieser einfachen, schon a priori festzustellenden Thatsache stimmten auch die Beobachtungen von Thénard überein, der in einem Bericht an die Pariser Akademie der Wissenschaften über die bis dahin bestehenden Vaporatorien zu denselben Schlüssen gelangte.

Bei der Benutzung jener Inhalationssäle hatte man in der That auch nichts anderes als die Wasserdämpfe und die freien

Gase oder Dünste im Auge; die in äusserst winziger Menge beigemischten Salztheilchen musste man selbstverständlich unberücksichtigt lassen.

Zwar musste längst die Aufmerksamkeit darauf gelenkt werden, dass die Natur selbst sich der in die Luft aufgenommenen Salzpartikelchen als eines bedeutenden Heilmittels bediente. Schon im Alterthum hatten Aretaeus und Galen das Seefahren und das Bewohnen der Meeresufer als das vorzüglichste Mittel gegen Phthisis empfohlen, und in der neuesten Zeit grade wurde gleichfalls die Seeluft als das summum remedium in dieser Krankheit von den ersten Autoritäten, ich will nur den grossen Laennec erwähnen, mit Eifer gepriesen. Man wusste auch, dass die Seeluft die festen Salztheile des Meerwassers in möglichst grosser Menge suspendirt enthalte, indem durch den andauernden Wellenschlag und die Brandung fortwährend Seewasser in die Luft spritze und dann mit dem Luftstrom fortgerissen werde; in diesem salzigen Bestandtheil der Meeratmosphäre hatte man zum grossen Theil auch ihr Specifisches für die Heilsamkeit derselben in manchen Krankheiten der Respirationsorgane gefunden.

Was die Natur in so grossartigem Massstab über den ausgedehnten Meeresflächen bereitet, geschieht im Kleinen an den Gradirwerken des Festlands. Auch hier werden unzählige, sehr feine Salzwassertröpfchen der sie unmittelbar umgebenden Luft beigemischt, und diese allmälig mit salziger Feuchtigkeit gesättigt. In vielen Soolbädern wurde die Atmosphäre dieser Gradirwerke auch zu medicamentösen Zwecken benutzt und ihr Einfluss — bald nützlich bald schädlich — auf Leiden der Athmungswerkzeuge war nicht zu verkennen.

Diese Grundsäulen für die Inhalation mit zerstäubter Flüssigkeit gefüllter Atmosphären standen fest, ohne dass Jemand diese Erfahrung auszubeuten unternahm. Zwar war bereits im Jahre 1829 von Schneider und Walz — wie es scheint, zum Behuf von Staubregenbädern — ein Flüssigkeitszerstäubungs-Apparat construirt worden [1]; sodann hatte im Jahre 1849 Auphan zu Euzet-les-Bains ein Inhalatorium errichtet, in welchem das

[1]) Fournié. Mémoire de la pénétration des corps pulvérulents.

Mineralwasser durch Anprallen gegen die Wand zerstäubt wurde, endlich wurde kurze Zeit darauf in Lamothe-les-Bains ein ähnliches Vaporatorium hergestellt: daselbst stürzte nämlich eine Wassersäule aus einer Höhe von 7 Mètres durch eine grosse Zahl kleiner Oeffnungen in einzelnen Wasserfäden herab, die sich an den Wänden des Saals brachen und dadurch eine grosse Douche bewirkten; aber der Zweck dieser Vorrichtungen schien nur der zu sein, die flüchtigen Substanzen — Schwefelwasserstoff, Wasserdampf — in möglichst grösster Quantität aus dem Mineralwasser frei zu machen. Vielleicht noch näher dem eigentlichen Ziele scheint bereits im Jahre 1845 Hirzel [1]) in Zürich gewesen zu sein, der sich — nach Lobethal's (in Breslau) Vorgang — eine künstliche Meeratmosphäre dadurch herstellte, dass er eine die Bestandtheile des Seewassers enthaltende Lösung mittelst einer Fontäne in einem geschlossenen Zimmer verspritzen liess; hier war schon die Inhalation der fixen Bestandtheile der direct beabsichtigte Zweck des Gründers. Aber die der Sache zu Grunde liegende grosse Idee blieb dennoch unfruchtbar, bis Sales-Girons sie mit Eifer und Enthusiasmus ergriff und ihr sowohl in Wort als That Ausdruck gab.

Sales-Girons gebührt unbestritten das grosse Verdienst, das Princip in klarer Weise und mit Bewusstsein aufgefasst, so wie ihm Eingang in die Therapie verschafft zu haben; ihm verdanken wir die ersten Hülfsmittel, das Princip allgemein nutzbar zu machen.

Sales-Girons.

Im Jahre 1856 errichtete Sales-Girons in Gemeinschaft mit Flubé ein Vaporatorium, dessen Atmosphäre mit dem pulverisirten Wasser der dortigen Mineralquelle gefüllt ward. Das Wasser wurde nämlich vermittelst eines Apparates so fein zerstäubt, dass es einen dichten Nebel bildete, welchen die Kranken direct einzuathmen hatten [2]).

---

[1]) Ueber die künstliche Seeluft als Heilmittel gegen tuberculöse Lungen- und Luftröhrenschwindsucht; von J. Hirzel in Zürich. Schweiz. Cant.-Zeitschr. N. I. 4. 1845. Schmidt's Jahrbücher 1846. LI. p. 284.

[2]) Sales-Girons. Thérapeutique respiratoire. Salles de respiration nouvelles. Paris 1858. Masson.

Am 20. Mai 1856 richtete Sales-Girons in Betreff dieses Gegenstandes das erste Mémoire an die Akademie der Medicin zu Paris, und im September desselben Jahres erschien darüber ein Bericht von Patissier und Henry. Am 8. December endlich wurde sein Aufsatz betitelt: „Mémoire sur les inhalations pulmonaires et sur la chambre de respiration nouvelle de Pierrefonds" in der hydrologischen Gesellschaft verlesen. Die wichtigsten Sätze sind folgende [1]).

„Ich nenne den Respirationssaal neu, weil man das Wasser, anstatt es in Dampfform überzuführen, vielmehr pulverisirt, d. h. in so kleine Theilchen zerstäubt, dass es in der Atmosphäre suspendirt wird und mit ihr eingeathmet werden kann. Alles Uebrige lässt sich logisch aus dieser Voraussetzung herleiten:

„1. Wenn das Wasser in Fragmente zerstäubt ist, so repräsentirt jedes dieser Fragmente, wie klein es auch sei, das Mineralwasser selbst und enthält alle Bestandtheile desselben.

„2. Wenn das natürliche Wasser in dem Raum eines Zimmers zerstäubt ist, so muss die Respiration dieses Heilmittel, welches ganz seine ursprüngliche Zusammensetzung bewahrt hat, in die Bronchen der Kranken führen und es daselbst auf die leidenden Schleimhäute ausbreiten.

„3. Wenn das Mineralwasser fein genug zerstäubt ist, um mit der Luft in die Bronchen eindringen zu können, so gewinnt es durch eben diese Thatsache noch einen Zuwachs an Heilkraft, wie es durch eine feine Vertheilung der Arzneimittel in der Regel geschieht.

„4. Wenn endlich das Mineralwasser zerstäubt ist, so senkt es sich dauernd zu Boden, wodurch es die Luft gleichsam durchsieben muss und sie reinigen von allen Schädlichkeiten, die durch das Zusammensein Brustkranker sich anhäufen."

Die Wirkung, welche das pulverisirte Wasser ausübt, muss nach Sales-Girons ganz besonders nach folgenden zwei Gesichtspunkten ins Auge gefasst werden:

1. wirkt das in die Respirationsorgane eingedrungene Mineralwasser als solches lokal auf die kranken Theile selbst ein;

2. modificirt, respective vermindert es den Gehalt der Athemluft an Sauerstoff, welchen Sales-Girons als ein schädliches

---

[1]) Sales Girons. Salles de respiration. Paris 1858. Introduction S. 1.

Agens zur Unterhaltung und Beschleunigung der Krankheit betrachtet.

Die Verlesung des Aufsatzes regte in der hydrologischen Gesellschaft eine lebhafte Debatte an, welche um deshalb vornehmlich bemerkenswerth ist, weil sich wichtige Einwürfe gegen die neue Methode erhoben.

Réveil gab zu bedenken, dass die Schwefelwässer sich gar leicht an der Luft veränderten, und dass durch die Zerstäubung derselben die Oxydation der Schwefelverbindungen um so mehr noch begünstigt würde.

Lecomte hält es für noch zweifelhaft oder wenigstens noch der Untersuchung bedürftig, ob die Respirationsorgane überhaupt flüssige und feste Substanzen — wie es von den Dämpfen und Gasen bereits erwiesen ist — aufnehmen können. Die Aufnahme fester Staubtheilchen wenigstens hält er für noch zweifelhaft; seine Versuche an Kaninchen, welche er Kohlenstaub einathmen liess, gaben ein negatives Resultat, und auch seine Beobachtungen am Menschen lieferten für das Eindringen keinen Beweis.

Fermond fragte, welche Garantie vorhanden wäre, dass das pulverisirte Wasser trotz der Zimmertemperatur von 25° nicht doch in Dampfform sich umsetze.

Gerdy hält, bevor man eine neue Aera in der Anwendung der Mineralwässer prcolamiren könne, die wichtige Aufforderung für nothwendig, erst die Wirkung, welche jeder einzelne Bestandtheil des Mineralwassers auf die Luftwege ausübe, durch Untersuchungen festzustellen.

Rotureau hält die Methode noch für zu neu, um ein endgültiges Urtheil abgeben zu können. Man müsse mit Interesse den Beobachtungen folgen und sich versichern, ob die neuen Inhalationssäle den Schwefelquellen einen günstigeren Wirkungskreis, als die übrigen Heilmittel in der Behandlung einer so rebellischen Krankheit bisher hatten, zu eröffnen im Stande wären.

Durand-Fardel spricht zu Gunsten der bisherigen Inhalationsmethoden, die freilich aber der Verbesserung bedürfen. Der Apparat von Pierrefonds sei sehr ingeniös, es sei möglich, dass die neue Form, in der er das Mineralwasser in die Bronchen einzuführen gestatte, eine nützliche Bereicherung der Therapie darbieten werde; aber die Praxis allein könne über die Natur und Tragweite der Methode entscheiden. Es wäre gut zu erfahren, ob die kleinen Wasserstäubchen in der That sehr tief in die Bronchen eindringen. Man müsse überhaupt ihre therapeutische Wirkung mit der des Schwefelwasserstoffs vergleichen, welche zu ersetzen sie keineswegs geeignet sein möchten. Die beruhigende Wirkung des Schwefelwasserstoffs möchte sich schwerlich in dem zerstäubten Wasser wiederfinden, und es wäre überhaupt Vorsicht bei der Anwendung dieses letzteren zu empfehlen.

Wir sehen, bei dieser Debatte wurden die wichtigsten Bedenken nach allen Richtungen hin ausgesprochen und fast Alles erschöpft, was sich gegen die Methode geltend machen liess.

Die ersten klinischen Erfahrungen veröffentlichte Sales-Girons in einem Mémoire an die Académie de médecine vom 14. Juli 1857 [1]) und später in einem Mémoire an die hydrologische Gesellschaft zu Paris am 18. Januar 1858 [2]). Die erste Beobachtungsreihe betrifft die Saison von 1856, die letztere die von 1857. Es werden im Ganzen 26 specielle Krankengeschichten von Pharyngitis, Laryngitis, Bronchitis, Tuberculosis etc. mitgetheilt, die in Pierrefonds gebessert wurden. Leider fehlt diesen Berichten die nothwendige Genauigkeit, und was der Hauptübelstand ist und den Beobachtungen fast ihren ganzen Werth raubt, das ist der Umstand, dass alle Kranken ausser der Inhalation auch noch andere Medicationen, Trink-, Bade- und Gurgelkur gebrauchten. Das Verhältniss der Gebesserten giebt Sales-Girons auf 140 an, während bei kaum 10 Patienten ein Erfolg vermisst wurde. Je nach der Schwere des Falls trat entweder Heilung (bei leichten Bronchitides) oder doch eine bald grössere, bald geringere Besserung (Tuberculosis) ein. Bei der Pharyngitis granulosa konnte Sales-Girons schon nach den ersten Inhalationen einen wesentlichen Erfolg constatiren.

---

[1]) Thérapeutique respiratoire. Salles de respiration nouvelles par Sales-Girons. p. 118.

[2]) Ibidem p. 199.

Apparate von Sales-Girons und Mathieu.

Um eine weitere Ausdehnung der neuen Methode zu schaffen, die sie aus dem engen Kreis der Bäder in den Heilschatz eines jeden Arztes überführte, liess Sales-Girons im Jahre 1858 von Charrière einen tragbaren Apparat: „Pulvérisateur portatif des liquides médicamenteux" construiren, der den Zweck der Pulverisation, in kleinem Massstab, in durchaus genügender Weise erfüllte [1]).

Der Apparat besteht aus einem Behälter, welcher mit dem zu zerstäubenden Wasser zum grössten Theil gefüllt wird, und über dem sich eine Luftpumpe befindet, durch deren Bewegung Luft in den Behälter über den Wasserspiegel geleitet wird; von dem Behälter führt eine mit einem Hahn verschliessbare Röhrenleitung zu einem feinen Ausgangskanal, dem gegenüber in einiger Entfernung innerhalb einer vorn und hinten offenen fassförmigen Trommel eine kleine Metallplatte befestigt ist. Ist die Luft in hinreichendem Grade, was durch ein Manometer angezeigt wird — etwa auf 3—4 Atmosphärendruck — comprimirt, so wird der Hahn geöffnet, das Wasser dringt mit bedeutender Kraft in einem feinen Strahle durch den Endkanal, bricht sich an der ihm gegenüberstehenden Platte und wird dadurch in einen reichlichen Nebel zerstäubt, welcher vorn aus der Trommel herausströmt, um von dem vorgehaltenen Mund des Kranken inhalirt zu werden.

Am 10. Mai 1859 stellte Mathieu der Akademie der Medicin zu Paris einen neuen Apparat, genannt Nephogène, der demselben Zwecke diente und dessen Idee von H. Tirman herrührte, vor. Hier wird jedoch das Wasser nicht dadurch, dass es mit grosser Gewalt gegen einen harten Körper anprallt und sich daran bricht, zerstäubt, sondern dadurch, dass es unter einem hohen Drucke durch einen engen Canal in Verbindung mit comprimirter Luft auszuströmen gezwungen ist. Die Flüssigkeit befindet sich in einem kleinen gläsernen Gefäss, einer Art Heronsball, in welchem vermittelst einer Luftverdichtungs-

---

[1]) Traitement de la phthisie pulmonaire par l'inhalation des liquides pulvérisés et par les fumigations de goudron; par Sales-Girons. Paris 1860. Savy.

pumpe, mit der es durch Röhrenleitung in Verbindung steht, die Luft über dem Wasser comprimirt wird, und bei Oeffnung eines Hahns das letztere vor sich her durch den Ausflusskanal, in welchen zugleich von der Pumpe her auch comprimirte Luft mit Gewalt hineingedrängt wird, hinaustreibt. Die Pulverisation geschieht hier also beim Ausströmen selbst durch die gewaltsame Mischung des Wassers mit comprimirter Luft. Der Kranke hält hier seinen offenen Mund in der Richtung der Ausflussöffnung, und der Nebel wird ihm mit beträchtlicher Gewalt zugetrieben.

Am 1. Mai 1860 erstattete Gavarret in der Pariser Akademie der Medicin über die Pulverisationsapparate Bericht.

Barthez.

Unterdess hatte die Methode sich bei vielen Eingang verschafft, ohne dass genaue Berichte über ihre Wirksamkeit veröffentlicht wurden. Nur von Barthez erschienen im October und November 1860 [1]) mehrere günstige Beobachtungen, die er mit pulverisirter Tanninlösung bei croup-kranken und diphtheritischen Kindern gemacht [2]).

Am meisten jedoch hatte die Methode in Bädern Aufnahme gefunden, und es waren mehrere Vaporatorien nach dem Vorbilde von Pierrefonds errichtet worden. Alle Streitfragen in Betreff der neuen Inhalationen drehten sich deshalb in der nächsten Zeit fast nur um die balneologische Seite derselben. Nur über die Verwendbarkeit der Mineralquellen zu Pulverisationen wurde gestritten, als ob von ihr allein das ganze Schicksal der Methode abhinge.

Piétra-Santa.

Der erste, welcher die wissenschaftlichen Vorbedingungen für die Brauchbarkeit der Methode festzustellen suchte, war Piétra-Santa, Badearzt zu Eaux-Bonnes. Seine ersten Untersuchungen datiren vom Sommer 1860, seinen ersten Bericht sandte er an die Pariser Académie de médecine am 2. April 1861 ein, und am 8. October desselben Jahres erfolgte daselbst

---

[1]) Revue médicale, oct. et nov. 1860.

[2]) Der nähere Bericht folgt weiter unten.

die Verlesung seines ferneren Mémoires. Er stellte sich folgende drei Fragen, zu deren Beantwortung er sich anschickte. [1—3])

1. Ist dieser Nebel in Wirklichkeit das in seiner ganzen ursprünglichen Integrität verbliebene, nur in kleine Fragmente zertheilte Wasser?

2. Dringen die zerstäubten Wassertheilchen effectiv sehr weit in die Bronchen ein?

3. Kann man die dieser neuen Inhalationsmethode speciell zukommenden therapeutischen Wirkungen auf eine präcise Weise bestimmen?

Zu seinen Untersuchungen benutzte Piétra-Santa das nach Sales-Girons' Princip eingerichtete Inhalatorium von Eaux-Bonnes. Das Erste, was er feststellte, war, dass das Wasser, welches an der Quelle eine Temperatur von $31\frac{1}{2}^0$ Cels. besitzt, auf dem Wege zum Behälter $1\frac{1}{2}^0$ einbüsst, darauf die auf ca. 45^0 erhitzten Windungen des Apparats durchläuft, mit $30—31^0$ zur Pulverisation gelangt, und endlich durch diesen Act auf $18—17^0$ C. abgekühlt wird. Ausser dieser wichtigen Thatsache der Abkühlung geht dem pulverisirten Wasser der grösste Theil seines Schwefelwasserstoff-Gehaltes verloren; die blosse Erhitzung des Wassers von Bonnes auf 60^0 entzieht ihm schon ungefähr $\frac{3}{10}$ desselben. Zur genaueren Feststellung der Sache verglich Piétra-Santa das ursprüngliche Mineralwasser mit dem durch Verdichtung des Nebels angesammelten, in ein Gefäss aufgefangenen Wasser.

Eine Untersuchung, die er von Poggiale vornehmen liess, ergab, dass während das erstere 0,0235 Gramm Schwefelnatrium, letzteres nur 0,0004 Gr. enthielt, und während der Schwefelwasserstoffmesser an ersterem 8^0, er an letzterem nur $1,9^0$ anzeigte. Der Verlust an Schwefelwasserstoff war also ein ausserordentlich beträchtlicher, nur kleine Spuren waren davon zurückgeblieben. Durch die innige Berührung mit der Luft hatten

[1]) L'union médicale 9 et 11 avril 1861 No. 43 et 44. Sur la Pulvérisation par Piétra-Santa.

[2]) L'union médic. 16. mai 1861 No. 59. Antw. desselben auf Sales-Girons' Entgegnung.

[3]) Gazette médic. de Paris 1861 No. 41. 42. 43. De la Pulvérisation aux Eaux-Bonnes. Etat de la question; par Piétra-Santa.

sich schwefelsaure, schwefligsaure und unterschwefligsaure Verbindungen gebildet.

Sauerstoffmessungen nahm P. S. nicht vor, er glaubte jedoch, dass eine Herabsetzung von 21 auf 19½ Procent nicht von sehr grossem Gewicht sein könne. Ozonometrische Papiere zeigten keine Farbenveränderung.

Die zweite Frage bezieht sich auf das Eindringen des Nebels in die Bronchen. Er selbst nebst zwei an Ulcerationen der Stimmbänder leidenden Kranken inspirirten in tiefen Athemzügen das pulverisirte Wasser, sowohl im grossen Apparat von Bonnes als auch am Charrièreschen Pulverisateur, keiner von ihnen hatte davon irgend eine Empfindung in der Kehle. Beide Kranke spürten überdies nach zwölftägigem Gebrauch keine Veränderung ihres Zustands. Ferner versuchte er nach der Einathmung in seinem Urin durch Höllenstein oder Bleizucker Schwefelwasserstoff-Reaction, wie sie nach dem innerlichen Genusse des Mineralwassers auftritt, vergebens nachzuweisen: eine Erfahrung, die ihn erst zu dem Zweifel veranlasste, ob überhaupt etwas von dem pulverisirten Wasser in den Organismus eindringe.

Um dies zu entscheiden, begann er seine Versuche an Thieren: Eine junge Ziege, welche er das mit Kochsalz versetzte Wasser von Bonnes durch die Nase einathmen liess, zeigte nach ihrer unmittelbar darauf erfolgten Tödtung durch Höllenstein weder im Larynx, noch in den grossen oder kleinen Bronchialästen eine Reaction von Kochsalz oder Schwefelwasserstoff. Die zerstückelten in destillirtes Wasser gebrachten Lungen ergaben mit dem Reagens eine weissliche Färbung, die P. S. auf die Coagulation des Blutfibrins bezog. Darauf liess er noch 3 Kaninchen ein Eisensalz einathmen, und auch diese zeigten bei Zusatz von blausaurem Kali keine Spur von Blaufärbung in Larynx, Trachea und Bronchen.

Ein anderes Experiment bestand darin, dass P. S. mit noch einem anderen Beobachter eine halbe Stunde lang in dem Nebel des Inhalatoriums athmeten, darauf tief und langsam in ein Gefäss mit Bleizucker-Lösung exspirirten, ohne dass irgend welche Reaction auftrat.

Was die Wirkung der Inhalatorien auf die Kranken

betrifft, so erklärt er dieselben für eine permanente Quelle von Rheumatismen. Die Kranken befinden sich nämlich in einer durch die theilweise Verdunstung des Wassers mit Feuchtigkeit gesättigten Dampfatmosphäre von 26—28° und athmen dabei einen kalten Nebel von nur 18° ein. Er beobachtete oft Unwohlsein, Kopfschmerz, Ohnmachten, zumal wenn die Personen unmittelbar nach einem warmen Bade einathmeten, und ist deshalb geneigt anzunehmen, dass denjenigen Personen, welche gleich von Anfang an ein Gefühl von Wohlbehagen bei den Inhalationen empfanden, nur geringes Zutrauen zu schenken, und dass die etwaigen Erfolge nur dem gleichzeitigen Gebrauche der Trinkcur und dem freien Schwefelwasserstoff zuzuschreiben seien.

Aus alle dem hält sich Piétra-Santa zu dem Schlusse berechtigt, dass von dem pulverisirten Wasser nichts in den Kehlkopf gelange, und dass die neuen Inhalatorien nicht nur nichts nützen, sondern sogar durch Beförderung von Rheumatismus schaden, und er glaubt aus diesen Gründen die Unterdrückung des Vaporatoriums zu Eaux-Bonnes anrathen zu müssen.

Briau.

An Piétra-Santa schliesst sich Briau an, der gleichfalls zu Eaux-Bonnes Beobachtungen über die neue Inhalationsmethode machte. Er veröffentlichte seine Erfahrungen am 5. und 12. April 1861. [1]) Die Frage, ob der Wasserstaub in die Athemwege eindringe, beschäftigte ihn gleichfalls, und er suchte sie nach folgenden drei Richtungen zu entscheiden.

1. Physiologische Beobachtungen und Thatsachen. Die Schleimhaut der Luftröhren sei nur zur Aufnahme atmosphärischer Luft und der der Exspirationsluft beigemischten Ingredienzen geeignet, sie könne höchstens noch Dämpfe, die ja mit der Luft einen gleichen Aggregatzustand besitzen, ertragen, sei aber durchaus unfähig, feste und flüssige Substanzen zu dulden. Sobald solche eindringen, trete Husten ein, welcher sie wieder herausbefördere. Dies beweise die Expectoration bei angesammeltem

---

[1]) Gazette hebdomadaire 1861 Nr. 14 et 15.

Schleim, ferner die Erfahrung von Bretonneau, Trousseau und Barthez, dass, wenn nach der Tracheotomie die Schleimhaut des Larynx mit Höllenstein betupft wird, Hustenreiz entstehe. Die Angaben des Amerikaner Green, [1]) nach denen man eine Röhre vom Munde durch Larynx und Trachea selbst bis zur Theilungsstelle der Bronchen einführen könne, zieht er, weil sie noch nicht bestätigt seien, in Zweifel.

Da man nun, fährt Briau fort, in den Respirationssälen mit zerstäubter Flüssigkeit stundenlang zubringen könne, ohne zu husten, so mache diese Thatsache schon bedenklich, ob überhaupt etwas eindringe.

2. Klinische Beobachtungen. Briau liess während zweier Jahre im Ganzen 49 Kranke, von denen 28 an Pharyngitis, die übrigen an Affectionen des Larynx, der Bronchen und Lungen litten, die Inhalationen gebrauchen. Alle gewöhnten sich daran, länger und tiefer als gewöhnlich zu athmen, und einige empfanden dabei ein leichtes Kitzeln, das sie nicht eigentlich zum Husten, sondern nur zum Hüsteln („hemmer") zwang. Auch Briau selbst empfand bei tiefen Inspirationen denselben Kitzel, der ihm an der Basis der Epiglottis seinen Sitz zu haben schien, und der ihn nöthigte, durch Hüsteln „den fremden Körper, dessen Empfindung ihn genirte, zu entfernen."

Sämmtliche Kranke benutzten zugleich die Trinkkur, einige ausserdem auch Gurgelungen, Mund-Douchen und selbst Bäder. Nur bei zweien von diesen Kranken, die an syphilitischen Plaques der Kehle und zugleich an Tuberculose litten, schien der Erfolg der Inhalationen auf das syphilitische Leiden ein positiver und unzweideutiger. Der eine hatte schon 14 Tage Brunnen ohne Erfolg getrunken, darauf wurde er ins Inhalatorium gesandt, und nach 5 Tagen war bereits eine bedeutende Besserung der Entzündung des Gaumensegels und der Nachbarpartieen eingetreten, die Entzündung verschwand ganz, aber eine Vernarbung der Geschwüre war bei der Abreise des Kranken noch nicht vorhanden. Der zweite erlangte vollkommene Heilung der localen syphilitischen Erscheinungen; derselbe wurde jedoch zugleich mit Jod-Quecksilber behandelt. In diesen beiden Fällen,

---

[1]) On injection of the bronchial tube. New-York 1855.

wo der Erfolg ein unzweideutiger war, bleibe es jedoch noch fraglich, ob nicht einfache Gurgelungen und locale Douchen dasselbe erzielt hätten.

Bei den Pharynx- und Larynxaffectionen (2 Ulcerationen des Larynx, 2 nervöse Aphonien) beobachtete Briau keine anderen Erfolge, als die gewöhnlich beim Gebrauch der Trink-, Gurgel- und Badecur eintreten. „Dennoch", fügte er hinzu, „darf man vermuthen, dass in diesen Fällen das Athmen des Wasserstaubes die wohlbekannte Wirksamkeit der gewöhnlichen Thermalmedication erhöht hat („toutefois il est permis de conjecturer que, dans ces cas, la respiration de la poussière d'eau est venue ajouter quelque chose à l'efficacité bien connue de la médication thermale ordinaire"). Hätte der Nebel auch nur den Effect des Gurgelns, so wäre dies doch ein Gurgeln „à eau courante et de très-longue durée."

Bei den Lungenkranken (6 Bronchitikern, 6 Phthisikern und 3 Hämoptoikern) hat Briau gar keinen „der Inhalation zuzuschreibenden" Erfolg erzielt; die Hämoptoiker verliessen das Bad ohne jede Besserung.

Ein Kranker, welcher in Folge eines in den linken Ventrikel des Larynx gelangten Haferstrohhälmchens an Ulcerationen des Kehlkopfs litt, erhielt während des Jahres 1859 in Eaux-Bonnes, wo er 32 Tage lang die Trinkcur und 46 mal die Inhalationen benutzte, seine laute, wenn auch nicht ganz normale Sprache wieder. Er trat zu Hause seinen Beruf als Pfarrer wieder an, wurde jedoch nach einiger Zeit in Folge einer Abendreise wieder aphonisch, ging im Winter nach Italien und wurde im Sommer 1860 wieder in Eaux-Bonnes behandelt, jedoch ohne Erfolg.

Aus diesen klinischen Beobachtungen gewann Briau die Ueberzeugung, dass bei keinem der Kranken das pulverisirte Wasser in die Trachea und selbst nicht in das Innere des Larynx gedrungen sei, und dass sich alles Wasser im Munde verdichtete. Indess stellt Briau doch folgende Erwägung an: die Inhalationsapparate in Eaux-Bonnes sind so aufgestellt, dass die Kranken stehend oder sitzend sich zur Einathmung des Staubes nach vorn überzubeugen gezwungen sind. Es wäre möglich, dass, wenn die Kranken umgekehrt den Kopf nach hinten halten könnten, das Resultat ein verschiedenes wäre, indem der in den Pharynx gelangte Staub dann nach dem Gesetze der Schwere in Larynx und Trachea eindringen würde.

Briau theilt darauf noch einen ihm berichteten Fall von Dr. Hillairet mit. Derselbe betrifft einen Mann mit abundanter fötid-purulenter Bronchialsecretion, der an sehr häufigen, langdauernden Lungenhämorrhagien litt, die nach Anwendung von Inhalationen von Liquor ferri (1 Theil auf 30 Theile Wasser mittelst des Mathieuschen Apparats) standen und später immer seltener wiederkehrten.

3. Experimente mit Sales-Girons' Apparat angestellt.

1ster Versuch. 1 Kaninchen. Die Schnauze des Thieres wird vor der Trommel, der eine pulverisirte Lösung von Blutlaugensalz entströmt, gehalten. Das Thier athmet ruhig, ohne Zwang; nach 22 Minuten wird es getödtet, Eisenchlorid zeigt in Larynx, Trachea, grossen und kleinen Bronchen eine blaue Reaction. Es konnte jedoch das leicht resorbirbare Salz, wie Claude-Bernard ihm vorstellte, von anderen Stellen resorbirt und so überall im Blute vorhanden sein; in der That fand es sich auch im Urin, in den Ureteren und den Nierenkelchen. Dieser Versuch schien deshalb nicht beweisend.

2ter Versuch. 1 Kaninchen. Liquor ferri, welches weniger leicht resorbirt wird, ist angewandt. In Larynx, Trachea, grossen und kleinen Bronchen tritt mittelst gelben Blutlaugensalzes die blaue Reaction ein.

3ter und 4ter Versuch. Je 1 Hund. Liquor ferri angewandt. Keine Reaction in Larynx, Trachea und Bronchen. In Mund, Nase und Pharynx Reaction.

5ter Versuch. 1 Kaninchen. Blaue Reaction.

6ter Versuch. 1 Pferd. Keine Recation in den Luftwegen. Reaction in den Nasenhöhlen.

Die Versuche glückten also nur bei den Kaninchen, weil, wie sich Briau vorstellt, bei diesen Thieren die Glottis sehr nahe der Mundöffnung liegt, und das sich im Pharynx verdichtende Wasser nach dem Gesetze der Schwere in Larynx, Trachea und Bronchen eindringen kann; sie fielen dagegen bei Pferden und Hunden negativ aus.

Briau macht ausserdem noch bemerklich, dass überhaupt eine sehr geringe Menge zerstäubten Wassers in den Mund eindringe, und dass deshalb nur äuserst geringe Mengen der mineralischen Substanzen aspirirt werden.

Aus allen vorhergehenden Beobachtungen kommt Briau endlich zu folgenden Schlüssen:

„1. Die physiologischen Betrachtungen erlauben zwar nicht einen absoluten Schluss, dass die zerstäubten Flüssigkeiten nicht in die Luftwege eindringen, geben aber das Recht zu behaupten, dass ihr Eindringen sich durch Husten und Expectorationsversuche leicht bemerkbar machen müsste.

„2. Die klinischen Erfahrungen führen zur Leugnung der therapeutischen Wirkungen der pulverisirten Mineralwässer bei Lungen- und Bronchialaffectionen.

„3. Die Erfahrungen an Thieren machen das Eindringen der zerstäubten Flüssigkeiten in die Luftwege beim Menschen wenig wahrscheinlich.

„4. Bei den Affectionen des Mundes und des Pharynx hat die neue Methode Wirkungen, die den Gurgelungen, den localen Douchen und den anderen allgemein bekannten örtlichen Behandlungen analog sind.“

Briau stimmte also in der Hauptsache mit Piétra-Santa überein. Die ersten beiden Beobachter also, die es unternahmen, der Methode eine wissenschaftliche Grundlage zu geben, gelangten zur Negation derselben; nach allen Seiten hin schien die Methode jetzt geprüft und nach allen Seiten hin gerichtet.

Sales-Girons.

Sales-Girons versuchte es, die Nichtigkeit der erhobenen Einwürfe darzuthun. In seiner Entgegnung an Piétra-Santa [1]) hält er die Beobachtungen desselben über den Schwefelverlust des pulverisirten Wassers für unmassgebend, da bei der Veränderlichkeit der Schwefelquellen das aufgefangene zerstäubte Wasser durchaus nicht mit dem direct am Apparat geathmeten identisch sei. Der Gehalt an Schwefelwasserstoff muss sofort beim Ausströmen des Nebels ohne Verschleppung und Verzögerung, „hic et nunc“, so wie ihn die Kranken inhaliren, untersucht

---

[1]) L'union médicale 1861. 9 Mai No. 56.

werden; durch Auffangen und Aufbewahren geht Schwefelwasserstoff verloren und Schwefelverbindungen ändern sich um.

Was die Versuche an Thieren betrifft, so hält Sales-Girons diese durchaus nicht anwendbar auf den Menschen, da der Mensch durch den Mund, die Thiere nur durch die Nase athmen, ausserdem widersprechen sich die Experimente von Piétra-Santa und Briau. Was endlich die klinischen Erfahrungen angehen, so zeugen, ausser den bei Hämoptoikern durch Inhalationen von Liquor ferri erzielten Wirkungen, noch seine jahrelangen Erfolge im Bade zu Pierrefonds, wo der Apparat in grossem Mafsstab seit 1856 functionire, für die Wirksamkeit der Methode. „Ich kenne", sagt er, „keinen Arzt in Paris, der nicht sagen könnte, in welchem Zustand mancher seiner Kranken dort angekommen, und in welchem Zustand er von dort zurückgekehrt sei."

Sales-Girons beschreibt noch ausserdem einen neuen Pulverisationsapparat, der nach dem Princip einer einfachen Haarbürste („Brosse de crin") construirt sei: benetzt man nämlich eine Haarbürste mit Flüssigkeit und streicht mit einem hölzernen Messer über die Haare hinweg, so entsteht ein Wassernebel der vollkommensten Art.

Wie Piétra-Santa's, so sucht Sales-Girons auch Briau's Einwürfe zu widerlegen. [1])

1. Die physiologischen Einwände Briau's erfahren ihren Gegenbeweis sowohl durch den Catheterismus der Trachea und die Injection in dieselbe, als auch durch die Thatsache, dass Kohlenarbeiter Kohlenstaub in die Bronchen aufnehmen, denselben auch nach Aufhör ihrer Arbeit mit sich herumtragen und selbst Jahre nachher noch schwarze Sputa expectoriren; ferner durch Citate aus dem Werke von Longet, nach welchen einerseits Flüssigkeiten, Gase, Dämpfe mit ausserordentlicher Schnelligkeit von den Respirationsorganen resorbirt werden, andererseits die Empfindlichkeit der Schleimhaut der Trachea und Bronchen, im Gegensatz zu der der Glottis und des Larynx, ziemlich stumpf ist.

2. Die Experimente an Thieren hält Sales-Girons aus den oben angeführten Gründen nicht für stichhaltig.

3. In Betreff der klinischen Erfahrungen citirt Sales-Gi-

---

[1]) Gazette hebdomadaire 1861. 3 Mai No. 18.

rons Trousseau's Beobachtungen, die vom Oberarzt seiner Klinik Moynier mitgetheilt sind und folgendermassen lauten: „Die Pulverisationsmethode hat schon zahlreiche Erfolge in Trousseau's Praxis geliefert: ich war Zeuge der Heilung eines vierjährigen Kindes, das von einer sehr schweren Angina membranacea befallen war. Aber die Wirkung dieser Heilmethode war noch augenscheinlicher in einem Falle von Oedema glottidis: unter dem Einfluss der Inhalation einer Tanninlösung stellte sich die Respiration in einem Augenblick wieder her, wo Professor Robert sich anschickte, die Tracheotomie auszuführen."

Ferner verweist Sales-Girons auf die in der Revue médicale mitgetheilten Erfahrungen von Barthez und theilt einen Brief desselben mit, worin es heisst: „Was den wichtigsten Punkt angeht, nämlich die Wirkung, welche der Flüssigkeitsstaub auf die locale Affection ausübt, so werden Sie ersehen, dass bei drei Kindern die falschen Membranen günstige Umwandelungen erfahren haben, wir konnten es dort, wo sie sichtbar waren, direct constatiren. Für den Larynx und vielleicht auch für die Bronchen wurde diese Thatsache augenscheinlich durch die zunehmende Ruhe des Athmens, durch die Verminderung der Dyspnoë, durch das Schwinden der Erstickungsanfälle, durch die Resultate der Auscultation und endlich durch die Autopsie.

Zuletzt stellt Sales-Girons den 49 von Briau behandelten Kranken viele Hunderte von Patienten aus seiner eigenen Praxis gegenüber, die in Pierrefonds geheilt wurden; er unterlässt indess Näheres darüber anzuführen.

Den von Briau gemachten Bemerkungen, dass bei etwaigem Eindringen des Wasserstaubes Husten eintreten müsse, entgegnet Sales-Girons, dass derselbe in der That, wenn die Schleimhaut abnorm empfindlich und die pulverisirte Lösung sehr scharf sei, sich einstelle, wie es in einigen Fällen auch von Barthez notirt ist; dass dagegen das Fehlen des Hustens das Eindringen nicht widerlege, „in dem Inhalatorium von Pierrefonds beruhiget sich im Gegentheil der Husten, der Auswurf wird leichter, und unter anderem wird das Athmen der Asthmatiker müheloser." Er empfiehlt, um Husten zu erregen, die Inhalation eines pulverisirten Pfefferaufgusses; vergisst dabei aber, wie ihm Briau [1]) mit Recht

---

[1]) Ibidem. Briau's Erwiderung.

vorwirft, dass in demselben eine flüchtige Substanz vorhanden sei, die in die Luftwege auch ohne das pulverisirte Wasser eindringen und zum Husten reizen könne.

Ausserdem spricht Sales-Girons noch zur Vervollständigung seiner Theorie aus, dass bei den Pulverisationen nicht allein auf den als solchen in die Luftwege eindringenden Wasserstaub, sondern auch auf das sich verdichtende, längs der Schleimhaut des Larynx herunterfliessende Wasser zu zählen sei; letzteres reize den Larynx nicht, da derselbe gewohnt sei, befeuchtet zu werden.

Auphan.

An Sales-Girons' günstige Beobachtungen über Inhalationen reihen sich die von Auphan an, die er am 30. April 1861 in einem Mémoire betitelt: „De la pulvérisation à Euzet-les-Bains et ses effets thérapeutiques“ der Pariser Académie de médecine vorlegte. [1]) Seine Beobachtungen beziehen sich einerseits auf die Pulverisation der Schwefelquelle, andererseits auch auf die Dämpfe des erdpechhaltigen (bitumineux) Wassers; die Wirkungen und die Anwendbarkeit beider sind verschieden. Die Inhalationen von heissen Erdpechdämpfen passen specieller in Fällen von sehr entwickeltem Bronchialkatarrh mit copiösem Auswurf, während die zerstäubte Schwefelquelle unter diesen Umständen die Wirkung hat, die Expectoration anzuhalten und in Folge dessen Zahl und Intensität der Rasselgeräusche zu vermehren, Dyspnoë, Oppression und zuweilen auch eine acute Exacerbation des Uebels zu erzeugen. Die harzigen Dämpfe passen für alle Perioden der Tuberculose, specieller aber für das zweite und dritte Stadium derselben, das pulverisirte Mineralwasser hingegen nützt zumeist im ersten Stadium mit noch kruden Tuberkeln, „es beschleunigt die Lösung und alles kommt schnell wieder in Ordnung, so dass selbst schon nach einem Monat der Behandlung kein äusseres Zeichen der Krankheit mehr vorhanden ist.“ Auch in Fällen von Hämoptoë zeigt es sich nützlich. — Sogar bei Pneumonieen wandte Auphan das pulverisirte Wasser von Euzet

---

[1]) Gazette médicale de Paris 1861 18 mai. Effets respectifs de la vapeur et de la poussière des eaux minérales d'Euzet; par Auphan.

an und fand es wirksam zur schnellen Lösung sowohl frischer als alter — mit Tuberkeln nicht complicirter — Hepatisationen; jedoch bedürfe es hier der Vorsicht: Kranke mit entzündlichem Fieber dürfen nur sehr behutsam die Harzdämpfe inhaliren und müssen sich des pulverisirten Wassers ganz enthalten.

Tampier; Lambron; François; Filhol.

Durch Piétra-Santa und Briau war die neue Inhalationsmethode auf einen wissenschaftlichen Boden geleitet worden, viele dringende Fragen waren angeregt worden, die ihrer endlichen Erledigung harrten. In Betreff der Temperaturerniedrigung schliesst sich Tampier [1]) an ersteren an: wie hoch die Temperatur des angewandten Wassers auch sei, durch die Pulverisation werde sie auf 17—16° herabgesetzt. Dies sei schon vor zwei Jahren von Mathieu (de la Drôme) [2]) bei seiner Erfindung des Hydrofère festgestellt worden. Um die Abkühlung zu verhüten, müsse die Pulverisation in einem mit Wasserdampf gesättigten eng begrenzten Raum, dessen Temperatur höher als die des angewandten Mineralwassers sei, geschehen. Dies Problem sei durch den Hydrofère gelöst, dessen Anwendung zu Bädern in Staubregenformen er bei Rheumatismen, Scrophulosis, Hautkrankheiten etc. bewährt fand und empfiehlt. „Das Staubregenbad sei das Bad der Natur, dasselbe, welches die Pflanzen wachsen mache, und die Erde mit Grün bedecke; dasselbe, welches die Thiere im Sommer aufsuchen.“ “Je soupçonne la nature d'être encore plus savante que nous.“

Am 29. April stellte Lambron [3]) in der Société d'hydrologie médicale de Paris einen neuen Apparat zum Behuf von Pulverisationen und Pharynx-Douchen vor, und knüpfte daran eine Reihe von Beobachtungen über den Verlust an Temperatur und Schwefelgehalt, die das Mineralwasser bei der Anwendung dieses Apparats zu erleiden habe. Das Resultat ist, dass Wasser von 45° unter der Wirkung der Pumpe bei 6 Atmosphärendruck und

[1]) L'union médic. 1861 20 avril Nr. 48. La pulvérisation et les Bains à l'Hydrofère; par Tampier.

[2]) Académie de Médecine Sitzung vom 15. Oct. 1861. Note von Tampier.

[3]) L'union médic. 1861. 7 mai Nr. 55.

nach Durchlaufen eines Schlauches von 7 mètres Länge 7° von seiner Temperatur und 27,3 Procent an Schwefelgehalt einbüsst, und dass durch das Brechen an der Platte der Verlust sich auf 10°, respective 45,4 Procent noch steigert; die Zimmertemperatur betrug 13° C. Bei längerem Schlauche ist der Verlust noch grösser.

Sehr wichtig in dieser Beziehung sind die Beobachtungen des Chemikers Filhol. In einem Briefe desselben an François, [1]) den dieser an Piétra-Santa mittheilt, heisst es:

„Aus den Beobachtungen geht hervor, dass man den Contact des Wassers mit der Luft nicht zu sehr vervielfältigen darf. Man begünstigt so eine Verminderung an Sauerstoff. Man sollte kaum glauben, wie gering der Schwefelwasserstoffgehalt mancher Pulverisationssäle ist, und dennoch verliert dort das Schwefelwasser einen sehr beträchtlichen Theil seines Schwefelwasserstoffgrades, aber weit entfernt, viel Gas zu erzeugen, wird es vielmehr reicher an Hyposulphiten und Sulphaten. Ausserdem resultirt aus den Schwefelwasserstoff-Messungen, die Bonjeau von Chambéry und er selbst im Inhalationssaale von Marlioz anstellten, dass das dortige Wasser durch den blossen Effect der Brechung an der Scheibe in einer sehr kurzen Zeit seinen ganzen freien sowohl, als gebundenen Schwefelwasserstoff verlor. Die Bereicherung an Hyposulphiten war sehr ausgesprochen."

In einem ferneren von Sales-Girons mitgetheilten Briefe Filhol's [2]) gelangt der letztere durch Untersuchungen im Pulverisationssaal von Cauterets zu folgenden Schlüssen:

1. Das pulverisirte Wasser enthält nach seiner Verdichtung die Hälfte der ursprünglichen Schwefelverbindungen.
2. Die zweite Hälfte hat sich zum grossen Theil in schwefelsaure und unterschwefligsaure Natronsalze umgewandelt.
3. Die Luft im Pulverisationssaale enthält statt 21 nur 18,4 Procent Sauerstoff.

Diese letzte Beobachtung bestätigt die Angaben Sales-Girons', dass die Luft der Inhalationssäle ärmer an Sauerstoff wird. Wie bereits bemerkt, schreibt er diesem Umstand auch einen grossen Theil der therapeutischen Wirkung zu.

---

[1]) L'union méd. 1861. 9 et 11 avril No. 43 et 44.

[2]) L'union méd. 1861. 4 jouin No. 67.

Champouillon; Delore.

Kehren wir zu der Hauptfrage, ob die pulverisirten Flüssigkeiten überhaupt in den Kehlkopf eindringen, zurück, so war die Lösung derselben bis dahin ziemlich ungünstig für die Methode ausgefallen. Gegenüber den, wie es schien, wissenschaftlichen und objectiven Argumenten von Piétra-Santa und Briau, welche das Eindringen verneinten, mussten die zum grössten Theil theoretischen Einwürfe Sales-Girons' wenig stichhaltig erscheinen. Bestand ausserdem schon ein begründeter Zweifel in Betreff des Eindringens, und beachtete man dazu noch die nachgewiesenen Veränderungen der angewandten Schwefelwässer und ihren Verlust an den vornehmlich für wirksam gehaltenen Bestandtheilen, so konnten die aphoristischen, durch keine genaue Krankengeschichte verbürgten günstigen Heilresultate Sales-Girons' und Auphan's unmöglich viel Vertrauen erwecken. Es blieb nur noch eine geringe Anzahl genau beobachteter therapeutischer Erfolge — besonders die von Barthez — von allem übrig, was die Methode stützen sollte.

Dazu publicirte im Juni 1861 Champouillon [1]) noch ein neues Experiment, das gleichfalls negativ für das Eindringen ausfiel: er liess nämlich einen Kranken mit Bronchitis catarrhalis eine pulverisirte Lösung von Ferrum sesquichloratum 32 Minuten lang einathmen, darauf Mund und Schlund ordentlich ausspülen; der erste darauf erfolgende Auswurf wurde mit Blutlaugensalz untersucht, und ergab keine Reaction.

Ferner stellte Delore [2]) Untersuchungen an, er lässt concentrirte Jodkaliumlösung inhaliren, ohne dieselbe im Urin wiederzufinden. Er versucht zu beweisen, dass während bei Experimenten an der Leiche das Eindringen zu demonstriren sei, dies am lebenden Menschen behindert werde, und kommt endlich zu dem Schlusse: das pulverisirte Medicament gelange nicht in die

---

[1]) Gazette des Hôpitaux 1861. 6 jouin No. 66. De la pulvérisation des eaux minérales.

[2]) Gazette méd. de Lyon 1861. 1 et 16 Septbr. De la pulvérisation des liquides et de l'inhalation pulmonaire au point de vue thérapeutique.

Luftwege, „die Inhalationsmethode scheine ihr Versprechen als locale Medication nicht erfüllt zu haben.“

Fournié.

So war der Stand der Sache im Herbst 1861: die Methode schien verloren, ihre Gegner behaupteten das Feld. Da erschienen die wichtigen Arbeiten von Fournié und Demarquay, welche die Frage in eine neue Aera hinüberleiteten. Obgleich beide zu entgegengesetzten Resultaten in Betreff des Eindringens gelangten, so stimmten sie doch darin überein, Sales-Girons' Einwürfe gegen die bisherigen Versuche zu bekräftigen und allen Experimenten, bei denen durch die Nase respirirt wurde, ihre Beweiskraft zu rauben. Alle bisherigen Versuche von Piétra-Santa und Briau, durch welche die Zweifel an die Methode angeregt wurden, fielen hierdurch mit einem Schlage, fielen, was um so bedeutsamer ist, sogar mit Hülfe eines Gegners der Methode, durch Fournié.

Fournié (de l'Aude) verlas am 16. Septbr. in der Pariser Akademie der Wissenschaften eine gründliche, ausgedehnte Abhandlung: „De la pénétration des corps pulvérulents, gazeux, volatiles, solides et liquides dans les voies respiratoires au point de vue de l'hygiène et de la thérapeutique.“ [1] [2]

Der erste Theil des Aufsatzes handelt von dem Eindringen fester Staubtheilchen in die Luftwege, der zweite von den Einathmungen pulverisirter Flüssigkeiten.

A. Feste Staubtheilchen.

Fournié stellte Experimente mit Kohlenstaub an.

1. An einem Auvergner Kohlenhändler. Vor dem Versuch ergab die Laryngoscopie nichts Abnormes der ersten Luftwege. Es wurden nun die Nasenlöcher des Mannes durch ein pince-nez verschlossen, sein Kopf in einen grossen Kohlensack eingebunden, und der Sack, in dem sich eine Menge Kohlenstaubs befand, tüchtig geschüttelt. Der Mann, der sich auf diese Weise in einer Kohlenatmosphäre befand, hustete mehrfach

---

[1] Bulletin de l'Académie.

[2] L'union médic. 1861. T. XI. p. 582 et 598.

und schien sich unbehaglich zu finden. Nach drei Minuten wurde der Sack entfernt und die Laryngoskopie vorgenommen: Gaumensegel, Zunge, Mandeln und Pharynx waren mit einer dichten Kohlenlage bedeckt. Epiglottis, Ligamentum ary-epiglotticum, cartilago-arytenoidea waren lebhaft roth und hier und da mit Kohlenstreifen besät. Der Larynx zeigte nur ein dünnes Kohlenstreifchen über dem rechten Stimmband. Die Reinheit des Larynx contrastirte mit dem Zustande der Trachea, deren Schleimhaut besonders an der hinteren Partie fast ganz unter Kohlenpulver versteckt war.

Diesen so wie die folgenden Versuche wiederholte Fournié an sich und anderen mit demselben Erfolg.

2. Derselbe Versuch nur mit dem Unterschiede, dass der Mund geschlossen wurde, und die Respiration durch die Nase geschah. Das Resultat war ein negatives; nur am Pharynx fanden sich einzelne zerstreute Kohlenpartikel.

3. In einer Kohlenatmosphäre wird mit offener Nase und halb geöffnetem Munde (entr' ouverte) geathmet, dabei jedes Sprechen vermieden. Nach zehn Minuten findet sich in der Mundhöhle und am Gaumensegel hier und da Kohlenstaub, im Larynx und Trachea dagegen keine Spur.

Zum Eindringen fester Staubtheilchen gehören demnach verschiedene günstige Momente: 1) Athmung durch den Mund, 2) eine genügende Erweiterung der Mundhöhle.

„Demnach sind laute Unterhaltung, Singen, Lachen, Gähnen, alle tiefen Inspirationen, kurz Alles, was für den Augenblick die Wachsamkeit der Glottis abzieht oder suspendirt, günstige Bedingungen für das Eindringen des Staubes in die Luftwege."

Aber was wird aus diesem Staub in den Bronchen? gelangt derselbe bis zum Heerd der Hämatose, bis in die Lungenalveolen? Dies hält Fournié für unwahrscheinlich, weil dadurch erhebliche Störungen in den zarten Lungenbläschen eintreten müssten. Durch die Flimmerbewegung der Bronchen werden die Staubtheilchen für gewöhnlich wieder hinausbefördert.

Unlösliche Staubtheilchen, die in die Luftröhren eindringen, können als fremde Körper unter Umständen schlimme Folgen haben. Anders verhält es sich mit löslichem Staube — Blei, Arsenik, Mercur etc. —, der nach der Aufnahme schnell verflüssigt und resorbirt wird. Der grösste Theil dieser Substanzen wird jedoch schon von der Nase und Mundhöhle, ein Theil selbst, der verschluckt wird, vom Magen aus resorbirt und wirkt von hier aus schädlich.

B. Pulverisirte Flüssigkeiten.

Fournié wandte zu den folgenden Versuchen den Apparat von Sales-Girons an:

1. In den Pulverisationsapparat wurden 500 Gramm Wasser von 30° C. Temperatur gegossen und einem Druck von vier Atmosphären ausgesetzt. Nach Oeffnung des Hahns wurde dies Wasser in 10 Minuten ausgetrieben; die Temperatur des Nebels betrug 24°, die umgebende Luft 26,5°. Ein zweiter Versuch mit Wasser, dessen Temperatur gleich der des Zimmers war, ergab eine Verminderung von 3°.

Also sinkt die Temperatur des Nebels, mag das angewandte Wasser heiss oder kalt sein, immer um ungefähr 3° unter die Temperatur der umgebenden Luft.

2. Um so viel als möglich die Krümmung des Athmungsrohrs nachzuahmen, bediente sich Fournié einer ungefähr rechtwinklig gebogenen Glasröhre von zwei Centimeter Durchmesser. Die eine Oeffnung dieser Röhre wurde vor dem Pulverisateur gehalten, während der ans andere Ende angesetzte Mund tiefe Inspirationen machte. Der Wasserstaub drang in die Röhre ein, aber verdichtete sich, „wie es zu erwarten war“, an dem Winkel der Krümmung. Ein fester Körper, z. B. eine kleine Kugel, würde, vermöge seiner Elasticität, seinen Weg fortgesetzt haben, aber die Wassertheilchen bleiben dort sitzen, wo sie angeprallt sind.

3. Um etwas besser der Natur nachzuahmen, machte F. dasselbe Experiment mit einem der Leiche entnommenen Kehlkopf nebst Epiglottis und Pharynx; mittelst einer an die Trachea befestigten gebogenen Glasröhre wurden tiefe Inspirationen vorgenommen. Der ausströmende Wasserstaub verdichtete sich an der Pharynxwand und fiel zum Theil auf die Epiglottis nieder, welche eine Art Dach über dem Eingang des Kehlkopfs bildete; aber in der Glasröhre wurde keine Spur von dem Wasserstaube beobachtet. „Indess war eine Täuschung möglich, und deshalb

suchte Fournié von der Chemie die Gewissheit zu erlangen, die die Physik nicht verschaffen konnte.

4. In diesem Versuche bediente er sich einer Flasche mit doppelter Mündung, die er zur Hälfte mit einer Lösung von Stärkekleister füllte. In die eine Mündung der Flasche ging eine Glasröhre von zwei Centimètre Durchmesser, die mit dem einen Ende in die Kleisterlösung eintauchte, mit dem anderen der Trommel-Oeffnung des Pulverisationsapparats zugekehrt war. Der Apparat war mit einer Lösung von 5 Gramm Jodkalium in 500 Gramm Wasser gefüllt. Die andere Mündung stand mittelst eines Kautschuk-Schlauchs mit der Canüle einer sehr kräftigen, dem Junod'schen Saugapparat entlehnten Pumpe in Verbindung: wurde Luft durch die Kautschuk-Röhre angesogen, so musste sie die Flüssigkeitsschicht der Flasche durchlaufen und ihre löslichen Stoffe daselbst verlieren. Oeffnete man den Hahn des Pulverisateurs, so musste demnach, falls der Nebel überhaupt eindringe, Jodkalium in die Stärkelösung aufgenommen werden. Das Experiment wurde bis zur vollständigen Zerstäubung des Wassers fortgesetzt, darauf die Flüssigkeit der Flasche untersucht. Es wurde nämlich, zur Bindung des Kalium und zur Befreiung des Jod, Schwefelsäure zugesetzt; aber es trat keine Blaufärbung ein, folglich war die pulverisirte Lösung nicht in die Flasche gedrungen.

5. Derselbe Versuch wird mit der einem Aetherisationsapparat entnommenen Röhre, deren Construction so ziemlich an die Trachea erinnert, wiederholt. Der Pulverisateur enthält Wasser, welches mit etwas Schwefelsäure versetzt ist; die Flasche enthält Lakmuslösung. Die letztere erleidet durch das Experiment keine Farbenveränderung; folglich drang der Wasserstaub nicht ein.

6. „Für unsere physiologischen Experimente gingen wir von der Voraussetzung aus, dass, wenn die pulverisirten Flüssigkeiten in Trachea und Bronchen eindringen, die darin gelösten medicamentösen Stoffe sich theilweise in den expectorirten Sputis wiederfinden müssen. Demnach wurde eine Lösung von 5 Centigramm Acidum arsenicosum in 500 Gramm Wasser pulverisirt, und es athmeten die Beobachter selbst mit weit geöffnetem Munde bis zur vollständigen Zerstäubung des Wassers

dasselbe ein. Darauf wurden die bronchialen Sputa, die sie in Folge eines gleichzeitigen Bronchialkatarrhs reichlich auswarfen, chemisch untersucht, sie ergaben keinen nachweisbaren Gehalt an Arsenik. Eben so negativ fiel der Versuch bei einem jungen Menschen, der an Bronchitis litt, aus.“

7. Eine Lösung von Höllenstein, concentrirt genug, um eine leichte weissliche Exsudation auf der Schleimhaut des Mundes hervorzurufen, wird pulverisirt. Die Beobachter athmen selbst ein, jedoch vermittelst einer Glasröhre von 3 Centimètre Durchmesser, welche die Mundhöhle schützte. Die laryngoskopische Untersuchung ergab hierauf eine sehr merkliche weissliche Farbe an der Pharynxwand, jedoch nichts dergleichen im Larynx, welcher vielmehr seine natürliche Farbe behalten hatte.

8. Versuch an einem jungen Menschen, einem Maurer, der an einer Trachealfistel leidet, welche gross genug ist, um das Einführen einer weiten Canüle zu gestatten. Ein mit einem Faden umwickeltes Charpie-Bourdonnet wurde in die Trachea eingeführt und darauf die Trachealöffnung während der Inspiration geschlossen. Der junge Mann athmete durch den Mund eine pulverisirte Jodkaliumlösung ein. Einige Momente später („quelques instants après“) wird der Charpiebausch zurückgezogen und ergiebt bei der Untersuchung keinen Gehalt an Jod. Der Staub war also in die Trachea nicht eingedrungen.

In Folge seiner zahlreichen Untersuchungen gelangt nun Fournié zu folgenden allgemeinen Schlüssen:

„1. Staubtheilchen, welche klein genug sind, um einige Zeit in der Atmosphäre suspendirt zu bleiben, können mit der Luft in die Athmungsorgane eindringen.

„2. Das Eindringen erfordert ein Zusammentreffen mehrerer günstiger Umstände, unter denen die Respiration durch den Mund, die genügende Erweiterung der Mundhöhle, und aus diesen Gründen Singen, Lachen etc. bemerkenswerth sind.

„3. Die unlöslichen Staubtheilchen, welche in die Luftröhren eindringen, werden grösstentheils durch die Flimmerbewegung und die Expectoration wieder ausgestossen.

„4. Das tägliche Eindringen unlöslicher Staubtheilchen in die Lungen kann, mit der Länge der Zeit, die Functionen dieser Organe in der Weise stören, dass sie die Fähigkeit verlieren, die Staubtheilchen auszustossen, und sich diese dann in den Lungen anhäufen.

„5. Eine vorhergegangene Krankheit, eine Prädisposition zu Lungenaffectionen begünstigen die Anhäufung des Staubes in den Luftwegen, und die Gegenwart dieser fremden Körper begünstigt ihrerseits wieder die Entwickelung eines Keimes, der ohne sie vielleicht latent geblieben wäre.

„6. Die löslichen Staubtheilchen (Blei, Arsenik, Merkur etc.) werden zum grossen Theil von den Nasenhöhlen, der Mundhöhle und dem Magen aus resorbirt; die Absorption durch die Lungen ist verhältnissmässig geringer.

„7—10. Fournié giebt als Vorsichtsmassregeln in den Ateliers, deren Atmosphäre solche Staubtheilchen enthält, an: Lüftung der Zimmer, Vermeidung des lauten Sprechens und tiefer Respirationsbewegungen; ferner häufiges Waschen, Mundausspülen, Gurgeln.

„11. Die Anwendung an ihrem einen Ende gekrümmter Röhren ist das einzige rationelle Mittel, um medicamentöse Pulver in den Larynx einzuführen.

„12. Um mit Erfolg lösliche medicamentöse Pulver in die Bronchen einzuführen, bedarf es einer mit dem Staub erfüllten Atmosphäre, derart, dass sie weder Husten, noch irgend eine unangenehme Empfindung hervorruft. Diese Bedingungen hat Fournié durch seinen kleinen, sehr bequemen Apparat realisirt.

„13. Die pulverisirten Flüssigkeiten, die durch ihr Eindringen in die Lungen der Therapie der Lungenaffectionen so grosse Dienste hätten leisten können, dringen nach den angestellten Beobachtungen nicht ein.

„14. Die flüchtigen Körper, die Gase und Dämpfe, sind wegen ihres leichten Eindringens vortreffliche Mittel, um die Krankheiten des Athmungsapparats zu modificiren. Das Schwefelwasserstoffgas, welches den Wässern der Schwefelthermen entströmt, ist eins der vorzüglichsten Agentien für die Heilung der Brustkrankheiten, wegen seines directen Contacts mit den verletzten Stellen.

„15. Der Tabakrauch dringt, wenn er verschluckt wird, nicht in den Oesophagus, sondern in die Bronchen.“

Dies sind die Resultate der ausgedehnten, gründlichen Untersuchungen von Fournié. Wir haben bei dieser Gelegenheit noch nachzuholen, dass bereits am 15. Juli 1861 Fournié der Akademie der Medicin zu Paris einen Apparat zur Pulverisation medicamentöser Flüssigkeiten vorzeigte, den er seit mehreren Monaten bei Krankheiten des Pharynx und Larynx mit Erfolg anwandte. Die Pulverisation wird an diesem Apparat, wie bei dem von Sales-Girons, gleichfalls durch gewaltsames Anprallen eines feinen Wasserstrahls gegen eine Platte bewirkt. Der Wasserstaub wird so fein, dass er mit der Luft in die ersten Luftwege („dans les premières parties du tube aérien") eindringen kann. Um dies jedoch zu erzielen, muss die genannte Platte in den Mund selbst eingeführt werden. Fournié bemerkte, dass die Wirkung des Medicaments auf Pharynx und Larynx besonders durch den Stoss, welchen das pulverisirte Wasser beim Anprallen auf die kranken Theile ausübe, begünstigt werde.

Armand-Rey.

Bevor wir uns zu Demarquay wenden, möchte es nicht unpassend erscheinen, wenn wir, um vorerst alle gegen die Pulverisation eingeworfenen Gründe zu erschöpfen, die Beobachtungen von Armand-Rey, obgleich später in der Zeit — November desselben Jahres — fallend, vorwegnehmen.

Armand-Rey [1]) hatte vielfach Bronchitis catarrhalis mit Harzdämpfen behandelt und vorzügliche Resultate damit erzielt. Da diese Dämpfe bei hoher Temperatur angewandt werden, und unter ihrem Einfluss die Secretion zu versiegen, so wie die Expectoration erschwert zu werden anfängt, so liess Armand-Rey nach ihrem Gebrauch kaltes Wasser durch den Sales-Gironsschen Apparat pulverisiren, in der Absicht, die durch die heissen Dämpfe verursachte Reizung zu lindern, die Expectoration zu erleichtern, die Secrete abzulösen. Beim Einathmen trat jedoch das erwartete erfrischende Gefühl in der Trachea nicht auf.

Vielleicht war die geringe Menge und die leichte Verdichtung des durch den Sales-Gironsschen Apparat erzielten Nebels

---

[1]) L'union médic. 21 Nov. No. 139. 1861.

Schuld an dem Misslingen des Versuchs? Armand-Rey ersann deshalb eine Vorrichtung, wodurch capilläre Wasserstrahlen unter einem bedeutenden Drucke gegen einen sich drehenden Kreisel geschleudert wurden, und dadurch einen in dem Masse reichlichen und dichten Nebel erzeugten, dass die Beobachter dadurch vollständig durchnässt wurden. Dennoch trat kein Gefühl der kühlen Frische in der Trachea, selbst nicht einmal in dem Kehlkopf ein.

In der Absicht, die durch die Drehung des Kreisels fortgerissenen Wassertropfen noch feiner zu pulverisiren, stellte Armand-Rey ein weitmaschiges Metallnetz um den Apparat auf, aber zu seinem Erstaunen condensirte dieses Netz den gebildeten Nebel vollständig und liess kein Partikelchen des pulverisirten Wassers durchdringen. Darauf wurden anstatt des Metallnetzes Platten aus Pappe, in welche Oeffnungen in Form und Grösse der Glottis eingeschnitten wurden, aufgestellt. Obgleich diese Oeffnungen sehr nahe an einander standen, so liessen sie doch keinen Theil des vom Apparat gebildeten Nebels hindurch. Das Wasser verdichtete sich vielmehr zu grossen Tropfen an ihren Rändern, wiewohl die schnelle Kreiselbewegung in der Richtung der Oeffnungen einen starken Luftzug unterhielt, der an Triebkraft dem durch die Inspiration erregten Luftstrom mindestens gleichkam. Ausserdem stellte Armand-Rey noch Versuche an Kaninchen an, indem er sie eine pulverisirte Lösung von Blutlaugensalz in einem geschlossenen Gefässe mehrere Stunden lang einathmen liess. Das Resultat war ein negatives.

Aus den genannten Versuchen schliesst Rey, dass der Wasserstaub, sobald er ein Hinderniss auf seinem Wege trifft, sich verdichtet, dass dies beim Inhaliren innerhalb der Mundhöhle geschehe und deshalb nichts in den Larynx dringe. Oder wie Verfasser in der Anmerkung sich fragt, „sollte es etwa unmöglich sein, dass die Glottis in Folge ihrer besonderen Empfindlichkeit durch einen für uns noch geheimnissvollen Mechanismus, analog den zahlreichen übrigen Phänomenen vitaler Reaction im Organismus, sich dem Eindringen pulverisirter Flüssigkeiten widersetze?“ Würde indess auch etwas von dem pulverisirten Wasser eindringen, so ist es zweifelhaft, ob diese sehr geringe Quantität eine Wirkung auszuüben fähig wäre.

Demarquay.

Gegenüber diesen das Eindringen negirenden Stimmen gelangen wir jetzt zu der Reihe derjenigen, die, gestützt auf Erfahrungen und Versuche, dasselbe bejahen. An ihrer Spitze steht der Chirurg Demarquay, welcher am 24. September 1861 der Académie de médecine ein „Mémoire sur la pénétration dans les voies aériennes des liquides pulvérisés" vorlegte. Demarquay benutzte gleich Trousseau bereits seit mehr als einem Jahre den Apparat von Tirman und Mathieu zur Behandlung chronischer Krankheiten des Pharynx und Larynx und erzielte, wie er sich ausdrückt, „in diesen Fällen glückliche Resultate durch die Zerstäubung verschiedener medicamentöser Lösungen."

Durch eine Reihe von Experimenten sucht er das Eindringen pulverisirter Flüssigkeiten in die Luftwege zu erweisen.

1. Versuchsreihe, die er an einer grossen Menge von Kaninchen ausführte. Eine Lösung von Ferrum sesquichloratum, 1 Gramm auf 100 Gramm destillirtes Wasser, wurde zur Pulverisation benutzt. Die Thiere wurden gezwungen, durch den Mund zu athmen, indem derselbe ihnen durch eine Erweiterungspincette (pince dilatatrice spéciale) weit offen gehalten wurde. Die Inhalationen wurden 5 Minuten lang in häufigen Pausen fortgesetzt, darauf ein Theil der Kaninchen getödtet, ein anderer sich selbst überlassen. Die ersteren wurden vorsichtig geöffnet und ihnen mittelst eines Glasstäbchens eine Lösung von gelbem Blutlaugensalz sehr behutsam auf Larynx, Trachea, Bronchen und Lungenparenchym aufgetragen: überall trat eine Blaufärbung ein, die bei Zusatz von Essigsäure intensiver wurde. Jedoch fügt Demarquay hinzu: „die Quantität der in das Lungenparenchym eingedrungenen Eisenlösung ist bei allen Thieren nicht gleich." Ein grosser Theil wird verschluckt und ist in Oesophagus und Magen nachweisbar.

Von den am Leben gelassenen Thieren erlagen fast alle nach 12—24 Stunden den Folgen einer heftigen Broncho-Pneumonie: „ein neuer Beweis für das Eindringen der Flüssigkeiten."

2. Versuchsreihe. Der frühere Versuch wurde an Hunden vorgenommen. Das Resultat war dasselbe, nur dass im

Lungenparenchym selbst das Eisen nicht nachweisbar war, während es in Larynx, Trachea, Bronchen, Oesophagus und Magen sich vorfand.

Zum Gelingen dieser Versuche gehört, dass den Hunden nicht nur die Schnauze durch Compressen weit geöffnet, sondern auch die Zunge mittelst eines durchgezogenen Fadens gesenkt und etwas hervorgezogen werde; geschieht dies nicht, so stemmt das Thier seine Zunge gegen den Gaumen und lässt nichts von dem Flüssigkeitsstaube in den Rachen hineingelangen.

Ein anderes Experiment bestand darin, dass an einem Hunde die Tracheotomie gemacht wurde und nach Heilung der Wunde das Thier in obiger Weise eine Tanninlösung (1 Gramm Tannin auf 100 Gramm Wasser) einzuathmen gezwungen wurde. Während der einige Minuten dauernden Inhalation wurde die Trachealwunde sorgfältig geschlossen, und nach derselben ein in Eisenoxydlösung getauchtes und darauf getrocknetes Papierstückchen in die Trachea eingeführt. Dasselbe war beim Herausziehen ganz mit schwarzen Flecken imprägnirt.

3. Versuchsreihe. Demarquay selbst nebst anderen Anwesenden athmete eine Lösung von Tannin ($^1/_2$—1 Gramm auf 100 Gramm Wasser) ein: sie spürten zuerst ein zusammenziehendes Gefühl im Pharynx, später aber auch ein ziemlich lästiges Gefühl in der Trachea, durch das Eindringen der Lösung hervorgerufen.

4. Versuchsreihe. Der letzte berühmte Versuch endlich wurde an einer Krankenwärterin aus dem Hospital Beaujon vorgenommen. Dieselbe athmete für gewöhnlich durch eine Trachealfistel mittelst einer Canüle. Die Canüle wurde herausgenommen, die Trachealöffnung sorgfältig geschlossen und die obige Tanninlösung pulverisirt. Die Kranke athmete, so gut sie es vermochte, mit offenem Munde ein. „Trotz der ungünstigen Vorbedingungen, unter denen diese Inhalation vorgenommen wurde, wies doch das Reagenz-Papier unzweifelhafte Spuren der eingedrungenen Tanninlösung in der Trachea nach.“ — Wurde die Trachealöffnung nicht sorgfältig genug geschlossen, so war von eingedrungenem Tannin nichts nachzuweisen.

Alle genannten Versuche wurden sehr häufig vor einem

grossen Kreise von Zuhörern, unter ihnen selbst berühmter Männer, mit gleich günstigem Erfolg vorgenommen. Die Endgültigkeit dieses constanten Resultats war hiermit über allen Zweifel erhoben.

Am 8. October erfolgte ein neues Mémoire von Demarquay „über die Temperatur der pulverisirten Flüssigkeiten". Die Temperatur der Flüssigkeit wird bei der Pulverisation herabgesetzt. Dies geschieht bei dem Mathieuschen Apparat, den Demarquay anwandte, besonders dadurch, dass die in den Recipienten angehäufte, durch einen Druck von circa $1\frac{1}{2}$ Atmosphären condensirte Luft bei Oeffnung des Hahns mit Schnelligkeit ausströmend, fast plötzlich sich expandirt und zu einem niedrigen Atmosphärendruck (circa 76 Centimètre Quecksilber) herabsteigt. Zu einem solchen Wechsel ihrer Expansion bedarf sie Wärme, die sie dann dem sie begleitenden Wasser entzieht. Durch diese Temperaturentziehung geschieht es auch, dass das Wasser beim Ausströmen nicht mehr oder weniger verdampft, sondern vielmehr zerstäubt.

Die Temperaturmessungen ergaben Folgendes: Die umgebende Luft hat eine Temperatur von 22°C.; das in den Behälter des Mathieuschen Apparats gegossene Wasser 40—50°. Der ausströmende Luft- und Wasserstrahl hat an der Ausflussöffnung selbst 18°, wird je nach der Entfernung von dieser Oeffnung wärmer und besitzt endlich am Ende des Nebels 21°. War das angewandte Wasser 50—60° heiss und die Zimmertemperatur 22°, so war die Temperatur des Nebels 20—22°. Eine Temperaturerhöhung des Wassers hat also kaum einen wesentlichen Einfluss auf den Wärmegrad des Nebels.

Wird im Gegentheil das angewandte Wasser sehr bedeutend auf 4° über 0 abgekühlt, so entzieht das kalte Wasser der umgebenden Luft so viel Wärme, um sich mit ihr in Gleichgewicht zu setzen. Man erhält in diesem Falle die Temperatur des Nebels von 16—21°.

Demnach schwankt die Temperatur des Nebels besonders dort, wo er zur Einathmung gelangt, nur höchst unbedeutend, mag das angewandte Wasser sehr heiss, kühl oder sehr kalt sein. Das einzige Mittel, die Temperatur des Nebels zu erhöhen, ist eine Temperaturerhöhung der umgebenden Luft, wobei man aber immer mit einer Temperaturdifferenz zu kämpfen hat. In einem Zimmer von 30° C. besitzt der Nebel 24 oder 25°; in einem Vaporatorium von 40° würde der Nebel sich vielleicht auf 30° erheben.

Zudem tritt, wenn die Zimmertemperatur sehr erhöht ist, die Klippe auf, dass das ausströmende Wasser nicht mehr pulverisirt, sondern zum Theil verdampft. Dasselbe geschieht, wenn man, wie gerathen wurde, den Strahl zwischen der Oeffnung und dem Munde mittelst einer Spiritusflamme leicht erwärmt.

Demarquay legt ferner zur Bedingung des Eindringens ein Gewicht darauf, dass das pulverisirte Wasser „mit einer gewissen Gewalt hinein projicirt werde". Von den in dem angewandten Wasser enthaltenen Substanzen endlich glaubt er, dass nur die genügend stabilen unverändert mit dem Nebel eingeführt werden.

In derselben Sitzung der Akademie verlas Piétra-Santa sein bereits früher ausführlich mitgetheiltes Mémoire, zu dem wir hier nur wenige Stellen hinzuzufügen haben. Er erkennt nämlich die obigen Versuche von Demarquay, denen er selbst beiwohnte, an. Er bestreitet jedoch die Beweiskraft der Experimente Demarquay's an Thieren, da die letzteren unter abnorme Bedingungen beim Einathmen versetzt wurden. Die in Folge der Inhalation gestorbenen Kaninchen hätten bei der Obduction nicht die Zeichen der Broncho-Pneumonie, sondern starke Congestionen im Lungengewebe und interstitielle Exsudation auf der Mucosa der Trachea dargeboten. — Was die Versuche an Menschen betrifft, so weiss Piétra-Santa nichts zu erwidern, als den Einwurf, dass tiefe Inspirationen ermüden; im Uebrigen giebt er zu, dass die Injection von pulverisirtem Wasser unter einem hohen Drucke dasselbe nothwendig eindringen lassen müsse, hält jedoch die Möglichkeit aufrecht, dass der Nebel sich im Pharynx condensire, und die Flüssigkeit vermöge ihrer Schwere in die Bronchen und Lungen herunterfliesst.

Moura-Bourouillou; Auphan.

Zu Demarquay gesellten sich in der Vertheidigung der Methode Moura-Bourouillou, Auphan und Tavernier, welche, auf Untersuchungen gestützt, theils neue gewichtige

Gründe für das Eindringen pulverisirter Flüssigkeiten beibrachten, theils gewisse Einwürfe anderer beseitigten.

Moura-Bourouillou [1]) giebt dem Apparat von Sales-Girons den unbedingten Vorzug vor dem Mathieuschen, weil in jenem ein langsam zu Boden sinkender Nebel erzeugt wird, in dessen Mitte man athme; während in diesem die Flüssigkeit mittelst eines Luftstromes, der wenig angenehm für den Beobachter, geschweige denn für die Patienten ist, zerstäubt wird. Er bedient sich deshalb des ersten Apparats. Die Kranken, welche den Nebel inhaliren, hüsteln, nach seiner Beobachtung, bei den ersten Inspirationen, sind aber später ganz frei von Husten und von jeder unangenehmen Empfindung; manche hüsteln dauernd beim Einathmen. Wenn die Kranken keinen Hustenreiz mehr empfinden, lässt Moura-Bourouillou sie ihre Nase durch einen Nasenquetscher schliessen und die Zunge herausstrecken, sofort tritt der Husten wieder auf: ein Beweis, dass der Nebel reichlicher eindringe.

Ein Hinderniss für das Eindringen liegt nicht in der Glottis allein, sondern bei vielen im Niveau des Kehlkopf-Eingangs. Der freie Raum zwischen Pharynxwand und Epiglottis ist nämlich, nach Czermak's und seinen eigenen Beobachtungen, zuweilen sehr eng, der Kehldeckel mehr oder weniger gegen den Pharynx geneigt, wodurch ein Hinderniss für das Eindringen der Nebelatmosphäre gesetzt wird. Die Glottis bildet nur dann ein wirkliches Hinderniss, wenn sie der Sitz gewisser Affectionen ist, z. B. Polypen, Oedem, Paralyse, Verengerung.

Moura-Bourouillou stellte ausserdem wichtige Versuche an. Er athmete nämlich den Nebel einer schwarzen Flüssigkeit ein; vorher, während dessen und nachher untersuchte er seinen Kehlkopf durch das Laryngoskop. Auf diese Weise beobachtete er eine mit der Länge der Inhalation zunehmende schwarze Färbung in der ganzen Ausdehnung des Pharynx, Larynx und der Trachea bis zu einer gewissen Tiefe. Die Färbung tritt schneller ein, wenn blos mit dem Munde geathmet wird, besonders bei

---

[1]) Gazette des Hôpitaux 1861. 24. Oct. No. 125. De l'inspiration et de la pénétration des liquides pulvérisés.

tiefen Respirationen. Im Larynx sind die Stimmbänder, deren Weiss immer sehr in die Augen springt, gleichfalls mehr oder weniger schwarz gefärbt; weniger dunkel ist die untere Fläche der Epiglottis, in der Trachea ist ein Unterschied der Färbung zwischen den Ringen und den Intervallen bemerkbar.

Moura-Bourouillou ist überzeugt, dass die pulverisirten Flüssigkeiten noch tiefer als in die Trachea eindringen, obgleich hierfür die physikalischen Zeichen fehlen.

Auphan [1]) legt der Akademie Versuche vor, welche die Unhaltbarkeit gewisser bei Experimenten gewonnener, negativen Resultate erweisen sollen. Er stellt sich die Frage: ist es leicht, in den Bronchen eine Flüssigkeit, die mechanisch hineingelangt ist, wiederzufinden? Zu diesem Behufe machte er zwei Experimente an Kaninchen, er öffnete nämlich ihre Trachea und spritzte eine concentrirte Jodkaliumlösung in dieselbe ein. Das eine Kaninchen wird zehn Minuten nachher getödtet; es findet sich keine Spur von Jodkalium in Trachea, Bronchen oder Lungen. Das andere Kaninchen wird sofort getödtet: es zeigt sich eine nur wenig merkliche Blaufärbung durch Kleisterlösung.

Diese Experimente beweisen, dass innerhalb der Luftröhren und Lungen die Gegenwart eingedrungener, löslicher Substanzen durch die chemische Reaction sehr schwer zu constatiren ist, indem die Resorption von den Lungen aus sehr schnell vor sich geht.

Tavernier; Gratiolet; Sales-Girons.

Im December legte Tavernier neue Versuche der Akademie vor. [2])

Zwei Pulverisationsapparate von Sales-Girons wurden, der eine mit Eisenchlorid-Lösung, der andere mit einer Lösung von gelbem Blutlaugensalz gefüllt. Werden beide Apparate

---

[1]) Académie de médecine, Sitzung vom 29. October 1861. Nouvelles expériences pour servir à la solution de cette question: l'eau pulvérisée pénètre-t-elle dans les bronches?

[2]) Académie des sciences, 9 Decemb.; Académie de médecine, 10 Decemb. Expériences sur la pénétration dans les poumons des poussières liquides tenant en dissolution des réactifs chimiques ou des médicaments.

neben einander gestellt und geöffnet, so mischen sich die Nebel, und es entsteht ein sehr feiner Staubregen von Berliner Blau.

Tavernier athmete nun zuerst die Eisenlösungen ein und zwar in langen tiefen Zügen. „Die in der Brust wahrgenommene Empfindung, das Gefühl von Kälte und Zusammenziehen, so wie einige kleine, durch die Fülle des Nebels hervorgerufenen Hustenstösse bewiesen schon hinlänglich, dass ein direktes Eindringen stattgefunden hatte.“ Darauf athmete er die Lösung des Blutlaugensalzes ein; er verspürte in gleicher Weise „eine tiefe, eigenthümliche Empfindung, die Husten hervorrief, aber keinen Schmerz.“ Darauf untersuchte er sich mittelst des Kehlkopfspiegels: wie die äussere Umgebung des Mundes war auch die Mundhöhle und die Zunge blau; das Laryngoskop zeigte ihm die ganze Partie des Larynx, ober- und unterhalb der Stimmbänder mit einer dunkelen Schicht von Berliner Blau bedeckt. Darauf spülte er sich den Mund aus, und gurgelte so lange, bis das Wasser ungefärbt abfloss. Hiernach machte er Expectorationsversuche. Er hustete dicken Schleim aus, der anfangs sehr stark, aber ungleichmässig gefärbt war, später aber in seiner ganzen Dicke gleichmässig gefärbt erschien.

Gratiolet wiederholte diese Versuche an sich mit demselben Erfolge.

Aus diesen Experimenten schliesst Tavernier, dass der Nebel in den Larynx, auch jenseits der Stimmbänder, in die Trachea, die Bronchen und die Lungen eindringe.

In derselben Sitzung der medicinischen Akademie, wie schon früher (25. November) in der hydrologischen Gesellschaft reichte Sales-Girons ein Mémoire [1]) ein: „Sur la théorie physiologique de la pénétration des poussières dans les voies respiratoires.“ Die Staubtheilchen der Luft dringen für gewöhnlich nicht in die Luftröhren ein: bei den Thieren, die ja immer durch die Nase athmen, wird der Staub in den engen Höhlen derselben zurückgehalten; beim Menschen geschieht dies in dem engen Raum zwischen Zunge, Gaumensegel und Pharynx. Bei ruhigem,

---

[1]) L'union médicale 1861. 6 Dec. No. 146.

instinctivem Athmen kann der Mensch deshalb in einer Staubatmosphäre zubringen, ohne dass von fremden Körpern in die Luftröhren etwas eindringe; anders sei es, wenn der Mensch tiefe Respirationsbewegungen mit offenem Munde mache, wenn er laut spreche, singe etc. Der Mensch hat es in seiner Gewalt, wenn er will, Staubtheilchen selbst in grosser Menge einzuathmen. Die Organe, welche bei ruhigem Athmen das Eindringen hindern, die Zunge dadurch, dass sie an ihrem Grunde sich erhebt, das Gaumensegel durch seine Senkung, sind nach Willkür beweglich. Der Mensch kann nach seinem Willen den Zungengrund senken, und die Uvula heben, so dass die hintere Pharynxwand sichtbar wird. Der Pharynx bildet dann gleichsam ein Trichtergewölbe über dem offnen Larynx, dessen Glottisöffnung ebenfalls offen und willkürlich zu bewegen ist. Durch Erhebung des Kopfes kann die Pharynxbiegung noch mehr vermindert werden, und der ganze Staub, der mit der Luft in dieses Infundibulum gelangt, muss in grader Linie durch die Glottis in Trachea und Bronchen eindringen.

Sales-Girons construirte zur Veranschaulichung und Demonstration des Mechanismus einen Apparat aus Guttapercha, welcher den offenen Mund, den erhobenen Gaumen, die gesenkte Zunge, die Pharynxwand und einen Zoll tiefer die Glottisöffnung darstellt. Entsprechend der Trachea schliesst sich daran eine Glasröhre, welche in einen Kautschukballon mündet, durch dessen Zusammendrücken und Wiederöffnen die Ex- und Inspiration nachgeahmt wird. Hält man diesen Apparat vor die Trommel des Pulverisateur und lässt den Ballon spielen, so sieht man die zerstäubte Flüssigkeit in die Glasröhre eindringen.

Académie de médecine zu Paris.

Poggiale.

So war der Stand der Sache, als die Pariser Akademie die Prüfung der Frage sich zur Aufgabe stellte. Am 7. Januar 1862 gab ihr Berichterstatter Poggiale, im Namen der Commission für Mineralwässer, in einem tief eingehenden, ausgedehnten, glänzenden Vortrag eine gründliche Darlegung des Sachverhalts; er erwog in erschöpfender Weise die wissenschaftlichen Gründe für und wider, und schied in klaren Worten, was durch Beweise bereits festgestellt, und was im Gegentheil noch lückenhaft sei. Die vorzüglichsten Stellen aus seinem Berichte, soweit sie sich nicht auf das blos Geschichtliche beziehen, also nur Wiederholungen des bereits Bekannten sind, wollen wir möglichst vollständig und wörtlich wiederzugeben uns bemühen.

Vier Fragen sind es, deren Beantwortung er sich zur Aufgabe machte:

„1. Dringen die pulverisirten Flüssigkeiten in die Luftwege ein?

„2. Erfahren sie bei ihrem Heraustreten aus den Pulverisationsapparaten eine Abkühlung?

„3. Werden die Schwefelwässer in ihrer chemischen Zusammensetzung durch die Zerstäubung verändert?

„4. Kann man bei dem gegenwärtigen Stand unserer Kenntnisse die therapeutischen Erfolge der Inhalationen pulverisirter Flüssigkeiten genau feststellen?

Ad 1. „Das Eindringen der zerstäubten Flüssigkeiten ist die erste Frage, die zu prüfen wichtig ist; denn wenn bewiesen würde, dass sie nicht in die Luftwege eindringen, müsste man auf die ganze respiratorische Therapie von Sales-Girons Verzicht leisten, und die Erörterung der übrigen Fragen würde kein Interesse mehr darbieten."

„Die klinischen Beobachtungen und die physiologischen Erwägungen reichen nicht aus, um zu einer sicheren Lösung zu gelangen; man muss deshalb zu Experimenten an Menschen und Thieren seine Zuflucht nehmen. Ich begab mich zu diesem Zwecke in das Municipal-Gesundheitshaus, wo Demarquay die folgenden Versuche vor meinen Augen in Gegenwart unseres ehrenwerthen Collegen Gobley und mehrerer durch ihre Kenntnisse sehr bemerkenswerther Personen anstellte."

1. Versuchsreihe. Folgen nun die bekannten Versuche an Kaninchen. Ferner erinnert Poggiale, dass sogar Briau bei seinen Experimenten an Kaninchen, obgleich dieselben bei geschlossenem Munde durch die Nase inhalirten, die eingeathmeten

Flüssigkeiten in den Luftwegen wiederfand. Zu denselben bejahenden Resultaten gelangte man, mochte man den Apparat von Mathieu oder den von Sales-Girons anwenden.

Er fährt fort:

„Ich glaube bemerkbar machen zu müssen, dass man zahlreichen Irrthümern ausgesetzt ist, wenn man Experimente über diesen Gegenstand unternimmt:

1. In Betreff des Experimentators selbst, welchem die nothwendigen chemischen, physikalischen und anatomischen Kenntnisse fehlen können;
2. in Betreff der mehr oder weniger intelligenten Gehülfen zur Assistenz;
3. in den angewandten Instrumenten;
4. in den Bedingungen, unter die man sich versetzt;
5. in Betreff der Thiere, an denen man operirt.

„Bei den an lebendigen Thieren angestellten Experimenten hat man nicht genug die Differenzen der Organisation und der anatomischen Bedingungen beachtet, und man hat in aller Strenge dem Menschen positive oder negative Resultate anpassen wollen, die man durch Experimente an verschiedenen Thiergattungen, wie Kaninchen, Ziegen, Schweinen, Hunden und Pferden, erhalten hatte.“

2. Versuchsreihe. „Die Experimente an Thieren und speciell die von Demarquay haben lebhafte Angriffe erlitten. So hat man die eigenthümlichen Bedingungen kritisirt, in die sich dieser geschickte Chirurg versetzt hat, und man hat behauptet, wie wir es angedeutet haben, dass man die an Thieren gewonnenen Resultate nicht auf den Menschen anwenden könne.

„Es war also unerlässlich, direct am Menschen zu operiren, um zu einer definitiven Lösung zu gelangen.“

Folgt der Versuch Demarquay's an der Krankenwärterin von Beaujon, in Gegenwart Poggiale's und anderer bedeutender Personen angestellt.

„Dieser Versuch bietet beim Menschen ziemlich grosse Schwierigkeiten dar. So muss, damit das Eindringen leicht von Statten gehen könne, die Zunge etwas aus dem Munde herausgestreckt und vor allem gesenkt sein. Die zerstäubte Flüssigkeit dringt nicht ein, wenn dieses Organ an den

Gaumen sich anlegt. Auf gleicher Weise muss die angewandte Flüssigkeit durch charakteristische und leicht hervortretende Reactionen klar zu erkennen sein; so eignen sich besonders die Eisenoxydsalze, Tannin und Kalium-Eisen-Cyanür zu diesen Versuchen.

„Bei der Wärterin von Beaujon waren die Schwierigkeiten noch bei Weitem grösser; da ihr Larynx verengt war, konnte sie nicht lange ohne Canüle athmen, und für den Erfolg des Experiments ist es unerlässlich, dass die Trachealöffnung vollständig geschlossen sei. Diese Oeffnung von beträchtlicher Grösse liegt in der Gegend unter dem Zungenbein, die beiden Musculi sterno-cleido-mastoidei springen in der Weise hervor, dass diese Gegend sehr hohl ist. Es folgt daraus, dass es nicht leicht ist, die Oeffnung vollständig zu verschliessen. In den ersten beiden Versuchen athmete die Kranke durch die Trachealfistel, und in Folge dessen gelangte der in den Mund projicirte Wasserstaub nicht in den Larynx und in die Bronchen; beim dritten Versuch jedoch hielt Demarquay, da er bemerkt hatte, dass Luft unter der Verpackung in die Trachealöffnung eindringe, dieselbe mit den Fingern zu, und sofort fand das Eindringen der pulverisirten Flüssigkeit statt.

„Diese Umstände erklären die Erfolglosigkeit des Experiments von Fournié und die zweifelhaften Resultate unserer ersten Versuche. Aber wenn man sich Rechnung giebt von der Schwierigkeit des Experiments, von seiner kurzen Dauer, von dem Mangel an Geschicklichkeit seitens der Kranken für die Einathmung pulverisirter Flüssigkeiten, endlich von der Krankheit ihres Kehlkopfs, so wird man naturgemäss zu dem Schluss geführt, dass dieser Versuch den an Thieren angestellten Experimenten eine grosse Beweiskraft verleiht."

„Fournié hat durch ingeniöse Versuche bewiesen, dass feste Mineralstäubchen in die Lungen gelangen können. Gegenüber diesen Resultaten schien es schwierig, nicht schon a priori zuzugeben, dass auch die zerstäubten Flüssigkeiten in die Luftröhren eingeführt werden können; aber jetzt hat die Erfahrung sich dafür ausgesprochen." („Mais aujourd'hui l'expérience a prononcé.")

„Kurz die Erfahrungen an Menschen und an Thieren, die Experimente von Moura-Bourouillou und von Tavernier, die Untersuchungen von Fournié endlich über das Einführen von Staub in die Luftwege, lassen in Betreff des Eindringens des pulverisirten Wassers keinen Zweifel mehr übrig.“

Ad. 2. Erfahren die zerstäubten Flüssigkeiten eine Abkühlung bei ihrem Heraustritt aus dem Apparat?

„Die Frage wegen der Abkühlung des pulverisirten Wassers, an und für sich einfach, ist durch die in der letzten Zeit gesammelten Erfahrungen und die daraus gezogenen Schlüsse eigenthümlich complicirt worden. Alle Beobachter stimmen darin überein, dass eine Abkühlung stattfinde, aber die einen schreiben dies der Pulverisation selbst, andere der an der Oberfläche der kleinen Tröpfchen stattfindenden Verdampfung, noch andere endlich der Veränderung in dem Expansionszustand der comprimirten Luft zu.“

Vor Allem muss man bei der Untersuchung dieser Frage auf das Rücksicht nehmen, was man physikalisch „bewegliches Gleichgewicht der Temperatur“ nennt, d. h. kurz gesagt, dass Körper von verschiedener Temperatur, wenn sie miteinander in Contact gerathen, ihre Wärme untereinander auszugleichen suchen. Wird also bei der Pulverisation heisses Wasser angewandt, so giebt es Wärme an den Apparat ab und verliert dadurch an Temperatur; ist dagegen das angewandte Wasser kälter, so erwärmt es sich umgekehrt durch den Contact mit dem Apparat.

„Die Verdampfung eines Theils des pulverisirten Wassers muss die Temperatur erniedrigen; aber die Abkühlung wird je nach dem Barometerdruck, den hygrometrischen Verhältnissen, der Temperatur der umgebenden Luft, der Ausdehnung der Verdampfungsoberfläche, der Lufterneuerung u. s. w. mehr oder weniger beträchtlich sein.

„Endlich ist die Aenderung im Expansionszustand der Luft eine Ursache der Abkühlung. Wird Luft comprimirt, so erwärmt sie sich; wird sie verdünnt, so kühlt sie sich ab. Man kann dies durch folgende zwei Versuche beweisen:

„1. Bringt man ein empfindliches Thermometer unter den

Recipienten der Luftpumpe, so sinkt mit jeder Entleerung von Luft die Temperatur derselben.

„2. Man nehme zwei geschlossene Ballons, welche Wasser von verschiedener Temperatur enthalten und miteinander durch eine gekrümmte, mittelst eines Hahns verschliessbare Röhre communiciren. Der eine Ballon enthalte Wasser von 100°, der andere von 0°. Ist der Hahn geschlossen, so entspricht die Spannung in beiden Ballons der Temperatur eines jeden; wenn man dagegen die Communication zwischen ihnen herstellt, so strömt der Dampf des auf 100° erhitzten Wassers in den anderen Ballon, verdichtet sich dort und die Spannung in den beiden Ballons entspricht nur noch 0°.

„In den Pulverisationsapparaten und besonders in dem von Mathieu tritt ein Phänomen auf, welches die grösste Aehnlichkeit mit dem eben erwähnten hat. In der That ist die Luft in dem Recipienten einem Druck von zwei, drei oder vier Atmosphären unterworfen, sie verdichtet sich dort und erwärmt sich demnach. Oeffnet man aber den Hahn, so stürzt sie mit Schnelligkeit heraus, dehnt sich aus, und kühlt sich in Folge dessen ab. Diese Expansionsänderung kann nur auf Kosten der Wärme der Luft und besonders des pulverisirten Wassers von Statten gehen.

„So erklärt sich also die Abkühlung des zerstäubten Wassers aus verschiedenen Ursachen, und kann keiner festen Regel unterworfen werden.“

Poggiale geht darauf zu speciellen Versuchen über, die an den Apparaten von Sales-Girons und Mathieu angestellt wurden.

1. Bringt man in den Mathieu'schen Apparat Wasser von 49° C., öffnet man den Hahn und hält während einer Minute ein empfindliches Thermometer in das zerstäubte Wasser, in einem Abstand von 30 Centimètres, so schwankt, wenn die Zimmertemperatur 16° beträgt, die des pulverisirten Wassers zwischen 12 und 16°.

2. Derselbe Versuch wird wiederholt, nur wird das Thermometer in einem Abstand von 10 Centimètres gehalten. Die Temperatur des pulverisirten Wassers erhebt sich bis zu 18°.

3. Man bringt Wasser von 3° in den Apparat. Das Ther-

mometer zeigt 13° in einer Entfernung von 30 Centimètres und 12° in einer von 10 Centimètres.

4. Mit dem Apparat von Charrière hat man ungefähr ähnliche Resultate erhalten. War die Temperatur des angewandten Wassers 45—50° und die des Zimmers 15—16°, so zeigte das Thermometer innerhalb des Nebels, in einer Distanz von 20 Centimètres, im Mittel 16° an.

Poggiale theilt darauf den schon erwähnten Vorschlag von Tampier mit, der darin besteht, das Wasser in einem begrenzten Raum, dessen Temperatur höher als die des Wassers, und der selbst mit Wasserdampf gesättigt ist, zu zerstäuben. Dies Problem ist beim Hydrofère gelöst, und angestellte Versuche führten zu folgenden Resultaten:

Temperatur des abgegrenzten Raumes	32° C.
Temperatur des Wassers	31,5° —
Temperatur des Bades nach 15 Minuten	31,5° —
Temperatur des Bades nach 30 Minuten	31° —

Ad 3. Werden die Schwefelwässer in ihrer chemischen Zusammensetzung durch die Pulverisation verändert?

Alle, die sich mit dem Studium der Schwefelwässer beschäftigen, stimmen darin überein, dass sie sehr veränderlich sind und dass ihr Contact mit der Luft während 15—20 Minuten hinreicht, um ihren Schwefelwasserstoffgehalt merklich zu vermindern. Poggiale erwähnt seine eigenen Beobachtungen im Militärhospital von Amélie-les-Bains.

Nebst François beauftragt, die Ursache zu prüfen, weshalb in diesem Etablissement das Schwefelwasser den grössten Theil seines ursprünglichen Schwefelgehalts eingebüsst hatte, fand er durch eine Reihe von Versuchen, dass das Wasser, je weiter es sich in der sehr langen Röhrenleitung von der Quelle entfernt, immer mehr von seinen Schwefelwasserstoffverbindungen verlor, und schlug zur Verhütung dieses Umstandes vor, das Wasser in geschlossenen Canälen nach dem Hospital zu leiten, um den Zutritt von Luft zu verhindern. Nach Ausführung dieses Plans war denn auch der Erfolg ein vollständiger, das Schwefelwasser hatte sich fast gar nicht verändert.

Poggiale theilt darauf die bekannten Versuche mit pulverisirten Schwefelwässern mit und liefert selbst noch neue Untersuchungen:

Das Wasser von Labassière hat:

vor der Pulverisation einen Schwefelwasserstoffgehalt von	0,021;
nach der Pulverisation in einem Gefässe aufgefangen	0,005;
der Verlust beträgt also	0,016.

Wasser von Barèges:

vor der Pulverisation	0,025,
nach der Pulverisation	0,007,
Verlust	0,018.

Aus einer Reihe von Versuchen gelangt Poggiale zu folgenden Resultaten:

„1. Eine Lösung von Schwefelwasserstoff verliert durch die Pulverisation einen merklichen Theil dieses Gases, selbst wenn sie wenig concentrirt ist.

„2. Das Wasser von Enghien und wahrscheinlich alle Wässer, welche Schwefelwasserstoff enthalten, verlieren im Mittel 60 von 100 dieses Gehalts.

„3. Die Wässer, welche Schwefelnatrium enthalten, wie die der Pyrenäen, werden gar nicht verändert, oder erleiden nur eine leichte Veränderung durch die Pulverisation.

„4. Die Verminderung des Schwefelwasserstoffgehalts scheint mit dem Apparat von Sales-Girons geringer zu sein, als mit dem von Mathieu.“

Diese Schlüsse sind jedoch nicht vollständig auf die Respirationssäle anwendbar, da die Bedingungen in denselben verschieden sind. Je mehr das Schwefelwasser mit der Luft in Berührung kommt, je länger die Röhrenleitung von der Quelle bis zur Pulverisation ist, desto grösser ist der Schwefelverlust. Ausserdem kommt noch die erhöhte Temperatur der Mineralwässer in Betracht. Aus diesen Gründen folgt, dass in den Respirationszimmern der Bäder der Verlust an Schwefelwasserstoff beträchtlicher ist, als wenn die Pulverisation durch die kleinen transportablen Apparate geschieht.

Ad 4. „Kann man bei dem gegenwärtigen Stande unserer Kenntnisse die therapeutischen Erfolge der

Inhalationen zerstäubter Flüssigkeiten genau präcisiren?

„Die Fragen in Betreff des Eindringens so wie der Abkühlung und des Schwefelverlustes scheinen auf eine sehr befriedigende Weise gelöst zu sein; nicht so verhält es sich mit den therapeutischen Erfolgen. Die vorliegenden Arbeiten enthalten in dieser Beziehung die widersprechendsten Meinungen.

„Die Respirationssäle werden von den einen als ein mächtiges Mittel für die Behandlung der Brustkrankheiten betrachtet, von den anderen als in den meisten Fällen schädlich angesehen. Es besteht also eine grosse Ungewissheit über die therapeutischen Erfolge der pulverisirten Mineralwässer. Neue Untersuchungen gut beobachteter Thatsachen sind nothwendig, ehe die Commission der Mineralwässer so wie die Akademie sich über diese wichtige Frage aussprechen können."

Dieser gründliche Bericht Poggiale's, der sich also in der einen Hauptfrage, die sich auf das Eindringen der pulverisirten Flüssigkeiten in die Luftwege bezieht, günstig aussprach, in Betreff des therapeutischen Werthes aber die Sache noch nicht für spruchreif erklärte, gelangte erst am 29. April in der Akademie der Medicin zur Discussion.

Durand-Fardel.

Durand-Fardel ergriff als erster Redner das Wort: Er erklärt sich mit den Schlüssen des Berichterstatters einverstanden, will jedoch noch Einiges über den therapeutischen Werth der Methode hinzufügen. Die Frage des Eindringens muss zweierlei unterscheiden, nämlich 1. die Gegend oberhalb der Glottis, 2. die unterhalb derselben, und in dieser letzteren wieder den Larynx, so wie die Trachea einerseits, und die Bronchen andererseits.

Wenn man zerstäubtes Wasser einathmet, so prallt dies an die Wände des Mundes und des Gaumens an; man muss deshalb die Zunge senken, wenn man will, dass der Nebel eindringe. Eine Art von Gymnastik des Mundapparats ist überhaupt nothwendig, um ein tieferes Eindringen zu ermöglichen; ein empfindliches Gefühl in der Gegend der Glottis nebst Husten zeigt an, dass das pulverisirte Wasser die Stimmritze erreicht hat; nach ein wenig Uebung verschwindet diese Erscheinung gewöhnlich schnell.

Wie tief kann das pulverisirte Wasser eindringen? Versuche darüber wurden angestellt: 1. an Thieren, 2. an künstlichen Apparaten, 3. am Menschen.

Die Versuche an Kaninchen stellten das Eindringen fest; aber einerseits wurden diese Kaninchen gewaltsam unter künstliche Bedingungen gebracht, andererseits konnte etwas von der im Larynx condensirten Flüssigkeit vermöge seiner Schwere tiefer hinunter geflossen sein und so die Reaction bewirkt haben.

Die Versuche an künstlichen Apparaten wie an dem Kautschukapparat von Sales-Girons und an der Leiche stellen ebenfalls Bedingungen dar, welche der Wirklichkeit nicht entsprechen.

Die Versuche am Menschen endlich beziehen sich einmal auf das Auffinden von Jod in Speichel und Urin und fielen am häufigstens negativ aus, das andere Mal auf die Krankenwärterin von Beaujon, bei der das Eindringen nur bis in die Trachea erwiesen wurde, wie dies in gleicher Weise die laryngoskopischen Untersuchungen demonstrirten.

Dass die pulverisirten Flüssigkeiten bis in die Bronchen gelangen, ist unwahrscheinlich: der grösste Theil des pulverisirten Wassers verdichtet sich am Gaumensegel, an den Wänden des Mundes und Rachens und in dem Infundibulum, welches zur Epiglottis und ihren Falten führt. Der geringe Theil, welcher durch die Glottis eindringt, wird durch den Luftstrom an die Wände des Larynx und der Trachea herangeschleudert und nicht tiefer fortgeführt.

Durand-Fardel gelangt demnach zu folgenden Schlüssen:

„1. Das Eindringen der pulverisirten Flüssigkeiten geschieht in grosser Ausdehnung in dem Raume oberhalb der Glottis.

„2. Das Eindringen findet gleichfalls in Larynx und Trachea statt.

„3. Nichts beweist, dass die Flüssigkeit auch in die Bronchen eindringe. Alles veranlasst vielmehr zu dem Glauben, dass, wenn etwas die Trachea überschreite, dies so gering an Menge sei, dass es jedes therapeutischen Werths entbehre."

In Betreff der Frage wegen der Abkühlung und des Schwefelverlustes fügt Durand-Fardel nichts Wesentliches hinzu, und er hält sie für durchaus secundär.

Endlich zu der therapeutischen Seite der Frage kommend, nimmt er von dem Schweigen Act, welches in Betreff der klinischen Erfahrungen über diesen Gegenstand geherrscht hat. Ausser einigen wenigen, oft ungenügenden Notizen ist nichts über den klinischen Werth der Methode bekannt geworden. Wenn die Aerzte, die sich mit der Pulverisation beschäftigten, bisher nichts veröffentlicht haben, so liegt der Grund wahrscheinlich darin, dass sie nichts Näheres beobachtet haben.

Man habe die Sache auch am falschen Ende angegriffen, indem man die Wirkungen des pulverisirten Wassers dort suchte, wo es gar nicht hingelange, nämlich in den letzten Endigungen der Luftröhren und den Lungen. Erst spät fing man an, die Heilsamkeit der Methode in den Krankheiten der ersten Luftwege, wo sie sich wirklich bewährt, zu suchen. Bei Affectionen des Rachens und selbst der Mundhöhle bietet die Pulverisation eine gewiss schätzenswerthe Medication. Die Form, in der sie die Schleimhautflächen trifft, indem sie die verstecktesten Falten derselben durchdringt und zu allen Papillen gelangt, sichert ihr eine Wirkung, welche weder Räucherungen noch Douchen erzeugen können. Aber dies ist keine den Thermen zukommende Behandlungsweise, sondern eine Medication, die der gewöhnlichen Praxis angehört, und für die eher unveränderliche Stoffe, als wandelbare, wie die Schwefelwässer, verwendbar sind.

„Was von dem Pharynx und der Mundhöhle, das lässt sich auch von der Glottis und dem Larynx aussagen, dessen Schleimhaut gleichfalls von dem pulverisirten Wasser, wenn auch in einer weniger vollständigen Weise, umspült wird.

„Was die tieferen Theile anlangt, so wird die Erfahrung lehren, ob man mit Hülfe activer Medicamente ungestraft und in Distanz irgend welche reellen Wirkungen erzielen könne. Aber als auf eine directe und der vorhergehenden analoge Medication darf man nicht dabei rechnen, weil man nur Täuschungen zu erleiden haben würde.

„Man muss diesen tieferen Theilen ihre natürliche Medication, durch Gase und Dämpfe, welche die Mineralquellen ihnen verschwenderisch darbieten, lassen; diese Medication ist zwar nur ein Hülfsmittel der thermalen Behandlung, aber doch ein schätzbares Hülfsmittel, welches ohne Zweifel niemals durch ein anderes wird ersetzt werden können.“

Trousseau.

In der folgenden Sitzung, am 6. Mai, erhielt Trousseau als zweiter Redner das Wort.

Die Frage des Eindringens anlangènd, hält er es für seltsam, dass das Eindringen überhaupt bestritten worden ist. („S'il y a quelque chose d'étrange, c'est que cela ait été contesté.“) Er weist auf die Thatsache hin, dass feste Staubtheilchen von Kohle, Mennige, Krystall etc. in die Lungen eindringen, und behauptet, dass bei den Krystall- und Stahlschleifern, da die Schleifsteine benetzt werden, es sich in Wirklichkeit sogar um pulverisirtes Wasser handele, was eingeathmet würde.

Man hat gegen das Eindringen geltend gemacht, die Glottis sei eine wachsame Schildwache, welche den Eintritt fremder Körper in die Luftwege nicht gestatte. Sie ist in der That eine solche Schildwache, aber unter der Bedingung, dass man sie reizt: Wenn sie schreit, so ist sie schon überrascht; mit anderen Worten, wenn der Husten kommt, so ist dies ein Beweis, dass die Flüssigkeit bereits in das Innere des Larynx eingedrungen ist.

Trousseau führt darauf die Versuche von Demarquay an und fährt fort:

„Die Flüssigkeiten dringen ein, sie dringen selbst zu sehr ein, viel zu sehr.“ („Les liquides pénètrent, ils pénètrent trop, beaucoup trop.“) Es sei eine Behandlung, welche die grösste Vorsicht erfordere. Er verweist auf die Versuche von Demarquay, wo die Kaninchen nach der Inhalation an Pneumonie starben, und erwähnt einen Fall am Menschen, der gleichfalls die Gefahr der übertriebenen Anwendung der Inhalationen beleuchtet. Derselbe betrifft eine Dame aus Pesth, welche an einer Verengerung der Trachea litt, und der die Pulverisation seit fünf bis sechs Monaten das Leben fristete; aber die Kranke, um ihre Heilung zu beschleunigen, inhalirte ganze Tage hindurch und wurde darauf von einer doppelseitigen Pleuro-Pneumonie befallen.

Was den therapeutischen Werth der Methode betrifft, so habe Sales-Girons Unrecht gehabt, die Wirkung der pulverisirten Mineralwässer zu übertreiben und sie über den sonstigen Gebrauch der Heilquellen zu erheben. Der Empirismus allein müsse als Führer dienen. Die Pulverisation der Mineralwässer müsse neben, nicht über ihrer anderweitigen Verwendung bestehen. Die Gase und Dämpfe verschiedener Thermen üben eine unbestreitbare Wirkung aus, die durch die Pulverisation nicht entthront werden könne. Sales-Girons habe überdies vergessen, dass die Medicamente auf so verschiedene Schleimhäute, wie die der Digestions- und Respirationsorgane, nicht einen gleichen Effect ausüben können.

Redner fährt folgendermassen fort: „Ich bin indess kein Gegner der Pulverisations-Methode, ich wende sie häufig an, und ich verdanke ihr schöne Erfolge. Es ist eine Medication von grossem Nutzen bei den Affectionen des Rachens, des Kehlkopfs, der Trachea und der grossen Bronchen. In der herpetischen Angina granulosa besonders, desgleichen bei der Heiserkeit der Redner und Sänger leistet sie grosse Dienste. Sie hat zwei äusserst schwere Fälle von Oedema glottidis mittelst einer Tanninsolution geheilt; in einem dieser Fälle schien die Tracheotomie unvermeidlich. In den syphilitischen Krankheiten des Larynx, wo man nicht immer die Zeit hat, die Tracheotomie zu vermeiden, wird sie zuweilen Zeit gewinnen lassen, um die Wirkung der specifischen Behandlung abwarten zu können. Kurz Sales-Girons hat durch die Erfindung der Pulverisation sich ein grosses Verdienst erworben."

Schliesslich erklärt sich Trousseau mit den Schlüssen des Berichterstatters Poggiale einverstanden.

Durand-Fardel; Poggiale.

Nach Trousseau replicirt Durand-Fardel noch einmal die seiner Meinung nach feststehenden Gesichtspunkte, deren Resultat ist: die Pulverisation bietet nicht ein Heilmittel für die Bronchen, sondern nur für Pharynx, Larynx und Trachea.

Vor dem Schluss der Discussion geht Poggiale noch einmal die einzelnen Fragen durch:

Die Frage, ob die pulverisirten Flüssigkeiten eindringen, sei durch die bisherigen Erfahrungen bejaht. Nur Fournié läugne es noch, weil er durch eine künstliche, den Luftwegen nachgebildete Röhrenleitung ein negatives Resultat erzielte. Jedoch hat Moura-Bourouillou mit einem genau gleichen Apparat gerade entgegengesetzte Resultate erhalten. Ausserdem lassen Hunderte von Versuchen an Menschen und Thieren keinen Zweifel in dieser Beziehung mehr übrig, und wenn Fournié bei seinem Experiment keinen Erfolg hatte, so beweist dies nur, dass er sich in der Nachbildung des Respirationsapparats getäuscht hat. „Ich stellte mich," sagt Poggiale, „Herrn Fournié zur Verfügung, und wenn er mir das Nichteindringen nicht erwiesen hat, so liegt dies darin, dass er es nicht konnte. Ich verpflichte ihn daher, einer Opposition zu entsagen, die mir jetzt ohne alle Grundlage zu sein scheint."

Die Discussion dieses Gegenstandes war hiermit geschlossen, und **die Akademie erklärte sich mit den Ausführungen und Schlüssen ihres Berichterstatters einverstanden.**

Von einer massgebenden Versammlung war hiermit ein gründliches Urtheil gefällt. Theoretisch fiel dies Urtheil günstig für die Methode aus, da das Eindringen der zerstäubten Flüssigkeiten in die Luftwege als endgültig erwiesen erachtet wurde; praktisch blieb der therapeutische Werth der Methode noch eine offene Frage, und nur durch die Ausführungen einzelner Redner wurde ihre Tragweite in allgemeinen Umrissen beleuchtet.

Mit dem Beschlusse der medicinischen Akademie hat die Frage ihren ersten Abschnitt erreicht. Die theoretischen Vorarbeiten, die wissenschaftlichen Grundlagen sind für die Methode gewonnen, jetzt hat die praktische Arbeit, vor Allem erst das physiologische und therapeutische Experiment zu beginnen. Die praktische Arbeit muss eine langsame sein, sie muss Schritt für Schritt auf einem sicheren Pfade vorwärts gehen und sich allmälig ihr Terrain erobern.

Demarquay; Bataille.

Nachdem bereits die Verhandlungen in der Akademie beendigt waren, erschien noch ein Aufsatz von Demarquay,[1]) worin ausser seinen früheren Experimenten noch eine Beobachtung von Bataille mitgetheilt wird, die ganz mit den Versuchen von Moura-Bourouillou und Tavernier übereinstimmt. Bataille, der an einem chronischen Bronchialkatarrh litt, wurde durch Inhalationen von Extr. Ratanhiae geheilt. Zugleich stellte derselbe laryngoskopische Untersuchungen an sich selbst an und fand nach der Einathmung seinen Kehlkopf und seine Trachea durch jenen Extract roth gefärbt. Selbst einige Stunden später, nachdem keine Spur der Färbung durch den Kehlkopfspiegel mehr zu beobachten war, expectorirte er immer noch roth gefärbte Sputa; also war das Extract bis in die Bronchen vorgedrungen.

Von Interesse sind ferner die therapeutischen Erfahrungen Demarquay's. Derselbe wandte die Inhalationen bei folgenden Krankheiten mit Erfolg an: 1. Augenkrankheiten: Conjunctivitis und Keratitis. 2. Krankheiten des Gaumensegels: Entzündungen, Plaques. 3. Krankheiten des Pharynx: Pharyngitis granulosa, Ulcera syphilitica. 4. Laryngitis chronica et syphilitica. Bei Augenkrankheiten fand Demarquay die Application der pulverisirten Flüssigkeiten weit wirksamer als das Einträufeln (Tannin 1 Gramm. ad 100 Gramm Aq.).

Syphilitische Affectionen des Gaumensegels, des Pharynx und Larynx besserten sich unter dem Einfluss der Inhalation (Sublimat 25 Centigr. auf 500 Gramm Wasser; oder Liquor van Swieten 100 auf 500 Gr. Wasser) zugleich mit innerer Behandlung; Plaques schwanden oft sehr schnell. Ein Fall von Phthisis laryngis mit sehr erschwertem Schlucken besserte

---

[1]) Gazette médic. de Paris 1862. No. 25 und 26. Mémoire sur la pénétration des liquides pulvérisés dans les voies respiratoires et de leur application au traitement des maladies des yeux, du pharynx et du larynx.

sich gleichfalls durch Inhalationen (Tannin 1 Gramm auf 100 Gr. Wasser). Von besonders günstigem Erfolge war die Behandlung der Pharyngitis (Tannin 1 Gr. auf 100 Gr.; auch Eaux-Bonnes), von welcher Demarquay ungefähr 10 Fälle behandelte; oft trat schon nach wenigen Tagen Besserung ein. Nähere Krankengeschichten theilt Demarquay nicht mit.

Zdekauer.

Die neue Methode, Anfangs nur in Frankreich cultivirt, zog bald auch die Aufmerksamkeit des Auslandes auf sich. Schon im Sommer 1861 veröffentlichte Zdekauer aus Petersburg [1]) 5 Fälle von meist hochgradiger Hämoptoë, die nach Inhalationen von Liquor Ferri sesquichlor. (ʒj ad ℥vj Aq. destill.) mittelst des Mathieu'schen Apparats, bald schon nach einer einzigen, bald nach 2—3 Inhalationen sistirt wurden. In einem dieser Fälle wurde die Inhalation bei einem bereits dem Tode verfallenen Individuum vorgenommen; es fanden sich bei der Section hämoptoische Infarcte von sehr derber Consistenz und überall im Lungengewebe wurde von Dr. Holm Eisen in weit grösserer Quantität nachgewiesen, als es sonst im Blut vorhanden zu sein pflegt. Ich lasse ihrer Wichtigkeit wegen die Krankengeschichten genau folgen:

„1. Oberst S., 45 Jahr alt, hatte an einer sogenannten Spinal-Irritation, welche sich fast als Tabes incipiens gestaltete, gelitten; Wiesbaden und der Franzensbrunnen hatten ihm sehr wohl gethan, und er war etwa ein Jahr lang vollkommen gesund. Den 30. März 1860 hatte er sich beim Commandiren auf der Revue heiser geschrieen und beim Räuspern einige Blutstropfen bemerkt. — Tags darauf liess er sein Portrait in eng anschliessender Uniform malen. Es war gerade das Barometer an diesem Tage um 10 Linien gesunken, also rasch ein sehr verminderter Luftdruck eingetreten. In der engen, warmen Malerstube fühlte er plötzlich eine enorme Beklemmung und knöpfte seine Uniform los, um sich Luft zu machen. Allein vergebens. Der erschrockene Maler sah ihn erbleichen und fast umsinken. Er selbst fühlte

---

[1]) Wiener medicinische Wochenschrift No. 30 und 31. 1861. Zur Therapie der Lungenblutung.

sich einer Ohnmacht nahe und plötzlich strömte dunkles Blut aus Mund und Nase, fast ohne Husten aus. Ich fand den Kranken bleich, zitternd, mit kühlen Extremitäten, cyanotischen Lippen und einem kleinen, fast fadenförmigen Puls, fast mit jeder Exspiration trat Blut an seine Lippen, und von Zeit zu Zeit spie er einen ganzen Mund voll (2—3 Unzen) gummösen Blutes aus. Er suchte es nämlich aus Angst im Munde zurückzuhalten.

Bei der objectiven Untersuchung ergab sich: Wenig Beweglichkeit auf der linken, vermehrte Ausdehnung auf der rechten Seite. In der ganzen linken Brusthälfte zeigte die Auscultation fast nirgends vesiculäres Athmen, dagegen aber weit verbreitetes, bald knisterndes, bald röchelndes Rasseln. Die Percussion war stellenweise offenbar gedämpft, besonders um das Herz herum und nach unten und hinten zu. Die rechte Lunge athmete kräftig pueril. Das Herz hatte nicht nur gar keinen fühlbaren Anschlag, sondern der erste Herzton war evident verkürzt und kaum hörbar. Die Frequenz der nicht ganz regelmässigen und kaum hörbaren Herztöne betrug zwischen 112—120 Contractionen in der Minute. In den übrigen Organen nichts Besonderes. — Ich diagnosticirte: linksseitige Lungenapoplexie mit Asystole cordis und erklärte mich zuerst entschieden gegen die beabsichtigte Venäsection. Es wurde dem Kranken Aether und Tinct. Sem. Cardui mariae halbstündlich gegeben. Bald fing das Herz wieder an zu arbeiten. Der Puls hob sich, der erste Herzton wurde wieder gedehnter, ja man konnte den Herzstoss durchfühlen. Gleichzeitig nahmen die furchtbaren Beängstigungen des Kranken etwas ab. — Das Gesicht sah belebter aus. Die Blutung ward weniger continuirlich. — Ich erklärte, dass die drohende Lebensgefahr vorüber sei. Nun wandte ich successive kalte Säuren, Mutterkorn, Alaun und andere Adstringentia, aber ohne den gehofften Erfolg, an. Die Blutung war allerdings bedeutend reducirt, dennoch spie der Kranke täglich in den Vormittagsstunden gegen zwei Unzen Blut. Abends hörte die Blutung ganz auf. Die saure Chininsolution, welche ich dieser scheinbaren Intermittenz wegen versuchte, leistete gar nichts. Es waren 14 Tage seit der Katastrophe verstrichen. Der Kranke hatte sich an seinen Zustand gewöhnt und ich hielt seinen Muth durch zuversichtliche Aussicht auf Genesung — welche ich selbst keinesweges theilte, — aufrecht. Die Anämie war durch den enormen und noch andauernden Blutverlust so bedeutend, dass Patient beim Aufsitzen an Ohrenklingen und Schwindel litt und dass sich in den Carotiden und Jugularvenen Blasegeräusche manifestirten. Die linke Lunge respirirte in der Subclavicular- und Infraspinal-Region vernehmlich. Am Schulterblatt hörte man stellenweise unbestimmtes, stellenweise gar kein Athmungsgeräusch mit leichter Dämpfung des Percussionsschalles. In der Regio mammalis pflanzte sich das Respirationsgeräusch undeutlich fort. Um das Herz herum, ober- und unterhalb fehlte jedes Respirationsgeräusch, erschien aber bisweilen, bei verstärkter Inspiration knisterndes Rasseln. — Puls 90, Herzstoss schwach, Herztöne normal. Ausdehnung der linken Lunge noch um 1 Cm. geringer. Es war also offenbar theilweise Resorption des Blutergusses, oder hämoptoischer Infarct eingetreten, aber aus dem unteren Lappen der linken Lunge dauerte, wie aus einer unversiegbaren Quelle, die Blutung fort und bedrohte das Leben des Kranken.

„Am 15. April liess ich den Kranken im Beisein mehrerer Collegen etwa 3 Unzen einer durch den Mathieu'schen Apparat zerstäubten Solution aus ʒj Sesquichlorati ferri auf ℥vj Wasser inhaliren. Es dauerte etwa 5 Minuten. — *Die Blutung hörte auf und ist seitdem nicht wiedergekehrt.*

„Der Oberst spürte während der Inhalation ausser einem adstringirenden, tintigen Eisengeschmack auf der Zunge ein behagliches Gefühl in der Brust und behauptete zu fühlen, dass die Flüssigkeit in die Lungen eindringe. Erst ganz zuletzt fühlte er ein Zusammenziehen in der Brust. Obzwar nun die Blutung schon nach der ersten Inhalation vollkommen aufhörte, wiederholte ich dieselbe täglich 2—3 Minuten lang noch 4 oder 5 mal (die beiden letzten Male über einen Tag). Das Mittel wurde ganz gut vertragen.

„Innerlich wurde während der ganzen Zeit nur Selterwasser mit Milch gebraucht. — Die Diät war eine blande, nährende, besonders Milch und weisses Fleisch. Patient erholte sich in 6 Wochen vollständig. Beide Lungen hatten sich ausgeglichen, nur unter dem Herzen und in der Regio infrascapularis sinistra hörte man fast gar kein Respirationsgeräusch. An den übrigen Stellen, sowie auch am Herzen war Alles normal."

2) „Herr von Str... xh, Exintendant der russischen Armee, war durch Strapazen und deprimirende Gemüthsbewegungen an asthmatischen Anfällen erkrankt. Im April 1861 gesellte sich zu denselben nicht unbedeutendes Blutspeien, gegen welches der Arzt mit allen möglichen Haemostaticis und sogar mit dem Junod'schen Stiefel zu Felde zog, allein ohne allen Erfolg. — Am 24. April untersuchte ich den Kranken und fand: Einen Mann von ca. 60 Jahren und toröser Constitution. Er musste sehr fettleibig gewesen sein; denn ausser einem noch bedeutenden Embonpoint zeigte die am Halse und Stumpfe dickfaltige Haut mehrere Fettklumpen, welche besonders am Omentum vorragten. Der Thorax war breit, die Respirationsmuskeln gut, ja etwas stark entwickelt, was hauptsächlich von den Pectorales galt. Bei der Exspiration collabirte der Thorax nur wenig (um 2 Cm.). In beiden Lungen jedoch herrschte, wenn auch stellenweise geschwächtes, vesiculäres Respirationsgeräuch vor. In beiden Subscapulargegenden war übrigens kaum etwas Respirationsgeräusch zu hören, und links wenigstens erschien der Percussionston offenbar gedämpft. Rechts blieb es zweifelhaft, ob nicht die vergrösserte Leber höher hinaufragte. Rasselgeräusche konnte ich nicht hören. Das Herz war im Querdurchmesser vergrössert. Der gedämpfte Percussionston fing schon hart am linken Sternalrand, bei der Insertion der fünften Rippe an, und erstreckte sich etwa $4^1/_2$—5 Finger breit nach links. Von oben nach unten füllte der matte Ton zwei Intercostalräume, den fünften und sechsten aus. Den Anschlag der Herzspitze konnte ich aber weder sehen, noch herausfühlen, auch schien der erste Herzton bei der Auscultation verkürzt und ziemlich laut schallend, dem zweiten fast ganz ähnlich. Der Puls war weich, 64 Schläge. Die Venen ziemlich angelaufen, das Gesicht leicht cyanotisch; in den Jugularvenen, nach längerem Sprechen des Kranken, wobei die Dyspnoë zunahm, mitunter undulirende Bewegungen. Die Leber war vergrössert, aber auch in ihrer Gestalt verändert, nämlich den linke Leberlappen hörte schon einen Finger breit vor der Linea alba wie abgeschnitten auf, der Dickendurchmesser aber erstreckte sich vorn vom unteren Rande der fünften Rippe,

seitlich der siebenten und hinten vielleicht schon der achten Rippe bis 1 Zoll unter die falschen Rippen. Der hohe Stand des matten Percussionstones hinten konnte allerdings auch durch hämoptoische Infarcte bedingt sein. Die Milz reichte vom Niveau der zehnten Rippe bis fast an die Crista iliaca. Der Kranke hatte mehrmals das Krim'sche Wechselfieber (eine Art Hemitroteus) durchgemacht. — Das ausgeworfene Blut sah dunkel schwarzblau aus und betrug etwa 3—4 Unzen täglich. — Arzt und Kranker waren nach dreiwöchentlichem fruchtlosem Kurverfahren ganz rathlos. Ich diagnosticirte dilatirtes Fettherz mit Lungen- Milz- und Leberstauung und relativer beginnender Insufficienz der Tricuspidalis. Sogleich schritten wir mit dem behandelnden Arzte zur Anwendung der Inhalationen der Solutio sesquichlorati ferri (ʒj zu ℥vj) bei gleichzeitigem Gebrauche der Alaunmolken. — Erst nach viermaliger Wiederholung der Inhalation mittelst des Mathieuschen Apparats stand in diesem Falle die hartnäckige Blutung. Dr. Pognansky wiederholte dieselbe noch 8—10 mal in täglichen und zweitägigen Zwischenräumen. — Der Kranke reiste ins Ausland und soll sich sehr erholt haben. Sein Herzübel wird er natürlich bis zu seinem Tode behalten."

3. „Baron P...r, von tuberculösem Habitus, erkrankte im December 1861 an einer Pneumonie. Es war der untere und hintere Theil der rechten Lunge entzündet und zugleich stellten sich die Erscheinungen einer Perihepatitis ein. Das Fieber war heftig. Die Behandlung war antiphlogistisch, und gegen den fünften Tag trat eine so entschiedene Remission ein, dass der Kranke zu reconvalesciren schien.

„Da trat fast plötzlich am 5. oder 6. Tage eine so furchtbare Recrudescenz der Krankheit ein, dass der Kranke in grosser Gefahr schwebte. — Ich fand noch Spuren der Entzündung in der rechten Lunge zugleich mit einer bedeutenden Schmerzhaftigkeit der Leber. Es war die ganze Regio infrascapularis dextra hepatisirt mit bronchialem Athmen und mattem Percussionston; an der Grenze der hepatisirten Stelle, etwa am Niveau der achten Rippe, hörte man deutliches Knisterrasseln. — In der linken Lunge fand ich in der Regio lateralis media und in der Regio mammalis eine lebhafte Crepitation mit tympanitisch leerem, stellenweise gedämpftem Percussionston. Die rasch auf einander folgenden Herztöne waren bis in beide Subclaviculargegenden verbreitet. Der Puls 130, aber klein. Die Leber sehr gegen Druck empfindlich und etwas vergrössert. Es war also hier zu einer noch fortschreitenden Entzündung der rechten Lunge eine linksseitige Pneumonie getreten. — In den mühsam ausgeworfenen Sputis war übrigens damals nicht mehr Blut, als bei gewöhnlichen Pneumonieen zu erscheinen pflegt. Jedenfalls erregte aber das elende Aussehen des kaum dreissigjährigen Kranken und der Umstand, dass die Herztöne sich so deutlich unter den Schlüsselbeinen fortpflanzten, schon damals die Befürchtung einer tuberculösen Anlage, die sich leider nur zu bald manifestirte. Es gelang uns zwar, durch wiederholte örtliche Blutentziehungen, ein Paar Dosen Calomel, Brechweinstein, Plummer'sche Pulver und endlich Senega-Infusum diese gefährliche Pneumonia duplex zu reduciren — allein ganz gelang die Solution keineswegs. — In der Regio mammalis sinistra blieb eine infiltrirte Stelle im Lungenparenchym zurück, und was noch weit mehr für Tuberculose sprach, die Regio supra- und infraspinata dextra infiltrirte sich dermassen, dass ein starkes Exspirium und eine vollkommene Dämpfung des Percussionstones daselbst auftraten bei deutlich bronchophonischer Stimmenresonanz. — Die Leber war noch immer etwas vergrössert, aber die Empfindlichkeit in derselben hatte sehr abgenommen. — So war der Zustand des Kranken im Monat Februar, als plötzlich, auch unter dem Einfluss atmosphärischer Veränderungen (vermindertem Luftdruck beim Eintritt des ersten Thauwetters) eine recht bedeutende Lungenblutung eintrat. Trotz verschiedener Styptica wiederholte sich aber die Blutung täglich. — Zugleich mit der zunehmenden Anämie stellte sich hektisches Fieber mit Nachtschweissen ein. — Knisternde und kochende Rasselgeräusche an der Spitze und am Winkel des Schulterblattes in der rechten Lunge und ein deutliches Gargouillement in der Regio mammalis sinistra liessen mich einen rasch tödtlichen Ausgang befürchten. Ich entschloss mich indess, wenigstens der gefährlichen Blutung zu steuern und wandte am 16. Februar 1861 bei ihm dieselbe Solution des Ol. martis durch den Mathieu'schen Apparat an. 12 mal wurden diese Inhalationen, anfangs täglich, später in grösseren Zwischenräumen, ausgeführt. Schon zwei Inhalationen waren hinreichend, um die Blutung zu sistiren; die übrigen geschahen aus prophylaktischer Vorsicht, die drei oder vier letzten auf dringende Bitten des Kranken. Er hatte nämlich bald nach dem Aufhören der Pneumorrhagie an Kräften zugenommen, die Nachtschweisse fingen sich an zu vermindern und hörten endlich ganz auf, Schlaf und Appetit kehrten wieder, und der Husten war fast gänzlich verschwunden. In den Lungen waren die knisternden und kochenden Rasselgeräusche verschwunden und nur in der Regio mammalis sinistra und dem oberen hinteren Theil der rechten Lunge hinterblieben die Erscheinungen einer umschriebenen Lungeninfiltration."

4. „Peter S., Unterofficier, trat mit dem Erscheinen einer Bronchitis capillaris in's zweite Militär-Landhospital. Er hatte sich erkältet, und nachdem er einige Tage heftig gehustet und stark gefiebert hatte, wurde er am 12. März in's Hospital gebracht. — Die rechte Lunge schien ganz infiltrirt. Ueberall war gross- und kleinblasiges Knisterrasseln zu hören, welches das Athmungsgeräusch vollkommen maskirte. Nirgends konnte ich deutliches Bronchialathmen oder matten Percussionston auffinden. In der linken Lunge deuteten die mucösen Rasselgeräusche, welche im oberen vorderen Theil derselben vorwalteten, während unten und an der ganzen hinteren Fläche Respirationsgeräusch zu hören war, auf Bronchialkatarrh. Der Kranke brauchte ein paar Tage Brechweinstein. Zwar legte sich das Fieber, allein die objectiven Erscheinungen blieben fast unverändert, und die Kräfte des Kranken sanken augenscheinlich. Es wurde Salmiak in einem Senega-Infusum gereicht und dem Kranken Fleischportion verordnet. Dennoch erfolgte die Expectoration nur sehr mühsam. Goldschwefel, Antimon, Liqu. Amm. anis., Benzoë, wurden nach einander gebraucht. Am 10. April konnte man an der rechten Lunge vorn ziemlich deutliches Respirationsgeräusch hören, dagegen oben und hinten bestanden noch zähe Rasselgeräusche und am Schlüsselbein hörte man Bronchialathmen mit einer deutlichen Dämpfung des Percussionstones. Die linke Lunge schien normal zu fungiren. Der Kranke war nun einen Monat im Hospital, hatte sich im Ganzen erholt, hustete mässig etc. — Da entstand in der Nacht auf den

18. April ganz unerwarteter Weise ein heftiger Blutsturz. Die Quelle der Blutung war offenbar der untere und mittlere Theil der rechten Lunge. Der Kranke sah bleich aus. Der Blutverlust mochte wohl gegen ein Pfund betragen. — Nach dem Gebrauch von Infusum Secalis cornuti mit Elix. ac. Halleri schien sich die Blutung sehr zu vermindern. Allein sie recidivirte am nächsten Tage um so heftiger. Der Kranke war sehr erschöpft. Ich verordnete sogleich eine Inhalation mit der Chloreisensolution und hatte die Absicht, sie täglich zu wiederholen. Den nächsten und den nächstfolgenden Tag war ich jedoch durch den starken und gefährlichen Eisgang verhindert, das Hospital zu besuchen. Die Blutung recidivirte, und die Inhalation wurde eben nicht wiederholt. — Am 21. April sah ich den armen Kranken wieder, er hatte zwei furchtbare Blutstürze gehabt, war leichenblass und so erschöpft, dass er nicht mehr aufsitzen konnte. Die rechte Lunge schien ganz unwegsam, oder vielmehr überfüllt und infiltrirt zu sein. — Ueberall Knisterrasseln und kaum hörbares, unbestimmtes Athmungsgeräusch. — Ich liess sogleich die Inhalation vornehmen, hatte aber nur wenig Hoffnung, den Kranken zu retten. Die Blutung stand indess nach der dritten Inhalation vollständig, und die Procedur wurde noch 9 mal (im Ganzen 13 mal) und zwar täglich wiederholt. Der Erfolg war überraschend günstig. Nicht allein, dass es vollkommen gelang, diese lebensgefährliche Blutung zu sistiren, sondern die Resorption des in's Lungenparenchym ergossenen Blutes erfolgte zusehends. Es blieb die Spitze der rechten Lunge infiltrirt und die Regio subscapularis unwegsam. Ersteres wahrscheinlich durch tuberculöse Ablagerungen, letzteres durch hämoptoischen Infarct."

5. „Am lehrreichsten und handgreiflichsten war aber folgender tödtlich abgelaufener Fall.

„J... B., Invalidensoldat, litt an Morbus Brightii mit Albuminurie und consecutivem Hydrops. Bei der genaueren Untersuchung ergab es sich, dass er zugleich ein hypertrophisches Herz und entweder eine Insufficienz der Mitralklappe oder atheromatöse Wucherung in der Aorta in sich trage. Die Diagnose war schwer, denn das Zwerchfell war durch den Ascites hinaufgedrängt und das kurze, aber rauhe Athmungsgeräusch so laut und so schwer einzuhalten, dass man nur raptim ein systolisches Herzgeräusch durchhören konnte, während die Percussion entschieden auf vergrösserten Umfang des Herzens deutete. Die versuchte Therapie: Milch, Diuretica, Ac. nitricum, Eccoprotica, blieb erfolglos. Die hydropischen Ausschwitzungen und Ergüsse nahmen reissend zu. — Der Kranke konnte nur sitzend im Lehnstuhl athmen. Beine und Scrotum schwollen fürchterlich. Wir machten Nadeleinstiche in das infiltrirte Zellgewebe. Der Kranke konnte etwas freier athmen. Am Tage vor dem Aufbruch der Newa, ebenfalls bei jählings vermindertem Luftdruck, wurde Pat. von Erstickungsnoth befallen und bekam darauf einen furchtbaren Blutsturz, welcher gar nicht aufhören wollte.

„Der Mathieu'sche Apparat war bei der Hand und zufällig auch die Chloreisensolution vorhanden, so dass wir augenblicklich zur Inhalation schreiten konnten. Nur mühsam athmete oder vielmehr schnappte der arme Kranke nach Luft. Nach zwe Mi nuten wurde er ohnmächtig. Es wurde das Gesicht besprengt, er kam bald zu sich, und wir liessen ihn noch zwei Minuten lang von der Solution inhaliren. Die Blutung stand wie abgeschnitten. Sie hatte aber auch die letzten Kräfte des Kranken erschöpft, welcher zwei Tage darauf unter suffocativen Erscheinungen starb.

„Section. Im rechten Pleurasack blutig-seröses Exsudat, in welchem die rechte Lunge schwamm. In der rechten Lunge mehrere bedeutende inselförmige hämoptoische Infarcte von sehr derber Consistenz und beim Anschnitt nicht blutend. In der linken Lunge unten ebenfalls, aber weit geringere hämoptoische Infarcte. Das Herz hypertrophisch mit Fett bedeckt. Atherome in der aufsteigenden Aorta, aber auch die Bicuspidalis insufficient. Die linke Niere mehr, die rechte nur wenig degenerirt. Ueberall seröse Infiltrationen und Ergüsse. — Dr. Holm untersuchte die hämoptoischen Infarcte und wies überall im Lungengewebe Eisen in weit grösseren Quantitäten nach, als es sonst im Blut vorhanden zu sein pflegt. — Genauer konnte ich den im Protokoll enthaltenen Sectionsbericht nicht geben, aber die Hauptsachen sind richtig. Wir hatten also das pleuritische Exsudat ganz übersehen, und deshalb erst über dem Angulus scapulae das Knisterrasseln gehört. Wichtig ist für unseren Gegenstand das Factum, dass selbst diese Blutung, welche durch die stärkste Blutstauung und Regurgitation in den Lungengefässen entstand, durch den inhalirten chloreisenhaltigen Wasserstaub bezwungen wurde, und dass man sich an der Leiche von dem tiefen Eindringen der Solution bis in das blutende Lungengewebe überzeugen konnte. Augenscheinlich sieht man in dem ersten, dritten und fünften Fall den deletären Einfluss plötzlich verminderten Luftdrucks auf den stockenden und überfüllten kleinen Kreislauf."

Ausser diesen fünf schweren Fällen behandelte Zdekauer noch drei andere Hämoptoiker mit Inhalationen, diese Fälle waren indess leichterer Art, und hätten höchst wahrscheinlich entweder spontan aufgehört oder wären auch anderen Mitteln gewichen.

Lingen; Wistinghausen; Eck.

Auch im Jahre 1862 erschienen mehrere Arbeiten russischer Aerzte. Lingen [1]) publicirte einen Fall von hochgradiger Haemoptysis, die, nachdem alle anderen Mittel vergeblich versucht waren, nach einer einzigen Inhalation von Liquor ferri sesquichlor. ʒjj ad Aq. destill. ℥vj mittelst Mathieu's Nephogène sofort stand.

Wistinghausen sen.[2]) veröffentlichte gleichfalls 3 genaue Krankenberichte. Der erste betrifft ein junges Mädchen, welches an „Asthma" (Kurzathmigkeit auf Emphysem beruhend) und häufigen Bronchitides litt; er liess Solutio Fowleri gtt. x—xv, zuletzt selbst bis 20 Tropfen ad Aquae ℥j, mehrere Monate lang einathmen. „Der Erfolg war überraschend günstig." Das Asthma hörte schon nach 10 Tagen auf und kehrte trotz des strengen Winters und Frühjahrs nicht wieder; eine schädliche Arsenikwirkung war nicht zu beobachten. Wistinghausen hatte sich zu dieser Behandlung auf Empfehlung des Dr. Eck entschlossen, der dieselbe Methode vorher bei einem Emphysematiker mit Erfolg an-

[1]) Petersburger Med. Zeitschrift, 1862. Heft 17, p. 137. Inhalationen der Eisenchloridlösung bei Lungenblutung.

[2]) Ibidem p. 129. Beiträge zur Anwendung von Inhalationen bei verschiedenen Krankheiten der Respirationsorgane.

gewandt hatte. W. benutzte den Apparat von Sales-Girons, einmal machte er auch einen Versuch mit Mathieu's Nephogène, stand jedoch bald, weil er ihn für unzweckmässig fand, davon ab.

Die zweite Patientin ist eine Sängerin, deren Stimme an Klarheit verloren hatte, und die an heftigen Schmerzen im Kehlkopf beim Singen litt. Die Laryngoskopie wurde nicht vorgenommen. Pat. athmete Anfangs Dämpfe von Infus. rad. Chamomillae und radix Althaeae ein und empfand dadurch bemerkbare Linderung. Darauf wurden Inhalationen von Emser Krähnchen vorgenommen, und nach drei Wochen „hatte sie die Freude, dass sie ihre Scala, ohne Schmerzen zu empfinden, singen konnte, bis auf die vier höchsten Töne des früheren Umfangs ihrer Stimme."

Der letzte Fall endlich ist ein hartnäckiger Kehlkopf- und Luftröhrenkatarrh, welcher gleichfalls mit Inhalationen von Emser Krähnchen behandelt wurde. „Schon nach 6 Tagen war das unangenehme Gefühl der Rauheit in der Kehle fast verschwunden, der Morgenhusten weniger anhaltend und leichter, der Schleimauswurf vermindert, und nach länger fortgesetzten Inhalationen verschwanden die bis dahin so hartnäckigen katarrhalischen Beschwerden vollkommen, und kehrten sie auch bei neuen Erkältungen und rauher Witterung wieder, so wurden sie durch Inhalationen immer schneller beseitigt, als durch die gewöhnlichen, bei Katarrhen angewandten inneren und äusseren Mittel."

Fieber.

Das Jahr 1862 brachte eine Reihe von Arbeiten aus Deutschland. Der Erste, der die neue Methode in die Hand nahm (Ende 1861), war Fieber in Wien. Der erste Fall,[1]) den er veröffentlichte, betraf eine Frau, die an sehr heftigem Bronchialkatarrh (Tuberculosis pulmon.?) litt, und bei der besonders die regelmässigen Hustenparoxysmen, etwa um 3 Uhr Morgens, in den Vordergrund traten. Innerlich angewandte Mittel blieben ohne jeden Erfolg. Fieber liess anfangs reines Brunnenwasser

[1]) Wochenblatt der Zeitschrift der Gesellschaft der Aerzte in Wien, 1862 No. 1 u. 2. Ueber die Inhalation medicamentöser Flüssigkeiten in Staubform.

einathmen, in den folgenden Tagen setzte er Tinct. Opii gtt. jjj—v ad ℥j hinzu, und später zur Verminderung der copiösen Sputa auch Alaun gr. v ad ℥j. Husten und Auswurf wurden vermindert, nur die Morgenparoxysmen blieben in alter Heftigkeit bestehen. Fieber liess nun die Kranke eines Tages folgende Lösung inhaliren: Chinini sulph. gr. jj, Aluminis gr. v, Tinct. Opii gtt. vjj, Aqu. comm. ℥j. Noch am selbigen Tage bekam Patientin eine Haemoptysis, und der Husten exacerbirte. Nach zwei Tagen wurden die Inhalationen wieder aufgenommen und zwar Tannini gr. vjj β, Tinct. Opii gtt. v, Aqu. ℥j. Von nun an wurde der Husten immer geringer, die Morgenparoxysmen postponirten, wurden milder und blieben endlich ganz aus. Patientin war kräftiger, Husten und Auswurf war nur noch gering.

Später veröffentlichte Fieber noch mehrere genau beobachtete Krankengeschichten, die ein wesentliches Interesse darbieten, und die ich deshalb ausführlich mittheile:

1. „Bronchorrhoë und dyspnoische Anfälle bei einem Emphysematösen, Anwendung des Pulverisateurs.[1])

„J. K., 46 Jahr alt, verheirathet, Magazinsarbeiter, leidet schon seit fünf oder sechs Jahren an Muskelrheumatismus und an einem mit ziemlich reichlichem Auswurf verbundenen Bronchialkatarrh. In seiner Jugend erfreute sich der Patient mit Ausnahme eines nicht bedeutenden Hämorrhoidalleidens, das bis in seine Kindheit zurückreicht, stets einer ungestörten Gesundheit; im 36. Jahre überstand er den Typhus und im Anfange des verflossenen Winters zog er sich durch Heben einer schweren Last eine doppelseitige freie Leistenhernie zu, welche ihn nöthigt ein Bruchband zu tragen. Patient wurde dadurch nicht in der Erfüllung seiner Pflichten gehindert und vermochte, wenngleich mit grosser Anstrengung, schwere Arbeit zu verrichten, wobei ihn jedoch intensive Anfälle von Athemnoth belästigten. Seit Mitte Februar wurden diese stärker und gleichzeitig auch die Menge des Secrets reichlicher. Der Kranke hoffte, dass eine spontane Besserung eintreten werde, und verschob es in dieser Erwartung durch fünf Wochen, ärztliche Hülfe zu suchen, bis

[1]) Allgem. Wiener med. Zeitschr. 1862. April No. 17.

endlich der Zustand eine Intensität erreichte, die ihm ein weiteres Zuwarten nicht mehr gestattete. Am 21. März besuchte ich ihn und fand folgendes Krankheitsbild:

„Der Patient ist mittlerer Grösse, schwächlich gebaut, abgemagert; die allgemeine Decke ist blass, mit einem Stich in's Gelbliche und durch laxes Zellgewebe angeheftet. Der Thorax ist fassförmig gewölbt, das Anschlagen der Herzspitze nicht fühlbar und am deutlichsten zwischen der fünften und sechsten Rippe etwas nach innen von der Brustwarze zu hören. Den ersten Ton im linken Ventrikel begleitet ein leichtes Geräusch, der zweite ist normal; Lungenschlagader ist accentuirt. Die Respiration ist beiderseits vorn und rückwärts rauh vesiculär, mit Rasselgeräuschen aller Art verbunden. Der Percussionston ist überall gleichmässig voll und tympanitisch, die Herzdämpfung nicht nachweisbar. Das Epigastrium ist gegen Druck empfindlich. Der Puls ist klein und weich, seine Frequenz 84 in der Minute. Der Husten ist mit Schmerz verbunden, die Expectoration erfolgt jedoch ziemlich leicht. Die Sputa sind gelb, zähe und zeigen keine Spur von Blut. In der Nacht ist der Kranke belästigt und bringt dieselbe nicht selten mehr oder weniger schlaflos zu. Von Zeit zu Zeit stellen sich Athembeschwerden ein, welche jede Bewegung unmöglich machen und nach 5—10—15 Minuten absoluter Ruhe wieder aufhören. Die Zunge ist belegt, der Appetit beinah völlig geschwunden.

Obschon eben die dyspnoischen Anfälle bei den Meisten kein sehr günstiges Prognosticon für die Möglichkeit einer Anwendung des Pulverisateurs abgegeben hatten — von günstigem Erfolge gar nicht zu sprechen, — so hielt mich dies doch nicht ab, die Inhalationsmethode zu versuchen, weil frühere Erfahrungen mich bereits belehrt haben, dass derjenige, welchem die Respiration atmosphärischer Luft beschwerlich ist, häufig um so leichter den flüssigen Staub zu inhaliren vermag. — Demgemäss begann ich am 22. März die Behandlung mit der Einathmung einer pulverisirten Lösung, welche in einer Unze Wasser fünf Gran Zincum sulfur. enthielt, und blieb bei dieser Solution bis an das Ende derselben. Der Patient machte hiervon in mehreren Abschnitten hundert Inhalationen,[1]) ohne sich im mindesten belästigt zu fühlen. Die Zunge hielt er sich selbst mittelst einer Luer'schen Kniespatel nieder, das Gaumensegel wurde unwillkürlich angespannt und ein bedeutender Theil der hinteren Rachenwand sichtbar, so dass alle Bedingungen für das Eindringen der Staubpartikelchen erfüllt waren. Patient gab mit aller Bestimmtheit an, dass er fühle, wie sich das Eingeathmete zu beiden Seiten in der Brust gleichmässig verbreite, und versicherte auf das Entschiedenste, nichts verschluckt zu haben. Das Athmen erfolgte insofern ganz anstandslos, als Patient zwar nach den ersten Zügen einen gewissen Reiz in den Luftwegen wahrnahm; doch war dieser nie so bedeutend, dass dadurch Husten hervorgerufen worden wäre. Da auch ein per digestionem einzuverleibendes Medicament gewünscht wurde, so liess ich eine Drachme Amyl. Tritici in acht Dosen theilen und zweistündlich einnehmen, wodurch ich den Standpunkt zur Beurtheilung des Inhalationsverfahrens nicht verrückt zu haben glaube. Bereits Tags darauf hörte ich zu meinem Vergnügen, dass der Auswurf etwas geringer geworden sei. Abermals wurden hundert Inhalationen vorgenommen.

Am 24. gab der Kranke an, weniger vom Husten belästigt worden zu sein, namentlich war die Nacht ungleich günstiger gewesen. Die Menge des Sputums hatte sich vermindert; diesen Erscheinungen entsprechend hatten auch die dyspnoischen Anfälle an Intensität verloren. Dagegen wurde Patient von Rheumatismus etwas mehr belästigt, was die Anwendung des Linim. sapon. camph. erforderte. Ausserdem wieder hundert Inhalationen.

Am 26. war bereits eine sehr bedeutende Besserung eingetreten. Die Athemnoth trat nur höchst selten ein, der Husten war sehr gering, das Sputum zeigte sich in mässiger Menge. Die Nacht war ganz ungestört verlaufen, erst gegen Morgen stellte sich ein leichter Hustenanfall ein. Dieselbe Therapie. —

Am 27. war die Athemnoth völlig geschwunden, der Husten belästigte nur bei Tage, die Nacht war ganz ungestört. Die Therapie blieb die gleiche.

Ebenso gestaltete sich der Verlauf am folgenden und nächst-

---

[1]) Fieber rechnet nach Inhalationen, d. h. Athemzügen.

folgenden Tage, nur waren Husten und Sputa noch spärlicher. Der Patient machte wieder hundert Inhalationen. —

Am 30. war das Befinden bereits derart, dass die Einathmungen ausgesetzt wurden und am 31. schloss ich die Behandlung mit einer Reihe von hundert Inhalationen, deren der Patient im Ganzen in zehn Reihen tausend gemacht hatte. Der Husten war auf ein Minimum reducirt und ohne Schmerz, das Sputum in unerheblicher Menge vorhanden. Die dyspnoischen Anfälle und die Rasselgeräusche bei der Respiration waren völlig geschwunden, auch das Aussehen des Patienten hatte sich sichtlich gebessert, ebenso seine anfänglich sehr trübe Gemüthsstimmung.

Ich halte diesen Fall zur Veröffentlichung besonders geeignet, weil die Resultate der Inhalationstherapie in demselben mit besonderer Klarheit sich darstellen, und ich mit Recht bezweifeln zu dürfen glaube, ob dieselben auf dem gewöhnlich eingeschlagenen Wege durch Einverleibung der Adstringentia per digestionem, somit durch allgemeine Wirkung mittelst der Aufnahme in das Blut statt der localen auf die erkrankte Mucosa selbst, in der gleichen Zeit und in dem gleichen Grade hätten erzielt werden können."

2. „Ein Fall von intensiver Bronchitis geheilt durch Inhalation liquiden Staubes.[1])

„Frau M. C., 27 Jahre alt, seit $^3/_4$ Jahren verheirathet, hat ihren Vater durch Tuberculose verloren, welches Leiden sich auch auf ihre beiden Brüder vererbte, während ihre Mutter und Schwester von demselben verschont blieben. Sie selbst war in ihrer Jugend nicht bedeutend krank und nur zuweilen von Halsentzündungen leichteren Grades heimgesucht worden. Im 16. Jahre trat die Menstruation ein; als Patientin ein Jahr später aus ihrer Heimath (Böhmen) nach Wien kam, begann eine zwei Jahr dauernde Menostase, nach dieser Zeit vertauschte die Kranke Wien mit einem Landaufenthalte, und die Periode wurde wieder regelmässig, was sich auch nicht änderte, als die Frau vor fünf Jahren zum zweiten Male nach Wien kam und es seitdem nicht mehr verliess.

Vor drei Jahren wiederholte sich die erwähnte Halsent-

---

[1]) Allgem. Wiener med. Zeit. 1862. Mai No. 21.

zündung in grösserem Mafsstabe und vor einem Jahr in noch bedeutenderem. Gegen Ende Februar dieses Jahres zog sich die Kranke durch eine Verkältung einen Anfall von Cholerine zu, der nach acht Tagen der gewöhnlichen Therapie gewichen war. Seit Anfang März jedoch begann ein höchst schmerzhafter, mit geringfügiger und erschwerter Expectoration verbundener Husten, der trotz sorgfältiger Schonung und mannigfachen dagegen versuchten Hausmitteln und pharmaceutischen Präparaten sich durchaus nicht besserte, sondern stets an Intensität zunahm. Am 25. März nahm die Patientin meine Hülfe in Anspruch und bot folgendes Krankheitsbild.

„Patientin ist ziemlich gross, leidlich genährt, die Haut ist blass, die Iris blau, das Haar schwarz. Die Percussion ergiebt nichts Abnormes, die Auscultation beiderseits, vorn und rückwärts ein etwas verlängertes Exspirium, so wie ein schwaches, pfeifendes Geräusch, jedoch kein Rasseln. Der erste Ton im linken Ventrikel ist mit einem leichten Rauschen verbunden, die Jugularvenen sind nicht geschwellt. Die Frequenz des Pulses und die Respiration ist normal. Patientin bekommt häufige und schmerzhafte Hustenanfälle, welche schon seit längerer Zeit die Nächte mehr oder weniger schlaflos gemacht haben und klagt über ein intensives Gefühl von Wundsein in der Brust längst der ganzen Ausdehnung des Sternums, theils unter demselben, theils zu beiden Seiten. Das Sputum ist gelblich, zähe, in geringer Menge vorhanden und wird mit Schmerz und Anstrengung expectorirt. Wenn Patientin in etwas kühlere Luft kommt, so treten intensive Schüttelfröste ein, wie dies z. B. am vorhergehenden Tage der Fall war. Der Appetit ist geschwunden. Ausser den bereits erwähnten Hustenanfällen stört auch noch bedeutender Kopfschmerz die nächtliche Ruhe. Seit gestern sind die Menses eingetreten. Die Therapie bestand hinsichtlich der Bronchialaffection in der Therapie einer pulverisirten Opiumlösung, welche in der Unze Wasser 5 Tropfen Tinct. Opii simplex enthielt. Am 25. März begann ich mit hundert Inhalationen. Nach 20—30 wurde eine Pause gemacht, um der Frau Zeit zur Erholung zu gönnen, was übrigens mehr durch die Vorsicht, als durch die Nothwendigkeit geboten war, denn es traten weder Hustenreize noch Ermüdung ein. Ja die Anfälle, welche sonst alle 3—4 Minuten mehr oder minder stark erschienen, cessirten, so lange inhalirt wurde. Wegen der anderweitigen Erkrankung wurde Sulf. Chinini (zwei Gran p. d.) verordnet. (Ich bemerke nachträglich, dass eine Untersuchung der Milz wegen einer allenfalsigen Vergrösserung ein negatives Resultat lieferte.)

Am 26. gab die Kranke an, in der Nacht weniger belästigt gewesen zu sein und leidlich geschlafen zu haben. Kurze Zeit nach dem Inhaliren habe sich gestern eine mehrstündige Schläfrigkeit eingestellt. Die Frostanfälle haben etwas nachgelassen, aber die Frau klagt über grosse Abgeschlagenheit, starken Blutandrang zum Kopf, Sausen vor den Ohren. Das Chinin wurde auf ½ Gr. p. d. herabgesetzt und abermals 100 Inhalationen vorgenommen.

Am 27. keine Veränderung, nur das Sputum zeigt sich etwas copiöser und die Expectoration leichter. Es wurde nicht inhalirt.

Am 28. 120 Einathmungen. Unmittelbar nach denselben bedeutende Erleichterung. Der Husten sowohl nach Quantität als Intensität geringer. Die Frostanfälle sind schwächer geworden, haben jedoch nicht aufgehört, deshalb wurde das Chinin in der bisherigen Dosis beibehalten. Der Appetit hat sich etwas gehoben.

Am 29. gab die Patientin hinsichtlich der Bronchialaffection bedeutende Besserung an, die Nacht war ruhiger, am gestrigen Nachmittag hatte sich eine längere Somnolenz eingestellt. Der Schmerz unter dem Brustbein ist nunmehr gering. Die Frostanfälle dauern fort. Therapie wie gestern.

Am 30. hörten die Frostanfälle endlich auf, statt ihrer erschien eine ziemlich intensive Cardialgie, welche (ohne Einverleibung eines Narcoticums per digestionem) mit Bismuth. nitr. bekämpft wurde. Der Schmerz unter dem Sternum ist auf ein Minimum reducirt, der Husten und das Sputum unbedeutend.

Am 31. trat bei Tage gar kein Husten ein, nur in der Nacht kamen einzelne Anfälle; dieselben dauerten früher mit geringen Unterbrechungen durch mehrere Stunden, auch bis zum Morgen; gegenwärtig 20 Minuten oder höchstens ½ Stunde in sehr vermindertem Grade. Das Magist. Bismuth. wurde ausgesetzt und 120 Inhalationen vorgenommen. Dieses erfreuliche Resultat wiederholte sich am 1. April und noch mehr am 2., wo auch die Nacht ganz ruhig gewesen. (An beiden Tagen je 120 Inhalationen.) Da die äusserst geringfügigen Symptome ein weiteres therapeutisches Einschreiten nicht zu erfordern schienen, so gedachte ich hiermit die Behandlung zu schliessen, als am 4. und 5. April in Folge eines jähen Temperaturwechsels eine leichte Exacerbation eintrat, welche sich jedoch auf nicht intensive nächtliche Hustenanfälle beschränkte. 120 Inhalationen der schon früher angewendeten Solution (am 6. April) brachten dieselben vollständig zum Schwinden, und die Frau wurde mit dem Rathe entlassen, sich sorgfältiger vor äusseren Schädlichkeiten zu hüten.

Sie befolgte denselben jedoch so wenig, dass sie am 23. April mit einer ähnlichen, wenn auch weit minder intensiven Affection wieder ärztliche Hülfe zu suchen genöthigt war. Diesmal bestand die Therapie in der Inhalation einer verdünnten Mixt. oleosa (Ol. olivar. unc. unam; pulv. gummi ar. unc. sem.; aqu. font. libr. duas), welche in je einer Unze Flüssigkeit $^1/_4$ Gran alkoholisches Bilsenkraut-Samenextract enthielt. Am 23. wurden 150 Inhalationen mit dieser Flüssigkeit vorgenommen, ebenso am 25. und 26. Am letzteren Tage wurde das Verfahren beendigt, da das Leiden auf ein Minimum herabgesunken war, dessen völlige Heilung der Natur allein überlassen werden konnte.

In dem vorliegenden Falle glaube ich zu Gunsten der angewendeten Methode auf zwei Punkte aufmerksam machen zu sollen. Der erste ist der fruchtlose Gebrauch vorausgegangener anderweitiger Mittel, unter welchen sich das Leiden steigerte, statt zu schwinden. Der zweite ist das Bestehen einer gleichzeitigen Erkrankung ausser der Bronchialaffection, welche die Heilung dieser letzteren wesentlich erschwerte."

3. „Ein Fall von Keuchhusten, geheilt durch Inhalation flüssigen Staubes.[1])

„Betty Josza, vier Jahr alt, hatte bis zum Winter des vorigen Jahres, wo sie eine, wie es scheint, nicht sehr hochgradige Pneumonie durchmachte, keine ernstere Erkrankung überstanden. Seit dieser Zeit erfreute sie sich einer ungetrübten Gesundheit bis Mitte Februar dieses Jahres, wo sie nach Angabe der Mutter ein Kind besucht hatte, das an Keuchhusten schon seit längerer Zeit erkrankt war. Seit dieser Zeit datirt auch ihr gegenwärtiges

1) Allgemeine med. Centralzeitung 1862. Juni No. 51.

Leiden. Dasselbe besteht in Hustenanfällen von solcher Intensität, dass das Kind den Athem verliert, und das Gesicht eine cyanotische Färbung annimmt. Die Kleine war bei diesen Anfällen, welche sich vier- bis sechsmal bei Tag und Nacht wiederholten, und deren jeder gegen 10—15 Minuten mit kurzen Unterbrechungen dauerte, wie ausser sich, und die Mutter wusste sich in der Angst häufig nicht anders zu helfen, als dass sie das Kind bei den Achseln ergriff und tüchtig schüttelte. Das Husten geschieht mit grosser Anstrengung und mit Schwere; die Sputa sind sehr sparsam, weiss und mit Blut vermischt; auch aus der Nase kommt Blut. Ausser den Anfällen befindet sich das Mädchen verhältnissmässig ziemlich wohl und ist frei von Athembeschwerden.

In diesem Zustand blieb die kleine Patientin von der Mitte des Februar bis zum 23. April; die Mutter hatte sich begnügt, Thee und Syrupe verschiedener Art in Anwendung zu bringen. Als aber diese Therapie nach mehr als neun Wochen erfolglos blieb, suchte sie endlich ärztliche Hülfe und am 23. April bot die Kranke folgendes Bild:

Das Kind ist für sein Alter sehr gut entwickelt und ziemlich gut genährt (indess soll es früher noch besser ausgesehen haben). Die Percussion zeigt nichts Abnormes, die Auscultation bot sehr spärliche Resultate: etwas Schnurren und undeutliches Rasseln im ganzen Umfange der Brust, besonders in der Mitte derselben; das Athmen war rauh vesiculär, das Exspirium ein wenig verlängert. Die Herztöne hell und rein. Die Schleimhaut des Racheneingangs war etwas geröthet; das in diesem Alter schon seltenere Gamberini'sche Geschwür am Zungenbändchen fehlte. Die Pulsfrequenz betrug 136 in der Minute.

Da die objectiven Symptome in diesem Falle mit den subjectiven Erscheinungen im Missverhältniss standen, so lag der Gedanke nahe, dass ich es nicht mit einer Erkrankung zu thun hatte, deren Wesen vorzüglich in der Affection der feinen Bronchen und der Lungenzellen lag (Oppolzer, Löschner, Bednar), sondern vorzugsweise mit einer Neurose des zehnten Paares, wenn ich auch keinen Anhaltspunkt auffinden konnte, eine Reizung desselben durch entzündete Bronchialdrüsen (Romberg) zu diagnostisiren. Daher schien mir ein Mittel indicirt, welches zum Vagus in besonderen Beziehungen steht, und ich wählte das alkoholische Samenextract vom Bilsenkraut, welches ich, um der durch die gleichzeitige, wenn auch nicht in erster Linie stehende Erkrankung der Schleimhaut gegebenen Indication zu genügen, in einer verdünnten Emulsio oleosa auflöste (Extr. alcohol. sem. hyosc. gr. vj, Ol. olivar. ℥j, Pulv. gummi arab. ℥β, Aq. font. lbr. jj).

Am 23. begann ich die Inhalationen mit dieser Flüssigkeit, welche sich ganz gut zerstäuben liess. Dieselben geschahen mit entsprechenden Pausen durch acht Minuten, und da das Kind beiläufig 48 mal in der Minute respirirte, so bestand eine Reihe derselben aus ungefähr 380 Einathmungen. Dieselben erfolgten ohne den mindesten Widerstand von Seiten der kleinen Patientin und ohne Hustenreiz. Wenn ich auch nicht, wie Barthez, das Einschlafen der Kranken während des Inspirirens beobachtete, so war dieselbe doch nicht weit davon entfernt, wie mir wiederholtes Gähnen zur Genüge bewies. Auch beobachtete die Mutter nach jeder Inhalationsreihe eine länger dauernde Betäubung, trotzdem die Dosis des Narcoticums mit Rücksicht auf die Art seiner Einverleibung eine ziemlich geringe genannt werden darf. Da die Kleine mit besonderer Begierde möglichst viel Staubtheilchen der Flüssigkeit, welche sie für Milch hielt, einzuathmen trachtete und dabei das Gaumensegel hochgehoben wurde, so schien es um so weniger angezeigt, eine Luer'sche Kniespatel anzuwenden, als deren Gebrauch bei Personen, welche sie nicht selbst dirigiren können, stets etwas Missliches haben wird.

Tags darauf wurde dieselbe Zahl der Inhalationen wiederholt. Die Erscheinungen blieben sich gleich. In der Nacht waren 4 Anfälle eingetreten, die Sputa enthielten kein Blut. In der darauf folgenden Nacht zwei Hustenanfälle. Am Tage, wo sich das Kind bewegt, ist der Husten häufiger.

Am 25. 380 Inhalationen. In der Nacht auf den 26. ein Anfall; derselbe war minder intensiv. Wieder 380 Inhalationen.

Am 27. dieselbe Therapie. Das Kind hatte die ganze Nacht ruhig geschlafen.

Am 28. änderten sich die bisher ziemlich constanten physikalischen Symptome. Allenthalben war kleinblasiges, feuchtes

Rasseln sehr deutlich zu hören. Die Expectoration wurde leichter und ziemlich reichlich. — In der Nacht auf den 29. trat ein Hustenanfall ein, gelegentlich dessen copiöse Sputa expectorirt wurden. 380 Inhalationen.

Am 29. in der Frühe und am Abend und am 30. Vor- und Nachmittags wurden verhältnissmässig sehr bedeutende Mengen eines weisslichen, dünnflüssigen und vollkommen blutfreien Sputums ohne Anstrengung entleert. Nach Elimination derselben cessirten nicht nur die nächtlichen Anfälle, sondern auch jene bei Tage, und die Behandlung konnte um so mehr als beendet angesehen werden, als zur Abwendung einer Verschlimmerung der noch vorhandenen unbedeutenden Symptome die Verhütung äusserer schädlicher Einflüsse vollkommen genügte.

Ich schliesse diese Mittheilung mit dem Bemerken, dass die Art, auf welche die Krankheit endete, mich veranlasst, der einfachen Emulsio oleosa in diesem Falle eine weit grössere Bedeutung beizulegen, als ich früher geglaubt hätte, und dass auch meine anfängliche Meinung über die Natur des Leidens einigermassen modificirt wurde. Da übrigens bei Pertussis jede therapeutische Methode wohl mehr die Milderung der Intensität der Anfälle, als die Abkürzung der Krankheitsdauer zum Ziele haben dürfte, so erscheint die Erinnerung nicht überflüssig, dass eben dieser Zweck durch die Inhalation in vorzüglichster Weise erreicht wurde, indem z. B. bereits nach der zweiten Inhalationsreihe die bis dahin stets mit Blut vermischten Sputa blutfrei wurden und blieben, und der auch vorher stetige Begleiter der Anfälle, das Nasenbluten, sich vollkommen verlor."

4. „Katarrh des Kehlkopfs und der Luftröhre, Aphonie. Heilung durch Inhalation flüssigen Staubes.[1])

„F. B., 40 Jahr alt, verheirathet, Bahnwächter. In den drei ersten Tagen des April dieses Jahres stellten sich, ohne dass Patient einen genügenden Grund hierfür anzugeben vermochte, plötzlich Schmerzen auf der Brust, heftige rasch auf einander folgende Hustenanfälle und eine beinah vollständige Stimmlosigkeit ein. Durch beiläufig acht Tage wurden eine Menge Hausmittel versucht; als sie erfolglos blieben, sah sich

---

[1]) Wiener Medicinal-Halle 1862. August No. 33.

der Patient endlich veranlasst, ärztliche Hülfe zu suchen. Am 11. April ergab die Untersuchung folgendes: Der Körper ist ziemlich gross, kräftig gebaut, die Haut gebräunt, die Schleimhaut des Rachens lebhaft geröthet, die Mandeln etwas geschwellt. Die Percussion zeigte allenthalben hellen tympanitischen Schall, die Herzdämpfung war sehr undeutlich wahrnehmbar. Bei der Auscultation hörte man ein schwaches, vesiculäres Athmen, das Exspirium etwas verlängert; trockenes dumpfes Rasselgeräusch. Die Herztöne waren schwach aber rein; der zweite Ton der Art. pulmon. etwas accentuirt. Die Zahl der Respiration betrug 18, die der Pulsschläge 80 in der Minute. Sputa werden nicht expectorirt, während der besonders bei Nacht häufigen Hustenanfälle klagt der Kranke über lebhafte brennende Schmerzen im ganzen Umfange des Brustkorbes, sein Gesicht ist geröthet, die Halsgefässe unduliren. Die mit diesen Anfällen verbundene Dyspnoë tritt ausser denselben nicht auf.

Am 11. April begann ich die Behandlung mit hundert Inhalationen lauen Wassers, das auf je eine Unze sechs Tropfen Tinct. Opii simpl. enthielt. Das Einathmen erfolgte ohne allen Hustenreiz, und der Patient erwies sich in so fern als besonders geeignet für die Durchführung dieser Methode, als sich bei ihm, wenn die Zunge mit der Luer'schen Kniespatel niedergedrückt wurde, das Gaumensegel bei tiefem Inspiriren derart hob, dass eine sehr bedeutende Partie der hinteren Wand des Pharynx frei wurde; ein Umstand, der bekanntlich die Penetration der Staubtheilchen wesentlich begünstigt. Um seinem Wunsche nach einem per digestionem einzuverleibenden Mittel zu entsprechen, verschrieb ich ein indifferentes Pulver.

Am 12. erfuhr ich, dass Patient in der Nacht gut geschlafen habe. Am Tage blieb der Husten sich ziemlich gleich, der Schmerz war vermindert. Die Aphonie war um nichts besser geworden. Deshalb setzte ich zu der Inhalationsflüssigkeit ausser den sechs Tropfen Tinct. Opii noch sechs Gran schwefelsaures Zink per Unze hinzu und liess hundert Einathmungen hiermit vornehmen.

Am 13. war Patient, wenn auch noch sehr leise, doch im Stande zu sprechen; auch der Husten war seltener und minder schmerzhaft gewesen, namentlich bei Nacht.

Am 14. geschahen abermals hundert Inhalationen, die Stimme ist bereits viel besser und lauter. Der Husten beginnt zu schwinden. Patient beklagt sich über ein leichtes Frösteln, welches ihn manchmal befalle. Chininpulver zu $\frac{1}{2}$ Gr. wurden (zweistündlich eines) verordnet.

Derselbe Verlauf und dieselbe Therapie am folgenden Tage; nur wurde die Zahl der Inhalationen auf hundertfünfzig erhöht, um die Behandlung sobald als möglich schliessen zu können.

Am 16. waren alle Umstände derart befriedigend, dass sowohl die Inhalationen als das Chinin ausgesetzt werden konnten, und am 17. wurde das Heilverfahren mit hundertfünfzig Einathmungen der Opium-Zinksolution beendigt. Die Sprache war vollkommen laut und rein; die Hustenanfälle so selten und so wenig intensiv, dass die völlige Beseitigung derselben keinen weiteren therapeutischen Eingriff erforderte."

5. „Ein Fall von chronischer Lungentuberculose, behandelt mit Inhalation flüssigen Staubes. [1])

„Patient ist 28 Jahre alt. Er ist seit fünf Jahren verheirathet und Vater zweier gesunder Kinder. Seine Mutter starb an Lungentuberculose, sein Vater ist gesund, seine zehn Geschwister ebenfalls. Er war in seiner Kindheit schwächlich, jedoch nicht bedeutend krank. Im Jahre 1856 bekam er eine Pneumonie, welche mit Venäsectionen behandelt wurde, im Jahre 1858 eine Gehirnentzündung. Im Winter 1859—60 stellte sich Husten ein, der im Mai zu schwinden begann. Im Sommer erfolgte darauf eine Entzündung der Drüsen in der linken Achselhöhle, welche zur Eiterung gelangte. Im folgenden Winter (1860—61) trat der Husten wieder auf, und im April 1861 kam es zur Hämoptoë. Abermals erfolgte eine Besserung, welche auch im verflossenen Winter anhielt, bis im März eine Exacerbation eintrat, und der Husten so stark wurde, dass Patient, der das Bett hüten musste, es kaum aushalten konnte, zu liegen. Nach und nach wurde der Zustand des Kranken etwas besser, so dass er im Stande war, dem Rathe eines Arztes gemäss zu mir zu kommen. Die Therapie war die gewöhnliche gewesen; ihren Hauptbestandtheil bildeten die Narcotica.

---

[1]) Wiener med. Wochenschrift 1862. Octob. No. 40.

Am 7. Mai sah ich den Patienten das erste Mal. Er ist mittelgrosser Statur, abgemagert; die Haut hat eine gelbliche Farbe, die Backenknochen springen ziemlich weit hervor, die Wangen sind eingefallen, die Schulterblätter stehen flügelförmig von dem ziemlich schmalen Thorax ab. Der Percussionsschall ist rechts vorn und rückwärts normal, links allenthalben kürzer; über dem ganzen oberen Lappen gedämpft. Die Herzdämpfung ist normal. Die Auscultation ergab beiderseits vorn und rückwärts gross- und kleinblasiges Rasseln, Schnurren, Pfeifen; linkerseits war die Intensität und Häufigkeit dieser Geräusche noch viel stärker als rechts. Die Töne des Herzens und der grossen Gefässe sind stark und rein; der zweite Ton der Lungenschlagader bedeutend accentuirt, der Herzstoss am gewöhnlichen Ort fühl- und sichtbar. Die Unterleibsorgane boten nichts Abnormes. Die Zahl der Pulsschläge in einer Minute betrug hundert zwanzig, doch war der Puls regelmässig, gross und ziemlich hart. Der Patient wird sehr häufig von mitunter intensiven und schmerzhaften Hustenanfällen heimgesucht, die Expectoration ist nicht erschwert und reichlich; das Sputum, dem einzelne, gelbe, zähe Bestandtheile beigemischt sind, ist weiss und dünnflüssig. Patient ist sehr niedergeschlagen und schwach, und nach wenigen Schritten sieht er sich genöthigt auszuruhen. Der Schlaf ist ruhig, nächtliche Schweisse sind nicht aufgetreten.

Unter diesen Umständen war es meine erste Sorge, den Patienten baldmöglichst von Wien weg und auf das Land zu bringen, wo er nächst einer der entfernteren Stationen der Südbahn seinen Aufenthalt nahm.

Am 10. Mai begann ich die Behandlung mit einer Lösung von zwei Drachmen einfacher Opiumtinctur in zwei Pfund Wasser. Diese Flüssigkeit wurde erwärmt, mittelst des Sales-Girons'schen Apparats zerstäubt und hievon zwanzig Inhalationen in der Frühe und zehn am Abend vorgenommen. Der Patient fühlte sich hierdurch nicht im Mindesten angestrengt und das Medicament verursachte auch keinen Hustenreiz, um so mehr als die grösste Sorgfalt verwendet wurde, alle unangenehmen Zufälle zu vermeiden. Ausserdem wurden drei Gran Sulphas Chinini pro die verordnet, die Diät geregelt und der Patient angewiesen, sich so viel als möglich im Garten aufzuhalten und jede wie immer geartete Anstrengung zu vermeiden. Da die Einathmungen so gut vertragen wurden, erhöhte ich ihre Zahl auf funfzig (30 Früh und 20 Abends). Der Hustenreiz war vermindert (der Husten selbst hatte an Frequenz und Intensität abgenommen), das Rasseln auf der rechten Seite beträchtlich geringer, auch auf der linken eine Abnahme desselben hörbar. Die Zahl der Pulsschläge war am 17. Mai bereits auf 108 gesunken, welche Ziffer seitdem ziemlich constant blieb. Da die Menge des Sputums nicht in dem erwünschten Maſse reducirt erschien, so wurden am 24. Mai der Opiumsolution noch 2 Drachmen Alaun zugesetzt. (Aq. font. lbr. ij, tinct. opii simp., Alum. crudi āā ℨij.) Die Zahl der Einathmungen wurde nicht geändert, das Chinin ebenfalls in der bisherigen Dosis beibehalten.

Unter dieser Behandlung besserte sich der Zustand des Patienten allmälig, und seine Kräfte nahmen entsprechend zu, so dass er seine kleinen Spaziergänge bald über den Garten hinaus ausdehnen konnte. Diesen Umständen entsprechend hob sich auch die Gemüthsstimmung, was natürlich zum weiteren günstigen Erfolge nicht wenig beitrug.

Am 1. Juni erhöhte ich die Zahl der Einathmungen auf 40 Früh und 30 Abends, am 11. Juni auf 50 Früh und 50 Abends, bei welcher Ziffer ich dann bis zu Ende der Behandlung blieb. Das Chinin wurde Anfangs Juli ausgesetzt. Husten und Sputum nahmen in erwünschter Weise constant ab, der Patient erfreute sich eines ausgezeichneten Schlafes und Appetites, und war gegen Ende Juni schon im Stande, etwas weitere Ausflüge zu unternehmen. Mit seinen physischen Kräften wuchs auch sein Muth, ja er war gegen mein ausdrückliches Verbot so leichtsinnig, sich zu Unvorsichtigkeiten hinreissen zu lassen, die Nacht über nicht nach Hause zu kommen und dergl. Einem solchen Umstand dürfte wohl auch ein leichter Anfall von Hämoptoë zuzuschreiben sein, der am 9. Juli sich einstellte, jedoch ohne weitere Folgen blieb und nicht recidivirte.

Der Katarrh war Anfangs August auf ein Minimum herabgesunken. Es wäre mir sehr angenehm gewesen, auch diese letzten Reste des Leidens zum Schwinden zu bringen, aber es war nicht möglich, den Patienten länger zurückzuhalten, und ich konnte nichts thun als ihm bis zum völligen Aufhören des Katarrhs die Fortsetzung der Inhalationen unter der Leitung seines Arztes empfehlen, was er mir auch zu thun versprach."

6. Endlich publicirte Fieber noch einen Fall von Pharyngitis mit Granulation auf der hinteren Rachenwand, die nach Inhalation von Alaun und Tannin schwand.[1])

Fieber wiederholte auch die Versuche Demarquay's an Kaninchen mit gleich günstigem Erfolge;[2]) ferner bot sich ihm Gelegenheit, das Demarquay'sche Experiment an einem Tracheotomirten gleichfalls auszuführen; bei tiefer Inspiration des Patienten war der Erfolg ein günstiger, so dass die eingeathmete medicamentöse Flüssigkeit in der Trachea nachgewiesen werden konnte.

Bereits im April 1862 machte Fieber den Versuch, ein allgemeines Schema für die Behandlung der Tuberculose mittelst Inhalationen zu entwerfen.[3]) Dieser Versuch, dem eine genügende Basis praktischer Erfahrungen fehlte, und der das Fehlende nur durch hypothetische Theorieen auszufüllen vermochte, war in jeder Weise verfrüht. Fieber empfiehlt von vorn herein eine sehr grosse Anzahl von Medicamenten, von denen jedes einzelne für sich allein langdauernder, anstrengender Arbeit zur Prüfung seines Werthes und zur Feststellung seiner Indicationen bedarf, und von denen einige sogar zu Inhalationen irrationell erscheinen. Er empfiehlt zur Pulverisation unter Anderen: Emulsionen von Ol. Oliv. mit Gummi, laue Milch, Molken, Alaun-Molken; ferner Aqua Laurocerasi, Blausäure, Extractum Belladonnae etc. Mit der Anwendung der Mucilaginosa bei trockenen tuberculösen Katarrhen verbindet er die hypothetische Absicht, „etwa bei mangelhafter Schleimsecretion das Liquidum in seinen mechanischen Verhältnissen dem Schleim ähnlicher zu gestalten." Von praktischem Werth ist folgende Bemerkung Fieber's: „Die tuberculösen Kranken versicherten mich, dass die Inhalation des Nebels mit weit weniger Beschwerde

---

[1]) Revue médicale 1862. 15. Juli.

[2]) Oesterreich. Zeitschr. für prakt. Heilk. 1862. No. 11.

[3]) Allgemeine Wiener med. Zeitung 1862. No. 14. 15. 16. Ueber die Inhalationen medicamentöser Flüssigkeiten bei Tuberculosis. Ferner No. 21 u. 22.

verbunden ist, als die Respiration gewöhnlicher Zimmerluft."

Die übrigen Arbeiten Fieber's sind referirend. [1–5])

Mein Inhalations-Apparat.

In den ersten Monaten des Jahres 1862 fing ich selbst an, mich mit den Inhalationen zu beschäftigen; ich will auf einzelne Arbeiten, die ich über den Gegenstand lieferte, [6–7]) nicht näher eingehen, da ich später noch ausführlich darauf zurückkommen muss. Nur eins muss ich schon hier, um die späteren Capitel verständlich zu machen, vorweg nehmen. Am 16. April 1862 präsentirte ich nämlich der Berliner med. Gesellschaft einen neuen von mir construirten Inhalationsapparat. [8–10])

Derselbe benutzt statt der Luft-Compressions- eine einfache Wasserpumpe; die Zerstäubung wird, wie bei Sales-Girons, durch Anprallen bewirkt. Die Mayer'sche Uterusdouche schien mir ganz besonders zur Erreichung meines Ziels geeignet, wobei ich überdies noch den Vortheil hatte, dass der neue Apparat zugleich mehreren ärztlichen Zwecken dienen konnte, nämlich 1. zur Pulverisation, 2. zur Douche, 3. zum Clysopomp.

Die Mayer'sche Uterusdouche besteht aus einer Saug- und Druckpumpe, welche Wasser durch einen Schlauch aus einem beliebigen Gefässe heraufhebt und in einem kräftigen Strahle aus einem Ausflussrohr wieder hinaustreibt. Statt des Schlauchs, welcher sich am Ausflusscanal der Uterusdouche befindet, liess ich nun eine gebogene, durch einen Hahn verschliess-

---

1) Aerztliches Münchener Intelligenzblatt 1862. No 11 u. No. 20.
2) Wiener Medic. Halle 1862. No. 17. 20. 24. 26.
3) Oesterreich. Zeitschrift 1862. No. 8. 11.
4) Wiener Wochenschrift 1862. No. 27, p. 420.
5) Allg. Wiener med. Zeitung 1862. No. 4. 12. 34. 35. 42. 43.
6) Deutsche Klinik 1862. No. 44. 45. 46.
7) Allgemeine med. Centralzeitung 1863 No. 18. u. 19.
8) Sitzungsbericht: Centralzeitung 1862. No. 40. Deutsche Klinik 1862. No. 19.
9) Centralzeitung 1862. No. 42.
10) Prager Vierteljahrsschrift 1862. Bd. 3.

bare Röhre, welche in eine sehr feine Oeffnung ausmündet, daselbst anschrauben. Ausserdem liess ich eine cylindrische Trommel vermittelst eines verschiebbaren Halters an der Pumpe befestigen. Die Trommel hat dem Ende jener Röhre gegenüber — wie in dem Sales-Girons'schen Apparat — eine Oeffnung und in ihrer Mitte eine Metallplatte.

Die einzuathmende Flüssigkeit wird in ein Gefäss gegossen und dasselbe auf einen tiefer gelegenen Tisch oder Stuhl gestellt. Durch einige Pumpenzüge, während der Hahn der Röhre geschlossen ist, wird die Pumpe mit der Flüssigkeit gefüllt. Oeffnet man nun den Hahn, so strömt die Flüssigkeit in einem sehr feinen Strahle, unter einem sehr hohen Drucke aus, schlägt gegen die Metallplatte innerhalb der Trommel und zerstiebt in einen reichlichen, sehr feinen Nebel. Die überflüssige, nicht zerstiebende Flüssigkeit läuft von der Platte auf den Boden der Trommel ab, und wird von dort durch einen Schlauch in das erste Gefäss wieder zurückbefördert.

Man reicht demnach bei diesem Apparat mit sehr wenig Flüssigkeit, selbst noch mit ℥iv—vj aus, und der Apparat bleibt ohne Unterbrechung im Gange, indem das überschüssige Wasser, von selbst in das ursprüngliche Gefäss zurücklaufend, immer wieder neues Material zum Ersatz für das verbrauchte liefert.

Die Röhre, durch welche die Flüssigkeit herausströmt, habe ich aus zwei an einander zu schraubenden Stücken zusammensetzen lassen, nämlich aus einer langen weiten Röhre und einem mit der feinen Ausflussöffnung versehenen kurzen Ansatzröhrchen. Diese Ansatzröhrchen sind verschieden nach der Feinheit der Ausflussöffnung; in einigen befinden sich selbst — nach Angabe des Prof. Traube — mehrere kleine Oeffnungen. Je nach der Beschaffenheit der Röhrchen, die man benutzt, kann man nach Belieben einen mehr oder weniger kräftigen Nebel erzielen.

Der Apparat wird beim Gebrauch an einen Tisch festgeschraubt. Ich liess noch einen besondern Inhalationstisch [1]) construiren, der hoch und niedrig gestellt werden kann, damit die Kranken, ob sie gross oder klein seien, immer in der für sie geeigneten Stellung bequem inhaliren können.

---

[1]) Allgem. med. Centralzeitung. 1862. No. 42.

Apparate von Lewin, Schnitzler, Bergson.

In derselben Sitzung der Berliner medicinischen Gesellschaft stellte auch Lewin [1]) einen neuen Pulverisationsapparat vor, der aus Zink gefertigt, gleichfalls eine Saug- und Druckpumpe zum Heben des Wassers verwerthete. Einige Zeit später construirte Lewin in Gemeinschaft mit Goldschmidt noch einen anderen Apparat, der dem Sales-Girons'schen Pulverisateur in etwas vereinfachter Weise entspricht, aber aus Glas gearbeitet ist. [2]) Neue Apparate wurden ausserdem noch von Bergson in Berlin und Schnitzler in Wien construirt.

Der Schnitzler'sche [3—4]) Apparat entspricht seinem Wesen nach einer Handspritze; er besteht aus einem starken Glascylinder, welcher oben und unten durch metallene Deckplatten luftdicht geschlossen ist. Im Cylinder wird ein Kolben mittelst schnellsteigender Schraube leicht vorwärts getrieben. „Aus der oberen Metalldecke, in welcher seitwärts ein Sicherheitsventil angebracht ist, ragt eine kurze, mit einem Hahn versehene Röhre hervor, in welche ein Haarröhrchen luftdicht eingeschraubt werden kann, an deren oberem Ende sich eine Linse drehbar aufstecken lässt.“ „Mit der Linse in Verbindung steht eine Metallrinne, die in einen Kautschukschlauch führt.“ Beim Inhaliren wird das obere Ende des Apparats dem Kranken direct in den Mund geführt, so dass also die Flüssigkeit in der Mundhöhle selbst zerstäubt wird.

Der Bergson'sche Apparat, [5]) Hydroconion genannt, nach einer Idee des Dr. Natanson construirt, ist aus Glas gearbeitet und besteht aus einer Wulf'schen Flasche, in welche die Arznei eingefüllt wird. Von dem Boden derselben steigt eine unten offene Glasröhre durch die verkorkte Mündung der

---

[1]) Allgem. Medic. Centralzeitung 1862. No. 40.

[2]) Deutsche Klinik 1863. No. 7. Beschreibung neuer Inhalationsapparate von Bergson.

[3]) Wiener Medicinal-Halle 1862. Juli No. 29.

[4]) Versammlung deutscher Naturforscher und Aerzte in Carlsbad 1862. Bericht vom 20. September.

[5]) Deutsche Klinik 1863. No. 7.

Flasche in die Höhe und endigt oben mit einer sehr feinen Capillaröffnung. Rechtwinklig zu dieser Röhre, also horizontal, verläuft eine andere spitz zulaufende Röhre, die an ihrem anderen Ende mit einem Blasebalg in Verbindung steht. Wird nun der Blasebalg in Bewegung gesetzt, so tritt Luft mit einer gewissen Gewalt durch diese zugespitzte Oeffnung der Röhre horizontal hinaus; dadurch wird, wahrscheinlich durch Bildung eines luftverdünnten Raumes, in der verticalen Röhre die Flüssigkeit aspirirt, sie steigt in die Höhe, tritt durch die capilläre Endigung hinaus und wird hier durch gewaltsame Mischung mit der entgegenströmenden Luft zerstäubt.

Schnitzler.

Von Wichtigkeit ist ein Vortrag Schnitzler's, gehalten in der Wiener Gesellschaft der Aerzte am 24. October 1862. [1–2]) Schnitzler hat mehrere Versuche französischer Autoren wiederholt und ihre günstigen Resultate bestätigt. Er liess gefärbte Flüssigkeiten (von Ratanhia, Lignum Campechian. und Crocus sativ.) einathmen und konnte durch die Laryngoskopie die deutliche Färbung der Stimmbänder, der Kehlkopfschleimhaut und zuweilen selbst der Luftröhren erkennen.

„Die weiteren Experimente wurden ähnlich wie jene von Demarquay, an einem etwa 30 Jahr alten Individuum gemacht, an dem vor etwa anderthalb Jahren wegen syphilitischer (?) Kehlkopfgeschwüre die Tracheotomie ausgeführt worden war und das noch jetzt eine Canüle trägt. — Dieses Individuum liess ich nun Tannin (bei den zwei ersten Versuchen 1, später 5 Gran auf die Unze Wasser) inhaliren. Die Canüle wurde während des Einathmens herausgenommen und die Trachealöffnung mit dem Finger verschlossen, sodann wurde ein Leinwandläppchen, welches früher in Eisenchloridlösung getaucht und dann getrocknet war, in die Luftröhre eingeführt. Die ersten zwei Mal zeigte sich keine Reaction, wahrscheinlich weil das Versuchsindividuum nicht tief genug athmete, vielleicht auch weil die Lösungen zu

---

[1]) Wiener Med.-Halle 1862. No. 46 u. 48.

[2]) Wiener Wochenblatt 1862. P. 359.

sehr verdünnt waren; dagegen trat beim dritten, vierten und allen folgenden Versuchen die charakteristische Reaction des Eisenchlorids auf Tannin — eine tintenschwarze Färbung des Leinwandläppchens — auf.

„Später machte ich noch an demselben Kranken ähnliche Versuche mit sehr verdünnter Jodlösung, wobei ich auf den Rath des Herrn Hofraths Professor Oppolzer noch die Vorsicht beobachtete, dass das Leinwandläppchen (Charpiebündel) nicht sogleich in die Trachealöffnung, sondern an einer Sonde befestigt, in einer dünnen Kautschukröhre verborgen, eingeführt, und erst, nachdem diese auf 1—2 Zoll eingeführt war, wurde das Leinwandläppchen hervorgeschoben und mit der Schleimhaut der Luftröhre in Berührung gebracht, hierauf wieder in die Röhre verborgen zurückgezogen. Nun wurde das Leinwandläppchen in eine Lösung von Stärkemehl gegeben, die schon nach wenigen Secunden eine schwach violette Färbung zeigte. — Dieser Versuch gelang zweimal, ein drittes Mal jedoch nicht."

Endlich machte Schnitzler noch einen Versuch an einem künstlich den ersten Luftwegen nachgebildeten Apparat aus Papier-maché, ähnlich dem Sales-Girons'schen Modell, und beobachtete das Eindringen der pulverisirten Flüssigkeiten in die der Trachea entsprechende Röhre.

Die klinischen, sehr werthvollen Fälle, welche Schnitzler mittheilt, sind folgende:

1. „Ein Fall von Pharyngo-Laryngitis bei einem Individuum von ungefähr 40 Jahren. — Bedeutende Besserung durch Inhalation von Tannin (5 Gran auf die Unze Wasser) nach wenigen Tagen; vollständige Heilung war schon aus dem Grunde nicht zu erzielen, weil der Kranke den Genuss geistiger Getränke, welcher eine theilweise Ursache seines Katarrhs war, nicht lassen wollte.

2. „Fünf Fälle von Laryngitis chronica. In allen Fällen zeigte sich auf die Anwendung adstringirender Mittel (in 3 Fällen Alumen, in 2 Tannin, die jedesmalige Dosis, die täglich 1, nur selten 2 mal angewendet wurde, betrug 1—2 Unzen. — Es folgen später Fälle, wo die Inhalation täglich 4 mal gemacht wurde) sehr rasche und bedeutende Besserung. Diese manifestirte sich nicht nur in der Verminderung der subjectiven Erscheinungen

des Hustens, des Auswurfs, der zeitweisen Athembeschwerden, der Schwere auf der Brust etc., sondern wurde in allen Fällen durch den Kehlkopfspiegel (von Dr. Störk, von mir und Anderen) constatirt. In allen Fällen trat bald nach der Inhalation, namentlich des Alumen, bedeutende Erleichterung ein, die 6, 12 bis 24 Stunden anhielt. Der Larynx wurde bei allen Kranken vor und nach der Inhalation mit dem Kehlkopfspiegel untersucht, und es zeigte sich gewöhnlich bald nach der Inhalation adstringirender Mittel die Schleimhaut des Kehlkopfes blässer. — In einem Falle von chronischer Heiserkeit, wo die Stimmbänder vor der Untersuchung mit Schleimklümpchen belegt waren, waren nach der Inhalation die Stimmbänder rein und die Stimme heller und klarer. — Aehnliche Beobachtungen machte auch mein verehrter College Dr. Semeleder bei seinen Inhalationsversuchen. Er fand nach jeder Sitzung die Injectionsröthe der Stimmbänder vermindert, die Schleimhaut des Kehlkopfs blässer und das Secret häufig in geronnenem Zustand in weisslichen Flocken an einzelnen Stellen lagern. (Vergl. dessen gediegene Abhandlung: die Laryngoskopie und ihre Verwerthung für die ärztliche Praxis, „Med. chirurg. Rundschau“ October 1862).“

3. „Nur wenig nutzte die Inhalation der verschiedensten Mittel in einem Falle symptomatischer Laryngitis in Folge von Tuberculose, bei einer jungen Dame. Wenn sich gleich der Zustand zeitweilig besserte, die Stimme reiner wurde, die Kranke weniger über Husten und Brustbeschwerden überhaupt klagte, konnte man doch deutlich das Fortschreiten des tuberculösen Processes verfolgen und so die Wirkung der Cur jedenfalls nur sehr gering anschlagen.“

4. „Dagegen sah ich bei einem Manne von etwa 30 Jahren, bei dem die Tuberculose der Lungenspitze von mehreren Collegen constatirt ist, und bei dem seit Monaten die Hustenanfälle immer häufiger und anhaltender, der Auswurf immer reichlicher und consistenter wurde und in letzterer Zeit auch häufig von Blutstreifen durchsetzt ist, auf die Inhalation von Alumen (5 Gran auf die Unze Wasser) Verminderung des Hustens und des Auswurfes und was dem Kranken seine ganze Hoffnung wiedergab — nicht Wiederkehr der Blutstreifen im Auswurf. Ich weiss, dass man mir einwenden wird, dass dies

nur ein palliatives Mittel war, und dass man einen derartigen Erfolg häufig auch durch innerliche Mittel erreicht. Hierauf erlaube ich mir zu bemerken, dass wir häufig auch ohne jedes Heilmittel die glänzendsten Resultate erzielen und doch lassen sich — bekanntlich selbst die grössten Skeptiker — nicht das, oder vielleicht auch nur den Verdienst nehmen, — ein Recept zu verschreiben, das sich nicht einmal immer des dürftigen Ruhmes erfreut, wenigstens „rationell“ zu sein.“

5. „In einem Falle (Ambulant auf der Klinik des Herrn Hofrath Professor Oppolzer) von Bronchitis und Emphysem, seit mehreren Jahren bestehend, wandte ich die Inhalationscur mit dem bestmöglichsten Erfolge an. Ich benutzte eine Lösung von Alum. crud. drachm. j, Morphii acet. gr. j—ij, Aq. font. dest. libr. j und liess täglich 2 Unzen dieser Lösung inhaliren (100—200 tiefe Athemzüge). Der früher so hartnäckige und lästige Husten, der den Kranken von frühem Morgen bis spätem Abend quälte und den nächtlichen Schlaf unterbrach, wurde von Tag zu Tag geringer, der reichliche und consistente Auswurf wurde immer weniger, das Gefühl der Schwere auf der Brust und die Athemnoth schwanden immer mehr, so dass sich der Kranke nach zwanzigtägiger Behandlung verhältnissmässig wohl fühlte und sich der weiteren Beobachtung entzog. Es ist selbstverständlich, dass in diesem Falle das Emphysem nicht geheilt wurde, aber ich glaube, es genügt den so hartnäckigen Bronchialkatarrh gehoben zu haben, der bisher allen versuchten Mitteln Trotz bot. Die Besserung aber hier dem Zufalle oder der alles heilenden Natur zuzuschreiben, wäre doch etwas ungerecht, da der diesjährige Monat October mit seinem häufigen Temperaturwechsel und seiner vorherrschend feuchten Kälte der Heilung einer seit Jahren bestehenden hartnäckigen Bronchitis nicht besonders förderlich war.“

6. „Ein Fall von Aphonie. Der betreffende Kranke leidet schon seit zwei Jahren an oft wiederkehrender Heiserkeit, bis vor 6 oder 8 Monaten die Stimme plötzlich umschlug und völlig klanglos wurde. Die Untersuchung mit dem Kehlkopfspiegel ergab bedeutende Schwellung der Stimmbänder, der Schleimhaut des Kehlkopfes und insbesondere der Taschenbänder. In den Lungen fand ich nichts Abnormes. Dieser Befund wurde

auch von Dr. Semeleder constatirt. Ich liess den Kranken Alumen inhaliren, und schon am zweiten Tage war seine Stimme lauter und nach 8—9 Tagen erlangte er eine, wenngleich noch heisere, doch ziemlich gut vernehmliche Stimme, die mit jedem Tage reiner und heller wurde. — Mit dem Kehlkopfspiegel konnte man die Abnahme der katarrhalischen Schwellung der Stimmbänder verfolgen."

7. In zwei Fällen von syphilitischen Geschwüren des Nasenrachenraumes und des Kehlkopfes trat auf die Inhalation von Sublimat (1 Gran auf die Unze) sehr rasch Heilung ein. Das Reinerwerden der Geschwürsflächen konnte nach jedesmaligem Einathmen mit dem Kelhkopfspiegel constatirt werden.

8. „Zwei Fälle von Croup. Der 1. Fall betrifft einen dreijährigen Knaben von sehr kachektischem Aussehen. Seine zwei Geschwister waren kürzlich an Croup gestorben. Als ich am 13. October 7 Uhr Morgens von dem hiesigen praktischen Arzte Ch. Weiss zu dem kranken Kinde gerufen wurde, fand ich dasselbe ganz apathisch in den Armen seiner Mutter liegen. Das Gesicht ist blass, die Augenlider sind halb offen, der Blick ist matt, die Hände hängen schlaff hinab. Plötzlich wird das Kind unruhig, greift mit den Händen nach dem Halse, fängt zu weinen und zu husten an. Die Stimme jedoch ist ebenso wie der Husten völlig klanglos. Man sieht wohl das Kind jammern und husten, aber man hört es beinah gar nicht. Das Athmen ist sehr erschwert und ist von dem dem Croup eigenthümlichen Pfeifen begleitet. Der Puls ist klein, unter dem Finger verschwindend und kaum zählbar. Bei Besichtigung der Fauces sieht man die ganze hintere Rachenwand und die Mandeln von grossen weissen Plaques bedeckt. Es war heute der dritte Tag der Krankheit. Während der Untersuchung des Kindes sah man, wie das Athmen immer schwerer wurde, und wie das Kind immer hastiger und erfolgloser nach Luft schnappte und sich schnell seinem Ende nahte. Ich gab daher, um wenigstens der momentanen Indication zu genügen, ein Brechmittel, das jedoch ganz erfolglos blieb, indem das Kind trotz der starken Dosis gar nicht reagirte. Die Prognose war wohl in diesem Falle eben so wenig zweifelhaft, wie die Diagnose. Und wenn ich trotzdem die Inhalation anwandte, so geschah es blos — weil es unsere Pflicht

ist, nichts unversucht zu lassen, was möglicherweise doch zur Rettung des Kranken oder wenigstens zur Linderung seiner Leiden beitragen kann. —

Nachdem die Brechweinsteinlösung erfolglos geblieben war, schritt ich nun zur Inhalation von Bromkalium (5 Gran auf die Unze). Vielleicht, ja sogar wahrscheinlich blos in Folge des Umstandes, dass bei der Inhalation der Mund des Kindes gewaltsam offen gehalten wurde (was jedoch nicht schwer war, da das Kind alles mit sich geschehen liess), wurde das Athmen sogleich leichter. Da ferner in Folge des erschwerten Athmens ein bedeutender Theil des medicamentösen Staubes sich in Pharynx niederschlagen musste, so wurde ein grosser Theil der Plaques mit der Lösung förmlich herausgespült, worauf sich das Kind wohler zu fühlen schien; wenigstens wurde es sichtlich ruhiger, und das Athmen schien weniger beschwerlich, und das schlotternde Geräusch, mit dem nun die Luft den Larynx passirte, liess eine wenigstens theilweise Loslösung der Pseudomembranen im Kehlkopfe vermuthen. — Das Kind fühlte sich so etwa zwei Stunden besser, worauf sich wieder die früheren Gefahr drohenden Symptome einstellten.

Abermalige Inhalation mit demselben Resultate, d. h. momentane Erleichterung, doch schon kürzer andauernd — und so wiederholte sich dies am Tage 5 mal, mit immer küzerer Intermission und heftigeren Exacerbationen, bis das Kind Nachts 11 Uhr unter den Erscheinungen der Suffocation verschied.

Der eben geschilderte Fall scheint mir trotz seines letalen Ausgangs in mancher Beziehung beachtenswerth. Indem er die bisher einigemal gemachte Erfahrung bestätigte, dass die Inhalation selbst in jenen Fällen, wo sie das Leben der croupkranken Kinder nicht mehr retten kann, doch die Athembeschwerden wenigstens für kürzere oder längere Zeit verringert, mit anderen Worten, dass sie in jedem Falle die Croupmembranen, wenigstens theilweise löst, wenn sie gleich ihre Wiederbildung nicht immer hintenan halten kann.

Der zweite Fall betrifft ein Kind von 6 Monaten. Ich gestehe gleich im Vorhinein, dass die Diagnose des Croup in diesem Falle nicht über jeden Zweifel erhaben ist und in jedem Fall nur in die Klasse des Pseudocroup, wie ihn die Franzosen nennen, zählt. Das Kind wurde nach mehrtägigem Unwohlsein heiss, fing zu husten an. Den Eltern selbst schien der Husten sehr verdächtig, und der behandelnde Arzt, einer der tüchtigsten und beschäftigtsten hiesigen Praktiker, hielt den Croup für möglich, welcher Wahrscheinlichkeits-Diagnose auch der pro Consilio gerufene, anerkannt tüchtige Kinderarzt Dr. Politzer beipflichtete. Dr. Politzer schlug die Inhalation als das zweckmässigste Mittel vor, worauf ich von dem betreffenden Ordinarius zu Rathe gezogen wurde.

Am Morgen des 18. fand ich ein seinem Alter entsprechendes, ziemlich gut entwickeltes Kind. Das röchelnde Athmen war im ganzen Zimmer zu hören, das Weinen und der Husten klangen sehr heiser, letzterer hatte mitunter einen bellenden Ton. Die Respirationsgeräusche der Lunge waren unbestimmt und grösstentheils von dem Laryngealgeräusch gedeckt, in der rechten Lunge war oft kein Athmungsgeräusch zu hören; der Puls zählte 130 in der Minute. Der Pharynx geröthet, doch waren keine Plaques sichtbar, indess will der Med. Doctorand Herr Hammerschlag, der als Verwandter des Kindes im Hause wohnte, in der Nacht, wo das Kind in Folge eines verabfolgten Emeticums (Sulfas Cupri) erbrach, Pseudomembranen im Erbrochenen gesehen haben. Ich erwähne dieses Factum, ohne dass ich darauf meine Diagnose bauen will. — Ich liess das Kind Bromkalium (10 Gran auf die Unze Wasser) inhaliren. Schon nach wenigen, 50—60 tiefen Athemzügen, zeigte sich in so fern ein Erfolg, dass an die Stelle des Röchelns ein schlotterndes Athmen trat, als wenn sich eine Membran theilweise losgelöst hätte, die von der ein- und austretenden Luft hin und her bewegt wird. — Bald trat auch in so fern eine Besserung ein, als der Husten seltener, und die Stimme weniger heiser wurde. Diese Erleichterung blieb 4—5 Stunden, worauf die früheren Erscheinungen wiederkehrten. Eine abermalige Inhalation brachte aber wieder die früher geschilderte Erleichterung, die jetzt die ganze Nacht über andauerte. Am anderen Morgen fand ich das Aussehen viel ruhiger, der Puls zählte etwa 100, die Stimme und der Husten war zwar immer noch ziemlich heiser, doch war letzterer nicht mehr so häufig. Dieselbe Procedur hatte wieder dieselbe Wirkung, doch im höheren Grade; Abends abermalige Inhalation — ruhiger Schlaf. Puls des Morgens 96—100; den Tag über wieder zwei Inhalationen. Den nächsten Morgen, also den vierten der Behandlung, nachdem das Kind 6mal je zwei Unzen inhalirte (wovon natürlich kaum die Hälfte bis in den Larynx gelangt), athmete das Kind ruhig, Puls nicht beschleunigt, Stimme nahezu vollkommen rein, der Husten beinah völlig geschwunden."

Leiblinger.

Leiblinger theilt 15 Krankheitsfälle mit, die er durch Inhalationen behandelte. [1])

1. Emphysema pulmonum. 3 Kranke. „Hier feierte die Inhalationsmethode ihre schönsten Triumphe." Eingeathmet wurde das Ol. Terebinth. rectificat. gtt. j ad ℥j warmen Wassers und Ol. cadini gtt. jj ad ℥j. Bei allen drei Kranken trat — nachdem sich anfangs die Symptome gesteigert hatten — nach etwa 20 Sitzungen wesentliche Besserung und Erleichterung ein. Dyspnoë und Secretion verminderte sich, Husten wurde kürzer und seltener.

2. Bronchialkatarrhe. 6 Kranke. Inhalationen von Tannin gr. j ad ℥j, Zincum sulph. desgl., zuweilen Zusatz von Tinct. opii und Mucilag. gummi arab. Die Besserung tritt viel langsamer ein als bei Emphysem; erst nach ca. 60 Sitzungen macht sich ein Stillstand der Krankheit bemerkbar.

3. Tuberculose. 6 Kranke; darunter 2 mit Hämoptoë. Inhalationen von Mixtura oleosa bei trockenem Husten, Tannin bei übermässiger Secretion, Extr. Hyoscyami, Extr. Cannab. indic. und Morphium acet. gr. β ad ℥vj bei Schmerzhaftigkeit. Die Hämoptoë wurde durch Alumen (gr. ij ad ℥j) und Liquor ferri sesquichlor. (gtt. iv ad ℥j) in zwei Sitzungen durch etwa 300 Inhalationen (d. h. Athemzüge) gänzlich sistirt. Tannin wird von den Tuberculösen nicht gut vertragen; einmal beobachtete Leiblinger bei einem Tuberculösen, dem er Tannin gr. j ad Decoct. Althaeae ℥j einathmen liess, eine Hämoptoë. Er räth deshalb zur Vorsicht bei dieser Krankheit und glaubt überhaupt nicht, dass die Inhalationen hier Wesentliches leisten können.

---

[1]) Allgem. Wiener med. Zeitung 1863. No. 8.

4. Auch bei Augenkrankheiten wandte Leiblinger die pulverisirte Flüssigkeit als Augendouche mit Erfolg an. Bei Hornhautgeschwüren beobachtete er nach Pulverisation von Laudanum liquid. Sydenh. mit Aq. destill. eine schnellere Heilung als bei Einträufelung von Laudanum. Es folgt der Pulverisation unmittelbar eine starke Injection der Ciliargefässe und somit ein grösserer Blutandrang zum Hornhautgeschwüre; diese Congestion dauert etwa 1 Stunde, worauf Reinigung des Geschwürs und Regeneration eintritt. Auch beim Pannus wandte L. die Pulverisation mit Erfolg an. „Bei einem Kranken, welchen ich durch ein ganzes Jahr mit Cuprum sulf. touchirte, da derselbe an Trachoma litt, versuchte ich, da alle therapeutischen Eingriffe an der Hartnäckigkeit des Pannus scheiterten, die Pulverisation eines Collyriums aus Aq. dest. ℥vj, Cupr. sulf. ℈j, tinct. Opii croc. ʒj, und der zehnmalige Gebrauch hellte die Cornea so auf, dass der Kranke nicht nur grössere Buchstaben lesen, sondern auch die Zeiger einer Uhr genau bestimmen konnte."

Vogler in Ems.

Die auf die Pulverisation bezüglichen Stellen seiner Arbeit [1]) (Diagnostik und Behandlung der chronischen Laryngitis) lauten vollständig:

„In Fällen von Laryngitis und Pharyngitis, wo der Auswurf erschwert, das krankhafte, veränderte Secret vermöge seiner zähen, leimartigen Beschaffenheit an der entzündeten und gewulsteten Schleimhaut fest adhärirt und dadurch als neuer Reiz auf dieselbe einwirkt, wie das besonders an der oberen, hinter den Choanen gelegenen Wand des Pharynx zu beobachten ist, wendete ich mit günstigem Erfolge die Einathmungen des staubförmig vertheilten Emser Mineralwassers an. (Charrière's Apparat.)

„Die Wirkung dieser Inhalationen bestand unmittelbar in Abnahme des brennenden Gefühls im Halse, erleichterter und etwas vermehrter Expectoration, in weiterem Verlauf in Abnahme der vorhandenen Wulstung und katarrhalischen Absonderung der Schleimhaut.

---

[1]) Deutsche Klinik 1863. 18. April No. 16.

„Die genannten Inhalationen erweisen sich, beiläufig bemerkt, ferner hülfreich bei Blennorrhoë der Bronchen mit häufiger und bedeutender Ansammlung und Stockung des Secrets in denselben; indem die Expectoration leichter hervorgerufen und begünstigt wird, was den Patienten eine wesentliche Erleichterung gewährt."

Wedemann; Gerhardt.

Inhalation medicamentöser Flüssigkeiten. Ein Beitrag zur Localtherapie respiratorischer Erkrankungen von Dr. R. Wedemann, Assistenzarzt der medicinischen Poliklinik zu Jena. [1])

Wedemann berichtet, dass Professor Gerhardt in Jena durch laryngoskopische Versuche das Eindringen der pulverisirten Flüssigkeit in die Luftwege bestätigt fand, desgleichen den Demarquay'schen Versuch an einem mit einer Laryngeal-Fistel behafteten Kranken mit Erfolg wiederholte.

Wedemann hat die Inhalationen auf der Gerhardt'schen Klinik in zahlreichen Fällen angewendet und empfiehlt sie bei Pharyngitis und Laryngitis. Ferner „bei acuten und chronischen Katarrhen der Bronchen und Lungen führen sie schneller zur Erleichterung und Beseitigung der Beschwerden, als es bisher allgemeine Mittel vermochten. Bei der Hämoptoë erfüllen sie in der eclatantesten Weise ihren Zweck und bringen selbige in kurzer Zeit und am sichersten zum Stillstand. Bei Bronchektasien, Emphysem und anderen asthmatischen Beschwerden zeigen sie einen solchen evidenten Einfluss, dass man sich wohl stets ihrer wieder bedienen wird, sobald man ihre Hülfe einmal bei diesen Affectionen erprobt hat. Durch sie wurde in allen unsern Fällen das lästigste Symptom bei derartigen Kranken, die Dyspnoë, zum Verschwinden gebracht. Bei der Tuberculosis pulmonum wird ihre Anwendung nur eine palliative sein können."

Verf. führt darauf 22 Krankenberichte vor, die wir einzeln durchgehen wollen; sie sind schon um deshalb von besonderer Wichtigkeit, weil sie fast alle im Hospital behandelt wurden.

1. Cancroide des Kehlkopfs. Heisere, lautlose Stimme,

[1]) Würzburger med. Zeitschrift 1863. IV. p. 103.

oft Hustenreiz, blutige Sputa und Athembeschwerden, Abmagerung. Cancroid des linken falschen Stimmbandes von Prof. Gerhardt diagnosticirt. Zur symptomatischen Behandlung Inhalation von Tannin ʒj auf 500 Cubikcentimeter mit Sales-Girons' Apparat. Erste Cur vom 4. Aug. bis 8. September, täglich 21 Athemzüge. „Blut- und Schleimauswurf bestanden in wechselnder Menge fort, nur der Hustenreiz wurde geringer und das Athmen leichter." Sodann vom 18. Sept. bis 30. Oct. wieder Inhalationen mit Mathieu's Apparat, Liquor ferri gtt. vj ad ℥j. „Auswurf wurde geringer und das Blut verschwand allmälig ganz und gar in demselben. Das subjective Befinden wurde ein besseres und die Stimme war reiner und heller kurz nach den Inhalationen. Der Stuhlgang des Kranken, vorher durchfällig, wurde während der Eisenchlorideinathmungen fest und von schwarzgrauer Farbe."

2. Laryngitis chronica. Mädchen, 16 Jahr alt. Seit 12 Wochen Larynx-Catarrh. Inhalationen von Tannin (8 Gr. auf 100 Cubikcentim.) mit Sales-Girons' App. Abnahme der Beschwerden, aber auch keine Heilung; da Pat. unregelmässig inhalirte und zu früh die Klinik verliess.

3. Laryngitis. „Ein Student, der seit längerer Zeit an Larynxkatarrh, charakterisirt durch öfteren Hustenreiz, wenige zähe Sputa, heisere Stimme, litt, gebrauchte die Inhalationen von einer Tanninlösung (8 Gr. auf 100 Cubikcent.) applicirt durch den Charrière'schen Apparat.

„Während der Einathmungen machte er folgende Angaben: Im Munde einen zusammenziehenden, tintenartigen Geschmack, im Larynx und der Trachea das Gefühl von Wundsein und Rauhigkeit, weiter unten das Gefühl von Kühlung nach beiden Brustseiten, besonders nach links zu. Die Einathmung selbst bewirkte bei ihm grösseren Hustenreiz, der auch gesteigert war gleich nach der Sitzung. Doch sollte in den Zwischenzeiten der Hustenreiz und Auswurf augenfällig abgenommen haben. Die Heiserkeit besserte sich allmälig. Der Kranke gebrauchte 8 Tage lang, jeden Tag einmal, diese Einathmungen, deren er 21 in jeder Sitzung einnahm, und reiste hierauf, wenn auch nicht ganz geheilt, doch bedeutend gebessert, in die Ferien."

4. Bronchektasie. „Ein Mädchen von 21 Jahren hatte in ihrem 12ten Jahre die Masern und will von dieser Zeit stets an der Brust gelitten haben, so dass ihre subjectiven Beschwerden in Schmerzen auf der Brust, Husten, kurzem Athem, reichlich schleimigem eitrigem Auswurf mit öfteren Blutbeimengungen bestanden. Ende Juli dieses Jahres bestätigte die physikalische Untersuchung mit Berücksichtigung ihrer subjectiven Beschwerden die Annahme einer Bronchektasie. Es wurden bei der Kranken Inhalationen von Acid. tannic. ℨj auf 500 Cubikcm. Wasser täglich angewendet, die Kranke machte in einer Sitzung 40 Athemzüge und gebrauchte diese Cur 11 Tage lang. Die Kranke hatte jedesmal dabei bitteren Geschmack im Munde und ein Gefühl der Kühlung bis zum Anfang des Sternums, Kratzen im Pharynx. Der Erfolg der Cur bestand darin, dass sich die Sputa bedeutend minderten, Blut sich allmälig darin verlor, der Hustenreiz geringer wurde, das Athemholen viel leichter war, besonders kurz nach den Einathmungen und so das subjective Befinden so weit gebessert wurde, dass die Kranke aus dem Spital entlassen werden konnte."

5. Tuberculosis pulmonum. „Frau L., 40 Jahre, seit Mai 1861 an Tuberculose leidend, mit bedeutender Cavernenbildung an der rechten Lungenspitze. — Inhalation von Acid. tannic. ℨj auf 500 Cb.-Cm. mit Sales-Girons' App.; in jeder Sitzung 18 Athemzüge. Die Folgen der Einathmungen waren anfangs vermehrter Hustenreiz und Auswurf, der aber sich dann sehr minderte; die Dyspnoë war geringer geworden und die Brustschmerzen waren sehr vermindert."

6. Emphysema pulmonum. „Schnetter, Weber, 24 Jahre, litt an Emphysem und chronischem Katarrh — seine hauptsächlichsten Beschwerden waren Dyspnoë und frühmorgens heftiger Hustenreiz mit mühsamer Expectoration. „Er athmete acht Tage lang (mit Sal. Gir. App.) eine Tanninsolution von ℨj auf 500 Cb.-Cm., während er durchschnittlich 24 Athemzüge machte. Er konnte ausser dem bitteren Geschmack nur eine geringe Strecke bis über den Kehlkopf die Flüssigkeit einfallen fühlen, niemals weiter hinab. Nach dem Einathmen selbst bekam er stärkeren Hustenreiz mit reichlichem, leichterem Auswurf — auf diese Weise wurde auch seine Dyspnoë gemindert, und er selbst befand sich während dieser Cur subjectiv wohler und munterer."

7. Larynxkatarrh. „M. T., 17 Jahr alt. Seit Februar 1862 Larynxkatarrh. „Der Kranke sollte Einathmungen von Tannin gebrauchen, bekam aber sogleich im Anfang bei jeder Inspiration vor dem Inhalationsapparat von Charrière den heftigsten Hustenreiz, so dass nach mehrfachen vergeblichen Versuchen diese Curmethode aufgegeben werden musste.“

8. Tuberculosis pulmonum. „Makay, 68 Jahr alt, Strumpfwirker aus Apolda. Der Kranke leidet an Tub. pulm. und Bronchektasie und ist vorzüglich durch öfteren Husten und reichlichen, zähen, klumpigen Auswurf geplagt. Vom 4.—8. Sept. machte er Einathmungen von Tannin ʒj auf 500 Cb. Cm. mit Charrière's App. und machte in einer Sitzung 15 Athemzüge. Beim Einathmen selbst hat er ein kratzendes Gefühl — vom Kehlkopf bis an's Sternum herab, weiter hinab in die Brust ein Gefühl der Kühlung und Frische nach beiden Seiten hin. — Auf seine Beschwerden selbst hatten die Einathmungen keinen Einfluss, dieselben blieben nach wie vor. —

„Dasselbe Individuum bekam am 18. Sept. eine starke Hämoptoë. Er inspirirte mittelst des Mathieu'schen Apparats von diesem Tage an eine Eisenchloridlösung von gtt. iij auf ℥j Wasser, den ersten Tag 18 Inspirationen, so während 8 Tage steigend bis 40 in einer Sitzung. Das Blut verschwand aus seinem Auswurf. Beim Einathmen der Flüssigkeit selbst spürte der Kranke vorzüglich nach der linken Brustseite hin einen zusammenziehenden Schmerz.“

9. Tuberculosis pulmonum mit Hämoptoë: Ein Oekonom von 21 Jahren. Seit März erkrankt. Zeitweises Blutspeien, starker Husten, eitrige Sputa, heisere, tonlose Sprache und Schlaflosigkeit. Seit dem 10. Sept. Inhalationen mit Math. App., Liqu. ferri gtt. iij ad ℥j, 15—30 Athemzüge in einer Sitzung. Die Nacht weit ruhiger durch verminderten Hustenreiz; dagegen am Tage vermehrter Husten; Auswurf vermindert. Kurz nach dem Einnathmen und während desselben Sprache etwas lauter und deutlicher. Kein Blut im Auswurf. — Darauf Inhalationen von Morph. acet. gr. $^1/_3$ und Tannin gr. vj ad Aq. ℥x, 30 Athemzüge in jeder Sitzung. Darauf „Verminderung des Hustens, Abnahme des Auswurfs, leichteres Athmen, Schwinden der Brustschmerzen und Ruhe in der Nacht.“ Darauf Reise nach Nizza, auf dem Wege wieder ein hämoptoischer Anfall.

10. Laryngitis, Tracheitis. Ein Schullehrer seit geraumer Zeit leidend: „Gefühl von Druck und Beengung im Verlauf der Trachea, Wundsein und Kratzen in derselben beim Sprechen und Schlucken, Schmerzen in der Kehlkopfsgegend, oft Hustenreiz ohne Auswurf; die Sprache matt, ohne Ausdauer." Vom 19. Sept. — 24. Oct. täglich Inhalationen von Liqu. ferri gtt. vj ad ℥j, täglich 30 Athemzüge, auf 120 steigend. „Es dauerte einige Zeit, ehe sich Zeichen der Besserung einstellten. Zuerst begann das Sprechen stärker, lauter und weniger beschwerlich zu werden, er bekam allmälig mehr Ausdauer in seiner Stimme. Das Druck- und Schmerzgefühl in der Trachea verschwand." Anfangs hielt die Besserung immer nur einige Stunden nach den Inhalationen an, später stetig bleibend. — Harter, schwarzgrauer Stuhlgang.

11. Laryngitis. Landmann H., 38 Jahr alt. Seit Ostern heiser. Schmerzen beim Schlucken links im Kehlkopf, bis nach dem Ohr ausstrahlend. Vor 2 Jahren Hämoptysis. Laryngoskopie: Geschwulst am linken Taschenbande, von unebener, leicht höckeriger Oberfläche. Vom 23. September bis 25. October Inhalationen von Liq. ferri (ʒj ad ℥x) mit Math. App., jedesmal 50—70 Inhalationen. Anfangs milderten sich die Schmerzen, und die Beengung wich. Späteres Befinden schwankend und unmittelbar nach dem Einathmen constante Erleichterung. Heiserkeit besteht unverändert. Geschwulst wird immer kleiner. Zuletzt leichte Fieberbewegungen, stärkere Röthung im Pharynx und Larynx, diese wurde durch 4 Inhalationen von Argent. nitr. gr. β ad ℥j wieder beseitigt. — Eine Heilung des Halsübels wurde nicht erreicht.

12. Tuberculosis pulmonum. Maurer, 39 Jahr alt. Seit 2 Jahren brustleidend. Seit ½ Jahr Aphonie: Schwellung und Röthung der Taschenbänder, an der hintern Kehlkopfswand eine zackig begrenzte Erhabenheit, unvollkommner Schluss der Stimmbänder. Inhalationen von Morph. gr. ⅓, Tann. ℈j, Aq. ℥x mit Math. App. schafften Erleichterung. Die Schmerzen verloren sich, Expectoration war reichlicher, Dyspnoë geringer, Nachtruhe weniger vom Husten gestört. Aphonie dauerte fort. Doch diese Besserung war nur für Stunden andauernd. Kranker wurde ungeheilt aus der Klinik entlassen.

13. Bronchitis. „Ein Student, der seit langer Zeit an Husten und Auswurf und Schmerzen längs des Sternums gelitten hatte, unterzog sich der Inhalationscur eine Woche lang, um täglich 40—60 Einathmungen von Tannin und Morphium (gr. ij + gr. $\frac{1}{20}$ ad ℥j) vorzunehmen mittelst Math. Apparat. Im Ganzen bedurfte es zu seiner Heilung nur sechs Sitzungen.“ In den ersten Sitzungen unmittelbar nachher etwas schläfrig und benommen, später nur Gefühl der Frische. „Die Beschwerden des Kranken besserten sich rasch, trotzdem dass er sich in der übrigen Zeit nicht grade schonte. Husten und Auswurf nahmen stetig ab, ebenso wurde der Kranke von seinem Schmerzgefühl auf der Brust während dieser Cur befreit.“

14. Emphysema pulmonum, Bronchitis chronica. Frau von 38 Jahren, schon seit Jahren leidend. Kopfschmerz, Mattigkeit, kurzer Athem, Schmerzen auf der Brust, Husten mit zähem Auswurf. 3. bis 25. October Inhalationen von Salmiak ʒj ad ℥vj mit Math. App., täglich 40 Athemzüge. Unmittelbar nach der Sitzung Uebelkeit und Brechneigung. „Die Beschwerden der Kranken besserten sich sehr schnell, so dass mit dem Verschwinden aller subjectiven und objectiven krankhaften Symptome die Kranke am 25. October entlassen werden konnte. Nach vier Wochen Recidiv.“

15. Tuberculosis pulmon. mit Hämoptysis. „Ein Student, der seit diesem Frühjahr an Husten und Auswurf gelitten hatte, bekam am 5. October heftigen Bluthusten. Es wurde bei ihm mittelst Math. App. eine Eisenchloridflüssigkeit injicirt. Der Kranke wurde hierdurch von seiner Hämoptoë befreit, gleich nach der ersten Sitzung, in der er 36 Athemzüge that.“ Nach einiger Zeit von Neuem heftige Hämoptoë; diese wurde durch dieselbe Einathmung gehoben. Darauf noch 23 Sitzungen von 80 Inhalationen: dabei erfrischendes Kältegefühl in der Brust, darauf prickelndes Wärmedruckgefühl.“ Secretion wurde vermindert, Husten blieb jedoch stark und häufig, nur unmittelbar nach dem Einathmen vermindert. Die Schmerzen liessen nach, Athemholen wurde leichter, das Gehen und Sprechen somit nicht mehr beschwerlich. Fester Stuhlgang mit schwarzgrauer Färbung.

16. Excrescenzen am Larynx. „Eine syphilitische

Person, die Condylome an Kehldeckel, Zungengrund und Taschenbändern hatte, gebrauchte neben der antisyphilitischen Behandlung Einathmungen von Eisenchloridlösung, mittelst Math. App.; dieselben erwiesen sich aber in diesem Falle wirkungslos."

17. Tuberculosis pulm. mit Hämoptysis. Knabe von 7 Jahren. Cavernenbildung. Heftiges, häufiges Husten, oft bis zum Erbrechen, schleimig eitriger Auswurf, mit Blut untermischt, Brustschmerzen, Dyspnoë und Nachtschweisse. Inhal. von Liq. ferr. mit Math. App. Während des Einathmens oft Hüstenreiz. „Schon nach der dritten Sitzung war das Blut aus dem Auswurf verschwunden, der letztere selbst war schon bereits spärlich geworden. Es minderten sich allmälig die Häufigkeit und Heftigkeit der Hustenparoxysmen, und somit wurden die Brustschmerzen geringer und das Erbrechen hörte gänzlich auf; das Athmen wurde leichter und unbehindert." Intercurrente Krankheit. Später wurden die Inhalationen von Prof. Gerhardt wieder mit Erfolg angewandt.

18. Laryngitis. Fritsch, 50 Jahr. Im Februar acute Laryngitis, nach 14 Tagen sich verlierend. Seit Ostern heiser. Tuberculöse Disposition. Laryngoskopie: Starke Schwellung des Kehldeckels, der Taschenbänder und der Schleimhaut über den Arytenoidknorpeln; linkes Stimmband nicht genügend beweglich. Einathmungen von Liq. ferri, 14 Tage lang, täglich 40 Athemzüge; daneben örtliches Touchiren mit Tannin. Keine Besserung.

19. Hämoptoë. Student, aus tuberculöser Familie. Seit 14 Tagen wiederholentlich stärkere Hämoptoë. Vom 31. Oct.—14. Nov. Inhalationen von Liq. ferri, 50 Athemzüge in jeder Sitzung. Beim Einathmen Gefühl der Kühlung bis an's Sternum. „Die morgendlichen Hustenparoxysmen verschwanden, und Blut zeigte sich bisher niemals wieder; das subjective Befinden des Kranken war auch ein gutes zu nennen."

20. Catarrh. pulmon. Mann von 38 Jahren mit Herzhypertrophie und ausgebreitetem Bronch. Katarrh. Heftiger Auswurf, Dyspnoë, Brustschmerzen, Schlaflosigkeit. Inhal. von Salmiak ʒj ad Aq. ℥vj, 30 Athemzüge in einer Sitzung. Alle Beschwerden von Seiten der Athmungsorgane verschwanden binnen einer Woche und der objective Befund bestätigte die Heilung des Katarrhs.

Aus der Privatpraxis des Prof. Gerhardt.

21. Pertussis. „Ein siebenjähriges Mädchen litt seit 9 Wochen an Keuchhusten. Die Anfälle waren in letzter Zeit seltener; aber seit 2 Wochen jedes Sputum schwach blutig tingirt. Achtmal wurden über den anderen Tag Eisenchlorideinathmungen (gtt. iij ad ℥j) angewendet; die Hämoptoë hörte auf, besonders nach der ersten Einathmung trat Minderung der Anfälle ein. Da die Brustorgane frei waren und das beunruhigende Symptom geschwunden, kehrte die Familie mit der Kranken in ihren früheren Wohnsitz zurück."

22. Broncheektasie. „Ein 39jähriger Mann war seit 16 Jahren in Folge einer Pneumonie mit reichlich secernirendem Bronchialkatarrh, der im Winter exacerbirte, jetzt auch mit bronchektatischen Cavernen in beiden unteren Lappen behaftet. Seit einigen Monaten stellten sich Mattigkeit, etwas Abmagerung und sehr reichlich schleimig eitrige Sputa ein. Tannininhalation von 20 bis 24 Athemzügen wurden angewendet. Auffällige Verminderung des Auswurfs und Hustens, mehr Schlaf, angenehmes Gefühl von Kühlung bis zur Mitte des Brustbeins waren die Folgen dieser Cur. Nach einigen Wochen trat eine erhebliche Besserung des Kräftestandes ein."

Schliesslich wird noch erwähnt, „dass in einigen Fällen von Pharyngitis die Einathmungen von Argent. nitr. gr. ij ad ℥j überraschend schnell Heilung herbeiführten."

Zweiter Abschnitt.

Die wissenschaftlichen Grundlagen der neuen Inhalations-Methode.

1.

Die allgemeinen Einwürfe gegen die Inhalationen pulverisirter Flüssigkeiten.

Die bisherigen Inhalationsmethoden waren mit einem gewissen ungestümen Anlauf, der den Enthusiasmus herausforderte, in die Welt getreten; sie hatten die übertriebenen, von ihnen gehofften Erwartungen nicht erfüllt; in succum et sanguinem der ärztlichen Welt war fast keine übergegangen; nur noch sporadisch wurde die eine oder die andere von Einzelnen geübt. Da tauchte die neue Methode, medicamentöse Flüssigkeiten in Staubform, behufs Einathmungen, zu verwandeln, auf. Auch sie versprach eine neue Aera, und sie hatte ein gewisses Recht dazu, denn sie zeigte einen Weg, auf dem auch nicht flüchtige Substanzen den Athmungsorganen direct einverleibt werden könnten, während dies bisher nur von den Gasen und den flüchtigen Substanzen möglich war.

Auch dieser Methode folgte ein Aufwallen in der Wissenschaft; aber dieses Aufwallen war meist anderer Art. Schon mehrfach enttäuscht, hütete man sich vor einer abermaligen Täuschung: statt mit Begeisterung ohne Weiteres das neue Princip zu adoptiren, ging man nüchtern an die Kritik und an die exacte Beobachtung. Dieser Weg war der wahre, im Interesse der Sache und der Wissenschaft muss er aufrecht erhalten werden; denn nur er kann zu einem erspriesslichen Gedeihen führen.

Gegen die neue Idee erhoben sich, gleich bei ihrem Entstehen, mehrfache Einwände.

Da sich die Methode Anfangs nur als eine Medication der Mineralquellen hinstellte, so erstreckten sich auch die ersten Angriffe auf dieses Gebiet:

Die thermalen Schwefelwässer sollen in Staubform verwandelt und dann eingeathmet werden. Mit Recht wurde geltend gemacht, dass das Princip, welches durch die Pulverisation erreicht werden soll, dass nämlich das Medicament als solches, unverändert in seinem Inhalt, direct auf die Schleimhäute der Athmungswerkzeuge wirke, hier sich nicht realisire. Es wurde auf die leichte Veränderlichkeit der Schwefelwässer hingewiesen, die durch eine innige Berührung mit der Luft, wie sie bei der Zerstäubung im hohen Grade stattfinde, einen Verlust an wirksamen Schwefelverbindungen, selbst bis auf das niedrigste Maſs zu erleiden haben.

Ferner zeigten Temperaturmessungen, dass die angewandten Mineralwässer bedeutend an ihrem natürlichen Wärmegrad einbüssen. Demnach war weder chemisch noch physikalisch das zerstäubte Wasser identisch mit dem natürlichen; die erste Bedingung also, die erreicht werden sollte, war schon verfehlt.

Zudem fragte es sich, ob denn überhaupt die Mineralwässer, die innerlich genommen bei Leiden der Athmungsorgane so wohlthätig sich erweisen, wenn sie diesen Organen direct zugeführt würden, eine gleich heilsame Wirkung ausüben müssten. Was für die Schleimhaut der Digestionsorgane passt, eignet sich deshalb noch nicht für die der Respirationsorgane, da beide, ihrem Wesen nach, vollkommen unähnlich seien.

All dies waren vollkommen gerechte Einwürfe, und die genaue Beobachtung hat sie zum Theil bestätigt.

Aber diese Entgegnungen beruhten auf der falschen Grundlage, auf welcher die Methode sich zuerst aufzubauen versuchte. Nicht eine blosse Medication der Thermalquellen darf die Pulverisation sein, sondern ihre Hauptthätigkeit muss sich, wie sich dies später immer mehr geltend machte, auf die gewöhnliche Praxis eines jeden Arztes erstrecken. Nicht veränderliche Wässer dürfen der wesentliche Gegenstand der Pulverisation sein, sondern Substanzen, die durch den Contact mit der Luft keine Umwandlung erleiden. Eben so wenig kann eine hohe Temperatur des erzeugten Nebels sich als eine Vorbedingung für seine Anwendbarkeit gestalten.

Was endlich die Medicamente betrifft, welche zur Verwerthung bei den Inhalationen gelangen sollen, so darf in der That nicht die Nützlichkeit derselben bei innerlichem Genusse das Massgebende sein, vielmehr muss die Wirkung eines jeden einzelnen Stoffes bei seiner directen Application auf die kranken Athmungsorgane erprobt und durch exacte Untersuchungen festgestellt werden. Einen Leitfaden für das Experiment wird man am besten in der Vergleichung anderer localer Medicationen, besonders von Schleimhäuten finden, für die ja schon endgültige Resultate aus zahlreichen Beobachtungen festgestellt sind.

Die obigen Einwürfe können wir also, als den Kernpunkt der Sache nicht berührend, vorläufig bei Seite lassen und uns vielmehr zu denjenigen wenden, die das ganze Princip der Methode an seiner Wurzel anzugreifen unternehmen.

Einige der Einwände können wir mit ein paar Worten abweisen, zu anderen bedarf es weitläufiger Betrachtungen.

Die Frage wurde aufgeworfen, ob die Respirationsorgane, welche zur Absorption von Dämpfen und Gasen so vorzüglich angelegt seien, auch im Stande wären, flüssige Substanzen von ihren Oberflächen zu resorbiren. Schon a priori, nach den feststehenden physiologischen Thatsachen, konnte dieser Zweifel mit Entschiedenheit abgewiesen werden. Die Resorption geht von allen Flächen des Körpers nach feststehenden physiologisch-physikalischen Gesetzen vor sich. Manche Umstände, besonders sehr dicke Epidermis- oder Epithelschichten, können den endosmotischen Austausch der Flüssigkeiten erschweren; in den Respirationsorganen fehlen aber nicht nur alle erschwerenden Momente, sondern diese Organe sind gerade mehr als irgend ein anderer Körpertheil zu einem schnellen Säfte-Austausch geschaffen. Hier besteht ein so reichliches, dichtes Blutgefässnetz wie in keinem anderen Organe, und die Oberfläche der kleinen Bronchen, besonders aber der Lungenbläschen ist von den Capillargefässen nur durch äusserst dünne Gewebsschichten getrennt. Zum Ueberfluss kann die Resorption noch durch ein directes Experiment bewiesen werden, wie es durch Auphan geschah:[1]) er spritzte eine Jodkaliumlösung in die geöffnete Trachea eines Kaninchens und konnte dieselbe nach wenigen Minuten in den Lungen entweder gar nicht mehr oder nur spurweise wiederfinden. Die medicamentösen Flüssigkeiten werden resorbirt, sie werden schneller resorbirt, als bei manchen Versuchen dem Experimentator erwünscht ist.

Eben so wenig Grund hat ein zweiter Einwurf, nämlich der: das pulverisirte Wasser könne sich trotz der niederen Temperatur dennoch in Dampfform umsetzen, so dass auch nur Wasserdämpfe, nicht die gelösten Stoffe selbst, zur Einathmung kommen. Allerdings verdampft auch bei der niederen Temperatur ein Theil der zerstäubten Flüssigkeit; der Augenschein lehrt aber, dass ausser der mit Wasserdampf gesättigten Luft auch die kleinen Wassertröpfchen selbst, welche das Medicament gelöst enthalten, durch den Luftzug und den Athemstrom mit fortgerissen werden.

Wie weit gelangen nun aber diese feinen Tröpfchen, die man in den geöffneten Mund beim Inhaliren einströmen sieht, hinunter in die Athmungsorgane? Wie weit dringen sie in die Luftwege vor?

Hier sind wir an dem Cardinalpunkt des ganzen Gegenstandes angelangt, diese Frage zu entscheiden ist die erste und wichtigste Aufgabe.

Bei den Inhalationen von Gasen und Dämpfen in den verschiedensten Methoden der Anwendung war nie ein Zweifel, ob diese wirklich in die Luftröhren und Lungen gelangen, ausgesprochen worden; man nahm das Eindringen als selbstverständlich und nicht erst des Beweises bedürftig an. Hier bei der Pulverisation der Flüssigkeiten erhob sich zum ersten Mal in diesem Punkte eine feste und geschlossene Opposition.

Die Läugner oder Zweifler können wir in zwei gegenüberstehende Kategorieen theilen.

Die Einen, meist ohne wissenschaftlichen Boden,

---

[1]) S. oben p. 43.

hatten ein gewisses unbestimmtes Vorgefühl von einem Hinderniss, das sich dem Eindringen widersetze, ohne sich genau darüber Rechenschaft zu geben, worin denn eigentlich das Hinderniss bestehe. Meistens suchten sie dasselbe in der Glottis, von deren Functionen sie nur eine dunkle Vorstellung besassen. Die Glottis sollte wie eine Schildwache den Eingang in die Luftwege hüten und nichts Fremdartiges durchlassen. Hiermit verband man, bewusst oder unbewusst, eine gewisse Idee von einem geheimnissvollen vitalen Mechanismus, der der Glottis zukommen sollte. Diese Anschauung beruhte zum Theil auf einer Unkenntniss der natürlichen, anatomischen und physiologischen Verhältnisse des Kehlkopfs und der Stimmritze während des Lebens, auf einem Mangel laryngoskopischer Erfahrungen.

Mit dieser Meinung musste man zugleich auch festen Staubtheilchen das Eindringen in die Trachea absprechen oder noch ein besonderes, nicht definirtes Moment annehmen, welches gerade den zerstäubten Flüssigkeiten mehr als anderen fremden Körpern den Eintritt durch die Glottis verweigere.

Zu dieser Kategorie von Zweiflern gehört der ganze Tross derjenigen, die, ohne die wissenschaftliche Grundlage der Sache und ihre thatsächlichen Streitfragen zu kennen, über die Methode — meist nicht öffentlich, sondern gewöhnlich in engeren Kreisen und zu eigener Genugthuung — abzuurtheilen wagten und daraus ein Recht, dieselbe ohne Mühe abweisen zu können, herleiteten. Solchen Zweiflern und solchen Einwürfen gegenüber konnte man in der That mit Trousseau ausrufen: es ist seltsam, dass das Eindringen überhaupt bestritten worden ist. „S'il y a quelque chose d'étrange, c'est que cela ait été contesté.“

Aber nicht alle Bedenken, die sich gegen die Methode geltend machten, sind so leichter Natur. Jener ersten Klasse von Zweiflern steht eine zweite gegenüber, die mit wissenschaftlichem Rüstzeug in den Kampf tritt, die gewichtige, thatsächliche Gründe zur Rechtfertigung ihres Läugnens beibringt, und die gleichfalls nur mit gewichtigen Thatsachen zu widerlegen ist.

Allen Hindernissen, die sich dem Eindringen widersetzen könnten, wollen wir Schritt für Schritt folgen; wir können dies nur, indem wir den anatomisch-physiologischen Verhältnissen der Athmungsorgane so wie den physikalischen Bedingungen der zerstäubten Flüssigkeiten der Reihe nach Rechnung tragen.

Vorher haben wir noch einen letzten Einwand, der gerade entgegengesetzter Natur ist, zu beseitigen: Es nennt sich so Mancher ein Feind der Methode, weil er das Bedenken hegt oder vorschützt, die Inhalationen könnten schaden. Da dieser Einwand nicht selten gerade von denjenigen geltend gemacht wird, die der Methode jeden Nutzen absprechen wollen, so muss um so mehr der volle Widerspruch, der in einer solchen Anfeindung liegt, aufgedeckt werden. Schaden setzt Wirksamkeit voraus. Eine Medication, die schaden kann, beweist eben dadurch am allerdeutlichsten, dass sie in innige Beziehung zum Organismus tritt, und dass sie unzweifelhaft alle Vorbedingungen besitzt, um eine Wirkung auf denselben ausüben zu können. Wer einen Schaden von der Methode fürchtet, werde sich vor Allem klar, dass er hiermit zugleich das Eindringen der Flüssigkeit in die Luftwege nicht nur anerkennt, sondern selbst mächtige Folgen davon erwartet. Nun ist es aber unlogisch, a priori behaupten zu wollen, diese Folgen können nur schädliche und nicht eben so gut nützliche sein. Was schaden kann, muss unter Umständen auch nützen können. Nicht aprioristische Vorurtheile, sondern nur die Erfahrung kann hier entscheiden, in welchen Fällen Nutzen, in welchen möglicherweise Schaden zu erwarten ist, und hiernach allein, nicht nach vorgefassten Meinungen, muss sich unser Verhalten richten.

2.

Ueber das Eindringen fremder fester Körper in die Luftwege.

Der Mechanismus der einzelnen Theile des Kehlkopfs war von jeher mit einem gewissen geheimnissvollen Schleier umhüllt; das Dunkel darüber konnte erst durch die neuere Physiologie und vollständig nur durch die Anwendung des Laryngoskops gelichtet werden. Aus diesem Grunde fehlten auch feste Anhaltspunkte dafür, ob fremde Körper in die Athmungsorgane eindringen könnten; die einen glaubten, die anderen läugneten es. Für Gase und Dämpfe war indess niemals ein Zweifel in dieser Beziehung aufgekommen, weil diese denselben Aggregatzustand wie die atmosphärische Luft, der sie untrennbar beigemischt sind, besitzen. Auch in Betreff fester Staubtheilchen schien eine gewissermassen instinctiv natürliche Anschauung vorzuherrschen, die ihren Eintritt in die Bronchen zuliess.

Vielfach citirt wird eine alte Beobachtung von Wepfer, aus der hervorleuchtet, dass das Eindringen fremder Körper in die Luftwege nicht nur nicht beanstandet, sondern selbst als veranlassende Ursache von Brustkrankheiten aufgefasst wurde. Die betreffende Stelle [1]) lautet: „Waldishuti ad Rhenum in vicino monte specus est, in quo lapides molares effodiuntur et dedolantur; in illo aër semper, etiam gelidissima bruma, calet pulvisque volitat subtilissimus loculos coriaceos penetrans arctissime clausos et nummos conspurcans: quotquot lapidicidarum ultra annum in illa morarentur, quod non pauci faciunt, diviti lucro inhiantes, omnes phthisici fiunt, quidam etiam anno nondum elapso: aliquot novi, qui purulenta rejecerunt, paucissimi et non nisi mature opem poscentes evadunt. Forte his pulmones exarescunt. Certo id affirmare nequeo, quia hactenus nullo cadavere potiri potui, quamvis id precibus et precio attentarim.“

In der neusten Zeit wurde die Frage, betreffend die Aufnahme fester Staubtheilchen in die Lungen, vielfach ventilirt. Eine Hauptrolle spielt dabei das Einathmen von Kohlenstaub und der etwaige Zusammenhang derselben mit der Lungenmelanose. Ueber diesen Gegenstand sind zahlreiche Arbeiten erschienen; in einem Aufsatz von Oppert [2]) ist die Literatur darüber bis zum Jahre 1857 ziemlich ausführlich zusammengefasst. Aus den neusten Schriften verweise ich ferner auf das Buch von Riembault: L'hygiène des Mineurs 1861; den Aufsatz von Maurice über die Kohlenarbeiter [3]) und die Abhandlung von Lewin. [4]) Da in diesen Arbeiten die Literatur er-

[1]) Wepfer. Observationes med. pract. de affect. etc. Obs. CIV, p. 444. Scaphusii 1727.

[2]) Deutsche Klinik 1857, p. 341 ff. Ueber Lungenmelanose.

[3]) Gazette médic. de Paris 1862. No. 7.

[4]) Med. Centralzeitung 1862. No. 66 ff.

schöpfend behandelt ist, so halte ich eine wiederholte ausgebreitete Auseinandersetzung dieses Gegenstands für überflüssig und will mich nur auf die Angabe der wesentlichsten Thatsachen beschränken: Seit dem Anfange unseres Jahrhunderts wurde die Aufmerksamkeit der Forscher auf die Lungenmelanose, die bei Kohlenarbeitern häufig sich vorfindet, gelenkt (Reisseisen 1808, Pearson 1813,[1]) Heusinger 1823,[2]) Gregory 1831,[3]) Christison und Graham um dieselbe Zeit,[4]) Marshall 1834 und 1836,[5]) Thompson und Simpson 1837,[6]) Makellar 1845,[7]) Nat. Guillot 1845,[8]) Brockmann 1851[9]) u. a.). Es entstand ein Zwiespalt der Meinungen: die Einen, an ihrer Spitze die französischen Autoren, behaupteten, dass die Lungenmelanose durch Ablagerung von Pigment aus dem Blute sich bilde, und dass sie mit der Kohlenarbeit in keiner directen Beziehung stehe, da sie ja auch ohne Kohlenbeschäftigung, besonders bei Greisen, sich vorfinde. Die Anderen, vorzüglich die Engländer, schrieben die Krankheit dem eingeathmeten Kohlenstaub zu, welcher in der Lunge sich ablagere, sogar in das Parenchym eindringe und auch durch die Lymphgefässe den Bronchialdrüsen zugeführt würde.

Diese Streitfrage ist bis jetzt noch nicht vollständig geschlichtet. Durch die vortreffliche Arbeit von Virchow[10]) über organische Pigmente ist die Entstehung der verschiedenartigsten Pigmente in den mannigfachsten Farbenschattirungen, vom klarsten Hell bis zum dunkelsten Schwarz, aus einer Veränderung des Blutfarbstoffs endgültig sicher gestellt; dass also aus rein inneren Gründen ein Organ sich melanotisch färben könne, erscheint unzweifelhaft. In wie weit dies aber mit

---

[1]) Philosoph. Transact. 1813, p. 160.
[2]) Ueber Pigmente und Kohlenproduction. Eisenach 1823.
[3]) Edinburgh. medic. and surgical Journ. 1831. No. 109.
[4]) Edinb. med. Journ.
[5]) Lancet 1834 u. 1836.
[6]) Med. chirurg. Transact. XXI, p. 340.
[7]) Monthly Edinb. Journ. 1845. September.
[8]) Archiv. génér. de Médic. 1845.
[9]) Die metallurgischen Krankheiten des Oberharzes.
[10]) Virchow's Archiv für pathol. Anatomie etc. 1847, Bd. 1.

der Lungenmelanose der Fall ist, in wie weit hier der Blutfarbstoff eine Rolle spielt, wie weit im Gegentheil der eingeathmete Kohlenstaub sich bethätigt, darüber sind die Acten noch nicht geschlossen. Dies steht jedoch in gleicher Weise wie die Pigmentbildung aus dem Blute fest — und dies ist es, was uns allein bei dieser Frage als der Kernpunkt erscheint — nämlich, dass der Kohlenstaub in die Lungen wirklich eingeathmet wird.

Allgemein bekannt ist die Thatsache, dass gesunde Menschen häufig des Morgens schwarze Sputa ausräuspern, dass dies besonders oft nach einer nächtlichen Arbeit bei blakendem Lampenlicht sich ereignet, und dass man die schwarze Farbe des Auswurfs gewöhnlich dem eingeathmeten Russ zuschreibt. Einerseits kommen diese Sputa aber auch nicht selten vor, ohne dass besonders auffällig bei russenden Flammen gearbeitet wurde, andererseits lässt sich, selbst wenn eine vorhergehende Nachtbeschäftigung immer feststände, doch aus den blossen Sputis kein exacter Schluss ziehen. Die Sputa kommen nicht alle aus den Luftröhren und Lungen, oft gehören sie ganz, oder wenigstens theilweise, dem Pharynx und den Choanen an; eine Entscheidung, ob die vorgefundenen Kohlenpartikelchen — selbst den Fall gesetzt, dass sie als wirklich eingedrungene Kohle sich kennzeichnen liessen — in der That dem Bronchialsecret und nicht dem übrigen beigemischten Schleim angehören, wird mit Genauigkeit schwer zu treffen sein.

Dieser Einwurf fällt zwar in denjenigen, nach vielfachen Erfahrungen feststehenden Fällen fort, in welchen Kohlenarbeiter und Schornsteinfeger Monate und selbst Jahre lang nach Aufhör ihrer Beschäftigung noch schwarze Sputa expectoriren; aber hier ist der Streit noch nicht beseitigt, dass die schwarze Masse wirklich von der früher von aussen hineingelangten Kohle herrühre.

Auch die makroskopischen, physikalischen und chemischen Untersuchungen sind in stricter Weise nicht beweisführend. Es war besonders durch die Arbeiten von Christison und Graham festgestellt, dass die in den Lungen der Kohlenarbeiter abgelagerten schwarzen Massen sich chemisch ganz wie vegetabilische Kohle verhielten und sich von animalischen Pigmenten genau unterschieden, aber damit fällt noch nicht der wenn auch gezwungene Einwand, dass die der vegetabilischen ähnliche Kohle sich dennoch im Organismus erzeugen könne. Es blieb übrig, mikroskopisch die morphologische Uebereinstimmung des etwaigen eingeathmeten Kohlenstaubs mit der in der Lunge abgelagerten schwarzen Masse festzustellen; dieser Beweis wurde durch einen eclatanten Fall von Traube [1]) geführt. Derselbe fand bei einem Kranken, der viele Jahre hindurch mit dem Verladen von Holzkohlen beschäftigt gewesen war, während des Lebens dunkle Sputa, welche schwarze und rothe Partikelchen von Gestalt und Aussehen jener Holzkohle enthielten, und nach dem Tode des Kranken beobachtete er in den dunkelschwarzen Schnittflächen beider Lungen dieselben Kohlentheile, zum grossen Theil sogar innerhalb der Zellen selbst abgelagert. Hieran schliessen sich die mehrfachen, über diesen Gegenstand angestellten Experimente. Ich verweise hier besonders auf die oben mitgetheilten Experimente von Fournié, [2]) der nach einer kurzen Athmung mit geöffnetem Munde in einer Kohlenatmosphäre bei der laryngoskopischen Untersuchung die Trachea mit einer schwarzen Kohlenschicht bedeckt fand. Die negativen Resultate, die Lecomte an Kaninchen erhielt, sind nicht beweisführend, weil die Thiere durch die Nase athmeten, wobei der Staub leicht in den engen Höhlen hängen bleibt. Indess auch bei längerem, ruhigem Athmen in einer mit Kohlenstaub gefüllten Luft, selbst wenn keine Zwangsmassregeln zum Oeffnen des Mundes getroffen werden, dringen die Staubtheilchen in die Luftwege, freilich in geringer Menge, ein; die häufigen Oeffnungen der Mundhöhle, die von selbst erfolgen, begünstigen hauptsächlich das Eindringen, doch möchten wohl geringe Quantitäten sogar die Nase passiren. Villaret [3]) fand bei seinen Experimenten an Kaninchen, die er Stunden lang in einer Kohlenatmosphäre vermittelst eines um den Kopf gebundenen Kohlensackes athmen liess, in den kleinen Bronchen der Thiere, nicht aber in den Lungen die Kohle wieder. Lewin [4])

[1]) Deutsche Klinik 1860. 49 u. 50.

[2]) S. oben p. 31.

[3]) Cas rare d'Anthracosis. Paris 1862.

[4]) A. a. O. p. 797.

liess Kaninchen mehrere Tage lang in einem mit Kohlenstaub gefüllten Kasten athmen und fand darauf in Trachea, Bronchen und Lungen, selbst in den Zellen derselben, Kohle abgelagert.

Lässt man Kohlenstaub durch einen einfachen Apparat, der aus einer Flasche, welche feinen Kohlenstaub enthält, und zwei hineinlaufenden Röhren, von denen die eine bis in den Staub selbst hineinragt, und durch welche geathmet wird, die andere Luft von aussen zuführt, besteht, inhaliren, so lässt sich das eingeathmete Pulver sehr leicht durch das Laryngoskop wahrnehmen.

Das Eindringen von Kohlenstaub in die Luftwege erscheint demnach endgültig constatirt. Nicht minder gewiss ist das Hineingelangen anderer fester Staubtheilchen in die Bronchen. Zwar lässt sich der Beweis hier nicht mit gleicher Exactität führen: die in der älteren Literatur vorliegenden Fälle von Kieseltheilen — Sand oder kleinen Steinchen — die in den Lungen verstorbener Arbeiter gefunden worden (Ramazzini[1]); Diemerbrök; Petrenz[2])), sind zu vereinzelt und erlauben, zum Theil wenigstens, noch andere Deutungen.

Auch der Nachweis in den Sputis könnte, will man skeptisch sein, aus den genannten Gründen nicht genügen. In dieser Beziehung ist dennoch eine Thatsache von Werth, die ich von meinem Aufenthalt in Heidelberg her kenne. In der Nähe dieser Stadt befindet sich nämlich eine Ultramarinfabrik; die dortigen Arbeiter warfen, wenn sie Krankheits halber in's Hospital kamen, blaue Sputa aus: die Ultramarinkörnchen liessen sich unter dem Mikroskop, selbst innerhalb der Schleimzellen, erkennen.

Wie tief übrigens fremde, harte Staubtheilchen, besonders Sandkörnchen in das Gewebe der Schleimhaut eindringen können, davon habe ich mich bei einem Zinngiesser überzeugt. Bei der Laryngoskopie erschien die hintere Pharynxwand durch fest eingetriebene Sandtheilchen mit schwarzen Figuren gezeichnet: der Pharynx war frei von Schleim, die Sandsteinfiguren bildeten Furchen in der etwas gerötheten Mucosa. Dieses feste Einkeilen des Staubes in das Gewebe konnte nur durch eine grosse Trieb-

---

[1]) Krankheiten der Künstler und Handwerker. 1780.

[2]) Hufeland's Journal 97. Stück 4.

kraft des aufwirbelnden Sandes bewirkt werden; unter welchen Umständen ein Eindringen von mehr oder weniger Staub auch durch den Larynxeingang in die Luftwege kaum zu umgehen sein könnte.

Von der grössten Wichtigkeit zur Entscheidung unserer Frage sind die Sterblichkeit und die Krankheitserscheinungen bei den Arbeitern verschiedener Professionen.

Schon Ramazzini [1]) unterscheidet eine besondere Classe derjenigen Arbeiter, die in einer Staubatmosphäre sich aufhalten, und schiebt ihre häufigen Lungenkrankheiten dem eingeathmeten Staube zu.

Lombard [2]) macht einen Versuch, die verschiedenen Beschäftigungen nach den Einflüssen, die sie auf die Gesundheit üben, zu ordnen und kommt zu folgendem Resultat. Die grösste Sterblichkeit liefern die Gewerbe der mineralischen und pflanzlichen Ausdünstungen, nächst ihnen diejenigen, die verschiedenen Staubarten ausgesetzt sind; die geringste Sterblichkeit diejenigen, die in frischer Luft unter thierischen Ausdünstungen und unter Wasserdämpfen verkehren. Während das Mittel der Sterblichkeit 114 auf 1000 ist, liefern:

Die Gewerbe mit mineralischen und pflanzlichen Ausdünstungen 176;
die mit verschiedenen Staubarten 145;

. . . .

. . . .

. . . .

die in frischer Luft 73;
die mit animalischen Ausdünstungen verbundenen . . . 60;
die mit Wasserdämpfen . . . . 53.

Was die Staubatmosphären betrifft, so fasst Lombard die Erfahrungen der competentesten Beobachter in Folgendem zusammen:

„Die Arbeiter, welche den Schmergel oder den Diamantspath, die härtesten der in der Kunst angewandten Körper, schleifen, sind auch diejenigen, die am häufigsten von der

---

[1]) A. a. O.

[2]) Annales d'hygiène publique et de médecine légale T. XI p. 5 et suiv.

Phthisis ergriffen werden, so bieten die Uhrnadelarbeiter 55 Phthisiker auf 100 dar. Die Stahlschleifer haben 35 auf 100.

„Die in Sheffield mit Stahlschleifen beschäftigten Arbeiter unterliegen fast alle der Lungenschwindsucht; man hat beobachtet, dass von 2500 Arbeitern kaum 35 das 50. Lebensjahr und keine 70 das 45. Jahr erreichen; die grösste Anzahl stirbt vor dem 36. Jahre."

Eine Reihe von Beobachtungen über diesen Gegenstand rührt von Johnston [1]) her, eine andere von Knignt [2]) aus Sheffield. Der letztere kannte nicht einen einzigen Stahlgabelschleifer, der sein 36. Lebensjahr erreichte. Von 250 Stahlschleifern in Sheffield waren 154 brustkrank, und 13 starben in einem Jahre; während von 250 anders beschäftigten nur 56 brustkrank waren, und nur einer starb.

Einen hohen Beitrag zu den Lungenkrankheiten bieten gleichfalls nach Lombard die Porzellanarbeiter, welche mit dem Pulverisiren der Kieselmassen beschäftigt sind. Wo man die Masse nicht trocken zerkleinert, sondern sie erst befeuchtet, sind die Lungenkrankheiten seltner. Ferner liegen zahlreiche Beobachtungen über die Häufigkeit der Phthisis bei Steinhauern vor; nach Young's [3]) Angaben gehen in Waldshut fast alle Arbeiter an Phthisis zu Grunde.

Von dem grössten Interesse sind die neuen Untersuchungen von Peacock. [4]) Nach den eigenen Aussagen der Arbeiter, die mit dem Behauen von Mühlsteinen beschäftigt sind, ist dieses Gewerbe so gefährlich, dass eine verhältnissmässig grosse Menge jährlich an der Schwindsucht stirbt, und dass von denen, welche frühzeitig diese Profession ergreifen, vielleicht nicht ein einziger über 40 Jahr alt wird. Peacock fand in London im Jahre 1859 im Ganzen 41 solcher Arbeiter in 3 Ateliers. Von diesen hatten 23 frühzeitig diese Profession ergriffen.

---

[1]) Some account of a species of phthisis pulmonaris etc. (Mem. of the med. soc. of London, Vol. V).

[2]) On the grinders phthisis, north of England. Med. and surg. Journ. 1830.

[3]) On consumption.

[4]) Annales d'hygiène. Janvier 1861.

Ihr mittleres Alter betrug	. . . .	21,1 Jahr,
von den 5 ältesten waren 2 Arbeiter	. . . . .	28 Jahr,
- - - - 2 -	. . . . . .	29 Jahr,
und 1 -	. . . . . .	38 Jahr alt.

Die drei ältesten arbeiteten, mit häufigen, längeren Unterbrechungen, 14, 17 und 18 Jahre; das Mittel aus der Arbeitszeit aller betrug 8,9 Jahre. Interessant und sehr in die Augen springend ist die Vergleichung dieser Arbeiter mit denjenigen, die in demselben Etablissement mit anderen Leistungen, z. B. mit dem Flechten von Metall-Drähten zur Anfertigung von Getreidesäcken, beschäftigt waren.

„In einem Atelier, welches 19 Personen dieser letzteren Classe enthielt, berichteten 13, dass sie entweder schon als Lehrlinge oder in einem Alter von gegen 20 Jahren dort eingetreten waren. Ihr mittleres Alter betrug 38,84 Jahr, fünf von ihnen waren 40, 42, 43 und selbst 71 Jahr alt. Ihre mittlere Arbeitszeit war 20,69 Jahr.“ Diese Personen standen dem Anscheine nach an Kräften den Steinhauern nach, aber ihr Gesundheitszustand war im Allgemeinen ein guter, obgleich die sonstigen Bedingungen, unter denen sie lebten, weniger günstig waren, als bei den letzteren.

Peacock kommt, nachdem er die verschiedenen Einflüsse, unter denen die Mühlsteinarbeiter leben, geprüft, zu dem Schlusse, dass das Einathmen des Kieselstaubes die Schuld an den Krankheiten und der enormen Sterblichkeit derselben trage. Wichtig ist eine seiner Beobachtungen, wonach er in den tuberculösen Lungen eines an Phthisis verstorbenen Arbeiters durch das Mikroskop Kieseltheilchen erkannte. Dies wäre also ein vollkommen exacter, directer Nachweis des eingeathmeten Staubes.

Ich erwähne schliesslich noch die umfassenden Beobachtungen Lewin's [1]) an den Berliner Arbeitern der verschiedensten Gewerke. Auch hier treten die Steinmetze vor allen hervor, welche die bedeutendste Sterblichkeit an Tuberculose liefern, nämlich $8^1/_4$ p. Ct. in einem Jahre, eine wahrhaft erschreckende Anzahl!

---

[1]) A, a. O.

Innerhalb vier Jahren starben nämlich von 100 Steinmetzen 33 Personen an Lungenschwindsucht und zwar:

7	Personen	im Alter	von	20—30	Jahren,
15	—	—	—	30—40	—
7	—	—	—	40—50	—
2	—	—	—	50—60	—
2	—	—	—	62	—

Das durchschnittliche Alter der Verstorbenen beträgt $38^1/_3$ Jahr! Das Durchschnittsalter der über 10 Jahr dienenden beträgt nur 32,7 Jahr! Von den lebenden Arbeitern leiden 77 p. Ct. mehr oder weniger an Brustbeschwerden.

Nicht minder bemerkenswerth ist der Gesundheitszustand der Eisenputzer, die einer Atmosphäre von Sand- und Kohlenstaub ausgesetzt sind. Ihre Sterblichkeit ist zwar gering, aber die Zahl der Kranken sehr beträchtlich. Von 34 Personen leiden 28, also 82,3 p. Ct. an Beschwerden der Respirationsorgane, mehr oder weniger beträchtlich. In den Sputis dieser Arbeiter beobachtete Lewin häufig Quarzkörnchen.

Aus allen genannten Beobachtungen gelangen wir demnach zu dem unerschütterlich feststehenden Schlusse, dass **feste Staubtheilchen mit der Luft in die Lungen eingeathmet werden können.**

3.

Physiologische Bedingungen des Eindringens.

Feste Staubtheilchen können in die Luftwege hineingelangen. Begünstigt wird das Eindringen durch weites Oeffnen des Mundes, durch tiefe Inspirationen, durch alle Bewegungen, durch welche der Eingang zu den Athmungsorganen sich erweitert, durch Sprechen, Singen, Gähnen etc. Muss der Staub enge Wege passiren, wie es bei der Respiration durch die Nase oder bei nur halb offenem Munde geschieht, so kommt nichts oder nur sehr wenig bis zum Kehlkopfeingang, weil fast alles in den feuchten und engen Höhlen hängen bleibt. Ein etwaiges Hinderniss, das aber durch den Willenseinfluss leicht beseitigt werden kann, liegt also nur in den anatomischen Verhältnissen derjenigen Organe, welche die Vorhöfe zu den Athmungswerkzeugen bilden. Ein physiologisches Hinderniss für das Eindringen existirt nicht.

Ein solches physiologisches Hinderniss wurde von Allen, die das Eindringen läugneten, angenommen und in die Glottis verlegt. Man verglich diese, wie bereits angedeutet, mit einem Posten, der am Eingang Schildwache stehe und jedem Fremdartigen den Eintritt wehre.

In der That besitzt die Glottis eine ausserordentliche Empfindlichkeit. Wird sie gereizt, so schliesst sie sich krampfhaft und verweigert den sie afficirenden Einflüssen die weitere Passage in die Luftröhren; es tritt Husten ein, welcher auch das schon Eingedrungene wieder herauszubefördern strebt.

Die Empfindlichkeit der Glottis ist indess keine specifische, man hat kein Recht, ihr eine besondere, geheimnissvolle Kraft beizulegen, vermöge deren sie auf alles Fremdartige und Schädliche reagire und dasselbe fernhalte. Man kann für sie nur, wie überall, zwei Kategorieen von Einflüssen aufstellen, solche, die ihre Sensibilität reizen, und solche, die für sie indifferent sind. Es giebt für sie nur respirable und irrespirable Atmosphären.

Die Aggregatzustände bilden hier eben so wenig, wie irgend wo anders, die festen Scheidewände. Wie es unter den Gasen solche giebt, die die Glottis ohne Weiteres passiren, die sogenannten respirablen Gase, Sauerstoff, Wasserstoff, Stickstoff, Kohlenoxydgas etc., und solche, die sie zur Reflexwirkung reizen, die irrespirablen Gase, wie das Chlor, so müssen auch die flüssigen und festen, sie berührenden Körper in reizende und nicht reizende Substanzen zerfallen.

Die fremden Körper können irritiren, nicht nur durch ihre Qualität, sondern auch durch ihre Quantität, durch ihre Temperatur, durch die Art des Andringens und dergleichen andere physikalische Bedingungen. Chlorgas z. B. in sehr geringer Quantität kann die Glottis, ohne sie zu irritiren, überschreiten; in grösseren Mengen ist dasselbe irrespirabel; ebenso verhält es sich mit Jod und anderen Dämpfen. Die atmosphärische Luft selbst kann, wenn sie abgekühlt oder sehr heiss ist, in der Glottis ein Hinderniss finden; ebenso kann sie, wenn sie gewaltsam unter einem hohen Druck eingetrieben wird, Husten erzeugen.

Dass feste Körper vermöge ihres Aggregatzustandes die Glottis nicht irritiren, das ersehen wir aus der feststehenden Thatsache, dass feste Staubtheilchen in die Trachea eindringen können. Kommen dagegen feste Körper weniger fein zerstäubt, oder in zu grosser Menge, oder mit zu grosser Gewalt an, so reizen sie freilich die Glottis und werden nicht durchgelassen. Dass es sich mit Flüssigkeiten anders verhalten sollte, ist kaum denkbar.

Die Flüssigkeiten als solche, vermöge ihrer Consistenz, sind der selbst immer befeuchteten Schleimhaut der Luftwege viel mehr adäquat, als die festen, unlöslichen Staubtheilchen; ob sie reizen oder nicht, kann auch hier nur von ihrer Qualität, ihrer Quantität und den anderen genannten Bedingungen abhängen.

Einen Hauptfactor bildet zugleich die Empfindlichkeit des betreffenden Individuums; was den Einen indifferent lässt, kann einen Anderen im höchsten Grade afficiren. Dabei spielt die Gewöhnung eine Hauptrolle, indem die Personen leicht das, was ihnen Anfangs ein Irritament war, ertragen lernen.

Wird destillirtes Wasser zerstäubt und eingeathmet, so entsteht gewöhnlich kein Husten; nur wenn das Individuum sehr empfindlich für Temperaturerniedrigung, oder wenn der Nebel in grosser Masse, oder mit zu grosser Gewalt, wo möglich noch mit comprimirter Luft vermischt, andringt, wie beim Mathieu'schen Apparat, so kann selbst in diesem Falle Anfangs Husten auftreten, der sich meist jedoch nach einigen Athemzügen verliert.

Zerstäubtes Brunnenwasser reizt schon ziemlich häufig bei den ersten Inhalationen zum Husten, sicherlich wegen der ihm beigemischten festen Bestandtheile, die ja schon für das Gefühl das Wasser hart machen, also sehr wohl die sensible Glottis und die Schleimhaut der Luftröhren zu afficiren im Stande sind. Eine schwache Lösung eines für den Krankheitsfall passenden Medicaments reizt gewöhnlich gar nicht, oder nur anfänglich zum Husten. Dagegen können unpassende Mittel oder sehr concentrirte Lösungen, je nach der Empfindlichkeit der Kranken, unaufhörlich irritiren.

Wir haben demnach für die Inhalation zerstäubter Flüssigkeiten dieselbe Wirkung auf die Glottis, wie für die Einathmung von Gasen, Dämpfen und festen Staubtheilchen zu constatiren. Dass in einer Reihe von Fällen Husten sich einstellt, ist ein Beweis, dass die zerstäubten Flüssigkeiten in Wirklichkeit eindringen. Dass in anderen Fällen kein Husten auftritt, ist eben so wenig ein Beweis gegen das Eindringen, wie der Hustenmangel ein Beweis gegen das Eindringen von Gasen und Dämpfen ist; hier wie dort kann das Fehlen des Hustens nichts anderes beweisen, als dass die etwa eingeathmete Atmosphäre keine die Glottis afficirenden Eigenschaften besitzt.

Ein physiologisches Hinderniss für den Durchtritt existirt also in der Glottis nicht. Dass auch kein anatomisches Hinderniss in ihr enthalten ist, das werden wir später an dem geeigneten Orte beleuchten.

Nicht nur die Empfindlichkeit der Glottis, sondern auch die der ganzen übrigen Schleimhaut der Respirationsorgane wurde von manchen Seiten (Briau) als ein dem Eindringen entgegenstehendes Moment aufgefasst. Die Sensibilität der Athmungswege unterhalb des Larynx ist nach den übereinstimmenden Angaben der Physiologen, so wie aus manchen pathologischen Erfahrungen, die ich in dem historischen Theil bereits erwähnte, verhältnissmässig sehr stumpf; es möchte deshalb schwerlich eine Substanz, die den Kehlkopf, ohne denselben zu reizen, passirt hat, für die Schleimhaut der Trachea und Bronchen ein so kräftiges Irritament werden, dass ihre nachträgliche Ausstossung durch anhaltenden Husten zur Nothwendigkeit würde.

Aber selbst den Fall gesetzt, dass manche Einflüsse, welche die Glottis unberührt lassen, die tieferen Schleimhäute afficiren, so müssen einerseits diese reizenden Stoffe schon ohne Hinderniss eingedrungen sein, wo sie dann schnell und leicht zur Resorption gelangen; andererseits kann doch dies immer nur — in derselben Weise, wie es mit der weit sensibleren Stimmritze geschieht — für solche Kategorieen der eingeathmeten Substanzen, die gerade die irritirende Eigenschaft besitzen, Geltung haben, Kategorieen, die hier auch nicht nach den Aggregatzuständen, sondern nach den oben erwähnten Vorbedingungen reagiren.

Physiologisch stehen demnach dem Nebel zerstäubter Flüssigkeiten, als solchem, keine Hindernisse für das Eindringen in die Luftwege entgegen, oder mit anderen Worten, der Flüssigkeitsstaub gehorcht bei der Inhalation keinen anderen physiologischen Bedingungen als andere fremde Körper, seien sie Gase, Dämpfe oder feste Staubtheilchen.

4.

Die physikalischen Eigenschaften der zerstäubten Flüssigkeiten und die anatomischen Verhältnisse der Athmungsorgane.

In dem physiologischen Mechanismus der Luftwege liegt kein Grund vor, der die zerstäubten Flüssigkeiten mehr als andere fremde Stoffe am Eindringen hinderte. Die Bedingungen, welche das Vorrücken des Nebels erschweren, liegen vielmehr einzig und allein in den physikalischen Eigenschaften des Wasserstaubes und in den anatomischen Verhältnissen des Eingangs zu den Athmungsorganen.

Wird eine Flüssigkeit durch den Pulverisateur zerstäubt, so zerfällt sie in eine unendliche Zahl kleiner Tröpfchen, die, falls die in ihr gelösten Stoffe nicht leicht veränderlich sind, ganz der ursprünglichen Flüssigkeit entsprechen, die in sich solide sind, und, in grösseren oder kleineren Zwischenräumen von einander getrennt, in der Luft, die zugleich mit Wasserdampf gesättigt ist, frei schweben. Die grösseren Tröpfchen haben, vermöge ihrer Schwere, die Neigung zu Boden zu sinken, während die feineren, die wie die zartesten Sonnenstäubchen erscheinen, vollständig vom Luftstrom getragen werden.

Gelangt nun der Nebel in einen engeren Raum, so müssen sich die einzelnen Tröpfchen einander nähern, sie müssen dichter an einander rücken. Hierbei werden sich viele Stäubchen je nach der Enge des Raums berühren und mit einander zu grösseren Tröpfchen zusammenfliessen. Erreichen diese eine gewisse Schwere, so können sie dem Luftstrom nicht mehr gehorchen, sondern müssen zu Boden fallen.

Ausserdem wird ein Theil der Tröpfchen an die Wandungen des Raums anprallen; da sie nicht diejenige Elasticität besitzen, um wieder von denselben zurückgeworfen zu werden, so müssen sie daselbst haften bleiben und zu Tropfen sich ansammeln. Besonders werden Krümmungen des Raums in gewisser Weise das Anprallen begünstigen.

Ein reelles Hinderniss für das Eindringen des Nebels in die Luftwege liegt demnach in einer etwaigen Condensation desselben vor seinem Eintritt in Larynx und Trachea.

Bei Gasen und wirklichen Dämpfen ist von einem solchen Hinderniss nicht die Rede: vermöge ihrer Elasticität sind sie im Stande, ohne Verlust die engsten und gekrümmtesten Räume zu durchströmen; höchstens kann ein geringer Theil derselben schon in den ersten Wegen resorbirt werden. Anders verhält es sich schon mit den fälschlich sogenannten Dämpfen, dem eigentlichen Schwaden, worauf wir später ausführlich zurückkommen.

Feste Staubtheilchen unterscheiden sich von Flüssigkeitsstäubchen wesentlich dadurch, dass sie sehr dicht an einander rücken können, ohne zusammenzufliessen; enge Räume können sie demnach, wenn sie nur fein genug sind, um nicht durch die Schwerkraft zurückgehalten zu werden, ohne Hinderniss passiren. Dagegen theilen sie die zweite Gefahr mit den pulverisirten Flüssigkeiten, nämlich die des Anprallens gegen die Wandungen des sie einschliessenden Raums. Da die Schleimhaut-Oberflächen immer mehr oder weniger feucht sind, so werden die mit ihnen in Berührung tretenden festen Stäubchen an ihnen haften bleiben und nicht wieder zurückgeschleudert werden; sind die Stäubchen löslich, so werden sie schnell daselbst verflüssigt und resorbirt werden; sind sie unlöslich, so werden sie zu grossen Schichten zusammenkleben.

Hierdurch geschieht es, dass auch feste Staubtheilchen, wenn sie durch die Nase oder mit halb geöffnetem Munde geathmet werden, eben so wenig in einigermassen merklicher Quantität in die Luftwege eindringen, wie dies von dem Flüssigkeitsnebel zu erwarten steht.

Betrachten wir nun in Bezug auf diese physikalischen Verhältnisse des pulverisirten Wassers die anatomische Lage der Luftwege, so haben wir als Hindernisse des Eindringens alle diejenigen Orte zu berücksichtigen, wo der Raum sehr eng ist und wo die Möglichkeit des Anprallens gegen die Wände besonders sich geltend macht.

Athmen wir mit geschlossenem Munde nur durch die Nase, so sind hier die ersten Wege so eng und in ihrer Richtung so gekrümmt, dass sich in ihnen aller Flüssigkeitsstaub, der eindringt, condensiren muss, und nur wenig bis zum Pharynx, geschweige denn in den Larynx gelangen kann. Ja es wird selbst nicht viel des Nebels überhaupt in die Nase einströmen, weil die Eingangsöffnung nur eng ist, und das Eindringen in enge Canäle nur durch ein weites trichterförmiges Anfangsstück, wie wir später sehen werden, begünstigt wird.

Die Inhalation durch die Nase schliesst also jede Aussicht auf Erfolg aus. Man muss demnach durch den offenen Mund respiriren, dessen weiter Eingang ein begünstigendes Moment ist. Aber auch hier treten uns nicht unwichtige Hindernisse entgegen.

1. Bei gewöhnlichem, ruhigem Athmen mit halboffenem Munde liegt der gehobene Zungenrücken dem weichen Gaumen so nahe, dass nur ein enger Spalt zwischen beiden besteht. Dieser Engpass, der Isthmus glosso-palatinus, bildet das erste Hinderniss für den Durchtritt des Nebels.

2. Das zweite Hinderniss liegt in der Krümmung, welche die Rachenhöhle bei ihrem Uebergang in den Kehlkopf bildet, hier macht sich die Hauptgefahr für das Anprallen der Flüssigkeitströpfchen geltend.

3. Endlich kann unter Umständen die Epiglottis eine solche Neigung gegen den Aditus laryngis besitzen, dass sie nur einen schmalen Spalt für den Eintritt der Luft übrig lässt, wobei eine Condensation des Nebels nicht zu vermeiden wäre.

Alle diese Hindernisse lassen sich indess zum grossen Theile überwinden.

Oeffnet man den Mund so weit als möglich, und streckt die Zunge heraus, sie nach abwärts neigend, so hebt sich der weiche Gaumen vom Zungenrücken ab, der Zungengrund senkt sich, und der Isthmus zwischen Gaumen und Zunge erweitert sich. Der Mundraum selbst wird vergrössert, nicht nur durch Entfernung der Kiefer von einander, sondern auch dadurch, dass die Zunge, welche sonst fast die ganze Mundhöhle ausfüllt, dem Boden derselben fest angedrückt und zum Theil ausserhalb derselben verlegt wird.

Lässt man zudem noch tief einathmen, und am besten die Inspiration mit dem Laut ä articuliren, wobei das ä nicht mit der Stimme combinirt zu sein braucht, sondern die Bewegungen des flüsternden ä ausreichen, so erhebt sich das Gaumensegel sammt der Uvula zu der grösst möglichsten Höhe; die erweiterte Mundhöhle geht dann frei in die Rachenhöhle über und bildet mit ihr einen geräumigen Trichter als Vorhof zu den Luftwegen.

Das ist dieselbe Stellung, in der die Laryngoskopie mit Leichtigkeit vorgenommen werden kann, in der die ganze hintere Pharynxwand dem Auge zugänglich ist, in der der Kehlkopfspiegel ohne Mühe nicht nur in den Pharynx eingeführt, sondern selbst in einem grösseren Spielraum, meist nach verschiedenen Richtungen, sich bewegen kann. Diese Stellung, die ohne Mühe durch die Willensbewegung zu erreichen ist, muss als die angemessenste für die Inhalationen angesehen werden; das erste und hauptsächlichste Hinderniss wird dadurch zum grössten Theile überwunden.

Ausserdem kommt noch ein anderer wesentlicher Umstand in Betracht: Durch das Hervorstrecken der Zunge wird die mit dem Zungengrund zusammenhängende Epiglottis gehoben; bei jeder tiefen Inspiration hingegen senkt sich der Kehlkopf. Wenn nun die Zunge fest herausgehalten wird und ihr ein Zurückgehen bei der Inspiration nicht gestattet wird, — was Jedermann sehr leicht auszuführen sich gewöhnt — so entfernt sich bei der jedesmaligen Inspiration die Epiglottis vom Aditus laryngis, und der Zugang zum Kehlkopf wird hierdurch wesentlich erweitert.

Die Epiglottis steht zugleich aufgerichtet, und der Eingang in den Larynx wird hierdurch so weit offen, dass vermittelst des Kehlkopfspiegels ein klares Bild über alle Einzelheiten der inneren Larynxtheile gestattet ist. Also auch das erschwerende Moment, welches die Epiglottis dadurch darbietet, dass sie als schützendes Dach nur einen engen Raum für den Zutritt in den Larynx übrig lässt, wird auf die angegebene Weise auf einen möglichst geringen Grad reducirt.

Nur in Ausnahmefällen besitzt der Kehlkopfdeckel, seltener im gesunden Zustand, meist in Folge gewisser Krankheiten, eine so starke Neigung gegen den Larynx und eine so geringe Beweglichkeit, dass er nur einen engen Schlitz zwischen sich und dem Kehlkopfrohr frei lässt; hier ist das Hinderniss ein beträchtliches.

Ein drittes Moment ist die Krümmung, welche die Pharynxhöhle vor ihrem Uebergang in den Kehlkopf bildet. Der Luftstrom, mit ihm also der beigemischte Nebel, muss hier einen Winkel passiren, wobei die Möglichkeit, dass der Nebel gegen die Rachenwand anprallt, am meisten vorliegt.

Je stumpfer der Winkel ist, den die Mund- und Rachenhöhle mit dem Kehlkopf bildet, d. h. je mehr sich der Kehlkopf einer geraden Verlängerung jener Höhlen nähert, desto geringer ist die Wahrscheinlichkeit des Anprallens; je näher der Winkel hingegen einem rechten steht, desto grösser ist dieselbe. Wird der Winkel gar ein spitzer — wie man es künstlich erzielt, wenn man den Kopf so weit nach vorn herabsinken lässt, dass das Kinn die Brust berührt — so wird die Condensation des Nebels an den Oberflächen seiner Bahn auf das höchste Maſs gesteigert.

Am günstigsten ist die Stellung mit leicht nach rückwärts geneigtem Kopfe und erhobenem Kinne, wobei die Biegung der Rachenhöhle bei ihrem Uebergang in den Kehlkopf am wenigsten beträchtlich ist, und wobei der Larynx gleichsam als die directe Fortsetzung einer nur allmälig sich krümmenden, tief ausgebuchteten Höhle erscheint. Unter diesen Bedingungen ist das Eindringen, wie uns spätere Versuche lehren werden, ausserordentlich erleichtert.

Ist der Nebel erst unter die Epiglottis eingedrungen, so findet er auf seinem Wege keine Hemmungen, weder störende Verengerungen, noch Krümmungen mehr.

Die Glottis steht selbst bei ruhigem Athmen sehr weit (etwa 4—5 Linien) offen; mehr noch (etwa noch um 1 Linie

Merkel[1]) erweitert sie sich bei tiefen Inspirationen, sie besitzt dabei eine rautenförmige oder rund-concave Gestalt und nähert sich möglichst der Kehlkopfswand. Eine noch geringere Hemmung bilden die oberen oder falschen Stimmbänder, die unter normalen Verhältnissen überhaupt eine unbedeutende Breite besitzen. Durch die Laryngoskopie kann man sich von diesen Verhältnissen auf's Klarste überzeugen; kann man ja durch die geöffnete Glottis hindurch die Trachea selbst bis zur Theilungsstelle der Bronchen übersehen. Czermak[2]) sagt wörtlich: „Die Glottis steht dabei (beim ruhigen Athmen) so weit offen, dass ich bei mir bequem einen Finger durch den Larynx bis in die Trachea stecken könnte.“

Zum Ueberfluss erwähnen wir noch der Fälle, wo fremde Körper, selbst von ansehnlichem Umfang, durch die Stimmritze hindurch in die Luftröhren gelangen. Dergleichen Beispiele werden dauernd zahlreich berichtet. So wurde erst kürzlich in Virchow's Archiv[3]) von Beigel ein Fall veröffentlicht, wo einem Kinde — bei dem die Maſsverhältnisse noch zudem gering sind — eine Bohne in den Larynx und durch die Glottis in die Trachea eindrang; desgl. ein ähnlicher Fall von Armstrong;[4]) Monkton[5]) beobachtete das Hineinfallen einer halben Nuſsschale. Aus der älteren Literatur[6]) ist ein interessanter Fall mit glücklichem Ausgang erwähnenswerth, wo eine Roggenähre einem gegen 4 Jahr alten Kinde in die Bronchen kam.

Wir haben hiermit sämmtliche Momente verfolgt, die sich dem Eindringen zerstäubter Flüssigkeiten in die Luftwege widersetzen könnten. Die Reihe der Betrachtungen führt uns zu dem Resultate, dass die physikalische Beschaffenheit des pulverisirten Wassers für eine ungehemmte Passage desselben gewisse Bedingungen in dem Bau und in der

---

[1]) Merkel. Die Functionen des menschlichen Schlund- und Kehlkopfs. Leipzig 1862, p. 54.

[2]) Czermak. Der Kehlkopfspiegel. Leipzig 1860, p. 44.

[3]) Virchow's Archiv Bd. XXVI, p. 220. 1862.

[4]) u. [5]) Brit. med. Journ. 1862. Schmidt's Jahrbücher Bd. 117, p. 317.

[6]) Hufeland's Journal XLVIII, St. 5, p. 74. Merkwürdige Krankheitsgeschichte von einer in die Lunge gefallenen und durch Eiterung nach aussen glücklich ausgestossenen Roggenähre entstanden. Von Georg v. Marikowszki.

Lage des zu durchströmenden Weges voraussetzt. Unter normalen Verhältnissen sind diese Bedingungen, zum grossen Theil wenigstens, durch eine bestimmte Haltung des Mundes, der Zunge und des Kopfes, so wie durch willkürliche Bewegungen sehr wohl zu erreichen. Da jedoch alle Hindernisse nicht bis zum vollständigen Verschwinden, d. h. so weit, dass der Nebel ähnlich wie in der freien Luft die Athmungsorgane durchströmen kann, überwunden sind, so sind exacte Forschungen zur Entscheidung der Frage nothwendig, in wie weit eigentlich der Flüssigkeitsstaub die noch übrigen ihm entgegenstehenden Hemmnisse vor seinem Eintritt in die Luftwege bemeistert.

Die richtige Methode der Forschung ist das Experiment, und dasselbe ist denn auch nach verschiedenen Richtungen hin ausgeführt worden.

Da einmal der — nach unseren obigen Betrachtungen a priori eigentlich ungerechtfertigte — Verdacht aufgekommen war, es möchte gar nichts von dem Flüssigkeitsnebel in die Athmungsorgane hineingelangen, so musste als erste Grundaufgabe, die das Fundament der Methode bildete, die Frage entschieden werden:

Dringen die zerstäubten Flüssigkeiten wirklich in die Luftwege ein?

5.

Experimente in Betreff des Eindringens.

Die Experimente erstrecken sich nach drei Richtungen:

A. Experimente an Thieren.

B. Experimente an künstlichen, den menschlichen Luftwegen nachgebildeten Apparaten.

C. Experimente am Menschen.

A. Experimente an Thieren.

Machen wir uns vor Allem klar, welchen Werth wir den Versuchen an Thieren beilegen können. Wir haben es erlebt, dass, als die ersten Experimente an Thieren (Piétra-Santa und Briau) negative Resultate lieferten, die Freunde der

Methode (Sales-Girons) die Vergleichung des Menschen mit den Thieren zur Entscheidung dieser Frage als unmassgeblich zurückwiesen, und umgekehrt, als die Experimente an Thieren günstig ausfielen (Demarquay), wieder die Gegner der Methode (Piétra-Santa) gegen die Vergleichung protestirten.

Beiderlei Einwürfe haben, jedoch die einen mehr, als die anderen, ihre Berechtigung. Die Thiere athmen, wenn man nicht gewisse Vorkehrungen trifft, durch die Nase; der Nebel hat hier also einen sehr engen Weg, bevor er überhaupt zum Pharynx gelangt, zu passiren, und die Wahrscheinlichkeit spricht in diesem Falle schon a priori gegen ein Eindringen in die Athmungsorgane. Eine Parallele mit dem Menschen zu ziehen, ist hier nur in der Weise gestattet, dass man auch den Menschen durch die Nase, nicht durch den Mund einathmen lässt. Aber daraus einen Schluss zu ziehen auf den Menschen, wenn er mit offnem Munde athmet, ist durchaus unerlaubt.

Umgekehrt, zwingt man das Thier durch den Mund zu athmen, indem man die Mundhöhle durch eine Erweiterungspincette offen erhält und wo möglich auch, wie es beim Hunde nothwendig ist, die Zunge so weit als thunlich hervorzieht, so liegen keine natürlichen, sondern künstlich erzwungene Verhältnisse vor.

Dass diese Bedingungen indess künstliche sind, kann an und für sich keinen Ausschlag geben, es muss sich nur darum handeln, ob und wie weit sie im Stande sind, die Vergleichung mit dem Menschen zu ermöglichen, sie zu erleichtern oder zu erschweren.

Soll überhaupt eine Parallele mit dem Menschen erlaubt sein, so ist es selbstverständlich, dass das, was der Mensch durch seine Willenskraft erreicht, bei den Thieren durch Zwang erzielt werden muss. Der Mund muss demnach so weit offen gehalten werden, dass die Luft einen freien Weg zum Pharynx gewinnt; hindert die an den Gaumen angedrückte Zunge den Weg, so muss der Isthmus palato-glossus, wie beim Menschen, durch Herausziehen der Zunge erweitert werden. Im letzteren Falle freilich wird die Epiglottis zugleich gehoben, und der Eingang zum Larynx dadurch freier; durch die künstliche Position wird demnach eine unnatürliche Begünstigung für das Eindringen geschaffen. Aber auch beim Menschen geschieht ja dasselbe, wenn er bei tiefen Inspirationen die Zunge weit aus dem Munde hervorstreckt; nur mag hier die Grenze des Heraussteckens besser regulirt sein, als es künstlich möglich ist. Uebrigens braucht man ja nur beim Hunde zu diesem in der That gezwungenen Mittel seine Zuflucht zu nehmen, beim Kaninchen kann man dasselbe ohne Noth entbehren.

Die künstlichen Hülfsmittel sind demnach zu einer Vergleichung mit dem Menschen ein nothwendiges Postulat: es wird dadurch relativ meistentheils keine günstigere Position erzielt, als der Mensch durch seinen Willen sich selbst schaffen kann. Im Gegentheil liegt das günstigere Moment auf Seiten des Menschen, der durch seine Willenskraft die zum Eindringen nothwendigen Vorbedingungen planvoller herstellen kann, als es durch Zwangsmafsregeln möglich ist; der ferner durch tiefe Inspirationen und Abschluss des Luftstromes durch die Nase die das Eindringen erleichternden Momente erhöhen kann. Ausserdem bildet die offne Mund- und Rachenhöhle beim Menschen einen weiten Trichter, in den eine sehr grosse Menge des Nebels einströmt, während bei den Thieren, selbst nach künstlich geöffnetem Munde, der Eingangstrichter immer nur verhältnissmässig eng ist. Desgleichen ist die Weite des Larynx und der Trachea beim Menschen ein wesentlicher Vorzug.

Dagegen liegen wieder andere Umstände vor, die bei Thieren sich günstiger als beim Menschen gestalten: hierher gehört bei der Kleinheit der Thiere der kurze Weg, den der Nebel einerseits bis zum Aditus laryngis, andererseits bis in die Lungen zu durchlaufen hat, ein Weg, der beim Menschen bei Weitem länger ist.

Die Sache liegt demnach so, dass eine Vergleichung des Menschen mit den Thieren nur einen relativen Werth hat, und dass sie keinen absolut exacten, sondern immer nur einen annähernden, wahrscheinlichen Schluss erlaubt.

Von diesem Gesichtspunkte überblicken wir die angestellten Experimente.

Die Versuche von Piétra-Santa, [1]) Briau [2]) und Armand-

---

[1]) p. 18. [2]) p. 22.

Rey[1]) haben für die Vergleichung mit den methodischen Inhalationen am Menschen — die ja in der Therapie allein nur in Betracht kommen — nicht den mindesten Werth. Diese Beobachter verabsäumten, Vorrichtungen zu treffen, um den Thieren den Mund offen zu erhalten: die Thiere athmeten also durch die Nase. Aus diesen Experimenten, die zum grössten Theil ein negatives Resultat gaben, lässt sich demnach nur folgender Schluss ziehen:

Bei der Respiration durch die Nase gelangt gewöhnlich keine nachweisbare Menge der zerstäubten Flüssigkeit in die Luftwege. Zuweilen jedoch scheint selbst auf diesem Wege noch etwas einzudringen, wie es Briau's Versuche an Kaninchen beweisen.[2])

In entgegengesetzter Richtung sind die Experimente von Demarquay[3]) mafsgebend. Hier athmeten die Thiere mit offenem Munde und freiem Isthmus glosso-palatinus, es waren also Verhältnisse hergestellt, die der menschlichen Mund-Respiration, wie sie zu Inhalationen verwerthet wird, analog sind. Durch diese Experimente, die in sehr grosser Anzahl im Beisein der angesehensten Männer der Wissenschaft angestellt und von allen Seiten bestätigt wurden, ist das Eindringen der pulverisirten Flüssigkeit in die Luftwege entscheidend nachgewiesen.

Diese Versuche haben, wie bereits hervorgehoben, einen zwar immer nur relativen, dennoch aber einen gewichtigen Werth zur Entscheidung der ganzen Frage. Sie bilden ein harmonisches Glied in der Kette sämmtlicher Untersuchungen, die über diesen Gegenstand angestellt wurden, und erhöben in Verbindung mit den übrigen Experimenten die absolute Exactität der Beweisführung.

B. Experimente an künstlichen Apparaten.

Fournié war es, der zuerst eine künstliche Röhrenleitung zur Nachahmung der Luftwege construirte und Versuche damit anstellte, ob die pulverisirten Flüssigkeiten, wenn ein Luftstrom durch die Röhre aspirirt wird, mit demselben eindringen. Folgender

---

[1]) p. 37. [2]) p. 22. [3]) p. 38.

Schluss ist in jeder Beziehung richtig: Wenn der Flüssigkeitsstaub in die menschlichen Luftwege hineingelangen kann, so muss er auch künstliche, genau nachgebildete Apparate durchströmen können; kann er das letztere nicht, so ist auch das erstere unmöglich.

Wir sahen ja, dass die physikalische Beschaffenheit des Nebels einerseits und die anatomische Lage der Athmungsorgane andererseits einzig und allein das sei, was bei der Frage des Eindringens in Betracht komme.

Ahmt man also den Bau der Athmungsorgane künstlich nach, so ist nichts in der Sachlage geändert, und alle Resultate, die aus solchen Versuchen hervorgehen, können ohne Zwang auf die natürlichen Verhältnisse übertragen werden.

Könnten wir die Nachahmung vollständig genau herstellen, so wäre die Beweisführung absolut exact. Aber auch bei geringerer Genauigkeit, wenn nur nicht wichtige Momente übersehen sind, haben diese Versuche einen bedeutenden Werth, indem sie allein im Stande sind, die physikalischen Gesetze des Eindringens in nackter Form zur Anschauung zu bringen.

Fournié [1]) erhielt bei den verschiedensten Versuchen, die er in dieser Beziehung anstellte, ein negatives Resultat Wären die Beobachtungen richtig, so wäre daraus unbedingt der Schluss erlaubt, dass der Flüssigkeitsstaub in die Luftwege nicht eindringe.

Diesen negativen Resultaten von Fournié stehen indess positive von Moura-Bourouillou,[2]) Sales-Girons[3]) und Schnitzler[4]) entgegen. Ich selbst habe eine Reihe von Experimenten vorgenommen und dieselben vor der Berliner medicinischen Gesellschaft wiederholt, die nicht nur das Hindurchströmen des Nebels durch künstliche Röhrenleitung ad oculos demonstriren, sondern auch in den Stand setzen, tief eingehende Fragen zu lösen und die physikalischen Grundlagen der Methode in präciser Weise festzustellen. An dem geeigneten Orte werde ich dieselben genau auseinandersetzen. Fournié's Versuche scheinen mir an manchen Fehlerquellen zu leiden:

---

[1]) p. 32. [2]) p. 58. [3]) p. 45. [4]) p. 90.

Zuerst scheint er die menschlichen Luftwege in ungenügender Weise nachgeahmt zu haben. Bei der Anwendung der gekrümmten Röhre finde ich nicht erwähnt, dass sie an ihrem vorderen Ende ähnlich der Mundhöhle ausgeweitet war, ein Umstand, der das Eindringen ausserordentlich begünstigt haben würde.

Bei der Zuhülfenahme eines Larynx und Pharynx von einer menschlichen Leiche mag die Epiglottis eine so geneigte Stellung besessen haben, wie sie beim Leben nur ausnahmsweise vorkommt, und wie sie durch Herausstrecken der Zunge und tiefe Inspirationen fast immer vermieden wird. Fournié giebt ja in seinem Bericht selbst an, dass die Epiglottis „eine Art Dach“ über dem Eingang des Kehlkopfs bildete.

Beruft sich Fournié ausserdem darauf, dass er beim Aspiriren der Luft innerhalb der Glasröhre nichts von dem Flüssigkeitsstaub mit den Augen beobachtet hat, so hat er Recht, denn ein dünner Nebel, eben so wenig wie ein feiner Dampf, ist durch eine Glasröhre hindurch deutlich wahrnehmbar. Er hätte nur eine richtige Stellung gegen das Licht suchen müssen, um den aus der Glasröhre herausströmenden Nebel sehen zu können, und er würde ihn vielleicht bemerkt haben.

Wenn Fournié endlich keine chemische Reaction fand, so ist auch dies sehr wohl erklärlich: Diejenige Flüssigkeitsmenge, die durch die Röhrenleitung in Nebelform hindurchgelangt, ist verhältnissmässig nur sehr gering. Die Lösung hingegen, die Fournié, um die Reaction nachzuweisen, gebrauchte, war in ansehnlicher Menge, da sie ungefähr die Hälfte des Flacons füllte. Es ist nun eine feststehende Thatsache, von der man sich mit Leichtigkeit überzeugen kann, dass, um eine Reaction deutlich erkennbar zu machen, die beiderseitigen Quantitäten in einer gewissen Proportion zu einander stehen müssen. Es gehört eine bestimmte Menge Jod dazu, um in einer grösseren Quantität Stärke eine deutlich blaue Färbung zu erzeugen; eben so reicht nicht jede Spur von Säure aus, um eine unbegrenzte Menge Lakmus sichtlich roth zu färben: Wir wissen ja, dass z. B. kleine Mengen Jod durch Stärke gar nicht mehr zu erkennen, dagegen durch ein empfindlicheres Reagens, wie Schwefelkohlenstoff, sehr wohl zu constatiren sind.

In Fournié's Versuchen war das Eindringen in die ersten

Wege — wahrscheinlich aus den oben bezeichneten Gründen — noch ausserordentlich erschwert und zwar entgegen den thatsächlichen natürlichen Verhältnissen. Wie sehr es erschwert war, können wir schon daraus ermessen, dass das an der dem Pharynx entsprechenden Krümmung zusammenfliessende Wasser nicht einmal in solcher Menge vorhanden war, um an den Wänden der verticalen Röhre herabzufliessen. Wenigstens ist dieser Umstand von Fournié nicht erwähnt; wäre er dennoch eingetreten, so hätte das herabfliessende Wasser entweder die reactive Lösung färben müssen; oder, wenn es sie nicht färbte, so giebt dies einen neuen Beleg für unsere Behauptung und für die Mangelhaftigkeit der Fournié'schen Beobachtungen.

Soll eine Schlussfolgerung aus Fournié's Experimenten gezogen werden, so ist in präciser Weise nur folgende erlaubt:

In den von Fournié angewandten künstlichen Apparaten drang in die der Trachea entsprechende Röhre entweder nichts von der pulverisirten Flüssigkeit, oder nur so wenig von derselben ein, dass sie in einer grösseren Quantität der reactiven Lösung keine deutliche Reaction erzeugte. Mit Wahrscheinlichkeit ist dies letztere der Fall; wenigstens scheint es aus meinen eigenen Experimenten mit unzweifelhafter Sicherheit hervorzugehen.

Ich berufe mich ferner auf das Urtheil Poggiale's, das er, wie bereits erwähnt, als Berichterstatter der Pariser Académie de médecine am 13. Mai 1862 ausgesprochen: „Si M. Fournié ne réussit pas, cela ne prouve qu'une chose, c'est que l'expérimentateur s'est trompé dans son imitation de l'appareil respiratoire. Je me suis mis à la disposition de M. Fournié et s'il ne m'a pas montré la nonpénétration, c'est qu'il ne le pouvait pas. Je l'engage donc à renoncer à une opposition qui me paraît maintenant sans objet."

Ausser Fournié erhielt auch Armand-Rey [1]) negative Resultate; allein dieselben beziehen sich nicht auf Versuche, die er mit den praktisch anerkannten Zerstäubungsapparaten, sondern mit gröberen Vorrichtungen anstellte. Eine Uebertragung des Resultats von diesen auf jene ist unstatthaft.

Armand-Rey ging von der Idee aus: in je reichlicherem

---

[1]) p. 37.

und stärkerem Mafse der Flüssigkeitsstaub erzeugt werde, desto günstiger seien die Bedingungen für sein Eindringen und seine Wirksamkeit. Er verschaffte sich nun durch seine oben beschriebenen Vorrichtungen einen so starken Nebel, dass, wie er angiebt, die Beobachter davon vollständig durchnässt wurden. Hierbei tritt das Bedenken auf, der erzeugte Nebel möchte auf Kosten seiner Feinheit an Quantität gewonnen haben, dass, anstatt eines aus unendlich kleinen Stäubchen bestehenden Nebels, ein dichter, aus grösseren Tröpfchen zusammengesetzter Staubregen sich gebildet habe. Unter diesen Umständen sind die Bedingungen für das Eindringen und für das Hindurchgelangen durch Oeffnungen ausserordentlich erschwert: die grösseren Tröpfchen brechen sich an Wandungen und fliessen schnell zusammen, der ganze Nebel condensirt sich leicht.

Aus Versuchen, die ich mit zweckentsprechenden Inhalationsapparaten anstellte, gelangt der Nebel, der den nothwendigen Grad der Feinheit besitzt, nicht nur unbehindert durch Oeffnungen von der Grösse der Glottis, ja er durchströmt sogar enge Röhren, deren Lumen etwa nur den dritten Theil von der Weite der menschlichen Glottis im Durchmesser erreicht. Hält man selbst Tüll oder Gaze, deren Oeffnungen sehr fein sind ($\frac{1}{2}$ bis 1 Linie im Durchmesser und selbst kleiner), vor die Trommel meines Pulverisateurs, ja legt man diesen Tüll sogar doppelt, dreifach und vierfach über einander, wo die Passage also den höchsten Grad der Beschränktheit erreicht, so dringt dennoch Nebel durch diese Schichten hindurch, natürlich in grösserer oder geringerer Menge und Feinheit, je nach der Grösse des Hindernisses.

Diesen Versuch kann ein Jeder ohne Mühe wiederholen, und er wird sich in jedem Moment von der Richtigkeit überzeugen können. Die Versuche von Armand-Rey entbehren demnach eines jeden Werths, sie basiren auf irrigen Voraussetzungen, und ihre Resultate lassen sich in der klarsten und einfachsten Weise zu jeder Zeit durch den Augenschein widerlegen.

C. Beobachtungen am Menschen.

Haben die früheren Experimente einen, wenn auch sehr wichtigen, doch immer nur relativen Werth, so entscheiden die directen Versuche am Menschen die Frage absolut.

Die Versuche sind hier von verschiedener Art; ein grosser Theil derselben kann die Kritik nicht bestehen.

1. Erstens wurde die **subjective Empfindung** zu Hülfe genommen, an und für sich ein sehr unsicheres Symptom. Die Respirationsorgane besitzen nur eine sehr stumpfe Tast- und Orts-Empfindung, sie haben weder ein deutliches Gefühl von Eindrücken, welche sie treffen, noch von dem Orte, wo diese einwirken.

Athmet man eine wenig concentrirte Salzlösung ein, so hat man unter gewöhnlichen Umständen in Larynx, Trachea und Lungen keine Empfindung davon; nur am oberen Theil des Larynx in der Gegend der Stimmbänder verspürt man zuweilen, meist nur beim Beginn des Versuchs, einen Reiz oder Kitzel, der zum Husten Veranlassung giebt. Schon nach kurzer Gewöhnung pflegt sich dies Symptom gänzlich zu verlieren.

Ist die Lösung concentrirter, oder besteht sie aus einer stark reizenden Substanz, oder ist das Individuum ungewöhnlich empfindlich, so wird meist ein nicht genau zu charakterisirendes, fremdartiges Gefühl im Larynx, zuweilen selbst in der Trachea bis zum Sternum hin wach gerufen. Besonders nach der Einathmung einer gesättigten Eisenchloridsolution versicherten die Kranken das Eindringen in die Luftröhren und selbst nach beiden Seiten der Brust hin zu fühlen.

Besteht in Larynx und Trachea schon vor der Einathmung ein krankhafter Reiz, so wird dieser durch die Inhalation, auch wenn die Lösung sehr verdünnt ist, je nach der Natur derselben, entweder vermehrt oder geschwächt und selbst beseitigt.

Diese Erfahrungen habe ich aus Versuchen an mir selbst erhalten und habe sie bei sämmtlichen Kranken bestätigt gefunden. Auch stimmen hiermit die Angaben der meisten übrigen Beobachter (Sales-Girons; Barthez; Demarquay; Moura-Bourouillou; Tavernier; Zdekauer; Fieber; Wedemann) zum grössten Theil überein.

Will man hieraus Schlüsse ziehen, so haben offenbar diejenigen Fälle, in denen eine Empfindung verspürt wurde, mehr Werth als diejenigen, in denen sie nicht auftrat: erstere liefern einen reellen Beweis für das Eindringen, letztere drücken nur aus, dass die angewandte Lösung, so wie das betreffende Individuum ungeeignete Untersuchungsobjecte waren.

Sonderbar erscheint die Schlussfolgerung Armand-Rey's,[1]) der, weil die Einathmung des Wasserstaubes kein erfrischendes Kältegefühl in der Trachea hervorrief, das Eindringen des Staubes bezweifelt, als ob die Kälte an die Wassertröpfchen allein und nicht vielmehr an die ganze mit ihnen innig gemischte Athemluft gebunden wäre, deren Eindringen doch sicherlich nicht bezweifelt wird! Konnte der inhalirte Wassernebel der gereizten Luftröhre die Empfindung der kühlen Frische nicht gewähren, so lag der Grund mit Gewissheit darin, dass die inhalirte Staubluft, die nur um wenige Grad kälter als die übrige Atmosphäre ist, schon in den ersten Wegen fast auf die normale Temperatur erwärmt wurde, oder dass das von den vorher eingeathmeten heissen Harzdämpfen zurückgebliebene Gefühl der Reizung zu überwiegend war, um durch den nachfolgenden Wassernebel compensirt werden zu können. Dass die künstliche Kreiselvorrichtung die Chancen des Eindringens nicht erhöhte, haben wir bereits erwähnt, eben so wenig mochte dadurch eine grössere Kälte erzeugt worden sein; unter diesen Umständen war also auf eine vermehrte Wirkung durchaus nicht zu zählen.

2. **Nachweis in der exspirirten Luft.**

Piétra-Santa athmete im Inhalatorium von Eaux-Bonnes das pulverisirte Schwefelwasser eine halbe Stunde lang ein und exspirirte darauf in ein Gefäss hinein, welches eine Lösung von Plumbum aceticum enthielt; dieselbe zeigte keine Reaction.

Auf das Eindringen oder Nichteindringen pulverisirter Flüssigkeiten in die Luftwege lässt sich aus diesem Versuch gar kein Schluss ziehen.

Die etwaige Reaction konnte blos dem Schwefelwasserstoff gelten; dieser ist aber nur zum geringsten Theil in den Wasserstäubchen selbst enthalten, vielmehr macht er sich bei der Zerstäubung frei und wird als freies Gas eingeathmet. Das ganze Inhalatorium roch ja nach Piétra-Santa's eigenen Angaben sehr stark nach Schwefelwasserstoff.

Will nun Piétra-Santa etwa behaupten, dass das frei der

---

[1]) p. 36.

Luft beigemischte Schwefelwasserstoffgas nicht in die Lungen gelangt sei, weil er es später in der exspirirten Luft nicht habe aufweisen können? Von diesem Schlusse ist er weit entfernt, und doch wäre derselbe der einzig logische, vorausgesetzt, dass seine Art der Beweisführung überhaupt eine richtige war. Ehe aber angenommen wird, dass jener Schluss, der den natürlichen physikalischen Gesetzen widerspricht, mit der Wahrheit übereinstimme, ist viel eher ein Zweifel an der Richtigkeit der Beweisführung erlaubt.

Man könnte gegen die Art, wie die Reaction versucht wurde, manche Bedenken äussern, man könnte es zweckmässiger finden, wenn z. B. ein mit Bleizuckerlösung befeuchtetes Glasstäbchen der exspirirten Luft entgegen gehalten würde; aber selbst wenn das gewonnene Resultat ein wirklich negatives wäre, liegt ja die Möglichkeit sehr nahe, dass der eingeathmete Schwefelwasserstoff in den Lungen sehr schnell Verbindungen eingeht und resorbirt wird, so dass er in der einige Zeit später exspirirten Luft nicht mehr aufzufinden ist.

Der genannte Versuch von Piétra-Santa entbehrt demnach einer jeglichen Beweiskraft.

3. **Nachweis im Urin.**

Das Auffinden oder Nichtauffinden der eingeathmeten Substanzen im Urin ist ganz ohne Werth.

Ich habe häufig den Harn derjenigen, die eine Jod-Jodkaliumlösung inhalirten, untersucht und konnte das Jodkalium mittelst rauchender Salpetersäure und Schwefelkohlenstoff, zuweilen selbst durch Stärke darin wiederfinden. Zur Entscheidung unserer Frage indess liefert dies auch nicht den mindesten Beweis, da der Flüssigkeitsstaub eben so gut von der Mundhöhle und dem Pharynx resorbirt wurde, also, um in den Urin überzugehen, nicht erst in die Luftwege gelangt zu sein braucht.

Was sollen wir umgekehrt von denjenigen Untersuchungen halten, die ein negatives Resultat lieferten? (Piétra-Santa, Delore.) Wollen dieselben etwa auch läugnen, dass der Nebel in die Mundhöhle und in den Pharynx einströmte und von dort resorbirt wurde? Da sie dies nicht können, so tragen jene Beobachtungen schon an sich den Stempel der Falschheit. Entweder war das gewählte Reagens nicht empfindlich genug oder überhaupt unpassend, oder es wurde nicht derjenige Urin untersucht, der gerade jene Substanzen enthielt, oder es war irgend eine andere Täuschung vorgekommen. Kurz alle diese Untersuchungen sind ohne jede Bedeutung.

4. **Nachweis in den Sputis.**

Die verschiedenen Beobachter erhielten hier entgegengesetzte Resultate: Fournié [1]) und Champouillon [2]) fanden die eingeathmeten Substanzen (Acidum arsenicosum und Ferrum sesquichloratum) in den Sputis durch die Reaction nicht wieder; dagegen konnten Tavernier, [3]) Gratiolet [4]) und Bataille [5]) eingeathmetes Berliner Blau und Extr. Ratanhiae darin sehr deutlich durch die Färbung erkennen. Ich selbst habe wiederholentlich, während ich an Katarrh mit reichlicher Expectoration litt, Tannin inhalirt, darauf den Mund so lange ausgespült und gegurgelt, bis das abfliessende Wasser mit Ferrum sesquichloratum keine Reaction mehr zeigte und dann das ausgeworfene Secret untersucht. Wurde dasselbe mit einer diluirten Lösung von Ferrum sesquichloratum behandelt, so trat keine gleichmässige Färbung des dünnflüssigen Schleims hervor; nur einzelne kleine Schleimpartikelchen, durch das hinzugesetzte Eisensalz zu Klümpchen coagulirt, wurden hier und da dunkel gefleckt, bald in grösserem, bald in geringerem Maſse. Zähere Schleimmassen nahmen gewöhnlich eine intensivere und mehr verbreitete Färbung an; ja ich fand selbst einmal in dem zähen Morgenschleim noch die Reaction von Tannin, das ich Abends vorher eingeathmet hatte.

Auch diesen Versuchsreihen fehlt, zum grossen Theil wenigstens, will man skeptisch sein, die absolute Exactität.

Die negativen Resultate können nichts entscheidend beweisen, da immer der Einwurf, dass die inhalirten Substanzen sehr schnell resorbirt werden, gerechtfertigt bleibt.

Die positiven Resultate hingegen lassen immer noch das Bedenken aufkommen, dass ein Theil der Sputa aus dem Pharynx stamme, und diese Beimischung das bejahende Ergebniss verschulde. Ausspülen des Mundes und Gurgeln sind nicht hinreichend, um diesen Einwurf zurückzuweisen. Die zähen, stark

---

[1]) p. 34. [2]) p. 29. [3]) p. 44. [4]) p. 44. [5]) p. 59.

reagirenden Schleimmassen aus meinen eigenen Sputis mochten wahrscheinlich auch dem Pharynx angehört haben. Bedenkt man indess, dass die Beobachter gewöhnlich die Untersuchungen an sich selbst vornahmen und sicherlich dies als erste Regel berücksichtigten, die Secrete mit tiefem Husten herauszubefördern, so wird, wenn dieser Auswurf in seiner ganzen Masse die eingeathmeten Substanzen durch Farbe oder Reaction erkennen lässt, jener Einwand schon etwas gezwungen und verliert an Werth.

Von Bedeutung möchte die Vergleichung derjenigen Substanzen, die positive Resultate, mit denen, die negative Resultate lieferten, sein:

Während arsenige Säure und Eisenchlorid leicht lösliche Substanzen sind, deren Resorption kaum erschwert sein mag, ist dagegen Berliner Blau — welches Tavernier in den Luftwegen dadurch erzeugte, dass er erst Eisenchlorid und unmittelbar darauf Kalium-Eisen-Cyanür einathmen liess, — fast ganz unlöslich und deshalb für eine Resorption kaum zugänglich. Im ersteren Falle wird auf diese Weise das negative Resultat, im letzteren das positive sehr erklärlich. Eben so wird der Farbstoff des Extractum Ratanhiae, wenn er einmal den Schleim durchdrungen und gefärbt hat, schwerlich durch Resorption wieder beseitigt; daher ist dieses Extract gleich dem Berliner Blau ein günstiges Object des Experiments, und die mit diesen Substanzen gewonnenen Resultate gewinnen an Beweiskraft. Fand ich ferner nach Inhalationen von Tannin in dem dünnflüssigen Schleim Spuren der Reaction, dagegen in den zäheren Sputis grössere Mengen, so kann auch dies darin seine Erklärung finden, dass die Resorption durch dünne Schleimlagen hindurch leichter als durch zähere Schichten von Statten geht.

5. **Nachweis in der Leiche.**

Zdekauer[1]) fand in der Lunge eines Mannes, der zwei Tage vor seinem Tode, in Veranlassung einer starken Hämoptoë, Liquor ferri inhalirt hatte, hämoptoische Infarcte von derber Consistenz, die beim Anschneiden nicht bluteten. In den hämoptoischen Infarcten und überall im Lungengewebe wurde von

---

[1]) p. 68.

Dr. Holm Eisen in weit grösseren Quantitäten gefunden, „als es sonst im Blut vorhanden zu sein pflegt."

Ein ähnlicher Fall wurde in der Frerich'schen Klinik der berliner Charité beobachtet.

Diese Erfahrungen sind unbedingt von grossem Werth: es ist nur zu bedauern, dass die Angaben darüber zu allgemein gehalten, und nicht genaue quantitative Bestimmungen hinzugefügt sind.

6. **Nachweis durch eine Trachealfistel.**

Hierher gehört der berühmte Versuch von Demarquay[1]) an der Krankenwärterin von Beaujon, durch den zuerst am Menschen selbst ein directer Nachweis der eingeathmeten Substanzen in der Trachea geliefert wurde. Hierbei ist jedoch zu erwägen, dass der Larynx der Kranken abnorm pathologisch verändert war. Zwar ist diese Veränderung wegen der Enge des Larynx ein ungünstiges Moment für das Eindringen, erhöht also die Tragweite des Experiments, allein in anderer Beziehung stört sie wieder die exacte Beweisführung, indem möglicherweise in jenem Falle auch andere pathologische Momente, etwa in der Epiglottis oder Glottis vorgelegen haben mögen, die wieder das Eindringen abnorm begünstigten.

Sehr beachtenswerth ist bei diesem Experiment die Thatsache, dass der Flüssigkeitsstaub nur dann in der Trachea nachgewiesen werden konnte, wenn die Fistelöffnung vollständig geschlossen war; dagegen das Resultat ein negatives wurde, wenn Luft zu der Fistel directen Zutritt hatte. Hieraus geht hervor, dass der Flüssigkeitsstaub wirklich durch die Aspiration der Lungen mit der Athemluft herangezogen wird, nicht etwa durch seine eigne Triebkraft oder nach dem Gesetze der Schwere in die Luftwege einströme.

Aehnliche positive Resultate wie Demarquay erhielten auch Fieber,[2]) Schnitzler[3]) und Gerhard[4]) an Tracheotomirten. Hierdurch wird das negative Resultat Fournié's[5]) um so mehr bedeutungslos, als Momente genug vorhanden sind, welche dieses Experiment zum Scheitern bringen können. Vergl. Poggiale.[6])

---

[1]) p. 39. [2]) p. 85. [3]) p. 89. [4]) p. 98. [5]) p. 34. [6]) p. 48.

7. **Nachweis durch die Laryngoskopie.**

Der Kehlkopfspiegel bietet ein unübertreffliches Mittel, die eingedrungenen Substanzen, sobald sie eine Färbung besitzen, im Larynx und in der Trachea dem Auge direct zugänglich zu machen. Alle in dieser Beziehung angestellten Versuche lieferten ein positives Resultat: die eingeathmeten Substanzen wurden im Larynx und auch in der Trachea, so weit dieselbe sichtbar ist, nachgewiesen. (Moura-Bourouillou,[1]) Tavernier,[2]) Gratiolet,[3]) Bataille,[4]) Schnitzler,[5]) Gerhard.[6])) Dieser Versuch hält auch der schärfsten Kritik Stand; selbst wenn gar keine anderen Beweise vorlägen, oder alle übrigen im Stiche liessen, wäre er allein im Stande, die Frage endgültig zu entscheiden.

8. **Klinische Beobachtungen.**

Ein weiterer Beweis wäre aus den therapeutischen Erfahrungen zu gewinnen, wobei wir nicht nur ex juvantibus, sondern auch ex nocentibus urtheilen müssten. In beiden Richtungen liegen Beobachtungen vor; in letzterer besonders ist die von Trousseau [7]) nach anhaltend und übermässig forcirten Inhalationen beobachtete Pleuropneumonie erwähnenswerth, was dem Befund bei Versuchen an Thieren (Demarquay [8])) entspricht. Im Uebrigen ist es jedoch ungeeignet, an diesem Orte, wo noch erst die Grundlagen der Methode festgestellt werden sollen, bereits die klinischen Resultate aufzunehmen, da sie, die den Endzweck der ganzen Untersuchungen bilden sollen, logischerweise nicht zur Beweisführung für die vorbedingenden Anfangsglieder verwerthet werden dürfen.

6.

Resultate der Beobachtungen.

Aus allen den genannten Beobachtungen folgt mit evidenter Sicherheit der Schluss: die zerstäubten Flüssigkeiten dringen, unter geeigneten Bedingungen, in die Luftwege ein.

Eine Hauptbedingung ist vor Allem die Respiration durch

[1]) p. 42. [2]) p. 44. [3]) p. 44. [4]) p. 59. [5]) p. 89. [6]) p. 98.
[7]) p. 56. [8]) p. 38.

den geöffneten Mund. Die Stellung, in der das Eindringen am meisten begünstigt wird, haben wir bereits oben ausführlich beschrieben; sie besteht in einer möglichst weiten Oeffnung des Mundes, in Hervorstrecken der Zunge, leichter Erhebung des Kinns und tiefen Inspirationen.

Bei der Athmung durch die Nase dringt nichts oder vielleicht unendlich wenig in die Athmungsorgane ein.

Sämmtliche Experimente und Beobachtungen, die bei der Entscheidung der Frage betheiligt sind, stehen unter sich in vollem Einklang und ergänzen einander harmonisch; keine einzige Erfahrung, so weit sie sicher ist, ergiebt einen Widerspruch gegen unseren Schluss; auch die Voraussetzungen, die wir aus der physiologischen Betrachtung der Athmungswerkzeuge gewonnen haben, werden vollständig bewahrheitet.

Das Eindringen steht demnach fest.

Mit dieser Thatsache ist zwar das Fundament errichtet, auf dem der Aufbau der Methode begonnen werden kann; aber dieser Grundstein ist noch ausserordentlich schwach, wenn die Schwere seines Gewichts nicht durch feste Mittelglieder verstärkt wird.

Der Satz, wie wir ihn als Schluss aus den gesammelten Beobachtungen erhielten, hat eine viel zu allgemeine Fassung: er besagt nur, dass der Flüssigkeitsstaub überhaupt in die Luftwege eindringt, er lässt Zweifel darüber, ob viel oder wenig hineingelangt, wie weit er in die Luftwege vordringt, in welcher Form er zur Wirkung kommt.

An Stelle der Frage: „Dringt die Flüssigkeit in die Luftwege ein oder nicht?“ wird mit vollem Recht eine andere treten: „Dringt viel oder wenig in die Luftwege ein?“ „Dringt so viel ein, dass es eine Wirkung auszuüben im Stande ist?“ Der Schwerpunkt des Zweifels wird hierdurch nicht beseitigt, sondern nur verrückt: anstatt dass man vorher nichts, lässt man jetzt unendlich wenig hineingelangen. Dasselbe Thema in einer anderen Variation.

Wie weit dringt die zerstäubte Flüssigkeit in die

Luftwege vor? Eine nicht minder wichtige Frage. Bietet die Methode nur ein Heilmittel für Pharynx, Larynx und Trachea — wie es Durand-Fardel annimmt —, oder auch für die kleinen Bronchen und Lungen?

In welcher Gestalt endlich kommt der Flüssigkeitsstaub in den Athmungsorganen zur Wirkung?

Alle diese Fragen müssen wir eingehend erörtern, denn sie bilden die eigentlichen physikalischen Grundlagen der ganzen Inhalationsmethode.

7.

Wie viel der zerstäubten Flüssigkeit dringt in die Luftwege ein?

Diese Frage ist exact ausserordentlich schwer zu entscheiden; man muss sich deshalb mit einer ungefähren Schätzung begnügen. Auf zwei entgegengesetzten Wegen kann man eine annähernde Lösung erreichen.

1. Bestimmung des Verlustes an Flüssigkeit während der Inhalation.

Am Pünktlichsten lässt sich dies an denjenigen Apparaten, die eine Trommelvorrichtung besitzen, ermöglichen, weil hier nur wenig von der Flüssigkeit neben dem Munde vorbeiströmt, und Alles leicht aufgefangen werden kann.

Wird der kleine Pulverisateur von Sales-Girons mit 2 Pfund = 24 Unzen Wasser gefüllt und dann in Bewegung gesetzt, so reicht diese Menge ca. 10 Minuten lang aus. Fängt man die von der Trommel zurückfliessende Quantität auf, so erhält man einen Verlust von 2—2½ ℥. Innerhalb 10 Minuten werden also 2—2½ Unzen Wasser in Staubform umgewandelt; in 4—5 Minuten wird demnach eine Unze Flüssigkeit pulverisirt.

Bei meinem Apparat ist die Menge des erzeugten Nebels von der Weite der Ausflussöffnung und von der Häufigkeit und Kraft der Pumpenstösse abhängig. Man kann nach Belieben einen reichlichen oder einen schwachen Nebel erzeugen; die Menge variirt so weit, dass die während 10 Minuten zerstäubende Flüssigkeit sich in den Grenzen von 2—5 Unzen bewegt, dass also innerhalb 2—5 Minuten 1 Unze Wasser in Nebel umgewandelt wird.

Es fragt sich nun: wie viel von dieser Quantität gelangt wirklich in die Luftwege?

Die folgenden Untersuchungen habe ich an meinem eigenen Apparat angestellt, sie lassen sich jedoch in der Hauptsache wenigstens ohne Weiteres auf den Sales-Girons'schen Pulverisateur übertragen.

Ich selbst athmete nämlich während einer genau notirten Zeit den Nebel ein. Vor der Inhalation mass ich die angewandte Flüssigkeit, nach der Inhalation den zurückbleibenden Rest derselben. Die Differenz beider ergiebt die Quantität des erzeugten Nebels.

Den offenen Mund hielt ich dicht vor die Trommel, so dass nur Spuren der Flüssigkeit an meinem Kopfe vorbei in die Luft strömen konnten, Alles vielmehr theils in die Mundhöhle gelangte, theils sich am Gesicht niederschlug. Vom Gesicht und der herausgestreckten Zunge floss Alles in ein untergestelltes Gefäss herab und wurde sorgfältig gemessen.

Im Munde und im Rachen sammelt sich beim Inhaliren von Zeit zu Zeit gleichfalls Flüssigkeit an, die sonst entweder verschluckt oder ausgespieen wird. Ich vermied jede Schluckbewegung und spie alles in ein Glas hinein; auch diese Quantität mass ich.

Das Resultat dieser Untersuchungen, die ich sehr häufig wiederholte, war nun folgendes: *Ungefähr die Hälfte* der wirklich zerstäubten Flüssigkeit kam in diesen aufgefangenen Mengen wieder zum Vorschein; hiervon war die grössere Hälfte, also etwas mehr als $\frac{1}{4}$ des Ganzen, aus der Mund- und Rachenhöhle ausgespieen worden (der beigemischte Speichel bildet hier eine geringe, nicht zu umgehende Fehlerquelle, jedoch nicht zu Gunsten, sondern zu Ungunsten des Endresultats), die kleinere Hälfte hingegen, also wieder ca. $\frac{1}{4}$ des Ganzen, war von Gesicht und Zunge herabgeflossen. Es blieb demnach nur noch eine Hälfte des Flüssigkeitsstaubes übrig, die bei der Berechnung in Betracht kam.

Gelangt diese ganze Hälfte in den Larynx? Keineswegs. Auch hiervon müssen noch wesentliche Abzüge gemacht werden. Während der ganzen Dauer der Pulverisation wechseln nämlich Inspirationen und Exspirationen mit einander ab: man inhalirt nur bei der Inspiration, bei der Exspiration strömt nichts in die Luftwege ein. Ja, es können sogar Spuren des schon eingeathmeten medicamentösen Staubes, die noch nicht an den Wandungen sich niedergeschlagen haben, bei der Exspiration wieder entfernt werden; jedoch können diese minimalen Mengen nicht Gegenstand der Berechnung sein.

Bei normaler Athmung dauert die Exspiration etwas länger als die Inspiration: erstere verhält sich nach Vierordt und Ludwig [1]) zur letzteren wie 12 : 10, indessen variirt dies Verhältniss sehr bedeutend. Bei langen und tiefen Inspirationen, die bei der Inhalation ja besonders indicirt sind, wird die Dauer der Inspiration entweder gleich oder selbst grösser als die der Exspiration. Dennoch würde man einen bedeutenden Fehler machen, wollte man von vornherein den Verlust durch die Exspiration auf die Hälfte der gesammten zerstäubten Flüssigkeit veranschlagen: es würde dann jene Hälfte, die wir als Endresultat erhielten, durch dieses Moment ganz im Wegfall kommen, d. h. wir behielten nichts als Rest übrig, was einerseits vom Pharynx resorbirt würde, andererseits in die Athmungsorgane gelangen könnte.

Der Fehler, den wir bei einer solchen Berechnung begehen würden, wird aus genaueren Beobachtungen ersichtlich. Bei der Inspiration strömt ein reichlicher, dichter Nebel aus der vorderen Trommelöffnung hervor in die Mundhöhle; bei der Exspiration hingegen kommt nur ein verhältnissmässig dünner, schwacher Nebel aus dem hinteren Ende der Trommel heraus. Während ersterer überall, wo er anprallt, sehr schnell zu grossen Tropfen zusammenfliesst, befeuchtet letzterer nur sehr langsam eine entgegengehaltene Fläche. Der Nebel hat nämlich durch die Stellung des Knopfes innerhalb der Trommel von selbst die Richtung nach vorn. Durch die Inspiration wird diese Richtung noch unterstützt. Bei der Exspiration hingegen hat die eigene Triebkraft des Nebels eine entgegengesetzte Richtung mit dem Luftstrom; nach der Kraft beider wird die Bewegung des Nebels in der einen oder der anderen Richtung und die Geschwindigkeit

[1]) Vierordt und Ludwig. Zur Lehre von den Athembewegungen. Arch. für physiol. Heilk. 1855. Bd. XIV. p. 273.

desselben bestimmt. Es entsteht dadurch leicht eine Art Stauung; wenigstens wird der Nebel mit verminderter und nur allmälig steigender Kraft aus der Trommel heraus befördert. Es wird, begünstigt durch diese Stauung, ein Theil der Flüssigkeit innerhalb der Trommel sich zu Tropfen verdichten und mit der übrigen Flüssigkeit abfliessen. [1]) Der aus der hinteren Trommelöffnung aus trömende Nebel wird dadurch in jenem Grade verdünnt, wie wir es eben beschrieben haben. Beobachtet man überdies die Athemzüge derjenigen, die nach der Vorschrift die pulverisirte Flüssigkeit inhaliren, ohne dass diese es wissen, mit einiger Genauigkeit, so sieht man deutlich, dass der Nebel weit länger die Richtung nach dem Gesichte, als nach dem hinteren Ausgang der Trommel hin hat. Gewöhnlich dauert die Richtung nach vorn ungefähr zwei Zeitintervalle, die nach hinten nur ein Intervall. Dies erklärt sich einerseits aus den tiefen Inspirationen, andererseits aus den Ruhepausen zwischen Exspiration und der folgenden Inspiration, während welcher der Nebel aus eigener Triebkraft gleichfalls nach vorn strömt. Also etwa nur in einem Drittel der Zeit geht Flüssigkeit wirklich in die Luft verloren, ohne dass sie aufgefangen werden kann.

Um ein präciseres Resultat zu erhalten und dadurch mit grösserer Sicherheit die wirklich eingeathmete Flüssigkeitsmenge zu berechnen, machte ich den Versuch, den durch die Exspiration entstehenden Verlust möglichst in Wegfall zu bringen. Ich verschloss nämlich die hintere Oeffnung der Trommel durch ein Stück Pappe derart, dass nur wenig Luft daneben vorbei in die Trommel gelangen, und bei der Exspiration fast nichts von dem Nebel hinten ausströmen konnte. Während der Exspiration musste der Nebel demnach zum Theil sich in der Trommel selbst verdichten, zum Theil musste er, vorn aus der Trommel hervorströmend, sich an der äusseren Umrandung derselben oder am Ge-

---

[1]) Anmerkung. An meinem Apparat wird die Verdichtung noch dadurch erhöht, dass einerseits der Knopf in der Trommel ziemlich gross ist, andererseits das hintere Ende der Trommel nur an der oberen Hälfte offen ist, an der unteren hingegen durch eine Art Reservoir für den Durchtritt der Luft verschlossen ist. Es stellen sich demnach sehr viele Flächen dem Nebel entgegen, an denen er sich condensiren muss.

sichte brechen und zu Tropfen abfliessen. Was neben dem Kopfe vorbei in die Luft sich verbreiten konnte, war, wie gesagt, nur eine geringe Menge.

Dieses Experiment führte zu folgendem Resultat: die Gesammtsumme der zerstäubten Flüssigkeit war nur um ein weniges, etwa $\frac{1}{10}$, geringer als bei der gewöhnlichen Pulverisation; das ist also diejenige Menge des Nebels, die sich jetzt mehr als unter normalen Umständen in der Trommel niederschlug. Während in den früheren Versuchen die Hälfte, wurden bei diesen Experimenten zwei Drittheile der zerstäubten Flüssigkeit in den Gefässen aufgefangen, also nur ein Drittheil war wirklich verbraucht. Von den aufgefangenen zwei Drittheilen war die bei Weitem grössere Hälfte, ca. $\frac{5}{12}$ des Ganzen, diejenige Quantität, welche von Zunge, Gesicht und Trommelrand abgeflossen war; die kleinere Hälfte, ca. $\frac{1}{4}$, war aus Mund- und Rachenhöhle ausgespieen worden.

Durch das Verschliessen der Trommel war demnach einerseits die in der Trommel sich ansammelnde, andererseits die von Zunge und Gesicht abfliessende Menge vermehrt worden; diese Summe ergiebt den Verlust während der Exspiration.

Stellen wir die Zahlen übersichtlich neben einander:

A. Mit offener Trommel:

Gesammtsumme des erzeugten Nebels	1
Hiervon	
von Gesicht und Zunge abgelaufen	$\frac{1}{4}$
in Mund- und Rachenhöhle angesammelt	$\frac{1}{4}$
Rest . .	$\frac{1}{2}$.

B. Mit geschlossener Trommel:

Gesammtsumme des Nebels	1
im Apparat condensirt	$\frac{1}{10}$
Rest . .	$\frac{9}{10}$.
Aus diesem Rest	
von Gesicht, Zunge und Trommelrand abgelaufen . . .	$\frac{5}{12}$
in Mund und Rachenhöhle angesammelt	$\frac{1}{4}$
Rest . .	$\frac{1}{3}$

Verbraucht ist demnach $\frac{1}{3}$ des obigen Restes $\frac{9}{10}$, d. h. $\frac{3}{10}$ vom Ganzen.

Wenden wir diese Zahlen auf den Sales-Girons'schen und meinen Apparat an, so erhalten wir Folgendes:

A. Der Pulverisateur von Sales-Girons
zerstäubt 2—2½ ℥ Wasser in 10 Minuten
folglich 1 ℥ - in 4—5 Minuten.
Hiervon werden verbraucht $\frac{3}{10}$ ℥ in 4—5 Minuten,
folglich 1 ℥ in 13⅓—16⅔ Minuten.

B. Mein Apparat
zerstäubt 1 ℥ Wasser in 2—5 Minuten.
Es wird also verbraucht $\frac{3}{10}$ ℥ - - - 2—5 - -
folglich 1 ℥ - - - 6⅔—16⅔ - -

Alle diese Zahlen können nicht im mindesten auf Exactität Anspruch erheben, sie sollen nur eine ungefähre Schätzung versuchen. Runden wir sie ein wenig ab, so können wir annehmen, dass mit dem Sales-Girons'schen Apparat:
in 13—17 Minuten, d. h. im Durchschnitt in ca. 15 Minuten,
mit meinem Apparat:
in 7—17 Minuten, d. h. im Durchschnitt in ca. 10—15 M.
1 ℥ der zerstäubten Flüssigkeit innerhalb der Luftwege zur Verwendung kommt.

Von dieser Menge befeuchtet ein Theil die Mund- und Rachenhöhle und wird von hier aus resorbirt. Dieser Bruchtheil wird indess nur gering sein, da ja die in jenen Höhlen sich ansammelnde Flüssigkeit bei unseren Versuchen sorgfältig ausgespieen und in Abzug gebracht wurde. Die grössere Menge gelangt vielmehr durch den Aditus laryngis in die Luftwege.

2. Directe Bestimmung der eingedrungenen Flüssigkeit.

Diese Bestimmung bietet noch weit mehr Misslichkeiten dar als die vorige, und die Abschätzung wird hier deshalb um vieles unsicherer. Die Experimente können unter den gewöhnlichen Verhältnissen nur an Thieren vorgenommen werden, und es sind demnach immer nur vergleichende Schlüsse gestattet.

Als ein einfaches Experiment erscheint Folgendes: Man lasse ein Thier eine bestimmte Zeit lang eine chemisch leicht nachweisbare, sonst im Körper nicht enthaltene Flüssigkeit einathmen, tödte darauf das Thier, schneide die Athmungsorgane aus und mache die quantitative Analyse zur Bestimmung der darin enthaltenen fremden Substanz. Das Resultat kann jedoch unter diesen Umständen nur ein höchst unvollkommenes sein:

denn damit eine genau nachweisbare Quantität eindringe, muss die Pulverisation ziemlich lange unterhalten werden, während dieser Zeit aber wird die Flüssigkeit, die immer nur in geringer Menge eindringt, sehr leicht fortwährend resorbirt, und es bleibt nur ein beschränkter Rest übrig. Die in andere Organe durch Resorption gelangten fremden Substanzen darf man aber aus dem Grunde nicht mit berücksichtigen, weil die Resorption ja nicht allein von den Luftwegen, sondern auch von Pharynx und Mundhöhle aus geschieht.

Diese Gründe bewogen mich, von dem genannten Experiment abzustehen. Ich versuchte ein anderes Mittel, um dem Auge sichtbar nachzuweisen, dass nicht nur geringe Spuren, die zur Reaction ausreichen, sondern eine wirklich messbare Quantität der zerstäubten Flüssigkeit die Athmungsorgane passirt.

Zu diesem Zwecke liess ich mir Glasröhren von der Weite der Trachea trompetenförmig in der Weise krümmen, dass ihre letzten kurzen Endstücke nach entgegengesetzten Richtungen übereinander liegen, und liess ausserdem an die untere Krümmung der Röhren, bei anderen zugleich auch an die obere, eine Kugel anblasen. Um die Röhren beweglich zu machen und besser einführen zu können, wurden sie in der Mitte in zwei Theile getrennt, die durch Gummischlauch wieder vereinigt wurden.

Nun öffnete ich einem Kaninchen die Trachea und steckte ein solches Rohr so in dieselbe hinein, dass seine obere Mündung mit dem Larynx, seine untere mit den Bronchen communicirte. Nachdem ich die Trachea um beide Endstücke der Röhre fest umbunden hatte, liess ich das Kaninchen, während dessen Mundhöhle durch eine eigens dazu gefertigte Pincette offen erhalten wurde, zerstäubte Flüssigkeit einathmen. Das Thier musste nun, statt auf dem geraden Wege, auf einem Umwege, nämlich durch die ganze Länge des gekrümmten Rohres, respiriren.

Alles, was sonst in die Trachea gelangt sein würde, sei es dadurch, dass sich der Nebel an ihren Wandungen niederschlug, sei es dass angesammelte Flüssigkeit vom Larynx in die Luftröhre herabfloss, musste nun in die Glasröhre eindringen, und was die Krümmung des Rohrs nicht durchlaufen konnte, musste sich in dem unteren Theile desselben, in der Glaskugel, ansammeln.

Diesem Experimente stellen sich mehrfache Hindernisse entgegen.

Ist die Trachea des Thiers sehr eng, so verstopft sich das Lumen der eingeführten Glasröhre leicht durch Schleim und durch die herabfliessende Flüssigkeit; es tritt sofort eine Erstickung des Thiers ein. In anderen Fällen wird die Respiration schnell sehr schwach und erlischt allmälig ganz.

Ich führe hier zwei Experimente mit gelungenem Erfolg an:

1. Eine concentrirte blaue Lakmuslösung ward pulverisirt, nachdem einem Kaninchen eine oben beschriebene, mit einer Kugel versehene Glasröhre in die Trachea eingeführt worden war.

Innerhalb 5—10 Minuten sammelten sich in der Kugel 12—15 Tropfen einer blauen Flüssigkeit an, jedoch war die Farbe derselben, besonders der zuerst herabfliessenden Quantität, blasser als die der ursprünglichen Lösung. Entweder war der unbeständige Lakmusfarbstoff durch die Berührung mit der Schleimhaut verändert worden, oder er war durch beigemischten Schleim verdünnt, oder beides.

Das Thier respirirte anfangs kräftig durch den Mund. Es wehrte sich jedoch daurend, so dass es nur pausenweise den Nebel einathmete; aus diesem Grunde konnte die Zeit der Inhalation nur in jenen weiten Grenzen angegeben werden. Allmälig wurden die Respirationen immer schwächer. Dem entsprechend sammelte sich während der ersten Minuten die Flüssigkeit sehr schnell in der Glaskugel an, nahm aber später nur sehr wenig zu.

Nach Tödtung des Thiers zeigte sich die äussere Umrandung der Schnauze, die Mund- und Rachenhöhle, so wie der Larynx intensiv blau gefärbt, jedoch der Larynx weit weniger stark als die oberen Theile. Von Trachea und Bronchen kann nichts Gewisses ausgesagt werden, weil diese auch normal einen bläulichen Schein besitzen.

2. Eine Lösung von gelbem Blutlaugensalz (Kalium-Eisen-Cyanür ʒ ij, Aq. destill. ℥ vj) ward pulverisirt. Dem Kaninchen wurde eine Röhre, die an ihrer oberen sowohl als an ihrer unteren Krümmung eine Kugel besitzt, eingeführt.

In den ersten 3—5 Minuten, während das Thier, besonders

anfangs, kräftig, zum Theil krampfhaft, athmete, sammelte sich in der unteren Kugel eine geringe Menge gelber Flüssigkeit an. Dieselbe zeigte sich bei der späteren Untersuchung etwas schleimig, sonst mit der angewandten Lösung übereinstimmend, und betrug im Ganzen 3—5 Tropfen. Auch der Boden der oberen Kugel bedeckte sich ganz allmälig mit einer sehr winzigen Quantität, kaum einem Tröpfchen derselben Flüssigkeit.

In weiteren fünf Minuten wurde die Respiration ganz schwach und erlosch endlich vollständig. Während dieser Zeit war keine deutliche Zunahme der angesammelten Flüssigkeit mehr zu bemerken.

Nach unmittelbar darauf erfolgter Oeffnung des Thiers ergaben Mundhöhle, Zunge, Pharynx und Larynx eine sehr intensiv blaue Reaction bei Berührung mit Papier, welches mit Eisenchloridlösung getränkt und dann getrocknet worden war; dasselbe war mit demjenigen Theile der Trachea, in welchen das obere Ende der Röhre hineinragte, der Fall. Der untere Theil der Trachea hingegen reagirte nur sehr schwach, erst bei Zusatz von Essigsäure wurde die Blaufärbung deutlicher; in den Bronchen war die Reaction kaum merklich, dagegen trat sie mit grosser Entschiedenheit auf den Durchschnitten der Lungen auf.

Das Blut zeigte keine deutliche, der Urin gar keine Reaction. Der obere Abschnitt des Oesophagus wurde merklich blau, dagegen war im unteren Theile desselben, so wie im Magen nichts von der Flüssigkeit nachzuweisen. Das Hinunterfliessen in den Magen mochte durch den Druck des Glasrohrs auf die Speiseröhre gehindert worden sein.

Das untere Ende der Röhre zeigte sich bei seiner Einmündung in die Trachea durch ein Tröpfchen gelber, auf Eisen blau reagirender, schleimiger Flüssigkeit verstopft. Die Trachea des Thiers und dem entsprechend auch die Röhre waren nämlich ziemlich enge. Die Erstickung des Thiers während des Versuchs fand hierdurch ihre Erklärung.

Aus diesen Experimenten scheinen mir folgende Schlüsse gerechtfertigt.

1. In die Trachea der Kaninchen gelangt eine zwar nur geringe, jedoch wohl messbare Quantität der zerstäubten Flüssigkeit.

2. Der Nebel wird nicht durch seine eigene Triebkraft in die Luftwege injicirt, sondern durch tiefe Einathmungen des Thiers aspirirt. Dieser Schluss ergiebt sich aus der Thatsache, dass bei schwacher und erloschener Respiration, trotz gleicher Stärke des Nebels, die angesammelte Flüssigkeit sich nicht vermehrt. Auch fällt hiermit der Einwand, dass die im Pharynx condensirte Flüssigkeit etwa durch die Schwerkraft in Larynx und Trachea herabgeflossen ist.

3. Der Nebel vermag selbst gewundene Röhren zu durchlaufen, ohne dass er sich in seiner Totalität zu condensiren braucht. Hieraus allein wird es erklärlich, dass sich auch in der Kugel der oberen Mündung und selbst in den Lungen die pulverisirte Substanz nachweisen liess. Dieser Satz wird im folgenden Capitel noch durch eine Reihe anderer Experimente seine Bestätigung finden.

Die Quantität der Flüssigkeit, welche sich in der Glasröhre ansammelte, betrug im ersten Falle 12—15 Tropfen in 5—10 Minuten, im zweiten Falle, wo die Trachea enger war, 3—5 Tropfen in 3—5 Minuten. Ungefähr gestaltet sich das Verhältniss der in einer Minute sich ansammelnden Flüssigkeit im ersten Falle annähernd auf $1\frac{1}{2}$—2 Tropfen, im zweiten Falle auf 1—$1\frac{1}{2}$ Tropfen. Da anfangs die Respirationen am stärksten waren, später aber nachliessen, und hiermit die Flüssigkeitsmengen wesentlich correspondirten, so nähert sich für dauernde tiefe Inspirationen das Mafs mehr den grösseren Zahlen, also im ersten Falle nahezu 2 Tropfen, im letzteren Falle ca. $1\frac{1}{2}$ Tropfen.

Dieses Quantum ist die Summe derjenigen Flüssigkeitsmengen, welche einestheils von den Wänden des Larynx herunterfliesst, anderentheils sich in der Röhre selbst condensirt. Beide Mengen lassen sich nicht von einander trennen; eine Trennung derselben wäre übrigens zwecklos, da sie ja auch therapeutisch gleichzeitig mit einander wirken.

Das Mafs der eingedrungenen Flüssigkeit, welches wir aus den Versuchen erhielten, hat begreiflicherweise keine allgemeinere Bedeutung und bezieht sich nur auf die gerade gemachten Beobachtungen an Kaninchen. Durch Vergleichung indess könnte man sich ein ungefähres Verhältniss dessen, was beim Menschen hineingelangt, bilden.

Ein Hauptmoment ist die Weite des Larynx und der Trachea. Wie wesentlich diese betheiligt ist, davon konnten wir uns schon in unseren Experimenten an Kaninchen überzeugen: in dem einen Falle, wo die Trachea eng war, drang weit weniger ein, als wo sie weit war.

Nehmen wir vorerst an, wir hätten es mit einer in sich gleichmässigen, der Condensation nicht fähigen, elastischen Flüssigkeit, sei sie luftförmig oder tropfbar flüssig, zu thun, so wird unter sonst gleichen physikalischen Bedingungen, besonders bei gleicher Stromesgeschwindigkeit, das Volumen der in einer bestimmten Zeit in eine vorgehaltene Röhre einströmenden Flüssigkeit der Weite der Röhre, d. h. dem Flächeninhalt ihres Querdurchschnitts, proportional sein. Es werden sich demnach die Flüssigkeitsvolumina wie die Quadrate der Röhrendurchmesser verhalten. Versuchen wir dies auf unseren Fall anzuwenden. Bei dem ersten Kaninchen hatte der Larynx ca. 2 Linien im Durchmesser. Die Glottis des Menschen ist nach übereinstimmenden Untersuchungen vieler Forscher bei gewöhnlicher Respiration 4—5‴, bei tiefer Respiration 5—6‴ weit. [1]) Nehmen wir 5 als Mittel an, so verhält sich der Querdurchschnitt des Larynx beim Kaninchen zu dem beim Menschen wie 4:25, d. h. beim letzteren beträgt er ungefähr 6mal so viel als bei ersterem. In die Trachea des Kaninchens waren während einer Minute ca. 2 Tropfen Flüssigkeit eingedrungen; hätte der Kehlkopf dieselben Dimensionen wie beim Menschen, so wären unter der genannten Voraussetzung 6mal so viel, also 12 Tropfen in einer Minute hineingelangt

d. i. 1 Drachme . . . in 5 Minuten
und 1 Unze . . . in 40 -

Dieses Maſs fällt bei Weitem geringer aus, als wir es bei obiger Differenzberechnung gefunden, und es ist in der That gegen die Wirklichkeit zu klein. Das Resultat wäre ein richtigeres, wenn unsere Voraussetzung, dass das in die Röhre einströmende Fluidum seine Dichtigkeit nicht ändere, auf die pulverisirten Flüssigkeiten passte. Nun besitzt aber das zerstäubte

---

[1]) Merkel, Die Functionen des menschlichen Schlund- und Kehlkopfs. Leipzig 1862, Wigand. p. 54.

Wasser die Eigenschaft, überall, wo es mit Flächen in Berührung kommt, sich an denselben zu Tropfen zu condensiren. Der Nebel wird also, je weiter er auf seinem Wege vorschreitet, immer mehr verdünnt. Je enger nun eine Röhre ist, in welcher der Nebel circulirt, desto grösser ist das Verhältniss der Röhrenoberfläche zum Röhreninhalt, und um so schneller und bedeutender wird demnach die Verdünnung zunehmen. Mit der Verengerung der Röhre sinkt also nicht nur das Volumen, sondern auch die Dichtigkeit der Flüssigkeit. Da aber die Flüssigkeitsmenge das Product dieser beiden Factoren ist, so wird das oben aus dem blossen Volumen gewonnene Verhältniss um ein Bedeutendes modificirt. Die Quantität wird in einer weit beträchtlicheren Proportion, als wir oben annahmen, durch enge Röhren vermindert und durch weite Röhren vermehrt. Leider besitzen wir für diesen neuen Factor kein Mafs: wir können nur behaupten, dass die oben gefundene Zahl (12 Tropfen) viel zu klein berechnet ist.[1])

Freilich kommt auch die Länge der Röhren in Betracht, und hier fällt die Vergleichung zu Ungunsten des Menschen aus. Betrachten wir aber die anderen, im vorigen Capitel auseinandergesetzten Vorzüge der Inhalation des Menschen vor der der Thiere, so wird dies Moment, wenigstens theilweise, compensirt. Besonders kommt hier der weite trichterförmige Eingang, welchen die Mund- und Rachenhöhle bildet, und welcher dem grösten Theil des erzeugten Nebels den Eintritt gestattet, in Betracht. Ein beträchtlicher Theil der zerstäubten Flüssigkeit schlägt sich zwar, wie wir sahen, hier zu Tropfen nieder; dafür gestattet aber auch die trichterförmige Gestalt eine Verdichtung der nichts desto weniger noch in Nebelform verharrenden Flüssigkeit bei ihrem Eintritt in den Larynx; diesen Punkt werden wir im folgenden Capitel noch näher beleuchten.

Als Endresultat unserer nach zwei entgegengesetzten Rich-

---

[1]) Anmerk. Es wäre erwünscht, wenn man Experimente an grösseren Thieren machen könnte, deren Organe an Dimension sich denen des Menschen mehr annähern. Ich hatte die Absicht, Pferde zu diesem Zwecke zu benutzen, stand jedoch davon ab, weil es unmöglich ist, diese Thiere, deren Uvula fast bis zum Larynx reicht, durch den offenen Mund inhaliren zu lassen.

tungen angestellten Wahrscheinlichkeitsberechnungen können wir folgende vermittelnde Abschätzung versuchen.

Nach der ersten Berechnung wurde in 10—15 Minuten 1℥ Flüssigkeit verbraucht. Diese Summe gelangt indess nicht ganz in den Larynx, sie ist demnach zu gross.

Nach der zweiten Berechnung dringt ungefähr innerhalb 40 Minuten 1 Unze Flüssigkeit in den Kehlkopf ein. Diese Quantität ihrerseits ist wahrscheinlicherweise zu klein. Im Mittel glauben wir demnach der Wahrheit nahe zu kommen, wenn wir im Allgemeinen annehmen, dass unter günstigen Bedingungen innerhalb einer halben Stunde ein bis zwei Unzen Flüssigkeit den Kehlkopfeingang passiren.

Diese Menge ist zwar bedeutend geringer, als manche enthusiastische Verehrer der Methode glauben möchten, sie ist aber immer ansehnlich genug, um eine Wirkung ermöglichen zu können. Dass übrigens die in die Luftwege des Menschen eindringende pulverisirte Flüssigkeit eine wohl zu beachtende Quantität bildet, diese Thatsache wird auch durch laryngoskopische Beobachtungen, nach welchen die in Larynx und Trachea gelangten Substanzen dem Auge deutlich sichtbar werden, bestätigt.

Das angegebene Quantum verbreitet sich über Larynx, Trachea und Bronchen. In die Mundhöhle und den Pharynx gelangt eine weit beträchtlichere Quantität. Wir fanden bei unseren Experimenten, dass ungefähr der vierte Theil der sämmtlichen pulverisirten Flüssigkeit sich in Mund- und Rachenhöhle condensirt; dies ergiebt für den Sales-Gironsschen Apparat ¼ Unze in 4—5 Minuten, für meinen Apparat ¼ Unze in 2—5 Minuten, also im ersteren Falle 1 Unze in 16—20 Minuten, im letzteren 1 Unze in 8—20 Minuten. Diese Flüssigkeitsmenge wirkt ausschliesslich auf die Schleimhaut der Mundorgane und des Pharynx.

Die obigen Berechnungen haben nur für diejenigen Fälle Gültigkeit, in denen die Bedingungen für das Eindringen sich günstig gestalten. Im Uebrigen schwankt die Menge der eindringenden Flüssigkeit in bedeutenden Grenzen; sie ist einerseits von der physikalischen Beschaffenheit des Nebels, andererseits von der Individualität des Einathmenden abhängig. Bei demselben Individuum kann die Menge von fast 0 bis zur möglichsten Höhe differiren, je nach der Tiefe der Inspiration und je nach der Haltung des Mundes, der Zunge und des Kopfes. Bei der Vergleichung verschiedener Personen kommen besonders die anatomischen Verhältnisse des Mundes und des Pharynx in Betracht. Eine grosse Mundöffnung, eine weite Mund- und Rachenhöhle, eine dünne, leicht sich abflachende Zunge, eine nahezu aufrecht stehende Epiglottis ergeben das höchste Maſs der eindringenden Flüssigkeitsmenge. Dagegen muss eine kleine, nicht geräumige Mundhöhle, eine dicke, dem Gaumen sich nähernde Zunge, eine gegen den Aditus laryngis geneigte Epiglottis die eindringende Quantität in mehr oder weniger bedeutendem Grade vermindern. Eben so aspiriren Personen, die tief und kräftig einathmen, weit mehr Nebel als diejenigen, deren Respiration flach ist.

Auch pathologische Verhältnisse können wesentlich einwirken; als ziemlich häufige Erfahrung erwähne ich die Anschwellung der Arytenoidknorpel durch Perichondritis, wodurch der Aditus laryngis verengt wird, in gleicher Weise sind Geschwülste im Larynx bemerkenswerth, und dergl. mehr.

Auf alle diese ungünstigen Vorbedingungen finden die oben berechneten Zahlen keine Anwendung; dieselben müssen unter solchen Umständen sehr wesentlich modificirt werden.

8.

Wie weit und in welcher Gestalt dringt die zerstäubte Flüssigkeit in die Luftwege vor?

Bei Kaninchen und Hunden ist es erwiesen, dass die Flüssigkeit bis in die kleinen Bronchen und Lungen gelangt. Beim Menschen hingegen ist es noch eine Streitfrage, wie weit der Nebel in die Athmungsorgane vorrückt. Am lebenden Menschen reichen die Hülfsmittel nur aus, um ihn bis zur Trachea nachzuweisen, und es giebt Beobachter — wie Durand-Fardel [1]) —, welche ein weiteres Vordringen anzweifeln. Beim Menschen ist die Bahn vom Rachen bis zu den Lungen bedeutend länger, als bei kleinen Thieren: es liegt also die Möglichkeit vor, dass, wäh-

[1]) p. 54.

rend er bei diesen den ganzen Weg noch durchströmen kann, er bei jenem sich schon, bevor er in die Lungen gelangt, an den Wänden der Trachea sich vollständig verdichte.

Wollten wir klinische Beobachtungen zur Entscheidung dieser Frage verwerthen, so würden wir ex juvantibus et nocentibus das Eindringen der Flüssigkeiten bis in die Lungen erweisen können, so würde besonders die hämostatische Wirkung des inhalirten Liquor ferri bei Lungenblutung, manche Lungenreizung nach schädlicher Inhalation, z. B. die von Trousseau beobachtete Pneumonie nach übermässig forcirtem Einathmen, in Betracht kommen. Aber wir glauben logisch an dem Grundsatze festhalten zu müssen, klinische Erfahrungen, die erst durch vorhergehende theoretische Feststellung einen Werth erhalten, nicht schon zur Beweisführung zu benutzen. Vereinzelte Beobachtungen an der Leiche solcher, die kurz vor dem Tode Liquor ferri inhalirt hatten, und in deren Lungen Eisen in grösserer Menge als normal gefunden wurde, liegen zwar vor, aber diese Beobachtungen sind nicht hinlänglich durch genaue quantitative Analysen präcisirt.

Es schien mir deshalb eine Methode nothwendig, durch welche zu jeder Zeit das tiefe Eindringen des Nebels erwiesen werden könnte. Da, wie wir ausführlich zeigten, die physikalische Beschaffenheit der zerstäubten Flüssigkeit in Beziehung zu der Lage und Gestalt des zu durchströmenden Weges allein zur Entscheidung der Frage massgebend ist, so versuchte ich, geeignete Verhältnisse künstlich herzustellen, um die bezüglichen physikalischen Eigenschaften des Nebels daran zu studiren. Durch dieselbe werden wir nicht nur über die Frage aufgeklärt, wie tief der Nebel vordringe, sondern auch in welcher Gestalt er auf seinen Wegen zur Wirkung komme. Die Versuche sind folgende. [1])

1. Hält man einen Glastrichter mit seiner Mündung vor die Trommel des Pulverisationsapparates, während Flüssigkeit darin

[1]) Diese Versuche nebst manchen anderen habe ich bereits im Februar in einem Vortrage vor der Berliner medicinischen Gesellschaft erörtert und dieselben mit günstigem Erfolge, für einen jeden sichtbar wiederholt. Sie dienen zugleich zur augenscheinlichen Widerlegung der Fournié'schen Experimente.

zerstäubt wird, so prallt der grösste Theil der Flüssigkeitströpfchen an die Wand des Trichters an, und fliesst zu Tropfen zusammen. Dasselbe geschieht am Anfangsstück des Trichterhalses, mag derselbe die horizontale Fortsetzung des Trichterkegels, oder in einem Winkel nach oben oder unten mit ihm gekrümmt sein. Je weiter von der Mündung entfernt, desto geringer ist die Befeuchtung der Röhre. Haben sich grössere Mengen niedergeschlagen, so fliessen sie natürlich an den Wänden herab.

2. Durch die Röhre des Trichters hindurch strömt ein feiner Flüssigkeitsnebel mit dem Luftzuge nach aussen. Dies geschieht selbst, wenn der Hals sehr lang (etwa 1 Fuss) und sehr eng ist (ca. 2 Linien im Durchmesser).

Wird der Hals des Trichters nahe der kegelförmigen Mündung fast rechtwinklig gebogen, so gelangt auch hier Nebel durch die längere oder kürzere Röhre hindurch, und zwar nicht nur, wenn der Hals vertical nach unten, sondern selbst wenn er ungefähr rechtwinklig nach oben gehalten wird, wo also der Luftzug entgegengesetzt der Schwerkraft wirkt.

Wendet man statt eines Glastrichters einen Cautschuktrichter, der in einen elastischen Schlauch endigt, an — in unserem Fall hat der Schlauch ca. 10 Zoll Länge und $^3/_8$ Zoll Querdurchmesser — so zeigt sich dasselbe Phänomen; ja man kann sogar den Schlauch nach rückwärts krümmen oder kreisförmig winden, gleichgültig nach welcher Richtung, nach oben, nach unten, oder seitlich, immer dringt ein sichtbarer Nebel durch die Endöffnung hindurch. Selbst wenn der Schlauch an einer Stelle etwas eingeknickt ist, natürlich so, dass das Lumen dadurch nicht ganz verschlossen wird, hört der Flüssigkeitsstrom durch denselben hindurch nicht auf.

3. Der durch die Endöffnung des Trichters ausströmende Nebel lässt, wenn der Hals desselben, resp. der angesetzte Schlauch eine mässige Länge hat, kein Tröpfchen mehr in sich unterscheiden; er verhält sich, seiner äusseren Erscheinung nach, ganz wie Dampf, der sich eben condensirt, er ist wie dieser in sich gleichförmig und elastisch.

Je länger und enger die Röhre ist, desto feiner ist dieser Nebel, so dass man oft Mühe hat, die richtige Stellung zu finden, in der man ihn mit den Augen wahrnehmen kann.

Durch die Glasröhre hindurch ist der Nebelstrom nicht zu erkennen.

Bringt man gelbes Blutlaugensalz in den Zerstäubungsapparat, und hält feuchtes, mit Eisenchloridlösung getränktes Papier vor die Ausmündung der Röhre, so färbt es sich blau, schneller oder langsamer, je nach der Intensität des Nebels. — Die Blaufärbung geschieht bei einiger Länge des Rohrs gleichmässig, nicht punktförmig, wie es der Fall ist, wenn noch einzelne Tröpfchen im Nebel vorhanden sind.

Die Bildung dieses dampfähnlichen Nebels, der aus einer innigen, gleichmässigen Mischung von Luft und Wasser besteht, geht wahrscheinlich in der Weise vor sich, dass während die grösseren Tröpfchen sich sämmtlich in den ersten Wegen niederschlagen, sich die feineren Tröpfchen unter gleichzeitiger Wasserverdampfung einander nähern und sich zu jener elastischen Form verdichten, die, gleich dem Dampfe, lange, enge und gewundene Röhren zu passiren im Stande ist.

4. Hält man einen Trichter ohne Hals, der eine ziemlich weite Ausflussöffnung hat, d. h. einen abgestumpften Kegel, mit seiner weiten Mündung vor die Trommel des Apparats, so sind in der ausströmenden Flüssigkeit zwar noch sehr viele vereinzelte Tröpfchen, wenn auch schon in weit geringerer Quantität, wahrzunehmen, aber im Ganzen ist die Consistenz des Nebels eine dichtere, die einzelnen Stäubchen liegen näher bei einander, und man erkennt selbst schon diejenige Form des Nebels, in welcher einzelne Stäubchen kaum mehr zu unterscheiden sind. Hier ist also schon durch die trichterförmige Verengerung der erste Schritt zur weiteren Condensation angebahnt.

5. Hält man dagegen eine einfache cylindrische Glasröhre dem Flüssigkeitsstaube entgegen, so gelangt immer nur ein ausserordentlich dünner, oft nur schwer sichtbarer Nebel durch dieselbe hindurch. Sogar wenn die Röhre nur eine sehr geringe Länge (ca. 2 Zoll) und eine ziemliche Weite (etwa $^3/_4$ Zoll im Querdurchmesser) hat, ist der aus ihr hervorströmende Nebel bei Weitem dünner, als wenn ein selbst zwei bis dreimal so langer und mit einer viel engeren Ausflussöffnung versehener Kegel angewandt wird. Das trichterförmige Anfangs-

stück vermehrt demnach die eindringende Menge im hohen Grade. Schon eine nur allmälig kegelförmig sich erweiternde Röhre lässt selbst bei viel grösserer Länge und bei engerem Endstück mehr Nebel hindurch, als eine kurze cylindrische Röhre. Fast alle Flüssigkeit schlägt sich an ihren Wänden nieder. (Um den aus der Röhre ausströmenden Nebel unbehindert beobachten zu können, hielt ich eine kleine Platte aus Pappe, die von der Röhre durchbohrt wurde, in einiger Entfernung als Schirm vor die Trommel.)

Alle diese Ergebnisse dürfen wir ohne Bedenken auf die menschlichen Luftwege übertragen. Sie können als die physikalischen Grundlagen der Methode gelten, sie bilden die feststehenden Regeln, welchen der Flüssigkeitsstaub beim Durchströmen von Röhrenleitungen gehorcht.

Die Bahn, die wir künstlich den Flüssigkeitsnebel haben durchlaufen lassen, ist in keiner Weise vor den menschlichen Luftwegen bevorzugt. Wir sehen den Nebel durch Röhren hindurchziehen, die bei Weitem enger als die menschlichen Luftröhren und selbst länger als der Weg vom Pharynx bis zu den Lungen sind. Ja der Nebel drang selbst durch, wenn die Röhre nach oben umgebogen, kreisförmig gekrümmt und sogar eingeknickt war — eine Art Nachahmung der Epiglottis —; alles Verhältnisse, die unverhältnissmässig ungünstiger sich gestalten, als an irgend einer Stelle des menschlichen Tractus respiratorius.

An den künstlichen Apparaten wird die Stromrichtung des Nebels bestimmt durch den Luftzug, welcher in der Richtung der Trommel nach dem vorgehaltenen Canal hin besteht, der also von der Trommel zum offenen Ende der Röhrenleitung hinstrebt. Bedingt wird dieser Luftzug dadurch, dass der feine, der Ausflussöffnung des Pulverisateurs entströmende Flüssigkeitsstrahl an der schief nach vorn gerichteten Platte sich so bricht, dass der Nebel die Richtung nach vorn erhält und dadurch der Luft innerhalb der cylindrischen Trommel dieselbe Richtung mittheilt.

Bei der natürlichen Inhalation eines Menschen macht sich derselbe Luftzug nach dem Ende der Athmungswege hin geltend, aber hier wird dieser durch die Aspirationskraft der Lungen selbst bedingt, und die Aspiration wird durch die harmonirende Stromesrichtung des Nebels noch erleichtert. Der Effect muss in beiden Fällen — in den künstlichen Apparaten und bei der Lungenathmung — derselbe sein.

9.

Schlüsse aus den physikalischen Experimenten.

Wenden wir nun die Resultate unserer Versuche auf die menschlichen Luftwege an und berücksichtigen hierbei die mögliche Art der Wirksamkeit der Inhalation, so erscheinen uns folgende Schlüsse gerechtfertigt.

1. Der grösste Theil der Flüssigkeiten schlägt sich in den ersten Luftwegen, in Mund- und Rachenhöhle, in Larynx und Trachea nieder. Hier wirken also nicht nur die Flüssigkeitsstäubchen als solche ein, sondern auch durch das Niederschlagen in grösseren Tröpfchen kommt die Flüssigkeit in eine nähere Berührung mit der Schleimhaut und berieselt dieselbe gleichsam.

Dies Resultat stimmt auch mit den Ergebnissen unserer früheren Experimente überein.

2. Je tiefer nach unten, desto geringer ist die Menge der auf der Schleimhaut zusammenfliessenden Tröpfchen.

3. In die Bronchen und Lungen, soweit diese ihre Elasticität, um Luft aspiriren zu können, besitzen, gelangt nur ein feiner Nebel der angewandten Flüssigkeit. Hier wirkt derselbe jedoch nicht mehr in Form feiner Wassertröpfchen, sondern in einer dem Dampfe analogen Weise ein.

Dass die Aspirationskraft der Lungen eine nothwendige Vorbedingung für das Eindringen ist, ist eine selbstverständliche Thatsache. Haben die Lungen daher an irgend einer Stelle ihre Elasticität in der Weise eingebüsst, dass sie nicht neue Luft heranzuziehen im Stande sind, so wird auch nichts von den beigemischten Substanzen dahin gelangen können.

4. Da der Nebel sich in den Lungen über den weit ver-

ästelten Baum der kleinen Bronchen vertheilt, so wird er in ihnen den höchsten Grad der Verdünnung erreichen. Zugleich ist zu bedenken, dass die Temperatur in den Lungen eine ziemlich hohe, nahezu die des Blutes, ist, und sich die Luft darin für diese Temperatur mit Wasserdampf zu sättigen sucht, wie ja die stets mit Wasser geschwängerte Exspirationsluft zeigt. Nun besitzt der eingeathmete Nebel Wasser in so fein vertheilter Gestalt, dass dasselbe gewiss ausserordentlich leicht in Dampf überzugehen im Stande ist. Es ist demnach im höchsten Grade wahrscheinlich, dass der schon an sich dampfähnliche Nebel in den kleinen Bronchen und Lungen in wirklichen Dampf sich umwandelt. Die fixen Substanzen kann er auch in dieser Gestalt, da dieselben ausserordentlich fein verbreitet sind, entweder gelöst oder suspendirt, mit sich fortführen. Wir wissen ja, dass z. B. die Seeluft die festen Bestandtheile des Seewassers enthält, ja durch die neue Bunsen-Kirchhoff-sche Spectralanalyse lässt sich überall in der atmosphärischen Luft Kochsalz nachweisen.

In den Lungen wird demnach aus dem eingeathmeten Nebel etwas Aehnliches, wie eine mit fremden Substanzen imprägnirte Luft, in der das blosse Auge das Fremdartige, weil es entweder sehr fein suspendirt, oder möglicherweise in dem latenten Wasserdampf gelöst ist, nicht wahrnehmen kann.

Es ist eine wahrhaft künstliche Atmosphäre, die in den Lungen aus dem sichtbaren Nebel, nach Verlust der grösseren, in den oberen Athmungswegen zurückbleibenden Menge, sich erzeugt hat.

10.

Der Wirkungskreis der Inhalationen.

Das Feld der Wirksamkeit ist für die Inhalationen ein sehr ausgedehntes: die eingeathmeten Substanzen kommen mit der Mund- und Nasenhöhle, mit dem Gaumen und Rachen, mit dem Larynx und der Trachea, mit den Bronchen und den Lungen in Berührung und zwar in verschiedener Form, je nach der Lage der Organe. Auf alle diese Theile können Effecte ausgeübt werden. Die Effecte werden für ein jedes Organ zu der

Art und Weise, wie die Inhalationen auf dasselbe einwirken, in einer nahen Beziehung stehen.

Was die höher gelegenen Theile, die Mund- und Rachenhöhle, den Kehlkopf und wohl auch noch die Trachea betrifft, so ist jeder Zweifel an einer möglichen Wirksamkeit durch die früheren Betrachtungen von vorn herein beseitigt, denn hier kommt die eingeathmete Flüssigkeit in grösserer Menge mit der Schleimhaut in Berührung, und zwar um so reichlicher, je höher das Organ liegt.

Bezüglich der Bronchen und Lungen hingegen könnte Mancher noch a priori zu einem absprechenden Urtheil sich geneigt fühlen; aber ein solches Urtheil wäre im hohen Grade übereilt und kann durch analoge Beispiele gründlich widerlegt werden.

Wir fanden, dass der Nebel in einer äusserst verdünnten Form die letzten Endigungen der Bronchen erreicht, dass dahin nicht mehr die kleinen Tröpfchen als solche gelangen, vielmehr nur eine Art künstlicher Atmosphäre, welche fremde Substanzen in sehr feiner Vertheilung beigemischt enthält, dort vorhanden ist. Einer solchen Atmosphäre können freilich manche Effecte, zu denen grössere Quantitäten gehören, niemals zukommen; wir werden dergleichen, z. B. eine ätzende Wirkung, demnach von vorn herein ausschliessen müssen.

Dagegen reichen auch die geringsten Spuren fremder Einflüsse sehr wohl aus, um Wirkungen in den Lungen auszuüben. Die Lungen sind mehr als irgend ein anderes Organ für Ernährungsstörungen empfindlich. Die Blutgefässe und Capillaren bilden in ihnen das dichteste Netz, das in nähere Berührung mit der äusseren Luft tritt, als irgend wo anders im Körper. Der Stoffumsatz geht in ihnen deshalb auch lebhafter als anderswo von Statten. Zudem ist der Kreis derjenigen Stoffe, mit denen sie in Berührung zu kommen gewöhnt sind, ein äusserst beschränkter, er erstreckt sich im Allgemeinen nur auf eine geringe Anzahl atmosphärischer Gase; man wird deshalb von allem Fremdartigen um so mehr eine Einwirkung, sei sie schädlich oder nützlich, erwarten dürfen.

Wie leicht geringe atmosphärische Einflüsse auf die Lungen einwirken, davon können wir uns alle Tage überzeugen. Wir kennen die Wirkung mancher Dämpfe; wir wissen, wie das Einathmen von Tabaksdampf nicht selten belästigt, welche Folgen das Einathmen von wenig Chlorgas oder Jod nach sich zu ziehen im Stande ist, wie verflüchtigtes Terpentinöl in manche Lungenaffectionen eingreift, und dergleichen mehr.

Und dennoch ist in allen diesen Fällen die Quantität der in einer einzelnen Lungenpartie enthaltenen fremden Substanzen keineswegs grösser, ja meist sogar erheblich kleiner, als nach der Pulverisation. Durch die Ausbreitung über die ganze Oberfläche der Lungenbläschen entsteht hier derselbe Grad der Verdünnung, wie mit dem Nebel der zerstäubten Flüssigkeiten; sogar ist bei den Dämpfen die absolute Menge der in die Trachea eindringenden Substanzen meist geringer noch als bei dem Nebel.

Aber nicht nur Dämpfe und Gase, deren Mengen, wenn auch sehr unbedeutend, dennoch ein gewisses Mafs gestatten, üben eine unläugbare Wirkung auf die Lungen aus, selbst von solchen atmosphärischen Einflüssen, bei denen das wirksame Agens so winzig ist, dass es sich jedem Mafse entzieht, sind wir Effecte zu erwarten gewohnt. Wir schreiben der Waldluft und der Meeratmosphäre mit Recht Wirkungen zu, wir haben von dem bald wohlthätigen, bald schädlichen Einfluss, den die Salinenluft auf Brustkranke äussert, augenscheinliche Beweise.

Ein einseitiger Zweifel an der möglichen Wirksamkeit der pulverisirten Flüssigkeit auf die Lungen ist demnach in keiner Weise berechtigt.

Dass der Flüssigkeitsnebel auf die Lungen in der That einwirkt, werden wir in dem therapeutischen Theil unserer Betrachtungen mannigfach ex juvantibus darlegen können; an dieser Stelle möchte jedoch ein Schluss ex nocentibus passender erscheinen, nämlich die Erinnerung an den von Trousseau beobachteten Fall von Pneumonie, der sich den Erfahrungen Demarquay's an Thieren anschliesst.

Ueberhaupt müssen wir wohl erwarten, dass überall in unserer Therapie durch geringe Einflüsse Wirkungen hervorgerufen werden. Wenn wir innerlich ein oder mehrere Gran eines Medicaments reichen, welches nach seinem Uebergang ins Blut an einem entfernten Orte einen Effect auszuüben bestimmt ist, in welchem unmessbar verdünnten Zustand gelangt dieses Heilmittel zum Orte seiner Kraftentfaltung?

Wenn wir Flüssigkeiten auf wunde Häute oder Schleimhäute aufpinseln, in Canäle einspritzen, mit ihnen Gurgelungen vornehmen lassen, oder wenn wir Salben appliciren, wie unbedeutend ist die Menge, die haften bleibt, mit dem Gewebe durch Resorption in directen Verkehr tritt und endlich den Erfolg bedingt?

Enthalten wir uns deshalb jedes voreiligen, aprioristischen Urtheils, sondern stellen es der Wissenschaft anheim, durch exacte Beobachtungen und Erfahrungen die Wirkungsweise eines jeden einzelnen Mittels je nach seiner Dosirung festzustellen. Das physiologische und therapeutische Experiment ist das einzige, was hier zum Ziele führt.

Die Inhalationen verheissen demnach eine locale Therapie für den ganzen Tractus respiratorius zu gewähren. Betrachten wir dieselben indess etwas näher, so treten ihre Unvollkommenheiten sofort ans Tageslicht. Mit der Exactität der localen Therapie für die Haut lässt sich diese Methode in keiner Weise vergleichen.

Die Inhalationen wirken jederzeit auf die gesammte Bahn der Respirationsorgane; gesunde und kranke Theile werden in gleicher Weise davon berührt; wir besitzen kein Mittel, sie nur nach einer bestimmten Stelle zu dirigiren und von einer anderen auszuschliessen, oder der einen eine grössere Quantität zuzuführen, als der andern.

Wir müssen deshalb bei der therapeutischen Anwendung stets die Form im Auge behalten, in der das Medicament mit einem jeden Theile der Athmungswege in Berührung tritt, und müssen hiernach unsere Anordnungen treffen. Wir werden stets zu berücksichtigen haben, ob das Mittel, welches an einer Stelle nützt, nicht an einer anderen schaden kann. Die Wahl und die Concentration der medicamentösen Flüssigkeit wird hiervon wesentlich abhängen.

Der Wirkungskreis der Inhalationen ist aber nicht nur ein localer, sondern auch ein allgemeiner. Die Resorptionsoberfläche der Respirationsorgane ist eine so ausgedehnte und ihre Beziehung zu der Hämatose eine so innige, dass man von den Inhalationen auch Wirkungen auf entferntere Organe durch Vermittlung des Bluts erwarten darf. Hier zeigt sich für die Methode ein neues grosses Feld neben der localen Therapie, als unabhängig von derselben, das einer gründlichen Erforschung werth ist.

Die gebräuchlichsten Inhalationen in anderen Formen erstrecken sich gerade auf dieses letzte Gebiet, ich erwähne nur die Einathmungen von Chloroform zur Einwirkung auf das Nervensystem, die Sauerstoffinhalation zur Umstimmung des Blutlebens.

Auch bei den Inhalationen zerstäubter Flüssigkeiten werden wir manche, auf entfernte Organe ausgeübten Einflüsse zu registriren haben: wir müssen uns aber im Interesse der Sache wohl hüten, von vorn herein die Methode über ihre locale Bedeutung hinaus ausdehnen zu wollen. Erforschen wir vorläufig nur die Inhalationsmethode als locale Therapie nach allen ihren Richtungen; diese Arbeit, soll sie exact sein, ist allein schon eine bedeutende und erfordert die angestrengten Kräfte vieler Menschenleben.

Aber auch abgesehen von der Zersplitterung der Kräfte, werden wir in den meisten Fällen Bedenken tragen, Organe von der Zartheit und Empfindlichkeit der Respirationswerkzeuge zu Trägern von Medicamenten zu machen, die wir auf angemessene, mehr natürliche Weise zu appliciren im Stande sind.

II.

Die wirksamen Factoren der Inhalationen.

Die Flüssigkeitszerstäubung bezeichnet einen bedeutenden Fortschritt in der Inhalationsmethode, ihr erstes und hauptsächlichstes Verdienst, durch welches sie eine neue Aera zu verkünden berechtigt ist, besteht darin, dass sie den Kreis der Stoffe, welche den Athmungsorganen direct zugeführt werden können, wesentlich erweitert, ja fast auf die meisten brauchbaren Medicamente ausdehnt. Früher war man auf Gase und Dämpfe beschränkt, jetzt kann man alle löslichen Substanzen zur localen Therapie der Respirationsorgane verwerthen.

Die zerstäubten Flüssigkeiten haben aber auch gewisse Eigenthümlichkeiten bei ihrer Einwirkung, die sie, zum Theil wenigstens, von allen anderen Inhalationsformen unterscheiden. Ihre Wirkungsweise ist eine complicirte; ihr Effect ist ein Product vieler harmonisch in einander greifender Factoren, von denen bald mehr der eine, bald mehr der andere überwiegt.

Erörtern wir eingehend die Frage, wodurch wirken die Inhalationen? welches sind die Factoren, die den Effect bedingen?

Drei Punkte sind es, die wir in dieser Beziehung zu berücksichtigen haben:

A. die wirksamen Bestandtheile der zerstäubten Flüssigkeit;

B. die Art der Einwirkung;

C. die begleitenden Momente.

A. Die wirksamen Bestandtheile.

Hier kommen zwei Factoren in Betracht, nämlich:

a) die gelösten Medicamente;

b) das Wasser.

Es ist nicht das Medicament allein, welches mit dem Nebel zu allen Theilen der Respirationsorgane hingeführt wird und seinen Einfluss ausübt, auch das Wasser muss berücksichtigt werden, welches von der Pulverisation unzertrennlich ist.

Das Wasser wirkt in doppelter Gestalt:

1. Durch die Flüssigkeitszerstäubung kommt das Wasser sehr fein vertheilt in die innigste Berührung mit der Luft; die unendlich grosse Summe der Tröpfchen bietet eine ungeheuer ausgedehnte Oberfläche für den Contact mit der atmosphärischen Luft dar, und die Tröpfchen selbst sind ausserordentlich klein, so dass ihre Oberfläche zu ihrem Inhalt fast in der grösstmöglichsten Proportion steht. Unter diesen Umständen ist es eine physikalische Nothwendigkeit, dass so viel Wasser von der Flüssigkeit verdampft, als die Luft bei der jedesmaligen Temperatur fassen kann. Die Luft wird mit Wasserdampf gesättigt.

Unter gewöhnlichen Verhältnissen, bei freier Athmung, enthält die inspirirte Luft immer nur einen gewissen Grad von Feuchtigkeit, selten erreicht sie ihren Sättigungspunkt. Aber selbst wenn sie diesen für die äussere Atmosphäre besitzt, so erscheint sie, wenn sie in die wärmeren Luftwege eintritt, an sich relativ wieder trocken. Die exspirirte Luft ist, nach physiologischen Untersuchungen, selbst für die Körpertemperatur ganz oder doch nahezu mit Wasserdampf gesättigt; es geschieht demnach dauernd eine ausgedehnte Wasserverdunstung von der Oberfläche der Respirationsorgane. Durch die Pulverisation wird dies Verhältniss geändert. Nicht nur ist die Inspirationsluft bei der ihr zukommenden Temperatur mit Wasserdampf geschwängert, sondern auch bei ihrer Passage durch die warmen Athmungswege ist sie stets im Stande sich mit neuem Wasserdampf aus den sie zahlreich begleitenden kleinen Tröpfchen zu recrutiren. Es wird demnach den Athmungsorganen während der ganzen Dauer der Pulverisation eine Wasserverdunstung von ihrer eigenen Oberfläche erspart. Während sonst mindestens von den höheren Luftwegen: Kehlkopf, Trachea und Bronchen, ein dauernder Wechsel in der sie umgebenden Feuchtigkeitsmenge stattfindet, eine relativ trockene Inspirations- und eine dunstreiche Exspirationsluft stetig mit einander tauschen: tritt während der Inhalation ein möglichstes Gleichgewicht in der Wassermenge der ein- und ausgeathmeten Luft ein.

Sicher ist dieser Umstand ein wichtiges Moment, von dem man allein schon sich einige Wirkungen versprechen könnte. Feuchte Luft für sich allein wird ja von vielen schon als sehr heilsam für Brust- und Halskranke angesehen. Die Inhalation blosser Wasserdämpfe — wobei also nur Wasser und Wärme zur Wirkung kommt — wird von manchen Autoren nicht nur bei leichteren Affectionen der Athmungsorgane (Mudge,[1]) Bartholin, Marchesani[2]) u. a.), sondern selbst bei schwereren acuten Leiden, wie der häutigen Bräune (Wanner,[3]) Budd[4])), als ausserordentlich erfolgreich gerühmt.

2. Einen zweiten Effect bietet das Wasser des Flüssigkeitsstaubes in der Form der kleinen Tröpfchen selbst dar; hier wirkt es natürlich nur, so weit die Tröpfchen selbst hingelangen, nämlich auf Pharynx, Larynx und Trachea, welche Organe mehr oder weniger von ihm berieselt werden.

Wir haben alle Ursache, bei den Inhalationen dem Wasser

---

[1]) A Radical and Expeditious Cure for a recent Catarrhous Cough 1780.
[2]) Schmidt's Jahrbücher 1834. Bd. III, p. 138.
[3]) Du Croup et de son traitement par la vapeur d'eau. Paris 1834.
[4]) Schmidt's Jahrbücher 1852. Bd. 76, p. 174.

einen nicht unwesentlichen Theil der Wirkung zuzuschreiben. Die Bekämpfung mancher Symptome kommt wahrscheinlich ihm mehr als dem Medicamente, oder selbst ihm allein zu, z. B. das lästige Gefühl der Trockenheit im Halse, welches den Inhalationen gewöhnlich weicht.

Lässt man unter solchen Umständen einfaches destillirtes Wasser zerstäuben, so äussert schon dies allein auf jene Symptome einen wohlthätigen Einfluss.

Wendet man sehr verdünnte medicamentöse Lösungen an, so kann es oft zweifelhaft erscheinen, ob wirklich hier dem Medicament noch ein Effect zukommt, oder ob nicht durch Wasser allein dasselbe hätte erzielt werden können. Aber einzelne sorgfältige Untersuchungen belehren doch, dass selbst in sehr diluirter Form noch das Medicament selbst eine Wirkung entfaltet.

Wir können dies einerseits aus den Fällen ersehen, in welchen solche verdünnte Lösungen einen reizenden, dem Wasser nicht zukommenden Einfluss ausübten; andererseits aus der Vergleichung verschiedener Medicamente unter einander. Wenn eine diluirte Alaunlösung anders wirkt, als eine gleich verdünnte Kochsalzlösung, so muss es das Mittel sein, welches diese Verschiedenheit verursacht. Wir werden später mehrere solcher Fälle mitzutheilen Gelegenheit haben.

Indess hat die Verdünnung gewiss ihre bestimmte Grenze, über die hinaus keine Wirkung mehr zu erreichen ist, und wobei der etwaige dennoch erzielte Effect blos dem Wasser und den übrigen die Inhalation begleitenden Momenten zukommt.

Als Vehikel der Medicamente muss destillirtes Wasser benutzt werden. Das Brunnenwasser ist für gewöhnlich unbrauchbar, es enthält fremde Substanzen, besonders Kalksalze in einer nicht unwesentlichen Quantität (nach Valentin[1]) ca. $\frac{1}{20}$ % im Wasser von Bern, d. h. ca. $\frac{1}{4}$ Gran feste Bestandtheile auf 1 Unze Wasser); selbst für den Tastsinn ist die fremde Beimischung deutlich bemerklich, so dass das Quellwasser den Namen des harten Wassers im Gegensatz zum weichen, Regen- oder Flusswasser, erhalten hat. Diese fremdartigen Stoffe müssen wir den zarten Athmungsorganen zu ersparen

[1]) Valentin. Grundriss der Physiologie 1855, p. 20.

suchen. Dass die letzteren wirklich für sie empfindlich sind, können wir aus vielfachen Beobachtungen constatiren: es geschieht häufig, dass Personen, welche destillirtes Wasser und selbst concentrirte, ihrem Zustand angemessene Lösungen ohne jegliche unangenehme Empfindung, ohne Spur von Reizung oder Husten einathmen, sofort bei der Inhalation von reinem Brunnenwasser zu husten beginnen. Selbst Personen mit ganz gesunden Respirationsorganen husten häufig bei der Pulverisation von Aqua fontana.

B. Die Art der Einwirkung.

Es ist nicht blos das „Was?" sondern auch das „Wie?", welches bei der Wirkung von Medicationen in Betracht kommt. Grade bei der Pulverisation spielt die Art der Einwirkung eine sehr erhebliche Rolle und trägt zur Aufklärung des Effects sehr wesentlich bei.

1. Das Medicament kommt in einem sehr fein vertheilten Zustand, in einer hinreichenden Menge Wasser gelöst, mit der leidenden Schleimhaut in Berührung. Die Resorption ist hierdurch ausserordentlich erleichtert, die Einwirkung kann eine fast momentane sein.

2. Das Heilmittel wird während einer langen Zeit — so lange nämlich die Inhalation dauert, also selbst mehrere Viertelstunden lang — anhaltend, ohne Unterlass, den Organen zugeführt. Die Einwirkung ist hiermit eine stetige.

Es treten also innerhalb einer längeren Zeitdauer stets von Neuem immer nur geringe, schnell resorbirbare Quantitäten mit den kranken Organen in Verbindung: es kann demnach jedes einzelne Theilchen nach einander seinen Einfluss ausüben, und die eingedrungene Flüssigkeit kommt hierdurch nahezu in ihrer gesammten Totalität zur Wirkung.

Wie hoch diese Momente anzuschlagen sind, wird wohl Niemandem entgehen. Unbewusst wirken wir bei fast allen inneren Medicationen auf dieselbe Weise. Wenn wir eine Arznei innerlich nehmen lassen, so wird dieselbe nur ganz allmälig vom Magen resorbirt, gelangt in's Blut und mit demselben zu dem kranken Organe: auf dieses wirkt das Medicament demnach nicht plötzlich in seiner ganzen Menge vorübergehend ein, sondern nach und nach werden ihm minimale Quantitäten zugeführt, die es innerhalb eines längeren Zeitraums durchwandern. Oft sind es nur zum Schein grosse Dosen, die wir verordnen: wenn wir einen oder mehrere Gran Calomel reichen, was erzielen wir hierdurch? Das Calomel wandelt sich nach und nach an seiner Oberfläche in Sublimat um, und es wirkt nicht die grosse Dosis des Calomel auf einmal ein, sondern innerhalb einer Frist von Stunden bilden sich dauernd sehr kleine Quantitäten von Sublimat, die nur in sehr geringer Menge, dafür aber während einer langen Zeit einen Effect ausüben.

In der localen Therapie haben wir vielfach etwas Aehnliches zu constatiren. Wir pinseln Tinct. Jodi auf die Haut auf, um auf eine darunter liegende Geschwulst zu wirken. Der bei weitem grösste Theil des Jods bleibt mit der Epidermis chemisch verbunden auf der Haut sitzen, ohne auf die tieferen Theile einwirken zu können; nur sehr geringe Mengen desselben werden resorbirt und zwar ganz allmälig während einer längeren Zeitdauer. Diese zwar geringen aber langsam und stetig zugeführten Quantitäten entwickeln ihren unläugbaren Einfluss. Dasselbe geschieht, wenn eine Salbe in die Haut eingerieben wird. Legt man eine Salbe blos auf, so ist der zur Resorption kommende Heilstoff noch um vieles geringer, ja so gering, dass für viele, die sogenannten Decksalben, die Resorption noch ganz geläugnet wird.

Bei den Schleimhäuten sind wir meist nicht im Stande, auf gleiche Weise zu verfahren; deshalb treten hier an Stelle langdauernder, schwacher Einwirkungen zum grössten Theil augenblickliche, stärkere. Man benutzt hier das Einpinseln, Aufstreuen, Einspritzen, Gurgeln u. dergl.: fast sämmtlich Applicationen, wo das Heilmittel nur relativ geringe Zeit mit den leidenden Theilen in Berührung tritt. Um einen plötzlichen, tief einschneidenden Effect auszuüben, z. B. um zu ätzen und zu zerstören, sind solche Medicationen vortrefflich, aber um nachhaltig und allmälig durch Resorption zu wirken, dazu fehlt ihnen ein genügender Boden, oder man muss bei jeder einzelnen Application der Zeit noch besonders Rechnung tragen, d. h. das Einspritzen, Gurgeln etc. sehr häufig wiederholen, oder besser die Flüssigkeit möglichst lange mit den kranken Theilen in Contact erhalten.

Die Pulverisation geniesst demnach ein wesentliches Vorrecht vor den übrigen localen Medicationen der Schleimhäute: das Heilmittel wirkt lange, andauernd, in leicht resorbirbarer Form und fast in seiner vollständigen Totalität auf das Organ ein, mit dem es in Verbindung tritt.

3. Auch die Form, in der die pulverisirte Flüssigkeit die Organe trifft, ist beachtenswerth, es ist meist ein sanftes Anwehen oder Anrieseln eines sehr feinen Staubregens. Schon diese Form der Application erregt für das leidende Organ eine sehr wohlthuende Empfindung. Ich habe oft versucht, wenn ich eine äussere Wunde oder irgend eine Entzündung an der Haut hatte, die kranke Stelle von pulverisirtem Brunnenwasser berieseln zu lassen. Das Gefühl war ein so angenehmes, der Schmerz wurde so wesentlich gelindert, wie kaum durch ein anderes Mittel. Auch die objectiven, entzündlichen Zeichen minderten sich. Die Pulverisation verdient alle Beachtung auch für Krankheiten anderer zugänglicher Organe, wie sie ja auch bei Augenentzündungen mit Nutzen angewandt wird.

Demarquay [1]) und Leiblinger [2]) gaben übereinstimmend an, dass das pulverisirte Wasser bei Augenentzündungen grösseren Nutzen gewähre, als das Einträufeln der entsprechenden Flüssigkeit. Diese Thatsache für sich allein schon giebt einen trefflichen Beweis, dass die Pulverisation durch die blosse Art ihrer Einwirkung, bei gleichem medicamentösen Inhalt, andere locale Medicationen übertreffe.

Tampier rühmt die Pulverisation in etwas poetischer Weise folgendermassen: „Le bain de poussière d'eau ou de pluie extrêmement fine est le bain de la nature, celui qui fait croître les végétaux, qui couvre la terre de verdure, celui que recherchent en été les animaux. Je soupçonne la nature d'être encore plus savante que nous."

In Betracht kommt dies Moment bei der Inhalation nur für die höher liegenden Respirationsorgane, Pharynx, Larynx

---

[1]) Vergl. oben p. 59. [2]) Vergl. oben p. 97.

und Trachea, wohin der Staubregen selbst gelangt; auf die tieferen Theile, die Bronchen und Lungen, wirkt, wie wir sahen, das pulverisirte Wasser nur nach Art der Dämpfe ein.

In manchen Fällen ist die Art der Berührung nicht ein blosses Anwehen, sondern ein Anprallen mit einer gewissen Gewalt; besonders ist es der Pharynx, der diesem Anprallen ausgesetzt ist. Die Gewalt des Druckes richtet sich nach den angewandten Inhalationsapparaten: in dem Pulverisateur von Sales-Girons ist der Druck nur ein sehr unbedeutender, sehr wesentlich hingegen ist er bei dem Nephogène von Mathieu. In meinem Apparat kann nach Belieben ein grösserer oder geringerer Druck, ein heftiges Anprallen oder ein blosses Anwehen mit Leichtigkeit hergestellt werden.

Fournié schreibt diesem Anprallen eine besondere Wirkung zu: „Dans mes observations j'ai remarqué que l'action des médicaments était singulièrement favorisée par le choc de l'eau pulvérisée sur les parties malades." [1]) Das Anrieseln oder Anprallen kann in der That schon durch den mechanischen Act allein manche Wirkung bedingen, so ganz besonders die Ablösung des Schleims von der Oberfläche der Schleimhaut befördern.

C. Die begleitenden Momente.

Bei der Inhalation pulverisirter Flüssigkeiten concurriren noch einige Momente, die für den Heilplan nicht ohne Bedeutung sind.

1. Die Temperatur des Nebels. Diese hat gewiss einen wesentlichen Einfluss bei der Wirkung der Inhalationen; je nachdem die Temperatur heiss, warm, kühl, oder kalt ist, wird der Effect, wie zu erwarten steht, ein verschiedener sein. Es ist demnach unbedingt ein bedeutender Vortheil einer Methode, wenn sie mit ihrer Medication jeden für den bestimmten Fall gerade passenden Temperaturgrad verbinden und somit auch die Heilkraft der Temperatur, der Wärme oder der Kälte für sich verwerthen kann.

---

[1]) Bericht an die Akademie des sciences de Paris. 15. Juli 1861.

Bei der Inhalation von Dämpfen hat man gewöhnlich die Dosirung der Temperatur nicht in seiner Hand: da die Dämpfe durch Kochen gewonnen werden, so besitzen sie — wenn der Siedepunkt der Flüssigkeit ein hoher ist — immer eine erhöhte Temperatur; nolens volens kommt also immer Wärme, ja oft Hitze mit zur Wirkung.

Andere Dämpfe, die schon bei niederer Temperatur sich verflüchtigen, gelangen bei dem Wärmegrad der umgebenden Luft zur Einathmung; hier fehlt also das Moment der Wärme oder Kälte ganz.

Hierzu in einem günstigen Gegensatze befinden sich nun die pulverisirten Flüssigkeiten. Trifft man keine besonderen Vorrichtungen, so ist der ausströmende Nebel um etwas kühler als die umgebende Luft; durch gewisse Vorrichtungen kann der Nebel indess bis zu einem angemessenen Wärmegrad erhitzt, durch andere um vieles noch abgekühlt werden. Es kann also eine sehr erhebliche Stufenleiter (ungefähr 5—30°) der Temperatur mit zur Verwendung gezogen, und ihre Vortheile zur Inhalation mit ausgebeutet werden. Bei den gewöhnlichen kalten Inhalationen empfinden die Patienten meist ein sehr wohlthuendes Gefühl der Erfrischung, das gewiss zum grossen Theil auf Rechnung der kühlen Temperatur kommt.

Nähere genaue Angaben über die Temperaturgrade folgen in einem besonderen Capitel.

2. Die gymnastische Uebung. Dies Moment theilt die Pulverisation mit den übrigen Inhalationsmethoden. Soll nämlich viel von dem Medicament in die Athmungswege hineingelangen, so sind dazu möglichst tiefe Inspirationen erwünscht. Während also sonst der Patient an flache Respirationen gewöhnt ist, sucht er während der Inhalation aus voller Brust einzuathmen.

In manchen Zuständen, z. B. bei Asthma, haben diese tiefen Inspirationen schon an und für sich einen günstigen Einfluss, und hier muss man sie mit aller Entschiedenheit fordern. In anderen Fällen hingegen, wo für die Athmungsorgane die möglichste Ruhe wünschenswerth ist, z. B. bei vorgeschrittener Tuberculose, muss man in dieser Beziehung vorsichtig sein. In einem solchen Falle, wenn die Inhalationen überhaupt noch indicirt sind, lasse man besser ruhig, ohne Anstrengung und nur zuweilen mit tiefen Inspirationen einathmen. Wenn auch die Menge der Flüssigkeit, welche in die Athmungsorgane gelangt, unter solchen Umständen weit geringer ist, als sie sein könnte, so wird dies durch die Vermeidung jener Schädlichkeit reichlich aufgewogen.

Der Werth der Brustgymnastik bei den Inhalationen ist demnach zwar nicht zu verkennen, aber doch immer nur ein beschränkter.

Von manchen Seiten hingegen wird er weit über seine wirkliche Bedeutung erhoben. Sehen wir von den specifischen Heilgymnastikern ab, so begegnen uns selbst Männer, die bei den methodischen Inhalationen der damit verbundenen Gymnastik die einzige Heilkraft zumessen. Der Hauptrepräsentant dieser Anschauungsweise ist Ramadge [1]) (1834). Derselbe geht von der Ansicht aus, dass eine Erweiterung der Lungen und demzufolge Emphysem, Asthma, langdauernde Katarrhe, Herzkrankheiten in einem wesentlichen Gegensatz zur Lungenschwindsucht stehen, und empfiehlt deshalb zur Verhütung und zur Heilung der Phthisis, die Brust mittelst Inhalationen zu üben und die Lungen dadurch auszudehnen. Nicht die Medicamente, die man zur Einathmung benutzt, tragen zu dem erwünschten Erfolge bei; sondern immer sei die Gymnastik, d. h. die Ausdehnung der Brust, das einzig wirksame Moment. Das tiefe Einathmen blosser atmosphärischer Luft sei demnach ausreichend; medicamentöse Dämpfe (Weinessig, Terpentinöl, Hopfen-Infus) benutzt Ramadge zu seinen Inhalationen nur, weil es die Patienten wünschten.

Dass Ramadge von einer falschen Voraussetzung ausgeht, ist bereits seit lange hinlänglich erwiesen. Die methodische Erweiterung der Brust durch Inhalationen soll nach Ramadge Lungenkatarrh und Emphysem bewirken und dadurch die Phthisis

---

[1]) Consumption curable and the manner in which nature as wel as remedial art operates in effecting a healing process in cases of consumption, explained and illustred by numerous remarquable and interesting cases, to which is added a mode of treatement, by which the developpement of tubercles may be prevented in persons liable thereto, from hereditary predisposition or a bad state of the system, induced by various causes. By Francis Hopkins Ramadge. London. Longmann, Rees, etc. 1834. 8.

beseitigen. Dass aber gerade Luftröhrenkatarrh die Phthisis oft genug herbeiführt und unterhält und deshalb bei zur Tuberculose disponirten Individuen ein gefürchteter Gast ist, wird von Niemand mehr bezweifelt. Die Resultate, die Ramadge durch seine Inhalationen erlangte, brauchen deshalb in keiner Weise beanstandet zu werden; aber schwerlich können wir uns dazu entschliessen, die Medicamente, die R. auf den Wunsch der Kranken dem Wasser hinzusetzte, als gleichgültig für den Erfolg anzusehen. Dass Dämpfe von Essig, Terpentinöl und selbst Wasser einen heilsamen Einfluss bei gewissen Brustaffectionen ausüben, ist jetzt hinlänglich sicher gestellt, und deshalb müssen wir denselben auch den gebührenden Platz unter den wirksamen Momenten der von R. angewandten Inhalationen einräumen.

3. Verlust an Sauerstoff. Auf Verminderung des Sauerstoffgehalts der Athemluft beruhen die bereits Ende des vorigen und Anfangs dieses Jahrhunderts gerühmten Inhalationen gewisser Luftmischungen, so besonders die Inhalation von Wasserstoff und Stickstoff.

Sales-Girons hält es nun auch bei der Pulverisation für ein wesentliches Moment, dass die Sauerstoffmenge der Athemluft dadurch verringert wird. In den Vaporatorien der Schwefelwässer ist die Menge des atmosphärischen Sauerstoffs um 1—3 p. Ct. herabgesetzt, z. B. in dem Pulverisationssaal von Cauterets enthält nach Filhol's Beobachtungen die Luft statt 21 nur 18,4 p. Ct. Sauerstoff.[1]) Auf gleiche Weise verhält sich die Kuhstallluft,[2]) in der die Sauerstoffmenge von 21 auf 20 und selbst auf 19 p. Ct. sinkt. Dasselbe behauptet Sales-Girons von den Fichtenwäldern. Mit Theer stellte er die bei Gelegenheit der respiratorischen Diät näher zu berichtenden Versuche an; er beobachtete, dass Phosphor in einer Theeratmosphäre leuchtende Dämpfe zu entwickeln aufhört.[3])

Den Einfluss, welchen der Sauerstoff auf Geschwüre sowohl der äusseren Haut als der Lungen übt, erachtet Sales-Girons —

---

[1]) p. 28.

[2]) Mémoire von Sales-Girons an die Académie de médecine. 2. Januar 1861.

[3]) Ebendaselbst.

wie vor ihm schon viele Andere, z. B. Beddoes — für deletär, und er hält es für den wesentlichsten Nutzen der Pulverisation, diesen Einfluss abzuschwächen.

Gesteht man nun auch zu, dass es wesentlich der Contact der Geschwürsflächen mit der Luft und besonders mit dem Oxygen ist, welcher das Uebel unterhält; so bleibt es noch immer schwer ersichtlich, wie eine so unbedeutende quantitative Verminderung des Sauerstoffs bei der Pulverisation der Schwefelwässer einen so erheblichen Eindruck auf die Wunde, die nach wie vor noch immer mit der Hauptmasse des Gases in Berührung verharrt, ausüben solle. (Anders verhält es sich bei den künstlichen Luftmischungen, wo die Verminderung des Sauerstoffs eine ziemlich beträchtliche ist.)

Bei der Pulverisation anderer medicamentöser Flüssigkeiten ist überdies der Nachweis einer Sauerstoffverminderung noch gar nicht geführt, und dies Moment wird überhaupt nur in vereinzelten Fällen, nämlich dort, wo das Medicament eine stark desoxydirende Wirkung besitzt, auftreten.

Wir können uns ferner wohl denken, dass manche Stoffe, wie z. B. der Theer, diejenigen organischen Theile, mit denen er in Berührung tritt, wie in dem Phosphor-Versuch, vor einer tieferen Einwirkung des Sauerstoffs schützt; aber dies wäre eine Theorie der Theerwirkung im Speciellen, nicht der Pulverisation im Allgemeinen.

Erwiesen ist bei der Pulverisation noch nicht, dass der Sauerstoffverlust, selbst wo er mit Sicherheit demonstrirt ist, die ihm zugewiesene wesentliche Rolle bei der Heilung spielt; diese Ansicht mag dem einen mehr, dem anderen weniger wahrscheinlich dünken: vom Standpunkt der Wissenschaft gehören alle derartigen Theorien noch in das Bereich der Hypothese.

Was die Reinigung der Luft von schädlichen Ausdünstungen betrifft, wie sie Sales-Girons gleichfalls der Pulverisation zuschreibt, so ist dies nicht minder hypothetisch. Wenigstens sind es nicht alle, sondern nur gewisse Medicamente, welche einen solchen Einfluss auf manche, nicht alle Miasmen ausüben.

12.

Die Medicamente.

Anwendbar sind alle Medicamente, die ganz oder zum Theil im Wasser löslich sind oder sich mit demselben zu einer dünnflüssigen Mischung verbinden. Die Formen sind demnach Solutionen, Infusa, Decocta, Mixturae. Die Heilmittel, deren Verwerthung in dieser Weise möglich ist, bilden den bei weitem reichsten Schatz in der Materia medica; hierher gehören alle mit Wasser mischbaren Flüssigkeiten, alle löslichen Salze, die in Wasser aufnehmbaren Gase, fast sämmtliche Kräuter und ihre Extracte, kurz die meisten gebräuchlichen unorganischen sowohl, als organischen Substanzen.

Die Auswahl lässt kaum etwas zu wünschen übrig; es giebt wohl keine Classe der Medicamente, die nicht in einem ihrer Repräsentanten zur Inhalation benutzt werden könnte. Auszuschliessen sind nur alle Stoffe, die nicht stabil genug sind, um nicht durch die Pulverisation in ihrer chemischen Zusammensetzung erhebliche Veränderungen zu erleiden.

In der That ist der Vorrath weit eher zu reichhaltig als zu arm, wir haben deshalb schwerlich Grund, unsere Anforderungen zu erweitern, müssen vielmehr uns in der Wahl einzuschränken suchen. Soll die Inhalationsmethode erspriesslich gedeihen, so müssen die einzelnen Beobachter an dem Grundsatz festhalten, vorerst so wenig Mittel als möglich in den Kreis ihrer Forschung zu ziehen, diese wenigen aber nach allen Richtungen, in ihren verschiedenen Dosirungen, nach ihren physiologischen und therapeutischen Wirkungen zu prüfen. Ferner müssen einfache, nicht complicirte Mittel zu den Inhalationen benutzt werden. Die Corrigentien und Adjuvantien möge man, wenigstens vorläufig, verbannen, bis man die Wirksamkeit jedes einzelnen Mittels in den verschiedenen Fällen genau erkannt hat. Mit dem weiteren Fortschritt der Untersuchung wird sich der enge Kreis der erst angewandten Mittel von selbst allmälig erweitern, sobald Fälle eintreten, in denen die letzteren nicht mehr ausreichen, und das Bedürfniss nach anderen Medicamenten sich geltend macht.

Nur auf diese Weise kann sich die Methode zu einer wahren Wissenschaft aufbauen. Möge sie von vorn herein sich auf diesen exacten Standpunkt stellen, sie wird dann zwar nur langsam, aber desto sicherer zu dem richtigen Ziele gelangen.

Die Wahl der Mittel muss sich an bereits bewährte analoge Medicationen anschliessen.

Folgende Richtungen sind hier hauptsächlich massgebend:

a) Da die Inhalation eine locale Behandlung ist, so muss sie ihre Typen vorzugsweise in denjenigen Reihen der Heilmittellehre suchen, die sich in der äusserlichen Application, besonders auf die Schleimhäute, bereits als wirksam erprobt haben.

b) Solche Mittel, die schon in einer anderen Form von Inhalation einen Einfluss ausübten, müssen auch zur Pulverisation herangezogen werden.

c) Die Wirksamkeit eines Mittels bei innerlichem Gebrauche macht es keineswegs an und für sich auch zur Inhalation befähigt. Alle Mittel, deren locale Application, nach Analogieen zu urtheilen, keine Vortheile vor der innerlichen Anwendung gewährt, müssen ausgeschlossen werden. So ist es z. B. unwissenschaftlich, Chinin inhaliren zu lassen, welches ja gar nicht örtlich, sondern nur nach seiner Resorption auf ein entferntes Organ, wahrscheinlich das Nervensystem, wirken soll.

Ferner müssen wir stets folgende Punkte fest im Auge behalten:

1. Die Lösungen treten mit der ganzen Schleimhaut des Mundes, des Pharynx, des Larynx und der Trachea in sehr directe Beziehung und bespülen dieselbe mehr oder weniger; die gesunden Theile sind hierbei nicht von den kranken unterschieden, vielmehr ist die Einwirkung auf beide eine gleiche.

2. Die Resorption der inhalirten Stoffe geht ausserordentlich lebhaft von Statten und begünstigt deshalb im hohen Grade allgemeine Arzneiwirkungen durch Aufnahme in's Blut.

3. Die Respirationsorgane sind gegen äussere, fremdartige Eingriffe sehr empfindlich und können leicht in einen Zustand der Reizung gerathen.

Diese Erwägungen müssen uns stets leiten und zu gewissen Vorsichtsmassregeln veranlassen:

Heroische Mittel müssen entweder ganz gemieden, oder nur höchst vorsichtig und in sehr diluirter Lösung benutzt werden.

Medicamente, deren allgemeine Wirkung auf den Organismus unwillkommen ist, müssen gleichfalls vorsichtig gehandhabt werden. Sobald sie durch andere Mittel zu ersetzen sind, vermeide man sie ganz; will man sie benutzen, so gebrauche man sie in kleinen Mengen, die im Allgemeinen die Dosis der inneren Behandlung nicht überschreiten und selbst nicht erreichen.

Will man nur auf die Bronchen und Lungen wirken, so beachte man wohl, dass das inhalirte Mittel in viel nähere Berührung mit der oberen Partie der Luftwege kommt, und treffe hiernach seine Wahl; umgekehrt lasse man die sehr reizbaren Lungen nicht ausser Acht, wenn blos der Pharynx oder Kehlkopf Gegenstand der Behandlung sein soll. Die Mittel und ihre Concentration müssen derart sein, dass sie dem einen Theil nützen, während sie dem anderen Theil nicht schaden.

Wir können folgende Classen von Medicamenten aufstellen:

1. **Adstringentia:** Alaun (gr. j—ijβ—v—x ad ℥j Aq. dest.),[1] Tannin desgl. Auch Ferrum sesquichloratum (Liquor ferri sesquichl. gtt. β—ij—v—x ad ℥j), Argentum nitricum (gr. ⅛—β—j—iij), Plumbum aceticum, Zincum sulphuricum (gr. β—j—iij—v), Hydrargyrum muriaticum corrosivum (gr. ⅛—β—j—ij) finden hier als heroische Mittel ihren Platz. Die Medicamente dieser Classe haben ihre zahlreichen Analogieen in anderen localen Behandlungen.

Die **Styptica** werden aus derselben Classe geliefert; hier tritt das Ferrum sesquichloratum (Liq. gtt. iiβ—v—x—xx ad ℥j Aq.) als das Hauptsächlichste hervor, neben ihm Alaun (gr. iij—v—x—xx) und Tannin (desgl.).

2. **Salina.** Diese sind in den gewöhnlichen localen Behandlungen weniger gebräuchlich, als sie vielleicht verdienen, sie sind durch die heroischen Adstringentien meist verdrängt. Nur

---

[1]) Anmerkung. Die mittleren Dosen können als die am meisten anwendbaren gelten.

der Borax kommt noch bei Gurgelungen, zuweilen auch der Salpeter bei Gelenkentzündungen, als äusserliches Mittel in Betracht. Hier fehlen uns demnach gründliche Vorarbeiten für eine locale Therapie.

Von einer anderen Seite jedoch wird unsere Aufmerksamkeit sehr ernstlich auf einige dieser Mittel hingelenkt, und dieselben erscheinen uns gerade ganz besonders befähigt, auf die Athmungsorgane einen wichtigen Einfluss zu entfalten. Es sind vor allem das *Kochsalz* (Natrii chlorati gr. i—iiβ—v—x, selten mehr ad Aq. ℥j) und der *Salmiak* (Ammonii muriatici gr. j—iiβ bis v—x).

Der *Salmiak*, ein beliebtes inneres Medicament bei Bronchialkatarrhen, wurde schon vielfach früher in *Dampfform* zu Inhalationen benutzt und bewährt gefunden; es ist also die Voraussetzung gerechtfertigt, dass er auch in zerstäubter Lösung seinen Einfluss geltend mache.

Das *Kochsalz* einerseits schien mir am allermeisten zu Inhalationen verwandt zu werden würdig. Es ist ein natürlicher Bestandtheil der *Seeluft* und der *Salinenatmosphäre*, die einen wesentlichen Einfluss auf Krankheiten der Respirationsorgane äussern. Sowohl im Alterthum, als in der Neuzeit wurde die Seeluft von den ersten Autoritäten, ich will nur den grossen *Laennec* erwähnen, als das vorzüglichste Mittel gegen Phthisis empfohlen.

In der Seeluft waren es verschiedene Momente, denen man eine Heilkraft zugeschrieben hat. So herrschte eine Ansicht, dass die Seeluft einen grösseren Gehalt an Sauerstoff besitzt und weniger durch miasmatische Ausdünstungen verunreinigt wird. Andere Beobachter (*Verhaeghe*) fanden den Gehalt an Kohlensäure vermindert; noch andere schrieben die Wirksamkeit dem höheren Luftdruck zu. Endlich schuldeten die Einen (*Laennec*) das *Jod*, Andere (*Benneke*) das *Ozon* als die einflussreichen Factoren der Seeluft an. Alle diese Anschauungen sind mehr oder weniger hypothetischer Natur und können eine Kritik nicht bestehen: keines dieser zum Theil sogar noch zweifelhafter und selbst schon widerlegter Momente ist für sich allein gerade für die Meeratmosphäre *specifisch*, sie kommen vielen ganz indifferenten Orten des Continents mit gleichem Rechte zu.

Was die Seeluft von der Atmosphäre des Continents —

nach exacten Beobachtungen — charakteristisch unterscheidet, ist einerseits der grössere und gleichmässigere Wassergehalt, andererseits der Gehalt an Bestandtheilen des Seewassers, hauptsächlich an Kochsalz. Schon von Berzelius wurde Kochsalz in der Meerluft nachgewiesen: man erhält mikroskopische Kochsalz- und Salmiakkrystalle, wenn man Glasscheiben der Strandluft aussetzt und dann das Wasser verdampft. [1]) Bobrik giebt in seiner Seefahrtskunde an, dass man auf hoher See selbst im Regenwasser Kochsalz nachweisen könne.

Der Gehalt an Chlornatrium in der Seeluft ist demnach, ebenso wie ihr wenig schwankender Wasserreichthum, sicher gestellt, und die höchste Wahrscheinlichkeit liegt vor, dass diesen beiden Momenten zusammengenommen, oder hauptsächlich dem einen oder dem anderen von beiden die therapeutischen Effecte zukommen. Die Analogie der Salinenluft, deren Einwirkung auf Hals- und Lungenkranke augenscheinlich ist, stellt diese beiden Momente in ein noch höheres Licht.

Bereits seit lange gingen einzelne Forscher mit dem Plane um, sich eine künstliche Seeluft herzustellen, aber es fehlten die richtigen Mittel zur Ausführung; Laennec glaubte diesen Zweck mittelst des Vareks (Fucus verrucosus) erreichen zu können; aber nach unseren gegenwärtigen Kenntnissen enthielt die dadurch erzeugte Luft wahrscheinlich nur Jod und entsprach keineswegs der Meeratmosphäre. Sehr nahe dem Ziele war, wie wir sahen, [2]) Hirzel in Zürich (1845), jedoch erst jetzt durch die neue Methode der Pulverisation sind wir im Stande, jenen Plan ohne grossen Aufwand mit Leichtigkeit auszuführen. Wir können eine künstliche Atmosphäre herstellen, die in den zwei wesentlichsten Punkten, nämlich im Wasserreichthum und im Salzgehalt der Seeluft analog ist.

Da ich mir vorgesetzt hatte, nur einfache Mittel zur Inhalation zu benutzen, und das Kochsalz der hauptsächlichste Bestandtheil des Seewassers ist, so wählte ich dasselbe statt des complicirt zusammengesetzten Seesalzes zu den Inhalationen.

---

[1]) Die Wirkung der künstlich erzeugten Seewasserdämpfe, von Dr. Wiedasch auf Norderney. Deutsche Klinik 1857, p. 53 ff.

[2]) p. 11.

Aus den therapeutischen Wirkungen der Kochsalzinhalationen werden wir vielleicht Licht gewinnen über viele noch streitigen Punkte der Seeluftwirkung.

Für die Anwendung des Chlornatriums scheint auch der Umstand, wenn auch nicht massgebend, so doch beachtenswerth, dass es den Hauptbestandtheil derjenigen Mineralquellen bildet, die bei Krankheiten der Respirationsorgane den meisten Nutzen schaffen; von grösserem Werth ist die Thatsache, dass es auf andere Schleimhäute heilsam einwirkt. Ich erwähne die Douchen der Soolquellen bei Leiden der Vagina und des Collum Uteri, sodann die Gurgelungen und Pharynxdouchen in manchen Bädern; vielleicht ist auch die Einwirkung des Kochsalzes auf den Magen, z. B. bei Appetitlosigkeit und leichten Katarrhen desselben, in dieser Beziehung bemerkenswerth.

An das Kochsalz und den Salmiak reihen sich andere Salze an, deren Prüfung wünschenswerth wäre; hierzu zählen besonders die kohlensauren Alkalien als wichtige Bestandtheile der meisten Mineralquellen.

3. **Emollientia.** Hierzu gehören Infusa und Decocta gewisser vegetabilischer Mittel, deren Inhalt Pflanzenschleim und geringe Spuren eines milden, ätherischen Oels ist.

Unter den Vertretern dieser Classe nenne ich besonders die Flores Tiliae (Infus. lbr. ij ex ʒj—iv par.), die ich selbst vielfach in Anwendung zog.

Von anderen Seiten (Fieber) wurden auch Oel-Emulsionen (Ol. Oliv. ℥j, Gummi arab. ℥β, Aquae lbr. ij) zu diesem Zwecke verwerthet. Ich habe mich bisher zur Anwendung dieses Mittels nicht entschliessen können, da es mir unwissenschaftlich schien, Substanzen in die zarten Athmungsorgane zu bringen, deren Resorption mindestens erschwert, ja vielleicht ganz unmöglich ist, die also hauptsächlich nur dazu dienen können, in Larynx und Trachea eine fremdartige Decke für die Schleimhaut zu bilden und in den tieferen Theilen als fremde Körperchen abgelagert zu werden. Indess dürfen wir auch hier nicht a priori aburtheilen, sondern die darauf bezüglichen Erfahrungen gewissenhaft erwägen.

4. **Balsamica, Aetherea, Empyreumatica.** Diese Classe lässt sich nur zum geringsten Theil zu Inhalationen benutzen; sie ist

hierzu aber auch gewissermassen entbehrlich, da sie ja bequem in Dampfform zur Anwendung gelangen kann. Eines der hauptsächlichsten Mittel dieser Classe ist indess auch für die Pulverisation zugänglich, es ist der Theer in der Form der Aqua picea (℥j—v—xv—xxiv ad Aq. destill. lbr. ij; selbst bis zur unvermischten Aq. picea steigend). Auch ätherische Oele lassen sich in geringer Quantität der zu zerstäubenden Flüssigkeit zusetzen; freilich sind nur geringe Quantitäten in Wasser löslich; von Ol. Pini, Ol. Terebinthinae, Ol. Juniperi e Baccis können 1—4—10—20 Tropfen zu zwei Pfund Wasser benutzt werden. Aceton anglicum lässt sich in grösseren Verhältnissen mit Wasser mischen (gtt. j—ij—v ad ℥j). Als starkes Excitans habe ich das Oleum animale aethereum versucht, welches, in Aceton gelöst, sich in grösserer Quantität im Wasser suspendiren lässt.

5. **Narcotica.** Diese können in Form der Infusa, bequemer in der der Tincturen und Extracte zur Anwendung gezogen werden. Ihre Verwerthung zu Inhalationen beruht auf der anderweitig, z. B. bei den subcutanen Injectionen, vielfach bestätigten Voraussetzung, dass die Narcotica, am Orte der Affection selbst local angewandt, eine sicherere Wirkung als bei innerlichem Gebrauche entfalten. Ich habe in dieser Absicht besonders das Opium in Form der Tinct. Opii simplex (gtt. $\frac{1}{4}$—j—ij—v ad ℥j), zuweilen auch das Extractum Hyoscyami (gr. $\frac{1}{8}$—$\frac{1}{4}$—β—j) und in letzter Zeit Tinctura Conii (gtt. j—ij—v) benutzt. Von anderen Seiten wurden auch die Belladonna und Digitalis, ferner die Aq. Laurocerasi und Aq. Amygdalarum amararum angewandt.

6. **Alterantia.** Wir fassen in dieser Classe nach dem gewöhnlichen Usus viele unter sich verschiedene, unorganische Mittel zusammen, die eine energische, sowohl locale als allgemeine Wirkung auszuüben fähig sind. Zu Inhalationen kommen besonders Jod, Chlor und Arsenik zur Berücksichtigung, die sämmtlich bereits seit längerer Zeit in anderen Inhalationsformen bekannt sind. Jod benutzt man am besten in einer diluirten Jodkaliumlösung (Kalii jodati gr. x—xx—xxx; Jodi puri gr. β—j—ij; Aq. destill. lbr. ij), Chlor als Aqua Chlori jedoch vielfach verdünnt, Arsenik in der Form der Solutio Fowleri (gtt. β—j—ij—v ad ℥j). Die Aqua Chlori ist besonders auch als **Antisepticum** zu verwenden.

In diese Classe gehören auch die bereits unter den Adstringentien erwähnten metallischen Präparate, Hydrargyrum, Argentum, Plumbum etc.

Die Mittel dieser Classe dürfen nur mit grösster Vorsicht verwerthet werden, weil sie meistentheils nicht nur local, sondern auch nach dem Uebergang in's Blut auf den ganzen Organismus sehr energisch einzuwirken im Stande sind.

7. **Mineralwässer.** Als die Pulverisation zum ersten Mal in die Welt trat, geberdete sie sich so, als ob sie hauptsächlich oder nur allein für die Mineralquellen geschaffen sei, für die sie eine neue Aera zu inauguriren versprach. Dies beruhte aber auf einer falschen Anschauung. Wollte man es auch ohne Weiteres zugestehen, dass die Mineralwässer in ihrer ursprünglichen Zusammensetzung ein natürliches Heilmittel für Krankheiten darbieten, so könnte dies doch immer nur für den Fall einer naturgemässen Application derselben Geltung haben, also für den innerlichen Gebrauch, sowie für Bäder und Douchen; es wäre aber ein ungerechtfertigter Sprung, wollte man die Mineralwässer in toto auch nach einer so künstlichen Manipulation, wie es die Pulverisation ist, als ein naturgemässes Heilmittel für Organe, mit denen sie auf natürlichem Wege niemals in locale Berührung zu kommen im Stande sind, hinstellen.

Nicht Alles, was für die mit der Berührung der verschiedensten Stoffe vertrauten Digestionsorgane passt, eignet sich für eine directe Application auf die so zarte und für alles Fremdartige so empfindliche Respirationsschleimhaut; nicht Alles, was vom Magen resorbirt, nach seinem Uebergang in's Blut den Athmungsorganen nützt, ist aus diesem Grunde auch örtlich angewandt heilsam. Wäre ein solches Raisonnement gerechtfertigt, so müsste man auch die bei innerlichem Gebrauche so bewährten Antimonialpräparate, gleichwie die Infusa der Senega und der Ipecacuanha zu Inhalationen gebrauchen; ein Versuch, der, weil er unwissenschaftlich ist, sich in der Praxis vielleicht bitter rächen würde!

Einen triftigen Grund, der die Bevorzugung der Mineralquellen bei der Pulverisation rechtfertigte, kann ich hiernach nicht finden. Es giebt vielmehr Momente, welche die Anwendung derselben wenig empfehlen. Die Mineralquellen sind sehr complicirt zusammengesetzte Momente, von denen der eine oder der andere Bestandtheil in der That nützlich sein kann. Nichts sichert uns aber, dass nicht einer oder mehrere von ihnen local gerade entgegengesetzt, sogar schädlich einwirken; nichts sichert uns, dass grade diejenige Concentration, die sie besitzen, und die für die Digestionsorgane und für die Haut passt, auch für Kehlkopf und Lungen angemessen sei. Zudem werden wir bei ihrer Anwendung nie zu einem wissenschaftlich correcten Resultate gelangen: bei der Pulverisation der Schwefelwässer werden wir niemals wissen, ob es der freie Schwefelwasserstoff, oder die Schwefelverbindungen, oder das Kochsalz etc. waren, die den hauptsächlichsten Einfluss übten.

Die exacte Forschung muss deshalb vorläufig ausserhalb der Bäder geschehen und erst die Wirksamkeit eines jeden einzelnen Mittels in seinen verschiedenen Dosirungen für sich genau prüfen, ehe sie zu einem complicirten Medicament in toto übergehen kann.

Indess haben die Versuche mit Mineralwässern auch jetzt schon mindestens einen praktischen Werth und verdienen dadurch alle Aufmerksamkeit; sollte sich die Erfahrung für sie entscheiden, so wird sich nachträglich die Theorie mit ihr in Einklang zu setzen haben.

Was die Schwefelwässer speciell angeht, so ist ihre leichte Veränderlichkeit constatirt; dieselbe ist jedoch nicht derart, dass sie von vorn herein ihre Anwendung verbietet. Im Speciellen verweise ich auf die oben berichteten Auseinandersetzungen Poggiale's, [1]) die als massgebend hinzustellen sind, und zu denen ich nichts weiter hinzuzufügen wüsste.

Von den Heilmitteln der eben aufgezählten Classen habe ich mich, den obigen Grundsätzen folgend, nur auf die wichtigsten beschränkt und bin nur allmälig, wo es die Gelegenheit gebot, über einen eng gezogenen Kreis hinausgegangen; ich habe bisher besonders folgende Substanzen geprüft: Alaun; Tannin; Ferrum sesquichloratum; Natrium chloratum; Ammonium muriaticum; Infusum Florum Tiliae; Aqua picea; Tinctura Opii simplex; Hydrargyrum bichloratum corrosivum; Jodum purum in einer Solutio Kalii jodati.

---

[1]) p. 51.

13.

Die Temperatur der zerstäubten Flüssigkeiten.

Die Temperatur des medicamentösen Nebels ist von verschiedenen Momenten abhängig, unter diesen sind die hauptsächlichsten:

1. die Temperatur der umgebenden Luft,
2. die Temperatur der zu pulverisirenden Flüssigkeit,
3. die Construction des Inhalationsapparats.

Als weniger bedeutsam kommt noch der hygrometrische Zustand der Luft, d. h. ihr Gehalt an Wasserdampf, ferner der Barometerdruck in Betracht.

Die Inhalationsapparate, welche man zu der Pulverisation verwerthet, bestimmen, ceteris paribus, sehr wesentlich die Temperatur des erzeugten Nebels.

A. Die genauesten Untersuchungen wurden bisher am Mathieu'schen Apparat angestellt; was die speciellen Resultate betrifft, verweise ich auf die oben mitgetheilten Berichte von Demarquay [1]) und Poggiale. [2]) Im Allgemeinen gelangt man nach denselben zu dem Schlusse: Die Temperatur des Nebels nähert sich derjenigen der umgebenden Luft, sie ist um ein bis mehrere Grad kühler als die letztere, je nach der Entfernung des Nebels von der Ausflussöffnung. Die Temperatur der angewandten Flüssigkeit übt keinen wesentlichen Einfluss aus: mag das zu zerstäubende Wasser sehr heiss oder bis auf 0 abgekühlt sein, immer ist der Wärmegrad des Nebels um etwas mehr oder weniger geringer als der der umgebenden Luft.

Die Temperatur des durch den Mathieu'schen Néphogène gebildeten Nebels bewegt sich demnach nur auf einer Scala von sehr beschränkter Breite.

B. Anders verhält es sich mit dem Sales-Girons'schen und den ihm verwandten Apparaten. Nach meinen Untersuchungen, die ich an dem kleinen Sales-Girons'schen Pulverisateur anstellte, gelangte ich zu anderen Resultaten als Fournié und

---

[1]) p. 40. [2]) p. 50.

kann Poggiale's Urtheil nicht beistimmen, dass der Apparat von Sales-Girons dem von Mathieu sich nahezu gleich verhalte. Der Unterschied ist nicht nur merklich, sondern sehr wesentlich. Das Ergebniss meiner Experimente ist folgendes:

1. Temperatur der Zimmerluft . . . . 12, 5° R.
- des angewandten Wassers . . . 11,25° R.
Die Temperatur des Nebels ist Anfangs 10, 8° R.
und steigt allmälig auf 11,25° R.
Das von der Trommel zurückgeflossene und in ein Gefäss aufgefangene Wasser hat eine Temperatur von . . . . 12° R.
Die Temperatur des Nebels mass ich, indem ich das Thermometer dicht vor die Trommel hielt.

2. Temperatur der Zimmerluft . . . . 13° R.
- des Wassers . . . . 52° R.
- des Nebels steigend von . . 23—26° R.
- des zurückgeflossenen Wassers . . . 28° R.
Die Quantität des angewandten Wassers beträgt 1 Pfund.

3. Temperatur der Zimmerluft . . . . 12° R.
- des Wassers . . . . 70° R.
- des Nebels steigt auf . . . . 30° R.
- des abfliessenden Wassers . . . . 34° R.
Die Quantität des angewandten Wassers beträgt 2 Pfund.

4. Temperatur der Zimmerluft . . . . 12° R.
- des Wassers . . . . 0° R.
- des Nebels fällt auf . . . . . 7—6° R.
- des abfliessenden Wassers . . . 6,5° R.
Die Quantität des angewandten Wassers beträgt 2 Pfund.

Aus diesen Experimenten ergiebt sich für den Sales-Girons'schen Pulverisateur Folgendes:

a. Entfernt sich die Temperatur der angewandten Flüssigkeit nur wenig von der umgebenden Luft, so ist unter gewöhnlichen Bedingungen der ausströmende Nebel nur um geringes kühler als die übrige Atmosphäre.

b. Ist die angewandte Flüssigkeit erwärmt, so erhebt sich auch die Temperatur des Nebels über den Wärmegrad der Umgebung. Je heisser das Wasser und in je grösserer Quantität es angewandt wird, desto wärmer wird der Nebel. Der Wärmegrad des Nebels bleibt jedoch immer bei weitem niedriger als der des Wassers; er ist nur lauwarm, während das Wasser heiss ist; selbst wenn das Wasser dem Sieden nahe steht, erhebt sich der Nebel nicht über die Blutwärme.

c. Ist das zu zerstäubende Wasser sehr kalt, so sinkt auch die Temperatur des Nebels um ein Wesentliches; sie hält, wenn das Wasser sich dem Gefrierpunkt nähert, ungefähr die Mitte zwischen dem Wärmegrad der Atmosphäre und dem des Wassers ein.

Als Endschluss erhalten wir demnach:

1. Die Temperatur des Nebels ist nicht nur von dem Wärmegrad der Luft, sondern sehr wesentlich auch von dem der angewandten Flüssigkeit abhängig.

2. Die Temperaturscala hat bei dem Sales-Gironsschen Pulverisateur eine sehr bemerkenswerthe Breite, sie schwankt, je nach der Temperatur des Wassers und der Luft, etwa zwischen 6—30° Réaumur.

C. Experimente an meinem Apparat.

Hierbei kommt, zum Unterschied von den übrigen Apparaten, der Umstand zur Berücksichtigung, dass das aus der Trommel abfliessende Wasser in den ursprünglichen Recipienten zurückgeleitet wird, so dass die Temperatur der zur Zerstäubung gelangenden Flüssigkeit eine dauernd sich verändernde ist. Die Versuche sind in der Weise angestellt, dass während ich ein Thermometer in das Gefäss mit Wasser steckte, ich ein anderes vor die Oeffnung der Trommel hielt.

a. Bei gewöhnlicher Temperatur des angewandten Wassers:

1.	Temperatur	der Zimmerluft	15° R.
	- -	des zu zerstäubenden Wassers . .	14° R.
	- -	des Nebels sinkt auf	13¼° R.
2.	Temperatur	der Zimmerluft	18½° R.
	- -	des Wassers	17° R.
	- -	des Nebels sinkt auf	15¾° R.
3.	Temperatur	der Zimmerluft	18½° R.
	- -	des Wassers	16½° R.
	- -	des Nebels sinkt auf	15° R.

Die Temperatur des zurückfliessenden Wassers steigt allmälig, innerhalb etwa einer Viertelstunde, von 16½ auf 17° R. Die Quantität des angewandten Wassers beträgt nur ca. 4 Unzen.

4. Temperatur der Zimmerluft . . . . 19° R.
- - - des Wassers . . . . 14° R.
- - - des Nebels sinkt auf . . . . 15° R.

Das Wasser steigt allmälig von 14 auf 15—18½°.

5. Temperatur der Zimmerluft . . . . 11° R.
- - - des Wassers . . . . 9° R.
- - - des Nebels . . . . 9° R.
- - - des zurückfliessenden Wassers steigt auf 10° R.

Hieraus resultirt, dass bei gewöhnlicher Temperatur der angewandten Flüssigkeit der Nebel selbst um mehrere Grade kühler als die umgebende Luft ist. Die Differenz hängt von der Temperatur des Wassers und der der Atmosphäre ab. Ist das Wasser um vieles kälter als die Umgebung, so ist auch die Temperatur des Nebels um ein Beträchtliches gegen die Luft herabgesetzt. Nähern sich dagegen die Temperaturen der Luft und der Flüssigkeit, so wird die Abkühlung des Nebels eine geringere. Ferner ist, je nach der Differenz in den Temperaturen der Atmosphäre und des angewandten Wassers, der Nebel entweder wärmer oder kühler als das letztere.

b. Versuche mit erwärmtem Wasser. In den ersten 6 Versuchen benutzte ich nur eine geringe Menge ca. 4—6 Unzen heissen Wassers, die ich in ein Glas goss.

1. Temperatur der Zimmerluft . . . . 18½° R.
- - - des Wassers im Gefässe . . . . 60° R.
- - - des Nebels, anfangs kühl, steigt auf 28½° R.

während die Temperatur des Wassers fällt auf . 39° R.
Binnen 10 Minuten fällt die Temperatur auch des Nebels auf . . . . 19° R.

2. Temperatur der Zimmerluft . . . . 18½° R
- - - des Wassers im Gefässe . . . . 50° R.
- - - des Nebels steigt ganz allmälig auf . 26° R.

während die Temperatur des Wassers sinkt auf . 39° R.
Binnen 10 Minuten sinkt der Nebel auf . . . 19° R.
das Wasser auf . . . . 21° R.

3. Temperatur der Zimmerluft . . . . $18\frac{1}{2}$° R.
- - - des Wassers im Gefässe . . . . 48° R.
- - - des Nebels steigt auf . . . . . 24° R.

Dieselbe sinkt schon nach wenigen Minuten auf . 22° R.
während das Wasser im Gefässe sich auf . . . 28° R.
abkühlt.

Die Temperatur des Nebels sinkt jetzt in einigen Minuten auf 21°, dann auf 20° und 19°, während das Wasser sich auf 22—21° abkühlt.

4. Temperatur der Zimmerluft . . . . 18° R.
- - - des Wassers . . . . 55° R.
- - - des Nebels steigt auf . . . . 27° R.

sinkt dann wieder.
Wasser fällt unterdess auf . . . . 38° R.

Nach 8 Minuten wird neues heisses Wasser zugegossen, so dass die Temperatur des Wassers im Gefässe 50° beträgt. Es wird ein erwärmtes Thermometer von 24° R. vor die Trommel gehalten, die Temperatur sinkt zuerst auf 22° und steigt sodann auf 27°, während Wasser unterdess auf 40° sich abkühlt. Nach 7 Minuten Nebel 20°, Wasser 28°.

5. Temperatur der Luft . . . . 18° R.
- - - des Wassers im Gefässe . . . . 56° R.

Der Apparat ist durch frühere warme Pulverisationen schon erwärmt.
Nebel steigt auf 29°, dann fallend.

Wasser unterdess auf 40° abgekühlt.
Nach 7 Minuten: Nebel . . . . 22° R.
- - - - Wasser . . . . 30° R.
Neues heisses Wasser wird zugegossen, zusammen
Temperatur . . . . 45° R.
Nebel steigt auf . . . . 26° R.

Nach neuen 7 Minuten:
Temperatur des Nebels . . . . 21° R.

- - - des Wassers . . . . 26° R.

6. Temperatur der Zimmerluft . . . . $18\frac{1}{2}$° R.
- - - des Wassers im Gefässe . . . . . 36° R.

Der ausströmende Nebel ist anfangs kühl, seine Temperatur steigt allmälig auf . . . . 22° R.

fällt dann aber bald wieder auf . . . . 19 u. 18° R.
Während dessen wird zu dem schon etwas abgekühlten Wasser warmes zugegossen, so dass die Temperatur des Wassers . . . . 30° R.
beträgt.

Die Temperatur des Nebels erhält sich ca. 7 Minuten auf . . . . 19—18° R.
während die Temperatur des Wassers auf . . . 22° R.
sinkt. — Später fällt sowohl die Temperatur des Wassers wie des Nebels ganz allmälig.

Folgende Versuche sind mit grösseren Quantitäten Wasser angestellt.

7. Temperatur der Zimmerluft . . . . 19° R.
- - des Wassers in einer Quantität von 12 Unzen . . . . 36° R.
Nebel steigt auf . . . . 25° R.
fällt bald, erhält sich einige Minuten lang auf 24—23° R.
sinkt jedoch innerhalb 5 Minuten auf . . . . . 21° R.
während Wasser auf . . . . 26° R.
gesunken.

8. Temperatur der Zimmerluft . . . . 19° R.
- - des Wassers im Gefäss (Quantität ca. 12 Unzen) . . . . 35° R.

Das Gefäss steht in einem grossen Behälter von ca. 4 Quart Wasser, das gleichfalls eine Temperatur von 35° hat.

Temperatur der Athmungsluft steigt auf 25°, sinkt sehr langsam, erhält sich ca. 12 Minuten lang auf ca. 24°, während das Wasser auf 30° sinkt.

Die Temperatur des Nebels fällt darauf nur ganz allmälig, sie ist noch 23°, während das Wasser auf 27° gesunken ist. Die Temperatur des Wassers im grossen Behälter ist noch 30°.

Die Temperatur des Nebels wird demnach, wie bei Anwendung des Sales-Girons'schen Pulverisateurs, auch hier durch Erhitzung des Wassers wesentlich gegen die Umgebung erhöht, der Wärmegrad des Nebels bleibt jedoch, ganz gleich wie in jenem Falle, auf einer mässigen Stufe stehen, der Nebel wird nur warm oder lauwarm, wenn das Wasser schon sehr heiss ist. Ein Unterschied tritt hier jedoch gegen den Sales-Girons'schen

Apparat hervor, nämlich die bedeutende *Inconstanz der Nebeltemperatur*; nachdem der Nebel ein gewisses Maximum erreicht hat, fängt er allmälig wieder zu sinken an. Diese Thatsache findet ihre einfache Erklärung darin, dass das von der Trommel abfliessende Wasser, welches bereits wesentlich abgekühlt ist, in den Recipienten zurückfliesst, dort sich mit der heissen Flüssigkeit mischt und diese demnach immer kälter macht. Je geringer die Quantität der Flüssigkeit im Recipienten ist, desto schneller erleidet sie eine Abkühlung, und desto rapider sinkt in Folge dessen die Nebeltemperatur. Wendet man dagegen eine grössere Flüssigkeitsmenge an, so bleibt diese und in Folge dessen auch der Nebel längere Zeit warm.

Will man eine mehr constante warme Temperatur des Flüssigkeitsstaubes erzielen, so stelle man den Recipienten, welcher die Flüssigkeit enthält und in welchen beide Schläuche hineinführen, entweder über eine Spirituslampe oder in ein Gefäss mit heissem Wasser.

Ferner kann man denjenigen Schlauch, welcher das von der Trommel abfliessende Wasser in das ursprüngliche Gefäss zurückführen soll, statt dessen in ein zweites Gefäss hineinleiten; auf diese Weise hört die dauernde Abkühlung der Flüssigkeit auf, der Nebel erlangt eine ziemlich constante warme Temperatur. *Das Resultat stimmt unter diesen Umständen ganz mit dem des Sales-Girons'schen Apparats überein.*

c. *Versuche mit sehr kaltem Wasser.*

1.	Temperatur	der Zimmerluft	11° R.
	- -	des Wassers	2° R.
	- -	des Nebels	6° R.
	- -	steigt innerhalb 5 Minuten auf	7¼° R.
	- -	des Wassers steigt unterdess gleichfalls auf	7° R.
2.	Temperatur	der Zimmerluft	11° R.
	- -	des Wassers	0° R.

In dem Wasser des Recipienten befinden sich noch viele Eisstücke, so dass der Gefrierpunkt einige Zeit erhalten bleibt.

Temperatur des Nebels sinkt auf . . . . . . 6—5° R.

Unterdess schmilzt zuerst das Eis im Wasser, darauf steigt die Temperatur des Wassers allmälig um einige Grade.

Das Resultat ist auch hier ähnlich, wie am Sales-Girons-schen Apparat. Man kann mit meinem Apparat eine besonders starke Abkühlung des Nebels erreichen, wenn man während der ganzen Dauer der Pulverisation immer von Neuem Eisstücke zu der medicamentösen Flüssigkeit hinzufügt, wodurch die letztere immer dem Gefrierpunkt nahe bleiben muss. Bei Anwendung des Sales-Girons'schen Pulverisateurs wird nahezu dasselbe erzielt, wenn man den mit der kalten Flüssigkeit erfüllten Recipienten in eine Eismischung setzt.

Ueberblicken wir sämmtliche mit den verschiedenen Apparaten gewonnenen Resultate, so stehen sich der Sales-Girons-sche und mein Apparat ziemlich nahe: in beiden ist die Temperatur des Nebels sehr wesentlich von der Temperatur der angewandten Flüssigkeit abhängig, die Wärmescala, auf der sich der Flüssigkeitsstaub bewegt, ist eine ziemlich breite, bei mittlerer Lufttemperatur etwa zwischen 5 — 30° Réaumur. Die übrigen auf gleichen Principien beruhenden Apparate folgen wahrscheinlich denselben Gesetzen. Der Mathieu'sche Apparat hingegen ist hiervon sehr erheblich unterschieden. Hier ist die Nebeltemperatur nur in sehr enge Grenzen eingeschränkt; sie wird nur unbedeutend von dem Wärmegrad der Flüssigkeit beeinflusst, und nähert sich immer mehr oder weniger der umgebenden Luft.

Gehen wir auf die physikalischen Ursachen, welche den in unseren Experimenten hervortretenden Erscheinungen zu Grunde liegen, ein, so werden uns sämmtliche Phänomene klar werden. Folgende drei Punkte sind vornehmlich zu berücksichtigen.

1. Die Wärme-Ausgleichung mit der Umgebung.

Alle Körper in einem begrenzten Raum suchen ihre Wärme gegen einander auszugleichen, der wärmere Körper giebt Wärme an die Umgebung ab, der kältere entzieht ihr Wärme. Dies ist das sogenannte bewegliche Gleichgewicht der Temperatur.

a. Ist das zur Pulverisation verwandte Wasser wärmer als die Zimmertemperatur, so theilt es schon beim Einfüllen in den Recipienten Wärme diesem letzteren mit und erleidet eine Abkühlung. Dasselbe geschieht, wenn der Pulverisateur in Bewegung gesetzt wird, an allen übrigen Wänden des Apparats, mit denen die Flüssigkeit in Berührung tritt. Strömt das Wasser sodann in einem feinen Strahle aus der Ausflussöffnung heraus, so kommt es wiederum mit der kälteren Luft in Contact und muss auch an diese Wärme verlieren. Wenn zuletzt endlich der Strahl in der Luft zerstäubt, so entsteht das innigste Gemenge von Wasser und Luft, wobei die Ausgleichung der Temperatur am vollkommensten ist.

Das Wärme-Quantum, welches ein wärmerer Körper innerhalb einer bestimmten Zeit an einen kälteren abgiebt, hängt, ceteris paribus, von der Grösse der Oberfläche ab, mit denen sich beide berühren. Im Apparat selbst nimmt die Flüssigkeitsmenge einen verhältnissmässig weiten Raum ein, so dass ihre Oberfläche im Verhältniss zum Inhalt nur klein ist; die Abkühlung ist deshalb hier nur eine mässige. Anders gestaltet sich die Sachlage schon bei dem feinen Strahle, der der Ausflussöffnung entströmt; hier steht der Umfang, an dem der Strahl mit der kälteren Luft in Contact tritt, schon in einem weit grösseren Verhältniss zu seiner Dicke; die Abkühlung wird hier schon eine ansehnlichere. Vollends beim Mathieu'schen Nephogène kommt der Flüssigkeitsstrahl schon mit kalter Luft innig gemischt aus dem Apparat heraus; die Berührungsflächen des Wassers und der Luft sind deshalb sehr bedeutend grösser, und die Abkühlung muss dem entsprechend eine bei weitem ansehnlichere sein. Verwandelt sich nun endlich die Flüssigkeit in eine unendliche Zahl sehr kleiner Tröpfchen, in denen allen die Oberfläche fast im möglichst grössten Verhältniss zum Inhalt steht, so wird jedes Tröpfchen auf's Leichteste Wärme an die umgebende Luft verlieren, und die Abkühlung des Wassers wird hier den höchsten Grad erreichen.

Aus diesen Betrachtungen erklären sich zugleich einige Phänomene, die wir beobachteten. Ich erwähne besonders folgendes: Im Beginn der Pulverisation warmer Flüssigkeit ist der Nebel kühl und wird erst allmälig wärmer. Dies hat zumeist seinen Grund darin, dass die Flüssigkeit am Anfang viel Wärme abgeben muss, um erst alle Theile des Apparats und ihre Umgebung zu erwärmen, später aber, wenn der Apparat schon warm ist, diese Wärme-Einbüssung der Flüssigkeit erspart wird.

b. Ist umgekehrt das Wasser kälter als die umgebende Luft, so werden dieselben Phänomene in entgegengesetzter Richtung eintreten; d. h die Flüssigkeit wird, je inniger sie mit der Umgebung in Contact kommt, desto mehr Wärme derselben entziehen.

In allen Fällen, mag das Wasser wärmer oder kälter als die Luft sein, immer wird sich der Flüssigkeitsnebel vermöge der Temperaturausgleichung dem Wärmegrad der Atmosphäre anzunähern suchen.

2. Die Wasserverdampfung. Unter normalen Verhältnissen ist die Luft niemals für ihre Temperatur mit Wasserdampf gesättigt; sie sucht jedoch stets diesen Sättigungsgrad zu erreichen, indem sie Wasserdünste heranzieht. Auch hier hängt die Menge des verdampfenden Wassers von der Grösse der Oberflächen ab, die mit der Luft in Verbindung treten. Da nun, wie wir sahen, die pulverisirte Flüssigkeit eine möglichst grosse Oberfläche einnimmt, so wird die Verdampfung hier ausserordentlich erleichtert. Natürlich wird die Menge des Dampfes, die sich bildet, auch noch von anderen Bedingungen abhängen, so ganz besonders von dem hygrometrischen Zustande der Luft und ihrem Wärmegrad, ein weniges auch vom Barometerdruck; die Quantität Dampf, welche sich bildet, wird deshalb ausserordentlich variiren, aber immer wird sie dem diesen Bedingungen entsprechenden höchsten Masse sich annähern.

Mit der Verdampfung geht zugleich eine Abkühlung Hand in Hand; die Abkühlung steht zu der sich bildenden Dampfmenge in einem bestimmten Verhältniss, sie muss gleich dieser nach den angegebenen Verhältnissen variiren.

Ist die angewandte Flüssigkeit heiss, so dass der Nebel eine höhere Temperatur als die Umgebung annimmt, so wird eine ziemlich grosse Menge Flüssigkeit bis zur Sättigung der Luft verdampfen können, und die Abkühlung wird eine bedeutendere sein. Ist dagegen die Flüssigkeit viel kälter als die Atmosphäre, so kann sie möglicherweise auf einem so niedrigen Wärmegrad zur Pulverisation gelangen, dass die sich mit ihr mischende und dadurch sich abkühlende Luft für diese Temperatur schon mit Wasserdampf gesättigt ist; in diesem Falle wird gar keine Verdampfung und deshalb auch keine weitere Abkühlung stattfinden.

Steht die Temperatur des Wassers der der Luft ziemlich nahe, so wird die sich bildende Dampfmenge zwar nicht so bedeutend sein, wie im ersten Falle, sie wird nach dem physikalischen Zustand der Luft sich modificiren, aber immer wird hieraus eine bald grössere, bald geringere Abkühlung des Nebels gegen die umgebende Atmosphäre hervorgehen.

3. Die Aenderung des Expansionszustandes der Luft.

Dies Moment wurde von manchen Seiten mehr, als es verdient, gegen die übrigen Factoren in den Vordergrund gehoben; sein Werth ist aber nur ein beschränkter.

Folgendes Gesetz kommt hier in Betracht: Werden Gase oder Dämpfe comprimirt, so entwickelt sich Wärme, werden sie expandirt, so kühlen sie sich ab.

Sowohl im Sales-Girons'schen als im Mathieu'schen Apparat wird Luft selbst auf mehrere Atmosphärendruck comprimirt. Hierbei muss sich die Luft erwärmen und vermöge des mobilen Gleichgewichts der Temperatur wird sie Wärme an die Umgebung abgeben. Nun steht sie aber nur an einer beschränkten Oberfläche mit der Flüssigkeit im Recipienten, in weit grösserem Umfange hingegen mit den Wänden des Apparats in Berührung; die Flüssigkeit wird also kaum etwas an Wärme gewinnen, während die meiste Wärme wohl an den Apparat und seine Umgebung verloren geht.

Wird nun der Hahn geöffnet, und die Flüssigkeit strömt im Strahle heraus, so kann sich die comprimirte Luft wieder expandiren, wobei sie sich abkühlen muss. Im Mathieu'schen Apparat tritt diese sich expandirende und deshalb abkühlende Luft in innigen Contact mit der Flüssigkeit und kommt mit ihr gemischt aus der Ausflussöffnung hervor. Die sich abkühlende Luft wird demnach der Flüssigkeit so viel Wärme entziehen, um sich mit ihr in Temperaturgleichgewicht zu setzen. Der Nebel erleidet demnach durch dieses Moment eine sehr wesentliche Temperaturerniedrigung.

Betrachten wir hingegen den Sales-Girons'schen und die ihm verwandten Apparate: Auch hier wird die Luft nach Oeffnung des Hahns sich expandiren und deshalb abkühlen, aber hier bleibt diese kältere Luft bis zur Beendigung der Pulverisation dauernd in einem Behälter eingeschlossen, sie kommt mit der Flüssigkeit nur an einer unbedeutenden Oberfläche, desto mehr aber mit den Wänden des Apparats in Berührung; sie wird deshalb jetzt eben so wenig der Flüssigkeit viel Wärme entziehen, als sie bei ihrer Compression ihr Wärme mitgetheilt hatte. Eine Abkühlung des Nebels aus dieser Ursache kann deshalb entweder gar nicht oder nur höchst unbedeutend erfolgen.

In den drei genannten physikalischen Gesetzen finden sämmtliche auf die Temperatur des Nebels bezüglichen Erscheinungen ihre genügende Begründung.

a. Ist das angewandte Wasser wärmer als die Atmosphäre, so wirken beim Mathieu'schen Apparat alle drei Momente — 1. Temperatur-Ausgleichung, 2. Verdampfung, 3. Expansion —, bei dem Sales-Girons'schen und den ihm ähnlichen Apparaten nur die ersten beiden Momente abkühlend auf den Nebel.

b. Ist der Wärmegrad des Wassers ungefähr der der Luft gleich, so bewirkt im Sales-Girons'schen Apparat nur die Verdampfung, im Mathieu'schen ausserdem auch die Expansion eine Abkühlung des Nebels unter die Temperatur der Atmosphäre.

c. Ist die Flüssigkeit wesentlich kälter als die Luft, so wird durch die Wärmeausgleichung die Temperatur des Nebels über die ursprüngliche Temperatur des Wassers erhöht.

Ferner erklären sich hieraus die wesentlichen Unterschiede bei der Anwendung des Sales-Girons'schen und Mathieu'schen Apparats:

Im letzteren ist die Mischung der Luft mit der Flüssigkeit nicht nur während der Zerstäubung, sondern bereits innerhalb des Ausflussrohrs, also noch vor der eigentlichen Pulverisation, eine sehr innige; [1]) schon durch das mobile Gleichgewicht werden demnach die Temperaturen der Luft und des Wassers einander mehr angenähert, als im Sales-Girons'schen Apparat. Dazu kommt bei Mathieu noch die abkühlende Wirkung der Luft-

---

[1]) Anmerkung: Durch Erwärmung des Ausflussrohrs vermittelst einer Spirituslampe wird die Abkühlung des Wassers innerhalb des Rohrs vermindert und dadurch ein wesentlicher Uebelstand abgeschwächt.

expansion, ein Moment, welches bei Sales-Girons fast ganz fortfällt. Es muss demnach durch Mathieu's Apparat, mag das angewandte Wasser erhitzt oder nicht erhitzt sein, der Nebel weit stärker abgekühlt werden als durch Sales-Girons' Pulverisateur. Ist hingegen das Wasser von vorn herein sehr kalt, so wird bei Mathieu wegen der innigeren Mischung der Flüssigkeit mit der Luft, trotz der Expansion, die Temperatur des Nebels gegen die des Wassers mehr erhöht und der Atmosphäre mehr angenähert als bei Sales-Girons.

Ausserdem verdient noch ein Moment Berücksichtigung. Bei Mathieu wird die Flüssigkeit mit grosser Gewalt herausgetrieben. Der Nebel wird immer mit neuer kalter Luft, die stets den nämlichen Grad der Abkühlung behält, gemischt, die sich durch die Berührung mit der warmen Flüssigkeit erwärmende Luft wird sehr schnell nach allen Richtungen davongeweht und kann ihr Plus an Temperatur nicht zu dem folgenden Plus addiren. Bei Sales-Girons hingegen bewegt sich der Nebel zum grossen Theil innerhalb einer cylindrischen Trommel, und strömt nur mit geringer Kraft und Geschwindigkeit aus derselben heraus. Die Lufterneuerung ist deshalb eine viel langsamere. Durch die Wärme der in die Trommel gelangenden Flüssigkeit werden zugleich die Wände der Trommel selbst erwärmt, und es wird demnach am Anfang der Pulverisation ein warmer Raum geschaffen, in dem sich der nachfolgende Nebel bewegt. Hierdurch muss die Abkühlung nothwendigerweise verringert werden. Auch die Verdampfung wird bei langsamem Luftwechsel geringer als bei rapider Lufterneuerung, also auch aus diesem Grunde die Temperaturerniedrigung bei Mathieu grösser als bei Sales-Girons.

14.

Die Pulverisationsapparate.

Die der Pulverisation dienenden Apparate zerfallen ihrer Construction nach in zwei Kategorien, deren Repräsentanten der Pulverisateur von Sales-Girons und der Nephogène von Mathieu sind. In der ersteren Classe wird die Zerstäubung durch Anprallen des Wasserstrahls gegen einen harten Körper, in der letzteren durch gewaltsame, innige Mischung der Flüssigkeit mit comprimirter Luft bewerkstelligt. Es ergeben sich hieraus für beide wesentliche Verschiedenheiten, die auch für ihren Effect von grossem Einfluss sind.

1. In dem Mathieu'schen Apparat wird ausser der zerstäubten Flüssigkeit immer zugleich eine Quantität comprimirter Luft zur Inhalation dargeboten. Dieses Moment wird aber gewöhnlich nicht beabsichtigt und ist hiermit nur dazu angethan, auf unnöthige und meist unerwünschte Weise das nackte Resultat der einfachen Pulverisation zu compliciren.

2. Im Mathieu'schen Apparat strömt der Flüssigkeitsnebel in Gemeinschaft mit der comprimirten Luft mit grosser Gewalt aus dem Apparat heraus. Der Kranke hält seinen offenen Mund grade in der Richtung des heraustretenden Strahls, so dass der Nebel ihm mit grosser Kraft direct in den Mund injicirt wird; der Kranke athmet demnach nicht eigentlich die zerstäubte Flüssigkeit ein, sondern ohne seinen Willen wird dieselbe ihm in die Mundhöhle geschleudert.

Im Pulverisateur von Sales-Girons hingegen bricht sich die Gewalt des ausströmenden Strahls zum grossen Theil an der in der Trommel befindlichen Platte: da dieselbe in einem Winkel nach vorn geneigt ist, so erhält der Nebel gleichfalls die Richtung nach vorn, hierdurch wird ein Luftzug innerhalb der Trommel in derselben Richtung bewerkstelligt, und der Nebel mit Luft gemischt wälzt sich dauernd aus der Trommel hervor, die Gewalt, mit der dies geschieht, ist jedoch nur eine relativ geringe, der Nebel bewegt sich deshalb nur eine verhältnissmässig, d. h. im Vergleich mit Mathieu's Apparat, kurze Strecke nach vorn und hat dann die Neigung, langsam zu Boden zu sinken, wobei indess die einzelnen Stäubchen nach den verschiedensten Richtungen von der Luft getragen werden und ihren Zügen folgen. Hier wird demnach, wenn man den offenen Mund vor die Trommel hält, der Nebel nicht hinein geschleudert, sondern er wird durch den Athemzug selbst herangesogen.

Ueberblicken wir, welchen Effect die genannten Unterschiede bei der Anwendung beider Apparate auszuüben im Stande sind: Es ist von manchen Seiten hervorgehoben worden, dass eine gewaltsame Injection des Nebels mehr Chancen für das Eindringen darbiete, als ein blosses Aspiriren. Diese Ansicht muss aber entschieden bekämpft werden, denn sie widerspricht sowohl physikalischen als physiologischen Thatsachen.

Physikalisch wird die Richtung einer jeden Bewegung durch die Summe aller auf sie einwirkenden Kräfte bedingt; Gesetz ist das Parallelogramm der Kräfte, dessen Diagonale die Resultante bestimmt.

Bei der Inhalation pulverisirter Flüssigkeiten sind es zwei Kräfte, die dem Nebel seinen Weg vorzeichnen: einerseits die eigene Triebkraft des Nebels, die ihrerseits durch die Schwere schon modificirt ist, andererseits die Aspirationskraft der Lungen.

Die Richtung, die wir dem Nebel zu geben beabsichtigen, ist die Athmungsbahn bis zu den Lungen, sie entspricht also vollständig der Aspirationskraft der Lungen selbst. Am vollständigsten würde demnach der Nebel den für ihn bestimmten Weg passiren, wenn die zweite Kraft, d. h. die eigene Triebkraft des Nebels, entweder 0 wäre, oder mit der Aspirationskraft selbst in der Richtung übereinstimmte. Dissentiren beide Kräfte, so wird die eine, nämlich die Lungenaspiration, um so wirksamer sein und um so mehr die Richtung in ihrem Sinne beeinflussen, je schwächer die andere Kraft ist, oder je mehr sie sich ihr annähert. Je stärker hingegen die Triebkraft des Nebels und je getrennter ihre Richtung von der Athmungsbahn ist, um so mehr wird die Resultante beider Richtungen sich von den Luftwegen entfernen.

Würden wir einen Apparat besitzen, der der zerstäubten Flüssigkeit eine Richtung giebt, die ganz mit der Bahn der Athmungsorgane übereinstimmt, so würde diese Triebkraft sich zu der Aspirationskraft der Lungen einfach addiren, und der Nebel würde unbehindert mit summirter Gewalt direct in die Lungen eindringen. So verhält es sich aber mit dem Mathieu'schen Apparat nicht. Der Nebel strömt hier mit einer bedeutenden Kraft in horizontaler Richtung heraus, die Schwere wirkt gegen dieselbe nur schwach und bewirkt nur ganz allmälig eine Senkung; der zu durchlaufende Weg beschreibt demnach eine nur langsam und schwach absteigende Parabel. Hält man nun den geöffneten Mund diesem Nebel in einer solchen

Nähe vom Ausflussrohr, dass die Stromeskraft noch eine beträchtliche ist, entgegen, so treibt diese Kraft den Flüssigkeitsstaub fast horizontal in die Mundhöhle und zwar mit einer Gewalt, die der Lungenaspiration weit überlegen ist. Was muss hiervon das nothwendige Resultat sein? Die Flüssigkeitströpfchen werden fast sämmtlich an die inneren Bedeckungen der Mund- und Pharynxhöhle anprallen. Wären sie elastisch, so könnten sie wieder zurückgeschleudert und in den Larynx hineingetrieben werden, das sind sie aber nicht, und sie müssen demnach zu Tropfen zusammenfliessen; nur wenige werden von dem gewaltsamen Luftstrom, der sich einen möglichen, in den Athmungswegen sich ihm am bequemsten darbietenden Ausweg sucht, tiefer mit fortgerissen. Es wird sich zugleich schon im Pharynx sowohl durch die Verdichtung als durch das Anprallen jener feine, dampfartige, innig und gleichmässig mit der Luft gemischte Nebel bilden und mit der Athemluft in die tieferen Theile eindringen. Auch von den im Pharynx sich sammelnden Tropfen wird Flüssigkeit wahrscheinlich an den Wänden des Larynx herabfliessen und die Schleimhaut desselben befeuchten.

Betrachten wir dem gegenüber den Sales-Girons'schen Apparat: Hier ist die eigene Triebkraft des Nebels, wie er aus der Trommel sich herauswälzt, eine verhältnissmässig geringe; durch jeden Hauch kann er von seiner Richtung abgeleitet werden. Die Aspirationskraft der Lungen wird demnach die Resultante wesentlich bestimmen. Ueberdies weicht die Stromesrichtung des Nebels nicht sonderlich von der Lungenbahn ab: da ihre Bewegungskraft gering ist, so übt die Schwere mehr Einfluss auf sie aus, und die Bahn beschreibt eine viel kürzere und stärker nach unten geneigte Parabel. Man könnte den Mund gerade in einem solchen Abstande von der Trommel halten, dass der Nebel in der Gegend des Pharynx am stärksten der Schwere nachgebend, seine grösste Senkung nach unten macht. Hier würde also die eigene Triebkraft des Nebels das Eindringen nicht hemmen, sondern vielmehr unterstützen. Es wird deshalb weniger von der Flüssigkeit schon gegen die Bedeckung der Mund- und Rachenhöhle anprallen und dort zu Tropfen zusammenfliessen, sondern ein grosser Theil der Tröpfchen selbst wird den Aditus laryngis überschreiten.

Eine Vergleichung des Sales-Girons'schen Princips mit dem von Mathieu muss physikalisch demnach, was das tiefe Eindringen betrifft, zu Gunsten des ersteren ausfallen. Das gewaltsame Injiciren, wenn es nicht in der Richtung der Lungen selbst geschieht, erhöht nicht, sondern vermindert vielmehr die Menge der eindringenden Flüssigkeitsstäubchen. Das Aspiriren hingegen kann, für sich allein wirkend, den freischwebenden Nebel auf dem geraden Wege in die tieferen Luftwege hineinziehen.

Worauf gründen sich indess die wohl zu beachtenden Angaben derjenigen Autoren, die gerade in Bezug auf das Eindringen dem Mathieu'schen Apparat den Vorzug vor dem Sales-Girons-schen gaben? Die Injection wurde irrthümlicherweise als die Ursache der mit dem Mathieu'schen Nephogène gewonnenen günstigen experimentellen Resultate angesehen; der Grund der Erfolge liegt vielmehr in einem anderen Umstand: der Nebel, den der Mathieu'sche Apparat erzeugt, ist nämlich um ein Bedeutendes reichlicher und dichter, als der von Sales-Girons. Brechen sich nun alle grösseren Tröpfchen der Flüssigkeit in Mund- und Pharynxhöhle, so bleibt die Luft doch noch innig und gleichmässig mit einem dichten, dampfartigen Nebel gesättigt, welcher der Bahn der Athemluft folgt. Dieser Umstand erklärt hinlänglich die das Eindringen beweisenden Experimente und die klinischen Erfolge.

In dem Sales-Girons'schen Pulverisateur kann eine grössere Menge der Flüssigkeitströpfchen, als solche, in den Larynx und sogar in die Trachea hineingelangen und dort erst zu Tropfen zusammenfliessen; dagegen wird der dampfartige Nebel schwächer sein, weil die Flüssigkeit überhaupt in weniger reichlicher Quantität zerstäubt.

Beruhten diese Schlüsse auf rein physikalischen Voraussetzungen, so wollen wir jetzt die physiologische Seite derselben prüfen.

Wir sahen, dass bei einer zweckmässigen Inhalation die Glottis kein Hinderniss für das Eindringen medicamentöser Flüssigkeit darbietet; nur eine besondere Empfindlichkeit des Patienten oder reizende Eigenschaften des Nebels können das ruhige

Einathmen hindern. Wir haben gleichfalls schon hervorgehoben, dass das Irritament nicht in dem Medicament und seiner Concentration allein zu liegen brauche, sondern dass auch manche physikalischen Bedingungen wesentlich mitwirken. Ein solcher Umstand ist z. B. die mechanische Gewalt, mit der etwas einen empfindlichen Theil, wie die Glottis ist, berührt. Schon blosse atmosphärische Luft, wenn sie stark bewegt ist, kann zum Husten reizen; um wie viel mehr muss comprimirte Luft in Verbindung mit fremdartigen Stoffen, wenn sie gewaltsam injicirt wird, die reizbare Glottis afficiren?

Also, ceteris paribus, bei demselben Individuum, derselben medicamentösen Lösung u. s. w. kann ein mit dem Mathieu'schen Apparat erzeugter Nebel irritirend auf den Larynx wirken und ein physiologisches Hinderniss für das tiefere Eindringen finden, während der Nebel des Sales-Girons'schen Apparates in diesem Punkte sich indifferent verhält. In der That ist der Husten selbst in heftiger Form beim Gebrauch des Nephogène eine ganz gewöhnliche Erscheinung, während er beim Pulverisateur nur selten und in geringer Stärke auftritt. Vielen empfindlichen Personen, die sich an letzteren sehr schnell gewöhnen, bleibt ersterer immer noch unerträglich. Auch wird die freie Respiration im hohen Grade durch die gewaltsame Injection der mit dem reichlichen Nebel geschwängerten comprimirten Luft behindert, die Kranken kommen, wie sie sich mit Recht ausdrücken, ausser Athem, sie werden dyspnoëtisch. Dies Moment tritt bei der einfachen Inhalation im Gegensatz zu der Injection nur bei sehr kurzathmigen Personen auf, und auch dann nur, wenn der Nebel sehr voll ist.

Physiologisch hat demnach ebenso, wie physikalisch das Princip der Injection, wie es in dem Mathieu'schen Apparat repräsentirt ist, wesentliche Nachtheile vor der einfachen Inhalation nach der Idee von Sales-Girons.

3. Die Temperaturscala gestattet im Mathieu'schen Apparat nur einen sehr beschränkten Spielraum, während sie im Sales-Girons'schen eine ziemliche Breite besitzt.

Im letzteren kann also neben der Pulverisation auch die Temperatur in mannigfachen Abstufungen verwerthet werden, im ersteren ist sie hingegen an einen beschränkten Grad gebunden, der zudem noch kühler ist, als die Umgebung. Für manche Patienten ist aber die kühle Umgebung nicht nur nicht angemessen, sondern überhaupt schädlich; die Kälte kann eben so gut, wie ein gewaltsames Anprallen die Glottis afficiren, zum Husten reizen und die Atmosphäre irrespirabel machen.

Ueberschauen wir nach alle dem die wesentlichen Verschiedenheiten beider Apparate, so entscheidet ausser der grösseren Temperaturscala ganz besonders das Princip der Aspiration, das physikalisch und physiologisch die Chancen des Eindringens in die tieferen Athmungsorgane wesentlich erhöht, zu Gunsten des Sales-Girons'schen Pulverisateurs; dagegen zeichnet sich Mathieu's Nephogène durch Fülle und Dichtigkeit des Nebels aus, der hier zugleich mit grösserer Kraft an die Schleimhaut der Mund- und Rachenhöhle anprallt.

Diese Punkte können uns die Indicationen für die therapeutische Verwendung beider Apparate gewähren. Dürften wir die Principien beider in ganz abstracter Form betrachten, so würden wir zu dem allgemeinen Schlusse gelangen:

Die Aspiration eigne sich für Krankheiten der eigentlichen Respirationsorgane, des Larynx, der Trachea, der Bronchen und Lungen; die Injection hingegen für Affectionen der Mundhöhle, des Pharynx, der Epiglottis und des hinteren, oberen Kehlkopfrandes.

So ideal mathematisch und in so reiner Form sind indess die physikalischen Principien in jenen Apparaten nicht verkörpert, beide Apparate nähern sich vielmehr in gewissen Beziehungen einander. Auch bei der Pulverisation nach Sales-Girons hat der Nebel eine wenn auch relativ geringe, so doch genügende Triebkraft, um zum Theil am Pharynx zusammen zu fliessen und dort zu wirken; umgekehrt dringt auch bei Mathieu eine mit medicamentöser Flüssigkeit geschwängerte Luft in die inneren Luftwege ein.

Absolut lässt sich deshalb keiner der Apparate auf ein scharf begrenztes Feld einschränken; nur relativ kann man hier mehr dem einen, dort mehr dem anderen den Vorrang einräumen. Wir können in allgemeiner Form behaupten:

Bei Krankheiten der eigentlichen Athmungsorgane gewährt der Pulverisateur, bei denen der Mund- und Pharynxhöhle der Nephogène grössere Vortheile. Einen hervorragenden Vorzug verdient der Sales-Girons'sche Apparat vor dem Mathieu'schen ganz besonders bei sehr reizbaren dyspnoëtischen Individuen.

In keiner Weise dürfen wir indess exclusiv sein: beide Apparate haben ihren Werth, beide sind zur Noth für alle Fälle brauchbar. Beim Mathieu'schen Apparat kann selbst der Uebelstand, dass die Glottis gereizt und der Athem beengt wird, abgeschwächt oder ganz vermieden werden, wenn der Kranke die zerstäubte Flüssigkeit in einer weiten Entfernung von der Ausflussöffnung, d. h. am Ende ihrer Bahn, einathmet: Hier ist weder der Druck der Luft, noch die Triebkraft des Nebels bedeutend, freilich ist der Nebel hier auch nur sehr spärlich; der Nebel hat hier demnach all sein Specifisches, das auf dem Mathieu'schen Princip beruht, verloren, und nähert sich in seinen Eigenschaften dem Sales-Girons'schen Pulverisateur.

An die Apparate von Sales-Girons und Mathieu reihen sich die übrigen an, die einen folgen mehr dem Principe des ersteren, die anderen dem des letzteren. Auf Zerstäubung durch Vermischung der Flüssigkeit mit Luft beruht der Apparat von Bergson, auf Pulverisation durch Anprallen des Wasserstrahls gegen einen harten Körper die Apparate von Lewin, Schnitzler und mein eigener.

Alle diese Apparate zeichnen sich durch grössere Einfachheit und einen niedrigeren Kostenpreis vor jenen ersten Apparaten aus. Der Glas-Apparat von Lewin gleicht sonst in Construction und im Effect ganz dem Pulverisateur von Sales-Girons, sein Zink-Apparat, der gleich dem meinigen statt der Luft-Compressionspumpe eine Saug- und Druckpumpe benutzt, hat eine gleiche Wirkung. Das Bergson'sche Hydrokonion verhält sich wie Mathieu's Nephogène, nur dass der Nebel nicht so reichlich, und die beigemischte Luft nicht in dem Masse comprimirt ist.

Auf den von mir selbst construirten Apparat will ich etwas näher eingehen, weil er fast allen meinen experimentellen und therapeutischen Untersuchungen zu Grunde liegt, und er in der That wesentliche Vorzüge darbietet: [1])

1. Durch seine Construction steht mein Inhalations-Apparat auf dem Boden des Sales-Girons'schen: er beruht auf dem Principe der Aspiration. Hierbei hat er jedoch den Vorzug voraus, dass die Menge der Flüssigkeit, die in einer bestimmten Zeit zur Zerstäubung gelangt, respective die Dichtigkeit und Quantität des Nebels, nach Belieben abgemessen werden kann. Je nachdem man nämlich ein Ansatzröhrchen mit einer weiteren oder engeren Oeffnung benutzt, je nachdem man häufiger oder seltener pumpt, wird der Nebel bald reichlicher, bald spärlicher. Man kann mit meinem Apparat einen Nebel erzeugen, der an Quantität und Dichtigkeit den des Sales-Girons'schen bei weitem, selbst um das Zwei- bis Dreifache übertrifft. Mein Apparat wirkt also wie der Sales-Girons'sche und besitzt vor ihm noch wichtige Vortheile.

2. Derselbe Apparat lässt sich auch zur Injection benutzen. Wählt man nämlich ein Ansatzröhrchen mit etwas weiter Oeffnung oder mit mehreren Oeffnungen und pumpt ohne Unterlass, so strömt ein ausserordentlich dichter Nebel mit ziemlicher Gewalt aus. Dieser Nebel bedingt, wie beim Mathieu'schen Apparat, ein Anprallen unter einem hohen Drucke und eignet sich dadurch besonders zur Einwirkung auf den Pharynx. Er erfüllt also dieselben Indicationen wie der Mathieu'sche Apparat, ohne dessen Nachtheile, die Verbindung mit comprimirter Luft, zu besitzen.

Werden die Ausflussöffnungen noch weiter, so bildet sich ein Nebel, der zum Theil aus grösseren Tröpfchen besteht; die Pulverisation ist dann für die Inhalation nicht mehr fein genug, sie hat sich in eine Art Douche für Mundhöhle und Pharynx umgewandelt.

3. Die Temperaturscala hat in meinem Apparat eine gleiche Breite, wie im Sales-Girons'schen. Die Temperatur bewegt

---

[1]) Anmerkung. Das Folgende gilt vollständig nur von dem Apparat, wie er von C. Goltdammer in Berlin nach meiner Angabe verfertigt wird. Eine Modification desselben nach Windler's Construction steht dem Princip nach auf dem Boden des Sales-Girons'schen Pulverisateurs und hat nur einige technische Vortheile vor ihm voraus.

sich ungefähr in einem Spielraum von 5—30° R., es kann also eine kalte, kühle, lauwarme und warme Luft zur Verwerthung kommen.

Im Principe erfüllt demnach mein Apparat sowohl den Zweck der Aspiration als der Injection und daneben noch den der Douche, er verbindet demnach die Vortheile des Sales-Girons'schen mit denen des Mathieu'schen Apparats, ohne deren Nachtheile, zu geringe Quantität einerseits, comprimirte Luft und schmale Temperaturscala andererseits, zu theilen.

In manchen Fällen ist dieser Vorzug besonders hoch anzuschlagen, nämlich dort, wo eine schnelle, sichere Wirkung auf die tieferen Theile durch die Inhalation erzielt werden soll und zugleich ein irritirender Effect vermieden werden muss, wie bei der Haemoptoë, wo also ein sehr reichlicher Nebel, ohne Combination mit comprimirter Luft, indicirt ist.

Dazu kommen noch andere Vorzüge, die nicht das Princip selbst, sondern mehr äusserliche Umstände berühren:

1. Die Trommel des Apparats ist nach allen Seiten verschiebbar; man kann demnach dem ausströmenden Nebel verschiedene Richtungen geben. Zur Behandlung der Nasenhöhlen und des Gaumens ist diese Vorrichtung besonders erwünscht.

2. Der Apparat ist ausserordentlich bequem und leicht zu handhaben. Während man nämlich bei anderen Apparaten, bevor man die Pulverisation beginnt, erst den Recipienten abschrauben und nachdem die Flüssigkeit hineingegossen, wieder anschrauben, endlich anstrengend eine längere Zeit hindurch pumpen muss, so braucht man an meinem Apparat nur die Schläuche in ein beliebiges, mit der Arznei gefülltes Glas zu leiten, und wenige Pumpenstösse reichen dann aus, um die Zerstäubung zu bewirken.

Mein Apparat bleibt, so lange es beliebt, selbst Stunden lang, ohne Unterbrechung im Gange. Bei den übrigen Apparaten hingegen läuft das Spiel schon nach mehreren Minuten ab, die Pulverisation ist unterbrochen, und man muss von Neuem alle jene unbequemen Manipulationen zur neuen Füllung des Recipienten vornehmen. Man spart an meinem Apparat sowohl Zeit als Mühe. Die Patienten selbst erlernen sehr schnell die

Handhabung desselben, und wenn sie nicht sehr schwach sind, bedienen sie sich mit Bequemlichkeit allein und bedürfen keiner fremden Hülfe.

3. Eine geringe Menge, d. h. wenige Unzen der medicamentösen Lösung, reichen aus, um die Pulverisation lange Zeit zu unterhalten, indem die von der Trommel ablaufende Flüssigkeit immer wieder in den ersten Behälter zurückfliesst. Es geht ferner nur sehr wenig von der Arznei verloren. Endlich kann man zu jederzeit die verbrauchte Dosis nach der im Glase noch rückständigen Quantität annähernd bestimmen und gewinnt dadurch einen erwünschten Mafsstab für diejenige Menge, die man überhaupt inhaliren lassen will.

4. Der Apparat ist compact gearbeitet, er entbehrt der subtilen Vorrichtungen mancher anderen Pulverisateurs, die deshalb dauernder Reparaturen bedürfen. Freilich sind auch bei ihm von Zeit zu Zeit solche erforderlich, wie es ja bei dergleichen Pumpwerken mit Ventilen niemals zu vermeiden ist; aber bei sorgfältigem Reinhalten desselben werden Beschädigungen, die man nicht schnell selbst repariren könnte, im Vergleich zu anderen Apparaten, verhältnissmässig selten eintreten.

5. Was den Kostenpunkt betrifft, so ist der Preis ungefähr um die Hälfte niedriger, als für die Apparate von Sales-Girons und Mathieu. Erwägt man noch, dass mein Apparat, ausser zur Inhalation noch zu zwei anderen Zwecken, nämlich als Uterusdouche und als Clysopomp, benutzt werden kann, so tritt dieser Punkt noch mehr hervor.

Berücksichtigen wir auch die Nachtheile des Apparats, so theilt er mit den meisten anderen die leichte Verstopfbarkeit der Ausflussöffnung. Die Verstopfung kann jedoch ohne Mühe mit Hülfe einer Nadel, am besten aus feinem Eisendraht, gehoben werden.

Endlich kommt noch ein anderes Moment in Betracht, nämlich das Material, aus dem die Apparate verfertigt sind. Die Apparate von Lewin und Bergson sind aus Glas und haben dadurch den Vorzug grösserer Reinlichkeit, so wie den, dass keine chemische Zersetzung oder Verbindung des Medicaments mit dem Metall stattfinden kann. Mein Apparat ist gleich dem Sales-Girons'schen innen überall verzinnt. Das Zinn gehört aber zu den elektro-negativen Metallen, es ist am wenigsten einer Oxydation ausgesetzt und wirkt nicht leicht zersetzend auf Salze anderer, mehr positiv elektrischer Metalle ein. Indessen sind doch immer manche Substanzen nicht anwendbar, wie ganz besonders das Argentum nitricum. Ich habe aus den oben bei Gelegenheit der Medicamente auseinandergesetzten Gründen mich bisher gescheut, dieses Mittel zur Inhalation zu verwerthen. Sollten sich indess die Erfahrungen Anderer dafür aussprechen und seinen Gebrauch wünschenswerth machen, so sind für diesen speciellen Zweck in der That nur die Glasapparate brauchbar.

15.

Die Methode des Inhalirens.

Die Methode, welche beim Inhaliren anzuwenden ist, ergiebt sich zum grossen Theil aus den früheren Betrachtungen: Soll sie rationell sein, so muss sie den wissenschaftlichen Vorbedingungen, die wir oben weitläufig auseinandersetzten, entsprechen.

Die Kranken müssen also den Mund weit öffnen, die Zunge hervorstrecken und dabei möglichst tief einathmen, indem sie zweckmässig den Laut ä zu articuliren suchen. Ferner müssen sie den Kopf leicht nach rückwärts neigen und das Kinn erheben, den offenen Mund endlich so halten, dass der volle Strom des Nebels in seine Höhle einströmt.

Unter gewöhnlichen Umständen ist dies diejenige Haltung, welche das Eindringen am meisten begünstigt. Nur in Ausnahmefällen ist es gerathen, die Zunge im Munde zu lassen, nämlich dann, wenn der Patient bei hervorgestreckter Zunge den Zungenrücken zu sehr erhebt und den Isthmus palato-glossus zu weniglüftet, dagegen bei im Mund gehaltener Zunge dieselbe leicht abflacht und dadurch den Isthmus erweitert.

Bei sehr geschwächten Personen darf man auch die tiefen Inspirationen nicht rigorös fordern, ausser wenn sie grade indicirt sind. Man muss die Anstrengung, die dieselben verursachen, möglichst zu vermeiden suchen und daher nur von Zeit zu Zeit tiefer einathmen lassen, für gewöhnlich aber mit den flachen Inspirationen sich begnügen. Freilich dringt dann weniger in die inneren Luftwege ein, und die Wirkung wird eine geringere; dafür hat man aber auch die Sicherheit, nicht zu schaden. Ueberhaupt wird man bei hohen Schwächegraden immer den möglichen Nutzen gegen den etwaigen Schaden genau abzuwägen haben, um hiernach zu beurtheilen, ob die Inhalation überhaupt noch zulässig ist, und mit welchen Vorsichtsmassregeln sie geübt werden muss.

Soll die pulverisirte Flüssigkeit nur auf die Mundhöhle und den Pharynx wirken, so sind tiefe Inspirationen natürlich überflüssig und am besten ganz zu vermeiden.

Einen Vortheil bei den Inhalationen gewährt meistentheils das Schliessen der Nase. Ich lasse die Nase gewöhnlich mit den Fingern zuhalten oder sie durch ein Pince-nez, wozu man eine einfache Haarnadel improvisiren kann, einklemmen.

Athmet man nämlich mit offener Nase und offenem Munde, so strömt meist durch die Höhlen beider die Luft in den Kehlkopf ein. Inhalirt man nun pulverisirte Flüssigkeit, so kommt hiervon nur wenig in die Nase, und was dort hineinkommt schlägt sich an der Schleimhaut derselben nieder, so dass fast nur reine Luft durch die Nase in den Pharynx und in die Athmungsorgane gelangt. Durch diesen Luftstrom kann für sich allein schon die Athmung unterhalten werden; die Kranken fühlen nicht das Bedürfniss, die Luft gerade durch den Mund heranziehen zu müssen, in Folge dessen lassen sie leicht ihr Gaumensegel erschlafft herabhängen, verengen dadurch den Isthmus glosso-palatinus, lassen nur wenig Nebel durch den Mund hindurchziehen und verwenden zum grossen Theil die durch die Nase strömende reine Luft zur Respiration. Lässt man freilich fortwährend mit dem Laut ä tief einathmen, so wird diese Gefahr vermieden; aber dies lässt sich gewöhnlich während der ganzen Dauer der Inhalation nicht streng durchführen, und von Zeit zu Zeit müssen die Kranken immer wieder daran erinnert werden.

Schliesst man im Gegentheil die Nase, so muss alle Luft durch den Mund eindringen. Hierdurch wirkt die Aspirationskraft der Lungen auf den am Eingang des Mundes befindlichen Nebel mit grösserer Gewalt ein, da sie nicht noch nach einer anderen Richtung, nämlich nach der Nase hin, getheilt ist; der

Nebel wird also mit grösserer Gewalt herangezogen. Da ausserdem alle Luft durch den Mund zu strömen gezwungen ist, so macht der Patient unwillkürlich dauernd Anstrengungen, um den Isthmus glosso-palatinus möglichst weit offen zu erhalten. Es gelangt demnach nur eine mit der medicamentösen Flüssigkeit geschwängerte Luft in den Pharynx, die dann in die Athmungswege einströmt.

Bei geschlossener Nase ist demnach das Eindringen des Nebels in die Respirationsorgane mehr gesichert: während der Kranke sonst leicht auf seine tiefen Inspirationen und auf Erweiterung seines Isthmus weniger Aufmerksamkeit verwendet und dadurch die Wirkung der Inhalationen herabsetzen, oder selbst vereiteln kann, wird er bei geschlossener Nase unwillkürlich zu einer Haltung gezwungen, die den Erfolg begünstigt.

Ich habe sehr häufig die Beobachtung gemacht, dass Kranke, die ohne jede Spur von Husten bei offener Nase und weit geöffnetem Munde inhaliren, sofort zu husten anfangen, wenn sie die Nase verschliessen. Dies kann als Beweis dafür dienen, dass das Eindringen im letzteren Falle vollständiger ist. Meine Erfahrungen stimmen in dieser Beziehung ganz mit denen von Moura-Bourouilou [1]) überein. Derselbe glaubte sich auch bei Experimenten durch die Laryngoskopie überzeugt zu haben, dass bei geschlossener Nase die Flüssigkeit in grösserer Menge die Athmungsorgane erreicht.

Aus den genannten Gründen lasse ich deshalb die meisten meiner Patienten die Nase verschliessen, jedoch nicht sofort, sondern erst nachdem sie sich an die Inhalationen gewöhnt haben, selten schon am ersten Tage, meist später. Sehr kurzathmige Kranke werden bei geschlossener Nase leicht dyspnoëtisch, und die Inhalation strengt sie deshalb bei weitem mehr an; bei diesen verzichte ich entweder ganz auf dieses Verfahren, oder gewöhne sie nur sehr allmälig daran, indem ich sie zeitweise ihre Nase verschliessen, zeitweise sie offen halten lasse.

Bei Katarrh der Nasenhöhlen, wo es wünschenswerth ist, dass die pulverisirte Flüssigkeit auch auf diese einwirke, bleibt die Nase am besten offen. Ist die Nasenschleimhaut für sich allein

---

[1]) p. 42.

Gegenstand der Therapie, so athmet man selbstverständlich bei geschlossenem Munde nur durch die Nase. Man giebt dem Nebel dann, wo es der Apparat erlaubt, z. B. bei dem meinigen, die Richtung nach der Nasenhöhle.

Die Stellung beim Inhaliren ist entweder Stehen, Sitzen oder Liegen. Reichen die Kräfte einigermassen aus, so ist das Stehen am vortheilhaftesten: der Körper kann hierbei eine freie, ungezwungene, am meisten zweckentsprechende Haltung einnehmen. Die Brust kann sich am leichtesten und am ausgedehntesten erweitern, auch das Zwerchfell kann tiefer herabsteigen. Durch spirometrische Versuche lässt sich die Richtigkeit dieser Behauptung erproben: im Stehen vermag man mehr Luft in den Spirometer einzublasen als in anderen Positionen. Beim Sitzen tritt leicht eine Behinderung ein, der Kranke sieht sich oft genöthigt, die Brust einzuziehen und den Kopf vorzustrecken, um dem auf dem vorstehenden Tische befindlichen Apparat bequem seinen Mund nähern zu können. Dieser Missstand muss indess möglichst verringert werden, sobald das Sitzen wegen Schwäche des Kranken nicht umgangen werden kann.

Das Liegen kann bei Inhalationen nur dann zur Berücksichtigung kommen, wenn ein wesentlicher Nutzen von dieser Medication zu erwarten steht, und dieser Nutzen den Nachtheil der Anstrengung vollständig in den Hintergrund drängt, also besonders bei Haemoptoë, Croup und etwaigen anderen acuten Leiden. Bei chronischen Uebeln hingegen, zumal bei Tuberculose, habe ich bisher gewöhnlich auf die Anwendung der Inhalationen in denjenigen Fällen verzichtet, wo der Schwächegrad schon ein so bedeutender war, dass die Kranken ausserhalb des Bettes nicht mehr zuzubringen vermochten. Muss im Liegen inhalirt werden, so sorge man nur dafür, dass der Patient den Kopf möglichst hoch halte.

Was die Häufigkeit und die Zeitdauer der Inhalationen betrifft, so lasse ich gewöhnlich nur einmal des Tages, in seltenen Fällen zweimal einathmen. Ich beginne meist mit 10—15 Minuten und steige dann gewöhnlich schon in den folgenden 1—2 Tagen auf eine halbe Stunde für jede Sitzung. Je nach dem Kräftezustand der Patienten treten seltenere oder häufigere, längere oder kürzere Ruhepausen während dieser Zeit ein.

Die Tageszeit, in der die Pulverisation angewandt wird, scheint meistentheils für den Erfolg unerheblich zu sein; in vielen Fällen jedoch wird dieselbe durch den Krankheitszustand einigermassen angezeigt, so dass der Morgen oder Abend dann als zweckmässig zu wählen ist. Für die in meinem Hause behandelten Kranken benutze ich gewöhnlich die Nachmittagsstunden.

Noch einzelne Vorsichtsmassregeln, auf die ich durch die Erfahrung gelangt bin, sind zu erwähnen:

Die Kranken dürfen, wenn sie zur Inhalation schreiten, sich in keinem Zustand der Aufregung befinden, sie dürfen nicht echauffirt, erhitzt oder schweissig sein, sie dürfen nicht unmittelbar vorher sich angestrengt haben. Wird diese Regel nicht befolgt, so kann es leicht vorkommen, dass der Kranke, wenn der Nebel, wie gewöhnlich, kühl ist, sich beim Einathmen eine Erkältung zuzieht. Ausserdem wird die Inhalation unter genannten Umständen mehr als normal anstrengen und kann schon deshalb leicht schaden. Zum Mafsstab benutzt man am besten die Respirationsfrequenz und den Puls. Ich beginne die Inhalationen bei Kranken, die kurz vorher entweder gegangen, Treppen gestiegen, oder in irgend welcher Bewegung waren, nicht früher, als bis ihr Athem und Puls den Zustand der möglichsten Ruhe erreicht hat.

Während der Inhalation beobachtete ich grösstentheils ein Steigen der Pulsfrequenz, dieselbe vermindert sich nach Beendigung der Pulverisation allmälig wieder und fällt dann häufig noch unter das gewöhnliche Mass herab. Auch hier warte ich immer die Beruhigung des Pulses ab, ehe ich die Patienten entlasse.

Eine andere Vorsicht ist, die Kranken nicht unmittelbar nach genommener Mahlzeit inhaliren zu lassen. Die pulverisirte Flüssigkeit bewirkt nämlich, wahrscheinlich durch Reizung des Zungengrundes, Gaumens und Rachens, nach Analogie eines in den Mund gesteckten Fingers, zuweilen Würgen und Aufstossen. Je voller der Magen ist, desto leichter tritt diese Erscheinung ein, und steigert sich sogar unter Umständen bis zum Erbrechen.

Alle diese Momente waren für mich bei der Behandlung der Kranken mittelst Inhalationen massgebend, und in diesem Sinne mögen die nunmehr folgenden Krankheitsberichte aufgefasst werden. Ich habe mich bemüht, jeden Patienten von Tag zu Tag genau zu beobachten und alle Erscheinungen nach den Angaben der Kranken und nach dem objectiven Befund wahrheitsgetreu und pünktlich zu registriren.

Um möglichst reine Erfahrungen zu erlangen, enthielt ich mich während der Cur jeder anderen Medication, die das Resultat hätte verwirren können. Nur in einzelnen Fällen, wo bereits die Inhalationen für sich allein einen günstigen Einfluss auszuüben anfingen, verordnete ich nach einiger Zeit zur Unterstützung der Cur noch andere Medicationen, z. B. Gurgelungen bei Pharynxleiden, Leberthran bei Tuberculose. Auf diesen Punkt werde ich indess im speciellen Theil noch zurückkommen.

Desgleichen in verzweifelten Fällen, wo die Inhalationen nicht in aller Strenge angewandt werden, und voraussichtlich nichts mehr leisten konnten, wurde, um nichts im Interesse des Kranken zu verabsäumen, auch die innere Therapie fortgesetzt, aber auch diese Combination war vergeblich, und diese Fälle zählen fast sämmtlich zu den erfolglos behandelten. Mit diesen Voraussetzungen gehen wir jetzt zu dem speciellen therapeutischen Theile unserer Aufgabe über.

Dritter Abschnitt.

Therapeutische Beobachtungen.

Als ich die Inhalationsmethode im März 1862 in grösserer Ausdehnung zu üben begann, lagen nur sehr spärliche exacte klinische Untersuchungen vor, die mich bei der respiratorischen Behandlung der Kranken leiten konnten. Mich auf den Boden der Tabula rasa stellend, schlug ich deshalb den experimentellen Weg zur Bestimmung der Wirksamkeit einzelner einfacher Mittel ein und erweiterte den oben bei Gelegenheit der Medicamente dargelegten Grundsätzen streng folgend, nur ganz allmälig und, wo es nothwendig wurde, den Wirkungskreis, den ich im Interesse der Sache mir selbst eng begrenzt hatte. Da die Art und die Grösse des Effects noch ziemlich dunkel waren, so schien mir Vorsicht die erste Pflicht. Vorläufig non nocere! Lagen erst einige sichere Erfahrungen vor, dann konnte man muthiger vorschreiten, indem man das Schädliche vermeiden gelernt und das Nützliche erkannt hatte.

Um nicht an fremden Personen Experimente anzustellen, deren Tragweite zweifelhaft war, und um zu sicheren Resultaten zu gelangen, begann ich mit **Versuchen an mir selbst**. Auf diese Weise konnte ich die Art der Einwirkung aus eigener Erfahrung auf's Pünktlichste studiren; ich selbst konnte am besten alle Erscheinungen beachten, Erfolg und Erfolglosigkeit, Nutzen und Schaden, Wesentliches und Unwesentliches gegen einander abwägen. Was endlich die Hauptsache ist: ich selbst musste auf diesem Wege schnell zu einer festen Ueberzeugung darüber gelangen, ob die Inhalationen überhaupt Nutzen schaffen können, ohne andererseits zu schaden, und wurde nicht möglicherweise der Spielball ungelehriger Patienten, deren Angaben man keineswegs bis auf die Einzelheiten vertrauen kann.

Ein Katarrh der Bronchen und des Pharynx, mit dem ich seit meiner frühsten Jugend ununterbrochen behaftet bin, bot mir eine günstige Gelegenheit zur ersten Prüfung der Methode dar. Der Husten, meist nur in Form von Räuspern, ist leicht und ohne jegliche Beschwerde, die Sputa sind von jeher sehr copiös. Verschiedene Curen waren nicht im Stande, die Secretion zu beschränken; die Myrrha, welche ich zuletzt gebrauchte, that nur während einer kurzen Zeit geringe Dienste. Ich begann nun eines Nachmittags um 3 Uhr mit einer Inhalation von Alaun, grijß ad ℥j Aquae dest., etwa 10 Minuten lang. Nach der ersten Inhalation fühlte ich für kurze Zeit meine Brust etwas beklommen; es erfolgte jedoch bis zum nächsten Morgen kein einziger Hustenstoss und keine Spur von Auswurf, was seit lange nicht vorgekommen war. Am nächsten Tage warf ich wieder, jedoch in grösseren Pausen als gewöhnlich, reichliche Sputa aus. Nachmittags inhalirte ich von Neuem: während dessen und kurz darauf expectorirte ich etwas Secret, im Uebrigen war die Wirkung dieselbe des vorigen Tages, nur dass Beklemmung sich nicht wieder einstellte. Bei längerem Gebrauch, wobei ich mit der Dosis allmälig auf gr. vj ad ℥j Aquae destill. stieg, blieb die Secretion dauernd verringert, der Husten trat in längeren Pausen, meistens nur noch im Laufe des Vormittags ein, Abends und Morgens, was früher häufig der Fall war, nur selten eine geringe Spur.

Auch nach Aufhör der ca. sechswöchentlichen Inhalationskur erhielt sich dieser günstige Zustand mehrere Monate lang, und so oft er später wieder in die alte Form überzugehen drohte, reichten dieselben Inhalationen, wenige Tage oder höchstens 2—3 Wochen lang angewandt, immer wieder aus, um die gewünschte Besserung auf längere Zeit wieder herbeizuführen.

Ich verglich auch an mir selbst die Wirkung des Tannins mit der des Alauns und kann das Urtheil Fieber's nicht theilen, dass Tannin mehr Annehmlichkeiten biete. Im Gegentheil schien mir der Geschmack des Tannins bei weitem unangenehmer, als der des Alauns; die Wirkung des Tannins bei gleicher Dosis war zudem eine schwächere, zugleich ist das Tannin durch das Beflecken der Kleider mit sehr lästigen Unbequemlichkeiten verbunden. (Auch Anderen, die später Alaun und Tannin inhalirten, verursachte der Tanninstaub Ekel und dauerndes Räuspern, während Alaun ihnen sogar erfrischend vorkam. Wieder Andere jedoch — dies waren indess nur sehr wenige — empfanden, übereinstimmend mit Fieber's Angaben, vor dem Alaungeschmack während der ersten Inhalationen die heftigste Abneigung, gewöhnten sich aber nichts desto weniger sehr schnell daran.)

Nicht nur ex juvantibus, sondern auch ex nocentibus hatte ich an mir selbst Gelegenheit, Erfahrungen zu machen: Eines Tages am Nachmittag, nachdem ich mich mehr als gewöhnlich angestrengt und durch weite Wege echauffirt hatte, athmete ich, obgleich seit lange abgekühlt, jedoch von der Erschöpfung noch nicht wieder vollkommen erholt, eine ziemlich concentrirte Tanninlösung (gr. viiβ ad ℥j Aq. dest.) ein, um deren Wirkung mit der einer Alaunlösung, von der ich in den früheren Tagen gr. v ad ℥j inhalirt hatte, zu vergleichen. Nach dieser Inhalation unterblieb jede Spur von Husten und Auswurf, und es machte sich ein beklemmender Druck auf der Brust bemerkbar. Auch am anderen Morgen fehlte der Husten; etwas Druck auf der Brust bestand noch fort. In der Frühstunde athmete ich noch eine fünfgränige Alaunlösung, jedoch nur wenige Minuten lang, ein, da die Beklemmung sich steigerte. Dieselbe dauerte im Verlaufe des Tages an, der Auswurf stockte gänzlich, und es stellte sich sehr bald dafür ein trockener Husten und Schnupfen, eine Exacerbation des Katarrhs ein, wie sie nach Erkältungen gewöhnlich ist. Jedenfalls war auch ich damals nach der vorangegangenen echauffirenden Anstrengung zu einer Erkältung disponirt, und während der Inhalation mochte auch die kühle Temperatur des Nebels erkältend wirken: fast sicher ist es aber auch, dass die concentrirte Tanninlösung das ihrige dazu beigetragen, indem sie die Secretion ins Stocken brachte.

Dieser Zwischenfall des Schnupfen-Hustens gab mir Gelegenheit, Versuche mit Salmiaklösungen zu machen, die ich eines Abends kalt, zwei andere Abende warm inhalirte. Kurz nach dem Inhaliren, etwa 1—2 Stunden lang, empfand ich eine erhöhte Trockenheit im Halse und in der Nase; dieselbe machte jedoch sehr schnell einer vermehrten Secretion der Schleimhäute Platz, so dass der Husten leicht wurde, die lästige Trockenheit der Nase verschwand, und der Kopfschmerz, sonst ein treuer Begleiter des Schnupfens, ganz ausblieb. Indessen liess sich der acute Katarrh keineswegs coupiren, nur in der beschriebenen Weise mildern. Nach wenigen Tagen kehrte der Katarrh wieder in den chronischen Zustand zurück, die Secretion war wie vorher sehr ermässigt.

Auch mit verdünnter Aqua picea machte ich, während die Secretion der Bronchen noch reichlich war, an mir selbst Versuche: Dieselbe hatte, gleich den Adstringentien eine bedeutende Verminderung der Secretion zur Folge; jedoch schien sie mir mehr austrocknend als Alaun zu wirken, indem die Consistenz der Sputa eine grössere Zähigkeit annahm. Einige Mal stellte sich während oder kurz nach dieser Inhalation Kopfschmerz ein; ausserdem machte sich des Abends, nachdem ich des Morgens inhalirt und am ganzen Tage wenig expectorirt hatte, oft ein unangenehmes Kratzen im Halse, welches zu häufigem Räuspern mit geringer Expectoration reizte, bemerkbar. Dieser Beobachtung kann ich indess keine weitere Bedeutung beilegen, da diese Symptome weder bei mir selbst constant waren, noch überhaupt bei Anderen, die gleichfalls Aqua picea inhalirten, deutlich hervortraten.

Diese Versuche waren dazu angethan, mich ex juvantibus et nocentibus von der Wirksamkeit der Inhalationen für geeignete Fälle zu überzeugen: ich hatte einen gewissen Mafsstab für die Anwendung mancher Mittel erlangt und an mir selbst den Effect der Inhalationen von Alaun, Tannin, Salmiak, Aqua picea, wenn auch einige nur in beschränktem Grade, erprobt.

Aber nicht nur die Wirksamkeit der Inhalationen, sondern auch die Grenze ihrer Erfolge konnte ich an mir selbst kennen lernen: Während gleich vom ersten Tage an die absonderungsbeschränkende Kraft der adstringirenden Inhalationen in eclatanter Weise hervortrat und sich in den folgenden Tagen und Wochen langsam steigerte, gelangte sie endlich zu einer

Grenze, die nicht überschritten wurde. Weder Alaun, noch Tannin, noch Aqua picea oder ätherische Oele vermochten die Secretion, die bis zu einem gewissen Grade abgenommen hatte, gänzlich in's Stocken zu bringen. Ein gänzliches Aufhören der Secretion hatte ich in diesem Falle auch weder erwartet, noch überhaupt beabsichtigt, da der Katarrh mit mir herangewachsen und auf diese Weise, ich möchte sagen, fast physiologisch geworden war.

Ich reihe hieran die übrigen Krankenberichte, die ich nach den Affectionen ordne. Als Material dienen mir die in den ersten 15—16 Monaten mit Inhalationen behandelten Kranken, von denen irgend ein Schluss ad melius, anceps oder ad pejus gestattet ist. Ausgeschlossen habe ich nur alle diejenigen, die, wie es in der Privatpraxis sehr häufig vorkommt, die Cur schon nach einem oder wenigen Tagen abbrachen, und wo das Resultat deshalb ein zweifelhaftes blieb.

Es sind nicht seltene Affectionen, die ich besonders hervorheben will, sondern gerade die am meisten verbreiteten Krankheiten, deren Behandlung mittelst Inhalationen ich mitzutheilen habe. In vielen, wohl den meisten Fällen sind alle anderen Medicationen bereits vergebens versucht worden, oder die Leiden waren der Art, dass nach den allseitigen Erfahrungen von der bisherigen Therapie nichts zu erwarten gewesen wäre. Andere Fälle hingegen kamen frisch zur Behandlung oder waren leichterer Art, so dass möglicherweise auch andere Mittel hätten Nutzen schaffen können. Wenn auch die Heilung der leichteren Fälle, die auch auf andere Weise hätte erzielt werden können, an und für sich keinen bedeutenden therapeutischen Werth hat, so darf man doch deren Bedeutung zur Lösung unserer Aufgabe, die in der Feststellung der ersten Grundlagen der Methode besteht, nicht verkennen. Aus den leichteren Fällen sammeln wir Erfahrungen über die Wirksamkeit der Inhalationen überhaupt, wir überzeugen uns, dass dieselben einen Einfluss üben und sich den übrigen Medicationen würdig an die Seite stellen lassen. Aus den schwereren Fällen hingegen lernen wir die eigentliche Tragweite, so wie die Grenze für die Wirksamkeit der Methode kennen; wir erfahren, dass die Inhalationen sich noch bewähren können, wo andere Mittel im Stiche lassen;

wir erfahren, wie weit ihre mögliche Hülfe reicht, und wo sie aufhört.

Beide Reihen klinischer Beobachtungen haben in demjenigen Stadium, in welchem sich die Inhalationsmethode gegenwärtig noch befindet, wo noch nichts allseitig anerkannt und alles noch Gegenstand des Zweifels ist, ihre hohe Wichtigkeit; die eine Reihe dient als Kritik für die andere.

Ich halte es ferner für wesentlich, nicht nur diejenigen Fälle, in welchen ein Erfolg hervortrat, zu berichten, sondern auch die erfolglos behandelten mit gleicher Pünktlichkeit mitzutheilen. Ich werde mich bemühen, sämmtliche Kranke nach übersichtlichen Tabellen zu ordnen und das Wichtigste über jeden einzelnen zu bemerken.

1.

Catarrhus bronchialis.

Ich habe im Ganzen 28 Kranke, darunter 15 mit einfachem, noch nicht inveterirtem, 13 mit eingewurzeltem und meist complicirtem Bronchialkatarrh durch Inhalationen behandelt. Von den ersteren wurden 12 vollständig hergestellt; 3 brachen die Cur, nachdem alle Symptome sich in hohem Grade gemildert hatten, zu früh ab, so dass ihre gänzliche Heilung dadurch gehindert wurde. Von den letzteren, deren Uebel mindestens 4, meistens über 10 Jahre alt und überdies noch in einem Falle mit interstitieller Pneumonie, in 7 Fällen mit Emphysem combinirt war, erlangten 12 eine mehr oder weniger bedeutende Besserung ihres Zustandes, ohne dass das Leiden ganz beseitigt werden konnte; bei einem Patienten endlich fehlte jeglicher Erfolg.

Folgende Tabelle ergiebt das Nähere:

I. Einfache, noch nicht inveterirte Katarrhe.

A. Heilung.

Name und Stand.	Alter.	Dauer des Uebels.	Dauer der Behandlung.	Die inhalirten Medicamente gelöst in Aq. destill. libr. ij.	Bemerkungen.
1. Leo Lwnhm.	11 Jahre.	ca. 8 Tage.	11.—15. April 1862. 4 Inhalat.	Ammon. muriat. ʒj.	Scrophulosis. Anämisches Aussehen.
2. Frau Schlsgr.	39 Jahre.	12 Tage.	12.—22. April. 8 Inhalat.	Ammon. muriat. ʒj—ij.	Das Uebel begann mit einer sehr heftigen Bronchitis acuta. Leichte Scoliosis. Disposition zu häufigen langwierigen Katarrhen. Ende Juli Recidiv; gleichfalls durch Inhalationen beseitigt.
3. Brd. Stein-Ciseleur.	50 Jahre.	14 Tage.	20.—28. April. 4 Inhalat.	Zuerst Aq. destill. Später Natr. chlor. ʒj.	Leidet seit ca. 20 Jahren an Asthma. Daneben Disposition zu Bronchialkatarrhen.
4. Frau Strnbrg.	32 Jahre.	4 Wochen.	21. Juni — 4. Juli. 8 Inhalat.	Natr. chlor. ʒj.	Fast alle Mitglieder der Familie leiden zum Theil an chronischen Bronchialkatarrhen; zum Theil starben sie an Tuberculose. Auch Pat. disponirt zu langwierigen, heftigen Katarrhen. Unregelmässig inhalirt.
5. Frl. Arns.	19 Jahre.	ca. 3 Monate.	23. Juni — 7. Juli. 11 Inhalat.	Natr. chlor. ʒj.	Neben dem Katarrh leichte Erscheinungen von Chlorosis.
6. Mllr. Klempner.	18 Jahre.	8 Wochen.	1.—9. Aug. 8 Inhalat.	Ammon. muriat. ʒj—ij.	Der Katarrh besteht seit 8 Wochen, hat aber seit 3 Wochen immer mehr an Heftigkeit zugenommen, mit Brustschmerzen gepaart, so dass Patient arbeitsunfähig wurde. Nach Beendigung der Cur vollkommen gesund.

Name und Stand.	Alter.	Dauer des Uebels.	Dauer der Behandlung.	Die inhalirten Medicamente gelöst in Aq. destill. libr. ij.	Bemerkungen.
7. H. Brd. Schüler.	17 Jahre.	4—6 Wochen.	11.—31. December. 14 Inhalat.	Ammon. mur. ʒij. Später Ammon. mur. ʒ j. Aluminis ʒ j—jß.	In den letzten Jahren trat jedesmal im Herbst der Katarrh auf u. dauerte sonst immer bis Ende Winter. S. Bericht.
8. Ngbr. Mechanicus.	32 Jahre.	Mehrere (?) Wochen.	5.—8. Januar 1863. 4 Inhalat.	Aluminis ʒ iß.	Catarrhus trachealis et bronchialis. Erbliche Anlage zu Tuberculose. Seit 10 Jahren Disposition zu Katarrhen. Dauerndes lästiges Kratzen und Druck längs der Trachea, besonders im Jugulum. Mässiger Husten, viel Auswurf. Die Erscheinungen weichen in 4 Tagen vollständig; nur noch eine Spur von Auswurf bleibt zurück, woran er schon seit seiner Kindheit leidet. (Wahrscheinlich rührt derselbe vom Pharynx her, der zwar blass, aber granulirt ist.)
9. Wbr. Kaufmann.	48 Jahre.	ca. 3 Monate.	3.—14. Februar. 11 Inhalat.	Aluminis Amm. mur. āā ʒ j. Einmal mit Zusatz von Extr. Hyoscyami gr. xij. Später Ammon. mur. ʒ iij.	S. Bericht.
10. Rsbrg. Handlungslehrling.	14½ Jahre	ca. 4 Wochen.	27. Febr. bis 11. März. 11 Inhalat.	Aq. piceae ℥j—iij.	Tuberculosis incipiens? Beide Eltern starben an Phthisis. Patient selbst ist schwächlich gebaut, sehr blass, mager, für sein Alter sehr gross. Seit mehreren Jahren Brustbeklemmung u.

Name und Stand.	Alter.	Dauer des Uebels	Dauer der Behandlung.	Die inhalirten Medicamente gelöst in Aq. destill. libr. ij.	Bemerkungen.
					oft Stiche. Brust flach, lang, bewegt sich gut und gleichmässig. Vorn überall Percussion laut und tief, Athmen vesiculär, rechts hier und da sparsames Rasseln. Hinten oben Percuss. rechts etwas dumpfer als links; überall vesiculäre Respiration. Rechts längs des ganzen Rückens, oben und unten, sparsame pfeifende und rasselnde Geräusche. Vom ersten Tage der Behandlung an wird der Husten immer geringer, der Auswurf spärlicher, die Expectoration leicht. Schon nach wenigen Tagen sind alle Symptome auf einen unbedeutenden Grad reducirt und verlieren sich endlich ganz. Stiche in der Brust treten noch häufig auf, verschwinden aber endlich gleichfalls. Das Aussehen des Pat. ist ein weit besseres.
11. Wgnr. Schneider.	22 Jahre.	ca. 14 Tage.	25. April — 18. Mai. 17 Inhalat.	Ammon. mur. ℨj.	Anämisches Aussehen Seit langer Zeit Druck am Sternum. Systolisches Aftergeräusch an der Herzspitze, diastolischer Ton überall verstärkt; Herzstoss rechts von der linken Brustwarze im fünften Intercostalraum, Herzdämpfung reicht bis zum linken Sternalrand, nach oben bis zur dritten Rippe. Puls klein, leicht zusammenzudrücken, 90 — 100. Patient braucht bereits seit 2 Monaten innerlich Eisen mit wechselndem Erfolg. Seit ca. 14 Tagen Katarrh; pfeifende Geräusche am linken untern Lungenlappen. Schon am dritten Tage

Name und Stand.	Alter.	Dauer des Uebels.	Dauer der Behandlung.	Die inhalirten Medicamente gelöst in Aq. destill. libr. ij.	Bemerkungen.
					Husten vermindert, am siebenten Tage nur noch unbedeutend, verliert sich in den folgenden Tagen fast ganz, kehrt aber 2—3 Tage lang in milder Form wieder zurück, um endlich ganz zu verschwinden. Druck auf d. Brust besteht in etwas gemildeter Form fort. Puls 84.
12. Mslr. Tischler.	27 Jahre.	6 Monate.	16. Juni — 11. Juli 23 Inhalat.	Natr. chlor. ʒj — ij. Aluminis ʒj — ij.	Alle Symptome mildern sich und verschwinden, trotz der langen Dauer d. Krankheit, ausserordentlich schnell. S. Bericht.
		B. Besserung.			
1. Frl. Mrsls.	18 Jahre.	7—8 Monate.	13.—29. August 1862. 13 Inhalat.	Natr. chlor. ʒj — ij.	Alle Symptome sind bis auf geringe Spuren gewichen. Vollständige Heilung nur durch Unterbrechung der Cur gehindert.
2. Krs. Schuhmacher.	26 Jahre.	4 Monate.	24. Nov. — 8. Dec. 11 Inhalat.	Aluminis ʒ iß — ij.	Alle Symptome wesentlich gemildert. Cur zu früh unterbrochen.
3. Ksr. Kaufmann.	28 Jahre.	Mehrere (?) Monate.	16.—27. Febr. 1863. 7 Inhalat.	Ammon. muriat. ʒ ij.	Die Symptome milderten sich allmälig. Unregelmässig inhalirt; Cur zu schnell unterbrochen.

Obgleich die Anzahl der angeführten Fälle für eine massgebende statistische Vergleichung unverhältnissmässig gering ist, so möchte doch der Versuch, einige Durchschnittszahlen aus den Tabellen zu gewinnen, nicht ohne Interesse sein. Ich habe deshalb die Mittelziffer aus der Krankheitsdauer und der Dauer der Behandlung berechnet.

	Geheilt.	Gebessert.
Zahl der Kranken	12	3
Dauer ihrer Krankheit im Durchschnitt . . .	7 Wochen.	4½ Monate. (?)
Dauer der Behandlung im Durchschnitt . . .	12,5 Tage.	14 Tage.
Zahl der Inhalationen im Durchschnitt . . .	10 Inhalationen.	10 Inhalationen.

II. Inveterirte und complicirte chronische Katarrhe.

A. Theilweiser Erfolg.

Besserung bis zu einer gewissen Grenze.

Name und Stand.	Alter.	Dauer des Uebels	Dauer der Behandlung.	Die inhalirten Medicamente gelöst in Aq. destill. libr. ij.	Bemerkungen.
1. Wschk. Gutsbesitzer.	51 Jahre	4 Jahre.	12. Jan. bis 14. Febr. 1863. 32 Inhalat.	Aluminis ʒj—ij. Später Aq. piceae ℥ iij; steigend auf Aq. pic. Aq. dest. āā. Zuletzt auch Theer-Räucherungen.	Pneumonia interstitialis. (Retrograde Tuberculose?) Der Zustand bessert sich allmälig in einem bedeutenden Grade, dann bleibt er stationär. S. Bericht.
2. Engl. Maschinenbauer.	40 Jahre	25 Jahre.	21.—28. Jul 1862. 7 Inhalat.	Aluminis ʒj—ij.	Blennorrhoea pulmonum. Schon nach den ersten Inhalationen Husten bedeutend vermindert und Secretion wesentlich beschränkt. Cur zu früh unterbrochen.
3. Rnr. Bierwirth.	48 Jahre	circa 20 Jahre.	19. Mai bis 11. Juni. 19 Inhalat.	Natr. chlor. ʒj—ij.	Emphysema pulmonum. Heftige Hustenanfälle und Dyspnoë verlieren sich ganz; nur noch zuweilen leichtes Aufhusten. S. Bericht.
4. Lnz. Schneider.	48 Jahre	28 Jahre.	16. Juni bis 5. Juli. 15 Inhalat.	Natr. chlor. ʒj—ij.	Emphysema pulmonum. Alle Symptome mildern sich allmälig sehr wesentlich. Die Cur wird zu früh unterbrochen. Einige Zeit später erfolgt wieder Exacerbation.
5. Wmrs. Arbeiter.	48 Jahre	30 Jahre.	14.—19. Juli. 5 Inhalat.	Natr. chlor. ʒj—ij.	Emphysema pulmonum. Die heftigen Symptome mildern sich schnell. Cur zu früh unterbrochen.
6. Frau Rnnr. Waschfrau.	56 Jahre	circa 40 Jahre.	23. Juni bis 8. August. 35 Inhalat.	Natr. chlor. ʒj—iv. Einige Mal Zusatz von	Emphysema pulmonum. Sehr hochgradige Dyspnoë; Husten von der äussersten Heftigkeit. Die Symptome mildern sich allmälig bis zu einer gewissen Grenze,

Name und Stand.	Alter.	Dauer des Uebels	Dauer der Behandlung.	Die inhalirten Medicamente gelöst in Aq. destil. libr. ij.	Bemerkungen.
				Tinct. Opii simpl. ℈ β—j.	Der Husten wird bei weitem leichter, die Dyspnoë geringer; beide bestehen indess noch in einem merklichen Grade fort.
7. Krgr. Bäcker.	46 Jahre	5 Jahre.	22.—26. Juli. 5 Inhalat.	Natr. chlor. ʒ j—ij.	Morbus Brightii. Besserung der katarrhalischen Symptome.
8. Znrt. Schutzmann.	53 Jahre	14 Jahre.	28.—30. Aug. 3 Inhalat.	Natr. chlor. ʒ ij.	Emphysema pulmonum. Milderung der Dyspnoë und des Hustens.
9. Hrzfld. Kaufmann.	28 Jahre	14 Jahre.	6.—18. Sept. 10 Inhalat.	Natr. chlor. Aluminis aa ℈ ij—ʒ jβ.	Die Symptome mildern sich nur langsam und vorübergehend. Cur zu früh unterbrochen.
10. Frl. Gss.	45 Jahre	circa 20 Jahre.	10. Oct. 1862. bis 31. Jan. 1863. 80 Inhalat.	Natr. chlor. ʒ j—ij. Später Ammon. mur. ʒ ij.	In den ersten Wochen fortschreitende Besserung, so dass der Husten nach 6 Wochen fast ganz aufgehört hat. Später setzt sich Pat. dauernd Erkältungen und anderen Schädlichkeiten aus; das Uebel exacerbirt immer von Neuem, mildert sich zwar nach einiger Zeit, weicht jedoch nicht ganz.
11. Wgnr. Maurer.	60 Jahre	20 Jahre	14.—21. Nov. 7 Inhalat.	Natr. chlor. ʒ j. Tinct. Opii ℈ j.	Emphysema pulmonum. Sehr hochgradige Dyspnoë und sehr heftiger Husten. Geringer palliativer Erfolg. Cur zu schnell unterbrochen.
12. Hrtlb. Schneider.	42 Jahre	22 Jahre.	19.—25. Nov. 5 Inhalat. 9.-23. Dec. 4 Inhalat.	Aluminis ʒjβ — ij.	Complication mit periodischer Haemoptysis. Schnelle Besserung aller Symptome. Besserung bis zum März andauernd; dann Recidiv, nach wenigen Inhalationen wieder gehoben.

Durchschnittsberechnung.

Zahl der Gebesserten	12.
Durchschnittsdauer der Krankheit . .	20 Jahre.
Dauer der Behandlung	23,5 Tage.
Zahl der Inhalationen . . .	18,5 Inhalationen.

B. Kein Erfolg.

Name und Stand.	Alter	Dauer des Uebels.	Dauer der Behandlung.	Die inhalirten Medicamente gelöst in Aq. destill. libr. ij.	Bemerkungen.
1. Gldbrg. Kaufmann.	52 Jahr.	11 Jahre.	28. Mai bis 4. Juni 1862. 5 Inhalat.	Natr. chlor. ʒ j.	Vor 11 Jahren begann die Krankheit acut mit Fieber und Abmagerung. Noch starke Dämpfung in der regio clavicularis dextra. Wahrscheinlich retrograde Tuberculose. Emphysema pulmonum. Amyloide Degeneration der Nieren, Leber und Milz. Kein Erfolg, selbst nicht palliativ. Im Herbst Tod in Folge der Nieren-Affection.

Ueberblicken wir diese Tabellen genauer, so sehen wir, dass bei den einfachen Katarrhen durchgehends Besserung eintrat; dieselbe führte in 12 Fällen zur vollkommenen Genesung, während in 3 Fällen die gänzliche Heilung durch zu frühes Abbrechen der Cur — wie es die Durchschnittsdauer der Behandlung im Vergleich zur Dauer der Krankheit beweist — gehindert wurde. Fast in allen Fällen schreitet die Besserung allmälig vor, oft ist schon in den ersten Tagen der Erfolg ein überraschender; unmittelbar nach der Inhalation treten fast überall Aenderungen der Krankheitssymptome auf, in einer Reihe von Fällen wird die Expectoration erleichtert, in einer anderen der Husten seltener, oder die Secretion vermindert und dergl., so dass kein Zweifel bestehen kann, dass der Erfolg wirklich den Inhalationen und nicht anderen Momenten zuzuschreiben ist.

Das Wetter übt einen nicht zu verkennenden Einfluss auf die Krankheiten der Respirationsorgane aus; so fand ich, dass es in manchen Fällen die Heilung beschleunigte, in anderen verzögerte. Dass es jedoch den Erfolg der Inhalationen nicht hemmen konnte, das beweisen die zahlreichen Fälle, in denen trotz der ungünstigsten Witterung — wie es die Angaben der Jahreszeiten in den Tabellen annähernd zeigen — die Heilung von Statten ging. Oft kam es, dass die Kranken bei dem günstigsten Wetter ihr Leiden lange Zeit ohne Remission mit sich herumgetragen hatten und dann trotz beginnender Stürme und Regengüsse durch die Inhalationen Besserung fanden. Ueberhaupt gab es während der Zeit, in welche der grössere Theil meiner Beobachtungen fällt, nur wenig anhaltend günstige Witterung für Leiden der Respirationsorgane, so dass das Wetter die gewonnenen Heilerfolge in ihrem Werthe eher erhöht als erniedrigt.

Diese Bemerkungen beziehen sich nicht blos auf die Bronchialkatarrhe, sondern in gleicher Weise auf die übrigen von mir beobachteten Krankheitsfälle.

Von den 12 geheilten einfachen Bronchialkatarrhen waren 3 Fälle (No. 1, 3 und 11) leichterer Art, so dass eine andere Medication oder die exspectative Methode wahrscheinlich gleichfalls zum Ziele geführt hätten; jedoch ist es mehr als zweifelhaft, ob die Besserung so schnell erfolgt wäre. In zwei von diesen Fällen reichten vier Inhalationen aus, das Uebel vollständig zu heben. In den übrigen 9 Fällen hatte das Leiden entweder bereits längere Zeit, trotz vielfach angewandter Medicationen, bestanden (No. 5, 6, 9 u. 12) — in einem Falle (No. 12) selbst ein halb Jahr lang — oder es war eine Disposition zu langwierigen Luftröhrenkatarrhen (No. 2, 4 und 7) selbst mit erblicher Anlage zur Tuberculose (No. 8 und 10) vorhanden. Hier ist also die relativ schnelle Heilung des Uebels durch Inhalationen von bedeutendem Werth. Von den 5 Fällen, die ich längere Zeit nachher noch zu beobachten Gelegenheit hatte, trat in einem Falle (No. 2) nach drei Monaten ein Recidiv ein, das wieder durch Inhalationen beseitigt wurde.

Ich lasse einen Krankenbericht genau folgen:

Erster Fall. (No. 7.)

11.—31. December 1862.

Herm. Brd., Schüler, 17 Jahr alt. Vater leidet an Asthma. Pat. ist in der letzten Zeit stark gewachsen. Früher immer gesund, seit mehreren Jahren leidet er an langwierigen Bronchialkatarrhen, die gewöhnlich im Herbst beginnen und bis Ende Winter dauern, jedoch bisher meist in milder Gestalt auftraten.

Auch in diesem Herbst begann der Husten vor etwa 4—6 Wochen, ist jedoch bei weitem heftiger als in den früheren

Jahren. Pat. hustet besonders des Morgens nach dem Aufstehen, der Husten ist quälend, die Expectoration erschwert, der Auswurf gering. Am Tage selten starker Husten, aber immer viel Räuspern.

Pat. ist mässig gross. Musculatur ist ziemlich schwach entwickelt. Brust ist gut gewölbt und bewegt sich ergiebig. Die Percussion bietet nichts Abnormes. Rechts unten am Thorax bei der Auscultation Zeichen des Katarrhs.

11. Dec. Erste Inhalation:

Ammonii muriat. ʒij
Aq. destill. lbr. ij.

12. Dec. Husten war geringer und auch des Morgens weniger heftig; die Expectoration ist erleichtert, der Auswurf vermehrt.

13., 14. und 15. Dec. Desgl.

19. Dec. Auch der Morgenhusten ist in den letzten Tagen meist unbedeutend, er dauert nicht mehr lange an und hat seine frühere Heftigkeit ganz verloren. Die Expectoration ist erleichtert, der Auswurf vermehrt. Auch am Tage wenig Husten und Räuspern.

Inhalation von

Ammon. mariat.
Aluminis ana ʒj
Aq. destill. lbr. ij.

20. Dec. Husten ist seltener, die Expectoration nicht erschwert, der Auswurf vermindert. Auch Räuspern nur selten.

23. Dec. Der Husten ist im Ganzen gering, des Morgens hustet Pat. nur wenig mehr als am Tage. Die Expectoration bleibt leicht, der Auswurf vermindert.

Inhalation von

Aluminis ʒjβ
Ammon. mur. ʒj
Aq. destill. lbr. ij.

24. Dec. Pat. hat des Morgens mehr als an den früheren Tagen gehustet, der Husten hatte aber seine milde Form behalten, Expectoration war leicht. Die Witterung ist höchst ungünstig (Regen und Wind).

27. Dec. Husten sehr selten und unbedeutend, desgleichen der Auswurf.

31. Dec. Ende der Cur. Husten ganz geschwunden. Nur noch zuweilen leichtes Räuspern, das schon in den folgenden Tagen gänzlich aufhört. Der Katarrh kehrt während des ganzen Winters und auch im Frühjahr nicht wieder. Noch jetzt vollkommen gesund.

Dieser Fall giebt ein so ungetrübtes Bild von der Wirksamkeit der Inhalationen, dass man ihn fast zu einem Schema wählen könnte. Die Besserung ging hier mit allmäliger Steigerung vor sich, kein Zwischenfall störte den ruhigen Fortschritt, die Medicamente leisteten das, was man beabsichtigte. Nicht in allen Fällen ist der Verlauf so ungestört: in vielen, ja den meisten, sind einzelne Symptome der Krankheit hartnäckiger, oder es kommen mancherlei Hemmnisse hinzu, welche die Besserung verzögern. Folgender Fall möge als Beispiel dienen:

Zweiter Fall. (No. 9.)

3.—14. Februar 1863.

Wbr., Kaufmann, 48 Jahr alt, aus gesunder Familie. Im 22. Jahre wurde Pat. von einer Lungen-Entzündung befallen und leidet seitdem an häufigen, vorübergehenden Bronchialkatarrhen, vornehmlich im Frühjahr und Herbst. Auch in diesem Jahre trat im Herbst der Husten ein, jedoch mit grösserer Heftigkeit als früher; auch hörte er nicht, wie sonst, schnell auf, sondern dauert mit geringen Unterbrechungen bis jetzt fort. Der Husten ist am heftigsten in der Nacht und am Morgen, die Expectoration ist bald mehr, bald weniger erschwert, der Auswurf mässig. Gefühl von Wundsein in der Brust und in der Fossa jugularis des Halses, besonders bei tiefen Respirationen. Pat. hat verschiedene innere Mittel ohne Erfolg gebraucht; in der letzten Zeit Nachts hydropathische Umschläge um den Hals, wodurch er eine Erleichterung des Hustens während der Nacht verspürte.

Pat. ist mässig gross, kräftig, breitschultrig. Brust ist gut gewölbt, ergiebig beweglich. Percussionston überall laut und tief. Die Auscultation ergiebt überall vesiculäres Athmen, jedoch rechts oben lauter als links oben; an den rechten unteren Lungenpartien seltene Rasselgeräusche. Herz nicht abnorm. Puls 78.

3. Febr. Erste Inhalation:

Ammon. muriat.
Aluminis ana ʒj
Aq. destill. lbr. ij.

4. Febr. Gestern nach der Inhalation und auch des Abends Husten gering. Heute fast gar nicht gehustet. Dagegen war des Nachts der Husten heftiger als gewöhnlich. Pat. hatte diese Nacht zum ersten Male den hydropathischen Umschlag fortgelassen und einen blossen Shawl um den Hals gebunden.

Dieselbe Inhalation mit Zusatz von

Extract. Hyoscyami gr. β ad ℥j.

5. Febr. Nachts wieder sehr heftig gehustet, am Tage wenig. Inhalation von

Ammon. mur. ʒiij
Aq. destill. lbr. ij.

6. Febr. Pat. hat die Nacht nur sehr wenig gehustet, dafür heute während des Tages mehr als in den letzten Tagen.

Dieselbe Inhalation wird fortgesetzt.

7. Febr. Gestern Nachmittags und Abends, so wie heute Morgen und am Tage Husten sehr gering; dagegen Nachts viel und anstrengend gehustet. Pat. schlief heute zum ersten Male auch ohne Shawl.

9. Febr. Die Nacht vom 7. bis 8. Februar sehr gut geschlafen — ohne Shawl —, nur des Morgens etwas Husten; auch am Tage Husten unbedeutend. Expectoration leicht. Gestern nicht inhalirt. Nachts darauf wieder stark gehustet und wenig geschlafen. — Fortsetzung obiger Inhalation.

10. Febr. Nachts sehr gut geschlafen, gar nicht gehustet. Auch Morgens und am Tage sehr wenig Husten. Expectoration leicht, Auswurf mässig.

11. Febr. Desgl.

14. Febr. Pat. schläft jetzt alle Nächte — ohne Shawl — ruhig, keine Spur von Husten. Auch des Morgens und am Tage wird der Husten immer unbedeutender, allmälig ganz verschwindend.

Beendigung der Cur.

D r i t t e r F a l l. (No. 12.)

Folgender Fall zeigt uns eine auffallend schnelle Besserung und Heilung eines bereits seit ca. 6 Monaten ununterbrochen bestehenden heftigen Katarrhs:

Mslr., Tischler, 27 Jahr alt, aus gesunder Familie stammend, zog sich im December vorigen Jahres, nachdem er früher immer gesund gewesen war, in Folge einer Erkältung starken Schnupfen-Husten zu. Der Schnupfen liess bald nach, allein der Husten dauerte mit bedeutender Heftigkeit fort, wenn er auch im letzten Vierteljahr ein wenig an Intensität gegen früher verloren hat. Der Husten währt, mit grösserer oder geringerer Unterbrechung, den ganzen Tag hindurch, ist aber des Morgens von 7—9 Uhr und Abends ganz besonders heftig und anhaltend, zuweilen auch Nachthusten. Die Expectoration ist meist erschwert, der Auswurf gering. Viel Brustschmerzen und Beklemmung. Appetit ist ziemlich schlecht. Neigung zur Verstopfung. Weder Fieber, noch Nachtschweisse. Puls 78. Pat. sieht blass aus, fühlt sich schlaff und matt.

Mittelgross. Mässige, ziemlich straffe Musculatur. Brust gut gewölbt, bewegt sich gleichmässig und ergiebig. Perkussion überall laut und tief. Ueberall schwaches vesiculäres Athmen, Rasseln ist nicht deutlich zu vernehmen. Gaumensegel ist etwas geröthet, Pharynx und Larynx normal.

16. Juni. Erste Inhalation:

Natr. chlor. ʒj ad Aq. destill. lbr. ij.

17. Juni. Gestern Abend nur wenig und leicht gehustet, Nachts gut geschlafen; auch heute Morgen Husten geringer als gewöhnlich. Auswurf gering.

18. Juni. Die Morgen- und Abendparoxysmen haben fast ganz aufgehört. Morgens, Abends, so wie am Tage nur wenig und leicht gehustet. Appetit besser.

19. Juni. Husten noch seltener. Weder Athemnoth noch Brustschmerzen.

22. Juni. Pat. befindet sich ganz wohl. Husten selten und leicht. Gestern wurde Pat. völlig vom Regen durchnässt, dennoch hat sich der günstige Gesundheitszustand erhalten.

23. Juni. Gestern Abend und heute Morgen etwas mehr gehustet. Sonst befindet sich Pat. vollkommen wohl.

24. Juni. Husten wieder sehr wenig und leicht. Appetit wird immer besser.

27. Juni. Fast gar kein Husten mehr; auch keine Athemnoth. Fühlt sich wohl und kräftig.

2. Juli. An manchen Tagen, so auch heute, hat Pat. wieder etwas mehr gehustet. Im Uebrigen fortdauerndes Wohlbefinden. Statt des Kochsalzes, das zuletzt in der Dosis ʒij ad ℥j angewandt wurde, wird jetzt Alumin ʒj ad ℥j, später ʒiß—ij, inhalirt.

3. Juli. Fast gar kein Husten. Nur noch seltnes Räuspern.

11. Juli. Husten und Räuspern sind ganz geschwunden. Vollkommenes Wohlsein. Kur beendet.

Gehen wir nun zu den inveterirten und complicirten chronischen Bronchialkatarrhen über. Unter den 13 beobachteten Fällen war in einem nicht der mindeste Erfolg zu erzielen. Dies betraf einen Kranken, dessen Leiden vor 11 Jahren acut, wahrscheinlich mit tuberculöser Pneumonie, wie es auch der damals behandelnde Arzt annahm, und die physikalischen Zeichen jetzt noch wahrscheinlich machen, begann. Es hat sich nun seitdem Lungen-Emphysem gebildet, und jetzt besteht, seit mehr als Jahresfrist, noch amyloide Degeneration der Nieren, Leber und Milz, wie sie ja bei retrograder Tuberculose häufig vorkommt. Der Kranke ist an den Extremitäten hydropisch, sein Urin stark eiweisshaltig, die Schwäche ist hochgradig. Ueber diesen Umständen ist eine gänzliche Erfolglosigkeit der localen Behandlung, zumal dieselbe nur sehr kurze Zeit dauerte, von keinem Belange; ich selbst habe die Behandlung, von der ich kaum etwas erwartete, nur auf den dringenden Wunsch des Patienten, der wenigstens von einem Theil seiner Leiden befreit sein wollte, unternommen. (Etwa ein halbes Jahr später erfolgte der Tod plötzlich in Folge des Morbus Brightii.)

Bei 12 Kranken wurde ein theilweiser Erfolg erzielt. Von diesen hatten 8 (Nr. 2, 4, 5, 7, 8, 9, 11, 12) die Cur eine nur kurze Zeit gebraucht; — die Durchschnittsdauer ihrer Behandlung beträgt nur 7,6 Inhalationen in 9,7 Tagen. — Dennoch trat überall eine merkliche Milderung der Symptome ein, bei sechs schritt die Besserung von Anfang an schnell vor, bei zwei hingegen (Nr. 9 und 11) war die Milderung nach der Inhalation weniger bedeutend und mehr vorübergehender Natur. Da die Dauer der Cur eine ungenügende war, so liess sich in diesen Fällen nur ein palliativer Erfolg erwarten; von vier Kranken, welche ich später wieder sah, waren denn auch drei (Nr. 4, 8, 9) längere oder kürzere Zeit nach Aufhör der Behandlung wieder in ihr altes Leiden verfallen. Bei einem jedoch (Nr. 12) war die Besserung nichts desto weniger nach nur 9 Inhalationen eine durchgreifende und hielt mehrere Monate lang an; als darauf wieder eine Exacerbation eintrat, verrichteten die Inhalationen von Neuem ihre guten Dienste.

Nur 4 von den 12 Kranken (Nr. 1, 3, 6, 10) gebrauchten die Cur eine genügend lange Zeit, um ein weittragendes Urtheil zu gestatten. — Durschschnittszahl 41½ Inhalationen in 54 Tagen. — Auch in diesen Fällen, obgleich sie zu den schwersten gehören, trat schon früh, wie in den vorhergehenden, eine allmälige, symptomatische Besserung ein. Daneben wurde der Allgemeinzustand wesentlich gehoben. In allen Fällen erreichte jedoch die Besserung eine gewisse Grenze, die nicht überschritten wurde: je nach dem Grade des Leidens konnte der Erfolg mehr oder weniger weit gedeihen, er entwickelte sich allmälig und dauerte auch nach Beendigung der Cur fort. Nur in einem Falle (Nr. 10), obgleich er zu den leichteren gehörte, setzte sich die Patientin im Verlaufe der Cur allen möglichen Schädlichkeiten aus: das Uebel, welches schon fast ganz geschwunden war, exacerbirte, besserte sich zwar bald, verschlimmerte sich aber wieder von Neuem und blieb endlich in einem milderen Grade bestehen.

Ich lasse hier zwei genauere Krankenberichte folgen, die am besten zu erläutern vermögen, wie weit wir mit den Inhalationen zu kommen im Stande sind, wie weit ihre Hülfe reicht, und wo sie aufhört.

Vierter Fall. (Nr. 3.)

19. Mai — 11. Juni 1862.

Catarrhus bronch. chron. siccus cum Emphysemate pulmonum.

Rnr., 48 Jahr alt, seit Kurzem Bierwirth, früher Weber, kräftig gebaut, litt seit ca. 20 Jahren an einem Katarrh der Bronchen, bald stärker, bald schwächer. Der Husten ist besonders in der letzten Zeit — trotz des heiteren warmen Wetters — heftig und quälend und befördert erst nach grosser Anstrengung wenige Sputa heraus, dazu tritt häufig Dyspnoë.

Am 19. Mai untersuchte ich den Pat. Brust ist gut gewölbt. Percussionsschall überall laut und tief. Athmen schwach vesiculär, mit sparsamen Rasselgeräuschen an den unteren Lungenpartien.

Am 20. Mai erste Inhalation einer

Solut. Natrii chlor. gr. iiβ ad ℥j Aq. destill.

Pat. giebt an, dass, während er vorher eine drückende Empfindung auf der Brust hatte, dieselbe beim Inhaliren verschwunden sei und dem Gefühl der Frische Platz gemacht habe. Der Husten erfolgt an demselben Nachmittag leichter, es wird mit geringer Mühe expectorirt.

Die Inhalationen werden täglich mit geringen Unterbrechungen bis zum 11. Juni, im Ganzen 19 Mal, fortgesetzt, wobei mit der Dosis des Chlornatriums auf das Doppelte gestiegen wird. Schon in den ersten Tagen bleibt der Husten dauernd sowohl vermindert, als erleichtert. Die heftigen und anhaltenden Hustenstösse verlieren sich ganz, ebenso die Dyspnoë; es tritt nur noch zuweilen ein einmaliges leichtes Aufhusten ein, mit oder ohne Herausbefördern von Sputis. Auch nach Beendigung der Cur dauerte dieser günstige Zustand, wie ich von ihm mehrere Wochen später erfuhr, fort. —

Fünfter Fall. (Nr. 1.)

12. Januar — 14. Februar 1863.

Interstitielle Pneunomie. (Retrograde Tuberculose?)

Wschk. Gutsbesitzer, 51 Jahr alt. Die hochbetagten Eltern und die meisten nahen Verwandten leiden an eingewurzelten Bronchialkatarrhen. Seine Frau starb an Phthisis, seine Tochter leidet jetzt gleichfalls daran (stirbt im December). Pat. selbst war in der Jugend immer gesund, bis er vor 33 Jahren vom Nervenfieber befallen wurde. Seitdem litt Pat. sehr häufig an chronischem Schnupfen, zuweilen auch am Husten. Im März 1859 erkältete sich Pat. sehr bedeutend, er verlor seine Fussschweisse und es stellte sich ein Husten ein, der bis zur grössten Heftigkeit sich steigerte und seitdem ununterbrochen bis jetzt anhielt.

Pat. magerte besonders im ersten Jahre sehr merklich ab, seine Kräfte schwanden; die Dyspnoë erreichte einen sehr hohen Grad, auch trat einmal vorübergehend Heiserkeit ein. Die Expectoration war anfangs erschwert, seit ca. 3 Jahren ist sie erleichtert, der Auswurf copiös. Pat. war zwei Sommer in Reinerz, im letzten Jahre in Soden. Der Kräftezustand hat sich nach der ersten Badereise gehoben; sonst ist sein Zustand seit ca. 2 Jahren ziemlich stationär geblieben.

Pat. hustet am meisten des Morgens und des Abends. Der Husten ist gewöhnlich sehr tief und schallend. Am Morgen expectorirt Pat. zuerst ohne Mühe ungefähr einen Tassenkopf voll dünnflüssiger, schleimig-eitriger, bald süsslich, bald bitter schmekkender, geruchloser Sputa. Der spätere Auswurf ist zäher, die Expectoration nicht mehr so leicht, wenn auch ohne sonderliche Anstrengung. Der Husten ist des Morgens oft mit Würgen verbunden.

Auch am Tage hustet Pat. häufig, besonders nach jeder geringsten Anstrengung, nach einem leichten Luftzug etc. Des Abends ist der Husten wieder lange andauernd, dagegen des Nachts schläft Pat. meist gut und hustet nur wenig. Die Dyspnoë ist sehr hochgradig, bei jeder leichten Bewegung kommt Pat. ausser Athem, er muss desshalb ausserordenlich langsam gehen. Pat. hört ein dauerndes Rasseln auf der Brust. Der Appetit ist mässig, der Stuhlgang regelmässig. Kein Fieber.

Pat. ist von mittelgrossem Wuchs. Musculatur schwach entwickelt. Brust mässig flach, bewegt sich rechts viel weniger ergiebig als links. Die Percussion ist in der regio supra-clavicularis und in der Mitte der regio infra-clavicularis beiderseits gleich laut und tief, die Auscultation ergiebt daselbst reines vesiculäres Athmen. Etwas gedämpfter ist die Grube unter dem Acromialende der rechten Clavicula, woselbst die Respiration pfeifend ist. Endlich vorn rechts vom 1.—3. Intercostalraum einerseits und ungefähr von der Parasternallinie bis zum Sternum andererseits ist der Percussionsschall intensiv gedämpft, bei der Auscultation hört man daselbst, wie überall vorn am Thorax, blasige Rasselgeräusche und Pfeifen, die das schwache vesiculäre oder unbestimmte Athmen meist verdecken. Auch hinten am Thorax ist die fossa supra- und infra-spinata dextra, sowie der Raum zwischen rechter Scapula und Wirbelsäule gedämpft und daselbst gleichfalls viel Pfeifen und Rasseln vernehmbar. Links hört man überall reines vesiculäres Athmen, nur an manchen Stellen ist dasselbe etwas rauh; nirgends besteht deutliche Dämpfung. Das Herz ist ganz von der Lunge bedeckt, nirgends tritt vollständige Herzdämpfung hervor. Herztöne und Herzstoss nicht abnorm. Puls 76. Cyanotische Färbung des Gesichts und der Hände.

So ist der Zustand des Kranken am 1. November 1862, wo ich ihn zum ersten Male sah. Am 12. Januar besuchte er mich von Neuem, um die Cur zu beginnen. Sein Zustand ist vollkommen derselbe geblieben.

Die Diagnose ist in diesem Falle keine sichere, sie schwankt zwischen Bronchektasie und Tuberculose. Für erstere spricht das beschränkt einseitige Auftreten des Leidens, die geringfügigen, nur auf einen Katarrh hindeutenden auscultatorischen Erscheinungen, trotz der Intensität der Dämpfung, und der mehrjährige Stillstand des jetzt vollständig fieberlosen Uebels, der Mangel tuberculöser Anlage und die Neigung zu Bronchialkatarrhen bei allen Familienmitgliedern. Dennoch schliesst all dies die Möglichkeit einer bestehenden, zum Stillstand gekommenen Tuberculose nicht aus, vielmehr wird diese Annahme durch das acute Auftreten des Leidens im oberen Lungenlappen und die heftigen Symptome besonders während der Dauer des ersten Jahres im hohen Grade wahrscheinlich. Sicher ist, dass das Leiden mit einer Pneunomie, entweder einer einfach katarrhalischen, mit Wucherung des instertitiellen Bindegewebes einhergehenden, oder einer tuberculösen Pneunomie begann; die acute Krankheit kam zum Abschluss und liess einen chronischen complicirten Katarrh zurück. Die intensive Dämpfung nahe dem Sternalband rührt wahrscheinlich von einer starken Verdichtung des oberen Lungenlappens her, der sich an den Rändern retrahirt hat, und einen kleineren Raum einnimmt.

12. Januar. 1. Inhalation von Solutio Aluminis ʒj ad libr. ij Aq. destill. allmälig steigend auf ʒij.

Nach der Inhalation Puls 58, vorher mehr als 70.

13. Jan. Gestern nach der Inhalation sowohl Nachmittags als Abends weniger als gewöhnlich gehustet. Heute Morgen,

wie gewöhnlich, um 4 Uhr erwacht und so stark wie sonst gehustet. Auch heute am Tage nichts gegen früher geändert.

14. Jan. Gestern Nachmittags und Abends mehr als gewöhnlich gehustet, Expectoration ohne Mühe. Heute Morgen wieder sehr früh erwacht und wie immer viel gehustet. Heute am Tage Husten und Auswurf viel geringer als sonst.

15. Jan. Gestern Nachmittags und Abends wenig gehustet. Nachts sehr gut ohne Husten bis 6 Uhr Morgens geschlafen, dann, wie gewöhnlich, viel gehustet. Heute am Tage Husten wieder sehr gering. Der Appetit hat sich bedeutend gehoben.

16. Jan. Am Tage, sowohl heute als gestern, und Abends viel weniger als früher gehustet. Nachts hat Pat., obgleich er mehrere Mal munter wurde, dennoch nicht gehustet. (Vor dem Beginn der Cur wurde Pat. häufig vom Husten erweckt, und musste auch, so oft er aus irgend welcher Ursache munter wurde, viel husten.) Der Morgenhusten hat sich noch nicht merklich geändert, nur tritt er später auf.

24. Jan. Die Inhalationen wurden bisher täglich Nachmittags regelmässig fortgesetzt. Der Zustand besserte sich in angegebener Weise. Der Husten am Tage und Abends war wesentlich seltener und geringer geworden, die Expectoration ist ziemlich leicht; Pat. schläft meist die ganze Nacht durch, ohne Unterbrechung. Der Morgenhusten tritt gewöhnlich später, erst um 6 Uhr auf; seine Heftigkeit hat in den letzten Tagen schon ein wenig nachgelassen, es ist kein Würgen mehr damit verbunden. Auch die Dyspnoë hat sich etwas gemindert. Bei Bewegungen kommt Pat. nicht mehr so schnell ausser Athem und braucht sobald nicht zu husten. Der Appetit ist vortrefflich. Der Kräftezustand hat sich merklich gehoben. Puls 60—70. Pat. fühlt nach der jedesmaligen Alauninhalation ein Brennen im Halse (wahrscheinlich im Pharynx), welches meist bis zum anderen Morgen anhält, auch ist ihm der Alaungeschmack sehr unangenehm.

Zusatz von Aq. picea zur Alaunlösung; von morgen an Inhalation von verdünnter Aq. picea, Anfangs ℥ iij ad Aq. destill. lbr. ij, später allmälig auf Aq. piceae, Aq. destill. ana lbr. j steigend.

25. Jan. Morgenhusten verringert. Sonst St. id.

26. Januar. Desgl.

27. Jan. Heute früh etwas mehr gehustet, sonst St. id.

28. Jan. Husten wieder, wie zuvor, geringer.

3. Febr. Zustand ist derselbe geblieben, nur dass die Kräfte sich immer mehr heben, die Dyspnoë sich vermindert. Neben der Pulverisation von Aq. picea Abends zum ersten Male Theerräucherungen im Schlafzimmer des Patienten. Theer ungefähr zu gleichen Theilen mit Wasser gemischt, mit Zusatz von Pottasche, wird allmälig über einer Spirituslampe so lang erhitzt, bis das Zimmer überall schwach nach Theer riecht.

4. Febr. Pat. erwachte Nachts um 2 Uhr und hustete ein wenig, schlief darauf wieder bis 6 Uhr. Im Ganzen etwas mehr als in den früheren Nächten gehustet. Die Expectoration ist nicht erschwert.

5. Febr. Husten wieder, wie in den früheren Tagen, vermindert. Der Abendhusten ist besonders viel geringer als zuvor, er ist nicht bedeutender als am Tage.

7. Febr. Auch Morgenhusten noch mehr vermindert. Die Dyspnoë ist gering; auch beim Treppensteigen weder Dyspnoë noch Husten.

14. Febr. Pat. wird aus der Behandlung entlassen. Derselbe hat eine normale Gesichtsfarbe, die Cyanose ist gewichen, seine Wangen sind voller. Er fühlt sich, wie er angiebt, sehr wohl und kräftiger als je seit dem Beginn seiner Krankheit. Der Husten tritt am Tage nur von Zeit zu Zeit, in leichtem Grade, auf. Die abendlichen Hustenparoxysmen haben ganz aufgehört. Während der ganzen Nacht schläft Patient sehr gut, ohne zu husten. Der Morgenhusten, obgleich noch anhaltend, ist bei Weitem milder geworden; der Husten ist geringer, die Expectoration leicht, die Sputa sind vermindert, das Würgen hat aufgehört, auch tritt der Husten nicht mehr so früh auf. Während sonst Pat. sofort nach dem Erwachen von den lästigsten Hustenanfällen geplagt wurde, und dieselben nach jeder leichten Bewegung hervortraten, kann Pat. nun des Morgens erst einige Zeit wachend im Bette liegen, dann aufstehen, die Thür öffnen und sich wieder hinlegen, ohne dass der Husten sich einstellt. Die Athemnoth ist bedeutend geschwunden. Pat. kann ziemlich schnell gehen und selbst Treppen steigen, ohne

sehr belästigt zu werden. In geringem Grade besteht die Athemnoth jedoch noch fort und tritt zumal bei stärkeren Bewegungen hervor. Pat. kann sehr tief Luft holen, ohne husten zu müssen, was früher nicht möglich war. Der Appetit ist vortrefflich, der Stuhlgang regelmässig, Puls zwischen 60 und 70.

Bei der Untersuchung der Brust tritt die geringere Beweglichkeit kaum mehr deutlich hervor. Im äusseren Winkel der fossa infraclavicularis dextra besteht noch die oben beschriebene geringe Dämpfung; jedoch ist der Raum zwischen 1.—3. Intercostalraum einerseits und zwischen der Parasternallinie und dem Sternum andererseits rechts nur noch um sehr viel weniger dumpfer als links, hinten in der fossa supra- und infraspinata besteht die frühere Dämpfung fort. Die Auscultation ergiebt vorn rechts überall scharfes vesiculäres Athmen mit mehr oder weniger pfeifender Exspiration und seltenem Rasseln. Links reines vesiculäres Athmen, zuweilen etwas rauh.

Am 9. April sah ich Pat. wieder. Er hatte in seiner Heimath noch einige Zeit die Inhalationscur nebst den Theerräucherungen fortgesetzt, jedoch seit mehreren Wochen damit aufgehört. Sein Zustand ist daurend ein sehr günstiger gewesen. Alle Symptome haben sich noch mehr gemildert. Er hat ein vollkommen gesundes Aussehen und fühlt sich sehr wohl. Er konnte sich auf dem Lande dem Luftzug aussetzen, ohne dass sein Leiden sich dadurch verschlimmerte; während früher auf den geringsten Temperaturwechsel eine Exacerbation des Katarrhs folgte. Das hörbare Rasseln auf der Brust hat sich jetzt auch vollständig verloren.

Auch während des Sommers erhält sich dieser befriedigende Zustand.

2.

Laryngitis catarrhalis.

In folgende Tabellen sind nur diejenigen an Laryngitis leidenden Kranken aufgenommen, deren Uebel ein rein locales ist und nicht auf irgend einer Dyskrasie, Syphilis oder Tuberculose, beruht.

A. Heilung.

Name und Stand.	Alter.	Dauer der Krankheit.	Dauer der Behandlung.	Die inhalirten Medicamente gelöst in Aq. destil. libr. ij.	Bemerkungen.
1. Frl. Schlz.	27 Jahr.	Mehrere Jahre. Seit vier Monaten Verschlimmerung.	28. Juli bis 16. Sept. 1862. 40 Inhalat.	Natr. chlor. ℨ j—iij.	Chronische Heiserkeit, periodisch bis zur Aphonie sich steigernd. Entzündliche Schwellung der ganzen Kehlkopfschleimhaut. S. Bericht.
2. Frl. Fschr., Schauspielerin.	32 Jahr.	ca. 2 Jahre.	17. — 30. August. 11 Inhalat.	Natr. chlor. ℨ j—ij.	Erbliche Anlage zur Phthisis. Geringe entzündliche Erscheinungen, Uebel zum Theil nervös. S. Bericht.
3. Hsk., Buchbinder.	27 Jahr.	1 Jahr.	1. Sept. bis 7. Oct. 29 Inhalat.	Natr. chlor. ℨ j—ij. Später Aluminis ℨ j.	Anämisches Aussehen. Früher Scrophulosis. Laryngosk.: Starke Röthung der Epiglottis an ihrer unteren Fläche. Die gesammte sichtbare Schleimhaut des Kehlkopfs gewulstet, von blass rosigem Aussehen; Schwellung der Stimmbänder. Kitzel und Kratzen, Druck und Gefühl eines fremden Körpers im Halse, oft stechender oder brennender Schmerz, dauernd Räuspern, Sprache belegt. Die lästigen Empfindungen im Halse weichen während der Inhalation, kehren jedoch am ersten Tage schon früh, in den folgenden Tagen erst nach geraumer Zeit in milderer Form wieder zurück. Schon nach 8 Tagen hat sich das Kratzen und Kitzeln, so wie der Schmerz im Halse gänzlich verloren, es besteht nur noch das Gefühl eines fremden Körpers und seltenes Räuspern mit Auswurf. Sprache ist viel heller geworden. In den folgenden Tagen stellt sich zuweilen noch ein vorübergehendes Stechen im Halse ein. Die übrigen krankhaften Symptome kehren nicht wieder zurück. Die Sprache wird mit einzelnen Unterbrechungen immer heller, endlich laut und klar. Die Besserung wird eine vollständige, nur ein seltenes Räuspern bleibt zurück.

Name und Stand.	Alter.	Dauer der Krankheit.	Dauer der Behandlung.	Die inhalirten Medicamente gelöst in Aq. destil. libr. ij.	Bemerkungen.
4. Vlgn., Zinngiesser.	38 Jahr.	16 Tage.	28. Oct. bis 3. Nov. 4 Inhalat.	Natr. chlor. ℥ j.	Kehlkopfschleimhaut überall mässig geröthet. Stimmbänder getrübt und gewulstet. Heiserkeit. S. Bericht.
5. Frd., Waschfrau.	63 Jahr.	9 — 10 Wochen.	15. — 22. Nov. 6 Inhalat.	Natr. chlor. ℥ iß.	Schleimhaut über den Arytenoidknorpeln geröthet und angeschwollen. Stimmbänder normal. Gefühl eines fremden Körpers im Halse, Kitzel, Kratzen, Räuspern. Alle Symptome mildern sich allmälig, bis sie ganz aufhören.
6. Klk., Schuhmacher.	16 Jahr.	8 Monate.	10. Nov. bis 12. Dec. 28 Inhalat.	Aluminis ℥ j—ij. Später Natr. chlor. ℥ j—ij.	Leichte Entzündung des Kehlkopfeingangs. Stimmbänder normal. Fremdartiges Gefühl im Halse und dauerndes Räuspern. Die krankhaften Symptome im Larynx werden beseitigt.
7. Krlm. Schneider.	22 Jahr.	4 Tage.	6. — 10. Dec. 3 Inhalat.	Natr. chlor. ℥ j.	Trübe Schwellung der Stimmbänder. Unmittelbar nach jeder Inhalation weicht die Heiserkeit, kommt aber einige Stunden nachher in immer schwächerer Form wieder, endlich Genesung.
8. Frau Frk.,	52 Jahr.	1 Tag.	20. — 21. Mai 1863. 2 Inhalat.	Natr. chlor. ℥ j.	Laryngitis rheumatica hysterica. Vollständige Aphonie. Trockener Husten. Hysterie. Leidet dauernd an wandernden rheumatischen Schmerzen und Entzündungen. Auch Aphonie war früher schon öfters da, immer 4 — 8 Tage dauernd. Gleich nach der ersten Inhalation, also am zweiten Tage der Krankheit, wird die Sprache lauter, am folgenden Tage wird sie bereits normal.
9. Pnks., Handlungslehrling.	17 Jahr.	1 Tag.	27. — 28. Mai. 3 Inhalat.	Ammon. mur. ℥ j.	Nach Erkältung Heiserkeit und geringer trockener Husten. Die Stimmbänder erscheinen bei der Laryngoskopie leicht geröthet. Die Heiserkeit wird schon nach der ersten Inhalation geringer, es wird ohne Mühe Secret expectorirt; nach noch zwei Inhalationen am folgenden Tage ist das Leiden geschwunden.

B. Besserung.

Name und Stand.	Alter.	Dauer der Krankheit.	Dauer der Behandlung.	Die inhalirten Medicamente gelöst in Aq. destil. libr. ij.	Bemerkungen.
1. Frl. Bd.	56 Jahr.	1 Jahr.	22. Juli bis 28. Aug. 29 Inhalat.	Natr. chlor. ℈ ij—ʒ ij. Später Zusatz von Aceton anglicum ℈ j—ij.	Anfangs: Heiserkeit sehr bedeutend, zeitweise vollständige Aphonie, Sprechen sehr erschwert, Kitzel und Kratzen im Halse, leichter Husten; beim Trinken sehr leicht Verschlukken. Laryngoskopie: Schleimhaut des Kehldeckels geröthet. Im Innern des Kehlkopfs entzündliche Wulstung der Schleimhaut, Schwellung der falschen Stimmbänder, Verdickung der wahren Stimmbänder. Schon nach 8 Tagen Sprache heller, leichter. Kratzen im Halse und Verschlucken ist nach den ersten 10 bis 14 Tagen ganz geschwunden. Zugleich hat die Röthung der Schleimhaut aufgehört; nur die Wulstung besteht noch. Am Ende der Cur sind alle krankhaften Symptome gewichen, nur die Sprache ist noch bald etwas mehr, bald weniger belegt, jedoch weit weniger als früher. Laryngoskopie: alles normal, nur wahre Stimmbänder etwas sehnenartig verdickt, weiss.
2. Frl. Frbd.	21 Jahr.	2 Jahre.	24. Juli bis 1. Aug. 6 Inhalat.	Natr. chlor ʒ j. Später Aluminis ʒ j.	Sprache belegt. Gefühl des Wundseins im Halse. Leichtes Hüsteln mit Auswurf. Laryngoskopie: entzündliche Schwellung der Schleimhaut oberhalb, mehr noch unterhalb der Stimmbänder. Kratzen und Wundsein im Halse, so wie das Hüsteln vermindern sich. — Cur wird zu früh unterbrochen.
3. Albt., Buchdrucker.	37 Jahr.	1½ Jahre.	5. 21. August. 13 Inhalat.	Natr. chlor. ʒ iß.	Trockenheit, Kratzen, leichtes Stechen im Halse, Sprache etwas belegt. Ausgebreitete Entzündung der Larynxschleimhaut. Daneben Coryza. Alle Symptome mildern sich allmälig. Cur zu früh unterbrochen.
4. Grtb., Zimmermeister.	33 Jahr.	3—4 Monate.	18.—23. August. 6 Inhalat.	Natr. chlor. ʒ j.	Entzündung der Schleimhaut der Epiglottis und des Kehlkopfs bis zu den falschen Stimmbändern einschliesslich. Schmerzen, zusammen-

Name und Stand.	Alter	Dauer der Krankheit.	Dauer der Behandlung.	Die inhalirten Medicamente gelöst in Aq. destil. libr. ij.	Bemerkungen.
					schnürendes Gefühl im Halse, Kratzen mit geringem Auswurf. Alle Symptome mildern sich. Cur zu früh unterbrochen.
5. Frl. Hrdr.	23 Jahr.	4 Wochen.	19.—29. August. 9 Inhalat.	Natr. chlor. ʒ j.	Entzündung der gesammten Kehlkopfschleimhaut mit Einschluss der Stimmbänder. Starke Heiserkeit, oft bis zur Aphonie gesteigert. Fremdartiges Gefühl und Kitzel im Halse. Geringer trockener Husten. Alle Symptome mildern sich und verschwinden ganz. Nur die Sprache ist noch ein wenig belegt, als Pat. die Cur zu unterbrechen gezwungen ist.
6. Lssng., Köchin.	29 Jahr.	3 Monate.	29. Sept. bis 14. Oct. 13 Inhalat.	Natr. chlor. ʒ j—ij.	Seit 3 Monaten Heiserkeit. Seit 8 Wochen totale Aphonie, Schmerzen im Halse, trockener Husten, Perichondritis der Cartilag. arytenoid., die stark geschwollen sind, und den tieferen Einblick in den Larynx stören. Auch starke Röthung der sichtbaren Schleimhaut. Die Symptome bessern sich nur sehr langsam und wenig, Husten wird leichter, Schmerzen lassen nach, Sprache gewinnt ein wenig an Klang und Stärke, bleibt aber immer noch sehr heiser. Die Schwellung der Knorpel besteht fort, die Cur wird unterbrochen.
7. Fngr., Klempner.	23 Jahr.	6—9 Monate.	6.—13. Nov. 6 Inhalat.	Aluminis ʒ j.	Dauernd Kratzen im Halse. Gefühl eines fremden Körpers; fortwährend Räuspern. Röthung der Cartilag. arytenoid. Alle Symptome schwinden bis auf ein seltenes Räuspern vollständig.
8. Fr. Stn.	63 Jahr.	1¼ Jahre.	26. Nov. bis 30. Dec. 30 Inhalat.	Natr. chlor. ʒ iß—iij. Später Zusatz von Aceton ℈ j.	Druck, Kitzel, Trockenheit, Stechen im Halse. Erschwerte, oft rauhe Sprache. Lockere Wulstung und Röthung der Schleimhaut über den Arytenoidknorpeln. Nervöse (rheumatische?) Erscheinungen. Die krankhaften Symptome mil-

Name und Stand.	Alter.	Dauer der Krankheit.	Dauer der Behandlung.	Die inhalirten Medicamente gelöst in Aq. destil. libr. ij.	Bemerkungen.
					dern sich mit manchen Unterbrechungen bis zu einem bedeutenden Grade allmälig. Die Stimme bleibt hell und rein, Sprache ohne Anstrengnng. Nur noch zuweilen tritt Druck und Stechen im Halse auf, lässt aber nach den Inhalationen meist schnell wieder nach. Die Entzündungserscheinungen sind gewichen, nur noch leichte Wulstung.
9. Brnd., Möbelpolierer.	32 Jahr.	9 Monate.	11. Juli bis 7. Aug. 22 Inhalat.	Natr. chlor. ʒj—ij.	Laryngitis ulcerosa, Aphonia. Aus phthisischer Familie. Seit 2 Jahren mit wenig Unterbrechung anhaltender, sehr heftiger, trockener Husten. Heiserkeit trat nach Erkältung ein, steigerte sich trotz aller Behandlung zur Aphonie. Brust nicht abnorm. Röthung des Pharynx. Intensive Röthung der ganzen Kehlkopfschleimhaut, mit Einschluss der Stimm- und Taschenbänder, Schwellung der Arytenoidknorpel; Stimmbänder, am meisten links, ulcerirt. Husten und Räuspern lassen sehr schnell nach. Husten verliert sich bald ganz, auch Räuspern wird nur noch sehr selten, dabei geringe leichte Expectoration. Die Schmerzen erscheinen mit geringen Unterbrechungen nicht wieder. Die Sprache wird zwar vorübergehend lauter, bleibt jedoch im Ganzen immer noch sehr heiser. Die entzündliche Röthung im Larynx mildert sich, die Stimmbänder erhalten ein trüb weisses Aussehen, nur wenig verdickt, mit eingekerbten Rändern. Cur zu früh unterbrochen.

Durchschnittsberechnung.

	Geheilt:	Gebessert:
Zahl der Kranken	9	9
Dauer der Krankheit im Durchschnitt .	5,6 Monate.	11 Monate.
Dauer der Behandlung	17 Tage.	18 Tage.
Anzahl der Inhalationen	14 Inhalat.	15 Inhalat.

In den vorliegenden Fällen sind im Ganzen 18 Kranke aufgeführt; von diesen wurden 9 geheilt, 9 gebessert, bei keinem wurde ein Erfolg, mochte er erheblich oder unerheblich sein, ganz vermisst.

Nur in vier Fällen kam das Uebel früh zur Behandlung (No. 4, 7, 8, 9), und hier reichten 2—4 Inhalationen zur vollständigen Heilung aus. In den zwei ersten dieser Fälle waren schon andere Mittel vergeblich versucht worden, in den beiden letzteren wurde das Uebel sofort im Entstehen mit Inhalationen behandelt, und der Erfolg war derart, dass es weit schneller wich, als es bei früheren Gelegenheiten der Fall zu sein pflegte. Andere Fälle von Laryngitis, die 1—2 Tage nach ihrem Entstehen zur Behandlung kamen, und schon nach 1—3 Inhalationen beseitigt waren, habe ich deshalb nicht mit aufgeführt, weil sie entweder so leichter Natur waren, dass sie auch von selbst sehr schnell vorübergegangen wären, oder weil noch andere Medicationen, besonders hydropathische Umschläge, mit der Inhalation verbunden wurden, die das Resultat verdunkeln konnten. Ausser den vier genannten Kranken war bei allen das Halsübel bereits kürzere oder längere Zeit eingewurzelt und chronisch geworden (vergl. die Durchschnittszahlen); fast alle hatten bereits die verschiedensten inneren und äusseren Mittel ohne Erfolg versucht. Der durch die Inhalation erzielte Erfolg hat deshalb einen um so bedeutenderen Werth.

Bei den 9 geheilten war die Besserung eine durchgreifende. Nur in einem Falle (No. 1) ist mir ein Recidiv bekannt, welches mehrere Monate später eintrat, aber schnell wieder vorüberging. In einem anderen Falle (No. 2), wo die Behandlung nicht lange genug fortgesetzt wurde, lag die Befürchtung eines Recidives nahe; ob dasselbe wirklich eingetreten ist, habe ich nicht erfahren. Beide Fälle werde ich, da sie ein besonderes Interesse darbieten, unten genauer berichten.

Von den 9 als gebessert bezeichneten Fällen wurden 2 inveterirte (No. 1 u. 8) bis zu einem gewissen Grade geheilt; die Besserung, nachdem sie bedeutend vorgeschritten war, erlangte aber allmälig einen Stillstand, und weiter hinaus liess sich nichts mehr erzielen. Die Entzündungserscheinungen waren bei beiden Patientinnen vollständig beseitigt, nur konnten bei der einen

(No. 1) die sehnenartige Verdickung der Stimmbänder, bei der anderen (No. 8) die nervösen Symptome nicht ganz gehoben werden.

Die 7 übrigen Kranken besserten sich allmälig schon von dem ersten Tage der Behandlung an; alle jedoch brauchten die Cur nur zu kurze Zeit, um die Heilung vollständig zu machen. Obgleich die Krankheitsdauer der Gebesserten im Durchschnitt doppelt so gross als die der Geheilten ist, so waren doch bei beiden nur ungefähr gleichviel Inhalationen im Mittel angewandt worden. Dennoch war die Besserung bei den meisten schon eine sehr erhebliche, und, nach Analogie der früheren Fälle, hätte sich bei längerer Fortsetzung der Inhalationen wahrscheinlich gänzliche Heilung erzielen lassen. Nur bei einer einzigen Kranken (No. 6) war die Besserung wenig merklich und schritt sehr langsam vor. In diesem Falle hätte, wie es die Vergleichung mit anderen Erfahrungen ergiebt, auch eine längere Cur schwerlich volle Genesung herbeigeführt; es bestand nämlich Verdickung der Arytenoidknorpel durch Perichondritis, verbunden mit Schleimhautentzündung. Nur letztere hätte durch die Inhalationen beseitigt werden können. Es ist zu befürchten, dass jenes Larynxleiden, wenn es vernachlässigt wird, zur Tuberculosis führt.

In No. 9 besteht gleichfalls Anlage zur Tuberculose; hier wurden die entzündlichen Erscheinungen und ihre Symptome gemildert, die ulcerirten Stimmbänder fingen zu vernarben an, die Aphonie blieb noch bestehen.

Es folgen jetzt drei Krankenberichte, zunächst einer von den leichteren Fällen:

Sechster Fall. (Nr. 4.)

28. October — 3. November.

Vlgn., 38 Jahr alt, Zinngiesser, stammt aus gesunder Familie. Pat. war selbst früher immer gesund; vor 6 Jahren, desgl. vor 4 Jahren, litt er am Gelenkrheumatismus. Seit 4 Jahren tritt alle Winter langdauernder Husten ein. Vor 16 Tagen stellte sich Heiserkeit ein, dieselbe steigerte sich bis zu einer gewissen Höhe und blieb dann stationär. Dazu gesellte sich Druck und Kratzen im Halse, so wie dauernder Hustenreiz. Der Husten ist meist trocken und sehr quälend, oft bis zum Erbrechen gesteigert. Hydropathische Umschläge und innere Mittel blieben ohne Erfolg. Im Uebrigen ist Pat. gesund.

Pat. ist gross, schlank, ziemlich kräftig, Brust gut gewölbt, Percussion und Auscultation nicht abnorm. Laryngoskopie: Die sichtbare Kehlkopfschleimhaut ist mässig geröthet, die Stimmbänder sind trüb und gewulstet. Auch Pharynx ist ein wenig geröthet und mit Sand tief imprägnirt, so dass derselbe schwarze Figuren innerhalb der Schleimhaut bildet.

28. October. 1ste Inhalation Natr. chlor. ʒj ad lbr. ij.

29. October. Sprache lauter, Husten weniger heftig, Expectoration erleichtert, Druck und Kratzen im Halse gemildert. 2te Inhalation.

31. October. Husten nur noch sehr gering, leicht. Sprache fast ganz laut. 3te Inhalation.

3. November. Die Sprache ist seit der letzten Inhalation vollkommen laut und klar; nur noch zuweilen beim Arbeiten an der Hitze belegt sie sich ein wenig. Husten unbedeutend. Larynx erscheint bei der Untersuchung normal. 4te Inhalation.

Die Heilung ist eine vollständige. Die Heiserkeit kehrt nicht zurück, wie ich 2 Monate später erfuhr.

Siebenter Fall. (No. 1.)

28. Juli — 16. September.

Frl. Schulz, 27 Jahr alt, aus gesunder Familie. In der Jugend: Masern, Pocken, Scharlach, Gehirnentzündung, Lungenentzündung. Im 15ten Jahre zuerst menstruirt. Seitdem Menses regelmässig, ziemlich reichlich. Vor 7 Jahren litt Pat. an Rheumatismus. Seitdem häufige Anschwellung des rechten Schenkels; Varices. Am Hals litt Pat. zuerst in ihrem 14.—15. Jahre; nach der Beschreibung scheint es eine Angina verbunden mit Laryngitis gewesen zu sein. Die Sprache soll seitdem immer etwas belegt gewesen sein. In den letzten Jahren trat häufig nach vielem Sprechen, besonders zur Zeit der Regeln, Heiserkeit ein, die nach wenigen Tagen wieder schwand. Seit 4 Monaten hat sich das Uebel wesentlich verschlimmert. Die Stimme ist dauernd mehr als früher belegt und steigert sich bei vielem Sprechen zur vollständigen Heiserkeit. Etwa 8 Tage vor dem jedesmaligen Beginn der Menses entwickelt sich die Heiserkeit, verbunden mit Halsschmerzen, fast bis zur Aphonie; dieselbe geht nach Aufhör der Regeln wieder in den milderen Zustand über. Fortwährend Räuspern in Folge von Kratzen im Halse. Seit 6 Wochen wurde Pat. örtlich mit Aufpinseln von Argentum nitricum behandelt. Die monatlichen Exacerbationen haben sich dadurch nicht geändert, nur in der Zwischenzeit ist die Sprache heller geworden. Die Schmerzen im Halse sind jetzt fast andauernd. Pat. ist von mittelgrossem Wuchs, ziemlich kräftig gebaut, von gesundem Aussehen; Brust gut gewölbt, nicht abnorm.

Laryngoskopie: Die gesammte Schleimhaut des Kehlkopfs oberhalb der Stimmbänder stark geröthet und gewulstet. Die Taschenbänder und die Schleimhaut des Ventriculus Morgagni sind besonders stark angeschwollen. Die wahren Stimmbänder erscheinen ziemlich normal.

28. Juli. Beginn der Cur. Die Behandlung hat hier mit vielfachen Hindernissen zu kämpfen. Pat. ist ausserordentlich lebhaft, sie spricht sehr viel und wendet all ihre Kraft zum möglichst lauten Sprechen auf. Sie ist als Ladenmädchen in einer Handlung beschäftigt, und ihr Stimmorgan kommt deshalb während des ganzen Tages nicht zur Ruhe. Sie ist nicht in der Lage, diesen Beruf aufzugeben; trotz dieser ungünstigen Bedingungen wird die Behandlung eingeleitet.

Erste Inhalation:

Natr. chlor ʒi ad lbr ij.

später steigend.

29. Juli. Halsschmerzen gestern verringert, heute wieder in der früheren Stärke. Sprache weniger belegt.

30. Juli. Schmerzen blieben seit der gestrigen Inhalation vermindert. Die Sprache ist fast ganz klar und blieb es auch heute trotz vielen Sprechens.

31. Juli. Status idem.

1. August. Die Schmerzen im Halse haben bedeutend nachgelassen und treten nur noch zuweilen als leichtes Stechen auf. Die Sprache ist fast ganz normal, nur Morgens und Abends etwas rauh. Gestern hat Pat. sehr lange und anhaltend gesprochen, ohne heiser zu werden. Pat. machte heute bereits

einen Versuch zum Singen, was bis zu einem gewissen Grade gelang.

2. August. Status idem.

3. August. Nicht inhalirt.

4. August. Gestern Sprache, wie früher, laut und klar. Heute Migräne, woran Pat. häufig leidet. Ausserdem etwas Husten, Würgen und Anflug von Heiserkeit. Pat. glaubt sich heute Morgen erkältet zu haben. Während der Inhalation schwindet die Heiserkeit fast vollständig, kehrt jedoch bald nachher wieder.

5. August. Leichte Heiserkeit und Husten bestehen fort.

6. August. Noch Heiserkeit. Husten ist vermehrt.

7. August. Gestern nach dem Einathmen fast gar nicht mehr gehustet, heute auch nur wenig. Heiserkeit geringer.

8. 9. und 10. August. Heiserkeit noch mehr vermindert.

11. August. Nicht inhalirt.

12. August. Beginn der Menses. Gestern hatte Pat. sehr viel gesprochen, sie wurde darauf Abends wieder sehr heiser; heute ist die Heiserkeit wieder vermindert. Noch zuweilen Stechen im Halse, besonders rechts.

13. und 14. August. Stimme wieder ziemlich hell, wird jedoch durch vieles Sprechen noch belegt.

15. August. Die Menstruation ist beendigt. Seit der gestrigen Inhalation Sprache wieder vollkommen hell und laut.

Die Menses hatten sich also auch diesmal mit einer Exacerbation des Uebels angekündigt; jedoch war nach der Aussage der Kranken das Leiden weit milder, als es in den früheren Monaten zu sein pflegte.

16. August. Pat. hat anhaltend sehr viel gesprochen, ohne heiser zu werden, nur empfand sie während dessen häufiger Stechen im Halse. Ferner gelang es Pat., kurze Zeit mit heller Stimme zu singen.

1. September. Der Zustand blieb im Allgemeinen derselbe, nur traten mehrmals, in Folge zu grosser Anstrengung oder anderer nachweisbarer Schädlichkeiten, schnell vorübergehende, leichte Recidive ein.

3. Sept. Sprache vollkommen klar; Stimme auch beim

Singen hell. Nur noch Stechen und Klopfen im Halse, bei vielem Sprechen sich vermehrend.

4. Sept. Status idem.

5. Sept. Stat. id. Eintritt der Menses.

6. Sept. Sprache trotz anstrengenden Sprechens immer laut und klar geblieben; auch beim Singen ist die Stimme rein, Schmerzen im Halse sehr gering.

8. Sept. Stat. id. Aufhör der Menstruation. Die Periode ist also zum ersten Mal seit vielen Monaten ohne Exacerbation des Halsleidens vorübergegangen; der Larynx blieb vollkommen gesund, wie auch die Laryngoskopie anzeigte. Nur geringe Schmerzen bestanden noch.

16. Sept. Die Stimme blieb immer trotz Anstrengungen vollkommen laut und klar. Auch die Schmerzen wichen, bis auf ein zuweilen eintretendes leises Klopfen. Bei der Laryngoskopie zeigt sich der Kehlkopf vollkommen normal, die Stimmbänder sind sehr gut beweglich, die Trachea ist in weiter Ausdehnung zu überblicken.

Seitdem habe ich Pat. sehr häufig wiedergesehen, zuletzt im März. Ende September wurde sie von einer Angina tonsillaris in Folge einer Erkältung befallen, die schnell vorüberging. Sonst befand sie sich immer gesund, sie blieb auch zur Zeit der Regeln von Heiserkeit verschont. Nur um die Weihnachtszeit, wo sie im Geschäft ihr Sprachorgan übermässig anstrengen musste, trat wieder Heiserkeit auf, die jedoch nach mehreren Tagen vorüberging.

Dieser Fall legt ein vorzügliches Zeugniss nicht nur von der Wirksamkeit der Inhalationen ab, sondern auch von der Nachhaltigkeit ihres Effects; sie beweist, dass selbst die Disposition zu einem Uebel durch die Inhalationen beseitigt werden kann.

Achter Fall. (No. 2.)

17. — 30. August.

Frl. Fschr., 32 Jahre alt, seit 5 Jahren Schauspielerin. Mutter starb an Phthisis, desgl. 2 Geschwister an Hals- und Lungenschwindsucht. Pat. neigte schon als Kind zu häufigem Schnupfen. Im 11.—12. Jahre zuerst Menstruation, dieselbe war Anfangs sehr stark, dauerte 8—9 Tage lang; seit 2 Jahren ist sie sehr schwach, nur zwei Tage andauernd. Seit mehreren Jahren wurde der Hals, besonders zur Zeit der Menses, leicht afficirt. Seit 2 Jahren ist das Uebel stationär geworden, so dass sich Pat. seit einiger Zeit von der Bühne zurückzog. Es besteht dauernd Kratzen und Kitzel im Halse und leichtes Hüsteln. Diese Erscheinungen sind gewöhnlich nur in milder Form vorhanden, exacerbiren jedoch von Zeit zu Zeit etwa alle 5—8 Tage. Das früher kräftige Organ ist abgeschwächt, viel Sprechen und Declamiren strengt an, die Stimme wird oft belegt und versagt zuweilen ganz den Dienst. Gefühl der Zusammenschnürung im Halse. Starker Husten war niemals vorhanden. Wenig Schleim wird durch Räuspern entfernt. In der Hitze vermehren sich die Halsbeschwerden. Appetit gut, Stuhlgang regelmässig, Neigung zu schnell vorübergehenden Diarrhöen. Seit ca. 1½ Jahren Nachtschweisse. Nervöse Reizbarkeit, leichte Aufregung, Herzklopfen, Kopfschmerz, Zittern der Glieder.

Pat. ist mittelgross, mässig kräftig gebaut, nicht abgemagert, Brust ist ziemlich gut gewölbt, weder Percussion noch Auscultation ergiebt etwas Abnormes. Herzschlag schwach, Töne normal; Puls 76, klein, weich. Laryngoskopie ergiebt eine leichte Röthung der ganzen Kehlkopfschleimhaut, mit Ausnahme der wahren Stimmbänder.

Der laryngoskopische Befund möchte zur Erklärung des Uebels kaum ausreichend erscheinen. Wahrscheinlich wirkt die nervöse Reizbarkeit der Pat. wesentlich zur Erzeugung des ganzen Symptomencomplexes mit. Das Leiden könnte demnach als ein nur zum Theil endzündliches, zum Theil nervöses aufgefasst werden.

19. August. 1. Inhalat. Natr. chlor. ʒj ad lbr. ij. Dies Mittel schien hier besonders indicirt, da Pat. bei einer vorjährigen, mehrere Tage dauernden Seereise erhebliche Besserung ihres Leidens verspürte.

20. August. Gestern Abend Gefühl der Trockenheit im Halse, heute Hals frei, ohne jede krankhafte Empfindung.

21. August. Gefühl vollkommenen Wohlbehagens, wie seit sehr langer Zeit nicht. Ein Versuch der Declamation gelingt ohne jede Anstrengung mit kräftiger Stimme.

22. August. Desgl.

23. August. Heute wieder etwas Druck im Halse.

25. August. Langdaurende deklamatorische Uebungen, ohne jegliche Beschwerde. Gestern Abend wieder vorübergehend ein wenig Druck um den Hals.

26. August. Gestern Abend und heute morgen wieder vorübergehend leichter Druck und Trockenheit im Halse. Sprache ist jedoch laut und frei geblieben, sehr kräftig. Fortgesetzte Deklamation ohne Anstrengung.

28. Aug. Hals ganz frei.

29. Aug. Desgl.

30. Aug. Desgl. Larynx erscheint bei der Untersuchung normal. Pat. fühlt sich vollkommen gesund, sie glaubt ihr Organ gestärkt und kräftig und tritt ein neues Engagement an.

Ob die Heilung von einiger Dauer war, darüber habe ich nichts erfahren, da die Pat. abreiste, und ich sie nicht wieder sah. Nur so viel weiss ich, dass sie zu ihrer früheren Carrière wieder überging. Jedenfalls darf man diesen Fall nur als vorläufige Heilung bezeichnen.

Dieser Fall hat ein besonderes Interesse dadurch, dass er zeigt, welchen Nutzen die Inhalationen bei den so häufigen Heiserkeiten und anderen Halsleiden der Schauspieler und Sänger gewähren können. Ich glaube dass in diesen Fällen gerade die verdünnten Kochsalzlösungen als Nachahmung der Seeluft besonderen Nutzen erwarten lassen, da ja auch der Genuss der Seeluft allein schon hilfreich ist. Mir ist ein Fall bekannt, dass ein Mann, der den gebildetsten Ständen angehört, während seines zufälligen, mehrwöchentlichen Aufenthalts an der See ein höheres Register seiner Stimme beim Singen wieder erlangte, das er seit längerer Zeit verloren hatte.

3.

Catarrhus bronchiorum et laryngis.

An Laryngitis verbunden mit Bronchialcatarrh behandelte ich im Ganzen 9 Kranke. Von diesen wurden 4, welche die Cur eine hinlängliche Zeit gebrauchten, vollständig geheilt, obgleich das Leiden theilweise schon ziemlich eingewurzelt war.

Von den übrigen 5 waren zwei (No. 2 und 4) gleichfalls sehr lange Zeit in Behandlung: Bei dem ersten (No. 2) verloren sich die entzündlichen catarrhalischen Erscheinungen nach einigen Recidiven vollständig; dagegen blieben die Symptome des Emphysems zurück; wie ich erfuhr, recidivirte der Bronchialcatarrh auch später noch vorübergehend, während die Larynxaffection beseitigt blieb. Bei dem zweiten (No. 4), der zugleich auch an Pharyngitis litt, verlor sich die Entzündung des Rachens und des Kehlkopfs in 2—3 Wochen vollständig. Auch der Bronchialcatarrh wich fast ganz, kehrte jedoch später zurück, er milderte sich zwar bei nochmaliger Behandlung, exacerbirte jedoch immer wieder von Neuem. In diesem Falle lag der Verdacht auf Tuberculose vor.

Die noch übrigen 3 Fälle besserten sich, obgleich sie nur kurze Zeit in Behandlung waren, in sehr bedeutendem Grade; der schnelle Abbruch der Behandlung verhinderte einen weiteren Erfolg.

Die nachstehende Tabelle wird das Nähere erläutern.

A. Heilung.

Name und Stand.	Alter.	Dauer des Uebels	Dauer der Behandlung.	Die inhalirten Medicamente gelöst in Aq. destill. libr. ij.	Bemerkungen.
1. Fr. Hndtk.	46 Jahr.	Catarrh. bronch. Seit mehreren Jahren bald stärker, bald schwächer. Catarrh. laryngis seit $^3/_4$ Jahren.	2. Sept. bis 3. Novbr. 1862. 35 Inhalat.	Natr. chlor. ʒj—ij. Aceton anglic. ℈j—ij	Schon in den ersten Tagen verloren sich die krankhaften Symptome im Halse (drückendes, zusammenpressendes Gefühl im Kehlkopf, Kratzen und Räuspern), auf Entzündung der Schleimhaut beruhend, allmälig vollständig, der Husten wurde seltener und leichter, und hörte später ganz auf. Trotz häufigen schlechten Wetters und vieler Erkältungen, welche der Patientin heftige Rheumatismen zuzogen, blieb sie dennoch bis Ende des Jahres, wo ich die Kranke dauernd beobachtete, von jedem Rückfall verschont.
2. Hrsch. Tapezier.	23 Jahr.	Catarrh. bronch. 6 Monate.	2. Nov. bis 22. Dec. 39 Inhalat.	Natr. chlor. ʒj.	Seit zwei Jahren, nach einem Fall, Brustschmerzen und Beklemmung. Seit $^1/_2$ Jahr trockener Husten, zwar

Name und Stand.	Alter.	Dauer des Uebels	Dauer der Behandlung.	Die inhalirten Medicamente gelöst in Aq. destil. libr. ij.	Bemerkungen.
		Laryngitis 4 Monate.			selten, aber quälend und anhaltend. Seit 4 Monaten Heiserkeit oft bis zur Aphonie. Kitzel und Trockenheit im Halse. Laryngoskopie: Schleimhaut der Arytaenoidknorpel geröthet und gewulstet, Stimmbänder trüb und gewulstet. In den ersten 10 Tagen weichen sämmtliche krankhaften Symptome des Halses; nur kehrt der Kitzel noch zuweilen auf kurze Zeit wieder, verschwindet dann aber vollständig. Auch der Husten wird allmälig geringer u. milder, weicht jedoch erst spät nach mehreren Recidiven vollständig; am hartnäckigsten sind die Brustschmerzen, die bald vorübergehen, bald wiederkehren.
3. Schhrz. Schneider.	34 Jahr.	4 bis 5 Wochen.	2. April bis 21. Mai 1863. 35 Inhalat.	Natr. chlor. ʒ j—ij. Aluminis ʒ j—ij.	Catarrhus bronchialis et Pharyngo-Laryngitis. Aus gesunder Familie, seit 4 bis 5 Wochen Husten, Halsschmerzen; letztere verloren sich, allein der Husten nahm immer mehr an Heftigkeit zu, früher leicht, jetzt trocken. Seit 8 Tagen Heiserkeit, Beklemmung und Druck auf der Brust. Percussion nicht abnorm. Athmungsgeräusch überall laut und rein, an den oberen Partien jedoch scharf, theilweise rauh, Laryngoskopie ergiebt eine Röthung und Wulstung des Pharynx; am meisten aber der Kehlkopfschleimhaut, auch der Stimmbänder. Die Sprache wird gleich nach der ersten Inhalation lauter und klarer, nach der dritten Inhalation ist die Stimme bereits normal, und auch die objectiven Zeichen der Rachenkehlkopfaffection schwinden sehr schnell. Auch der Husten wird schon in den ersten Tagen leichter und seltener, die Beklemmung schwindet. Ende April ist bereits der Husten auf ein Minimum reducirt, Patient fühlt sich vollkommen wohl, bis auf das Gefühl eines Druckes auf der linken vorde-

Name und Stand.	Alter	Dauer des Uebels.	Dauer der Behandlung.	Die inhalirten Medicamente gelöst in Aq. destill. libr. ij.	Bemerkungen.
					ren Brustseite. Auch dies mindert sich langsam und verliert sich viel später als der Husten. Patient setzt die Inhalationen zu Nachcur, wenn auch unregelmässig, im Juni und Anfangs Juli noch fort. Sein Befinden bleibt ein befriedigendes, bis auf eine leichte Heiserkeit, die sich im Juli einstellt, aber in 2 bis 3 Tagen während des Gebrauchs der Einathmungen wieder vorübergeht.
4. Julie Csp.	10 Jahr.	3 bis 4 Wochen.	23.—27. Juni. 5 Inhalat.	Natr. chlor. ℈ j — ʒ ß.	Scrophulosis (Psoriasis scrophulosa). Seit circa 1 Jahr Kurzathmigkeit, seit 2—3 Wochen Heiserkeit, Räuspern, in den letzten Tagen Husten, Rasselgeräusche auf der linken Seite. Alle Symptome verlieren sich in 5 Tagen vollständig.

B. Besserung.

Name und Stand.	Alter	Dauer des Uebels.	Dauer der Behandlung.	Die inhalirten Medicamente gelöst in Aq. destill. libr. ij.	Bemerkungen.
1. Hrch. Feldmesser.	66 Jahr.	4 bis 5 Jahre.	30. Juni bis 19. Juli 1862. 15 Inhalat.	Natr. chlor. ʒ j. Später Natr. chlor. Aluminis $\overline{aa}$ ʒ j.	Seit 23 Jahren Neigung zu Catarrhen. Seit 4—5 Jahren dauernd Catarrh des Larynx und der Bronchen, bald milder, bald exacerbirend. Seit 14 Tagen Exacerbation. Besonders Abends Hustenparoxysmen mehrere Stunden lang dauernd; diese mildern sich schon nach den ersten Inhalationen, ein geringer Husten bleibt indess bestehen. Auch der Reiz im Halse, Stechen und Brennen im Kehlkopf, lassen schnell nach, um nur noch zuweilen vorübergehend zurückzukehren. Cur zu schnell unterbrochen.
2. Brkngn. Techniker.	23 Jahr.	2⅓ bis 3 Jahre.	13. Oct. bis 19. Dec. 57 Inhalat.	Natr. chlor. ʒ j — iv. Später nach einer Erkältung Ammon. mur. ʒ j.	Emphysema. Erbliche Anlage zur Tuberculose. Leichter Catarrh der Bronchen und des Larynx, mit häufiger Exacerbation. Sprechen erschwert, leicht Heiserkeit. Patient hatte früher in einer Werkstatt gearbeitet, die Brust gegen einen Tisch gestemmt; seitdem an dieser Stelle dauernd Druck und Beklemmung.

Name und Stand.	Alter.	Dauer des Uebels.	Dauer der Behandlung.	Die inhalirten Medicamente gelöst in Aq. destill. libr. ij.	Bemerkungen.
					Reiz im Halse und die leichte Heiserkeit weichen schnell, auch das Sprechen ist weniger erschwert; jedoch mehrere Male vorübergehende Recidive. Auch Husten und Räuspern verliert sich, kehrt jedoch häufig wieder. Am Ende der Cur ist die Sprache laut und kräftig, weder Husten noch Räuspern ist vorhanden. Patient fühlt sich so kräftig wie nie zuvor. Druck u. Beklemmung haben sich nur vorübergehend gemildert oder verloren, und stellen sich immer von Neuem wieder ein.
3. Phl. Tischler.	25 Jahre	6 Monate. Cat. bronch. 2 Monate. Laryngitis.	6. — 12. Nov. 6 Inhalat.	Aluminis ʒj.	Laryngoskopie: Röthung und Schwellung der Arytaenoidknorpel; Stimmbänder leicht ödematös getrübt. Stimme belegt, Kratzen, Kitzel und Klopfen im Halse, Räuspern. Husten sehr heftig mit langdaurenden Paroxysmen (1 — 2 Stunden lang) Abends, Morgens und nach Tisch; viel Auswurf. Abnehmen der Kräfte, zuweilen Frösteln. Physicalische Zeichen der Brust nicht abnorm. Die Hustenparoxysmen lassen sofort nach, der Husten wird milder und seltener, desgleichen die Halsbeschwerden. Cur zu früh unterbrochen.
4. Andr. Brettschneider.	29 Jahre	Unbestimmt.	21. Nov. bis 20. Dec. 24 Inhalat. 7. Jan. bis 7. Febr. 1863. 20 Inhalat.	Natr. chlor. ʒ jβ—ij. Ammon. muriat. ʒ j—ij. Aluminis ʒ j—ij. Aq. piceae ℥ iij und mehr. Anfangs Gurgeln mit Borax.	Catarrh. bronch. Laryngo-Pharyngitis. (Tuberculosis pulmonum?) Potator. Im 14ten Jahre Intermittens und Lungenentzündung. Von Kindheit an leichter Husten, häufig exacerbirend, in der letzten Woche an Heftigkeit zunehmend. Seit 14 Tagen Schmerz und Druck im Halse, Schluckbeschwerden. Sprache noch belegt. Nachtschweisse, Neigung zu Diarrhöen. Häufig Fieber. Vielleicht beginnende Tuberculose? Durch die physicalische Untersuchung der Brust ist indess nichts hierauf Bezügliches sicher wahrzunehmen. Zeichen des

Name und Stand.	Alter.	Dauer des Uebels.	Dauer der Behandlung.	Die inhalirten Medicamente gelöst in Aq. destill. libr. ij.	Bemerkungen.
					Catarrhs in den mittleren und unteren Lungenpartien beiderseitig. Laryngosk.: Pharynx schwielig geröthet; Epiglottis verdickt, auf ihrer unteren Seite geröthet, auch Larynxschleimhaut ausser den Stimmbändern leicht entzündet. In den ersten 2 — 3 Wochen wichen sowohl die subjectiven als objectiven Zeichen der Larynx- und Pharynxaffection allmälig vollständig. Auch der Husten wird milder, exacerbirt jedoch öfter. Fieber bald vorübergehend, bald wiederkehrend; ebenso die Nachtschweisse. Allmälig bessern sich jedoch die Symptome: Fieber schwindet (innerlich Chinin), Kräftezustand hebt sich, Stuhlgang wird regelmässig, Appetit sehr gut, Husten nur noch unbedeutend. Hals bleibt immer ganz frei. Am 20. December wird der Kranke fast ganz geheilt entlassen. Der Husten kehrt jedoch nach 14 Tagen von Neuem wieder, auch Fieber stellt sich wieder ein und Mattigkeit. Während der Inhalation von Aq. piceae bessert sich das Leiden, exacerbirt jedoch öfter wieder. Patient inhalirt nur unregelmässig und bricht die Cur endlich ab. Hals blieb vollkommen frei.
5. Hrmn. Tischler.	33 Jahr.	Catarrh. bronch. 1½ Jahr. Laryngitis 4 Wochen.	21. — 28. Jan. 4 Inhalat.	Natr. chlor. ℥ ij.	Reiz im Halse und Husten mildern sich nach jeder Inhalation. Cur zu früh unterbrochen.

Durchschnittsberechnung.

	Geheilt.	Gebessert.
Zahl der Kranken	4.	5.
Dauer der Krankheit	4,7 Monate.	25 Monate.
Dauer der Behandlung	41,5 Tage.	28 Tage.
Anzahl der Inhalationen	28,5.	21.

Aus allen diesen Beobachtungen wollen wir folgende Erfahrung als besonders wichtig hervorheben, nämlich: die Larynxaffection weicht den Inhalationen in den meisten Fällen viel schneller und gründlicher als der Bronchialkatarrh; erstere ist oft schon vollständig beseitigt, während letzterer in milderer Form noch fortbesteht.

Betrachten wir nämlich die vorstehenden Tabellen nur in Bezug auf die Laryngitis, so müssen No. 2 und No. 4 der Gebesserten unter die Geheilten aufgenommen werden, es kommen also auf 6 geheilte Laryngitiker 3 gebesserte. Die Durschnittsdauer der Behandlung dieser letzteren drei beträgt nur 8 Inhalationen in 11 Tagen, ist also offenbar zu kurz, als dass eine gänzliche Heilung möglich war.

4.

Pharyngitis catarrhalis aut granulosa cum Laryngitide.

Reine Pharyngitides kamen nicht zu meiner Behandlung, alle, im Ganzen 12, waren mit Laryngitis verbunden; jedoch war das Pharynxleiden das bei Weitem erheblichere, das Kehlkopfleiden weniger bedeutend.

10 Kranke, obgleich bei vielen von ihnen das Uebel ausserordentlich hochgradig war, genasen vollständig. Zwei, welche die Cur nur kurze Zeit gebrauchten, wurden erheblich gebessert, alle Symptome milderten sich wesentlich.

A. Heilung.

Name und Stand.	Alter.	Dauer des Uebels	Dauer der Behandlung.	Die inhalirten Medicamente gelöst in Aq. destill. libr. ij.	Bemerkungen.
1. Fr. Wilfsch.	52 Jahre	5 Monate.	10.—25. Juni. 10 Inhalat.	Natr. chlor. ʒj—ij. (Daneben Gurgelung mit Solutio Boracis)	Schleimhaut des Gaumens, des Pharynx und des Kehlkopfeingangs stark gewulstet und geröthet. Halsschmerzen, Schluckbeschwerden und Trockenheit im Halse. Während der Inhalation schwinden alle krankhaften Symptome, um Anfangs früher, in den folgenden Tagen erst später wiederzukehren und endlich ganz fort-

Name und Stand.	Alter.	Dauer des Uebels.	Dauer der Behandlung.	Die inhalirten Medicamente gelöst in Aq. destil. libr. ij.	Bemerkungen.
					zubleiben. Die Schleimhaut wird normal. Die Heilung ist eine dauernde und besteht jetzt noch nach mehr als einem Jahre unverändert fort.
2. Wlf. Maschinenbauer.	35 Jahre	2 Jahre.	23. Oct. bis 24. Nov. 24 Inhalat.	Natr. chlor. ʒ ij—iij. Inhalationen meist in Form der Douche.	Pharyngitis granulosa et Laryngitis chronica. Sämmtliche krankhaften Erscheinungen, die fast den höchsten Grad erreicht und jeder Medication bisher hartnäckig widerstanden hatten, schwinden allmälig vollständig. Genaue Krankheitsgeschichte folgt unten.
3. Dtlf. Kaufmann.	21 Jahre	3 Monate.	12. Nov. bis 20. Dec. 1862. 34 Inhalat. 22. Jan. bis 27. Febr. 1863. 23 Inhalat.	Aluminis ʒ j—iij. Später Natr. chlor. ʒ j—iij. Inhalationen zuletzt in Form der Douche.	Pharyngitis granulosa et Laryngitis. Erbliche Anlage zur Tuberculose. Starke Röthung und Schwellung des Pharynx, zum Theil mit dicken Eiterkrusten belegt, besonders an der Mündung der Choanen. Auch Uvula stark geröthet, desgleichen die Epiglottis und die Schleimhaut des Kehlkopfeingangs, wo gleichfalls Schleim angehäuft ist. Daurend Kratzen im Halse, Räuspern, Auswurf zähen Schleims oder übelriechender grauer Krusten. Häufig Schluckbeschwerden, Sprechen erschwert, leicht Heiserkeit. In den letzten 14 Tagen auch Bronchialcatarrh, Husten, Brustschmerzen, wozu der Patient überhaupt disponirt. Dieser Catarrh. bronchial. schwindet schon in den ersten Tagen vollständig, und verliert sich auch später, wo er wieder einmal auftritt, in wenigen Tagen sehr schnell. Kratzen, Räuspern und Auswurf beschränkt sich immer mehr und tritt nur noch 1—2 Mal des Tages ein, der Auswurf wird grau, schleimig; Krusten kommen nur noch spurweise vor. Sprache vollkommen frei, keine Heiserkeit mehr, auch nach mehrstündigem Sprechen. Die Röthung in Pharynx und Larynx verschwindet allmälig, im Pharynx wird die Schleimhaut blass und trocken, bleibt aber schwielig. In diesem Zustand befin-

Name und Stand.	Alter.	Dauer des Uebels.	Dauer der Behandlung.	Die inhalirten Medicamente gelöst in Aq. destill. libr. ij.	Bemerkungen.
					det sich schon Patient nach 14 Tagen bis 3 Wochen der Cur. Vom 20. December bis 22. Januar, während welcher Zeit die Cur unterbrochen ist, ändert sich nichts, nur dass am Pharynx nahe den Choanen an einer beschränkten Stelle die Entzündung wieder zugenommen hat. Das Leiden wird in den folgenden Wochen mit Hülfe der Inhalationsdouche gänzlich beseitigt.
4. Smn. Kaufmann.	36 Jahre	2 Monate. Seit 2 — 3 Wochen Exacerbation.	17. — 22. Februar. 5 Inhalat.	Natr. chlor. ℥ ij.	Pharyngo-Laryngitis catarrhalis. Mitte December acute Angina tonsillarum et Pharyngis, nach Einathmungen von Kamillen und Fliederdämpfen gehoben. Es blieb jedoch eine leichte chronische Laryngo-Pharyngitis zurück, die vor 2 — 3 Wochen wieder exacerbirte. Daurend Kratzen im Halse und Räuspern. Nach jeder Inhalation verlieren sich die Symptome mehr und mehr und hören endlich ganz auf; sie sind auch jetzt nicht wiedergekehrt. Die Tonsillen sind seit längerer Zeit schon vergrössert.
5. Slnt. Schuhmacher.	34 Jahre	4 Jahre.	27. April bis 1. Juni. 27 Inhalat.	Natr. chlor. ℥ ij. Theilweise als Inhalationsdouche.	Pharyngitis granulosa et Laryngo-Tracheïtis. Kräftig. Brust gut gebaut, gesund. Laryngoskopie: Reichliche Granulation auf stark gerötheter Schleimhaut des Pharynx und Velum palatin.; Larynx besonders über den Arytaenoidknorpeln lebhaft geröthet, Stimmbänder fast normal, Anschwellung der rechten Tonsille, Brennen und Gefühl des Druckes sowohl am oberen Theil des Halses, als im Jugulum und zuweilen längs der Trachea. Von Zeit zu Zeit Husten, vorübergehend, jetzt seit circa 8 Tagen andaurend. Fortwährend Räuspern ohne Auswurf. — Verschiedene Curen, so auch mehrwöchentliches Touchiren mit Höllenstein, waren erfolglos geblieben. Am dritten Tage Husten geschwunden.

Name und Stand.	Alter.	Dauer des Uebels.	Dauer der Behandlung.	Die inhalirten Medicamente gelöst in Aq. destil. libr. ij.	Bemerkungen.
					Brennen und Druckgefühl im Pharynx wird schon durch die ersten Inhalationen gemildert; in gleichem Maasse schwindet allmälig die entzündliche Röthung u. Granulation der Schleimhaut. Nach kaum 14 Tagen sind diese Symptome ganz beseitigt, Pharynx erscheint blass, nicht granulirt. Brennen und Druck im Jugulum verliert sich viel langsamer, weicht aber endlich doch der fortgesetzten Behandlung.
6. Gttng., Kaufmann.	30 Jahr.	circa 3 Wochen.	11.—21. Mai. 11 Inhalat.	Aluminis ʒ j—ij. Zuletzt Inhalationsdouche.	Pharyngo-Laryngitis catarrhalis. Laryngoskopie: starke Röthung und Schwellung des Aditus laryngis und des Pharynx, besonders des Nasenrachenraums. Rauhigkeit, Kratzen u. Druck im Halse; daurend Räuspern mit viel Auswurf, oft Husten, Neigung zur Heiserkeit. Alle Symptome verlieren sich ganz allmälig bis zum vollkommenen Schwinden. Nach circa 1 Monat leichtes Recidiv, von Neuem durch wenige Inhalationen beseitigt.
7. Schcht., Referendar.	25 Jahr.	circa 3 Jahre.	11.—21. Mai. 11 Inhalat.	Natr. chlor. ʒ j—ij.	Pharyngo-Laryngitis catarrhalis (follicularis). Uebel besonders heftig im Frühjahr und Herbst, gelinder im Sommer und Winter, zuweilen selbst vorübergehend. Sehr lebhafte Röthung des Vel. palat., der hinteren Pharynxwand, wo zahlreiche stecknadelkopfgrosse Papillen hervortreten, und des Aditus laryngis. Druck und Rauhigkeit im Halse, daurend Räuspern, Neigung zur Heiserkeit. Schon nach 8 Tagen sind alle subjectiven und objectiven Symptome fast ganz geschwunden. Nach einigen leichten Unterbrechungen erfolgt vollständige Heilung, die sich bisher — seit mehreren Monaten — erhalten hat.

Name und Stand.	Alter.	Dauer des Uebels.	Dauer der Behandlung.	Die inhalirten Medicamente gelöst in Aq. destil. libr. ij.	Bemerkungen.
8. Fr. Stn.	63 Jahr.	Mehrere Wochen. (?)	18. Juni bis 2. Juli. 11 Inhalat.	Natr. chlor. ʒ j—ij.	Pharyngo-Laryngitis catarrhalis. Starke Röthung und Schwellung der Schleimhaut des Pharynx; daselbst kleines Geschwür (vielleicht durch mechanische Verletzung bei dem Catheterismus tubae). Auch Aditus laryngis etwas geröthet. Druck und Rauhigkeit im Halse, daurend Räuspern, erschwerte Expectoration, ziemlich viel Schleim-Auswurf. Schon nach 3 Tagen ist Räuspern und Auswurf auf ein Minimum reducirt, die Kehlkopfrachenschleimhaut ist ziemlich blass, das Geschwür geheilt. Genesung. Nur Druck im Halse kommt noch zuweilen wieder. Ein Monat später wieder leichtes Recidiv der Laryngitis, von Neuem durch Inhalationen beseitigt.
9. Frau Ks.	29 Jahr.	circa 2 Jahre.	20. Juni bis 17. Juli. 24 Inhalat.	Natr. chlor. ℈ ij—ʒ ij.	Pharyngo-Laryngitis catarrhalis. Angina tonsillaris. Seit 5 Jahren Disposition zu Halsleiden, besonders Mandelanschwellung. Druck im Halse, Neigung zur Heiserkeit und Halsschmerzen bei jeder geringen Erkältung. Sprache immer etwas belegt, viel Räuspern, ohne Auswurf. Seit ca. 8 Tagen sehr heftige Halsschmerzen, wegen einer Exacerbation der Angina. Heftiger Husten, Tag und Nacht, mit erschwerter Expectoration. Laryngoskopie: Anschwellung der linken Tonsille, leichte Entzündung des Pharynx u. Aditus laryngis. Brust gut gebaut, nicht abnorm. Schon nach der ersten Inhalation wird der Husten auf einen geringen Grad reducirt, Nachts gar kein Husten mehr. Expectoration ist leicht. Schmerzen haben wesentlich nachgelassen, Sprache lauter. Der Husten weicht in wenigen Tagen vollständig. Nach ca. 8 Tagen sind auch alle übrigen krankhaften Symptome bis auf die Mandel-Anschwellung fast ganz geschwunden. Patientin reist mehrere

Name und Stand.	Alter.	Dauer des Uebels.	Dauer der Behandlung.	Die inhalirten Medicamente gelöst in Aq. destil. libr. ij.	Bemerkungen.
					Stunden in der Morgenluft über Land, ohne dass ein Recidiv eintritt; während sonst bei jedem leichten Luftzug das Uebel exacerbirte. Bei Fortführung der Cur erfolgt, nach wenigen geringen Unterbrechungen, volle Genesung, die sich erhält: nur die Tonsille bleibt vergrössert.
10. Stnck., Beamter.	38 Jahr.	8 Wochen.	4. — 17. Juli. 12 Inhalat.	Natr. chlor. ʒ j—ij.	Pharyngo-Laryngitis catarrhalis (Pharyngitis follicularis). Seit langer Zeit Neigung zu starken Katarrhen. Laryngoskopie: Leichte Entzündung des Aditus laryngis; starke Schwellung und Röthung des Gaumensegels und der hintern Pharynxwand, auf welcher zahlreiche hanfkorngrosse Follikel hervortreten. — Husten, Räuspern, Kratzen im Halse; mässig reichliche, etwas erschwerte Expectoration. Sprechen strengt sehr an, Stimme wird leicht heiser. Schon nach der ersten Inhalation wird der Husten geringer und milder, der Nachthusten hört ganz auf; Kratzen, Räuspern wesentlich gelindert, Auswurf beschränkt. Bereits nach 4 Tagen ist der Husten fast ganz geschwunden, und auch alle übrigen Symptome sind auf ein Minimum reducirt; die Pharynxschleimhaut scheint in der Mitte ganz blass, ohne Follikel; nur noch an der Seite sind die letzteren zu bemerken. Es erfolgt in den nächsten Tagen vollständige Heilung. Auch Larynx wird normal. Patient kann anhaltend sprechen, ohne Anstrengung und ohne heiser zu werden. — Im September sah ich Pat. wieder, die Heilung war eine stetige geblieben.

B. Besserung.

1. Rtbl., Müller.	33 Jahr.	12. Jahre.	8. — 10. Aug. 1862. 4 Inhalat.	Aluminis ʒ iß.	Pharyngitis granulosa. Intensive Röthung des weichen Gaumens und Pharynx, welche mit stark hervortretenden Papillen dicht

Name und Stand.	Alter.	Dauer der Uebels.	Dauer des Behandlung.	Die inhalirten Medicamente gelöst in Aq. destil. libr. ij.	Bemerkungen.
					besäet sind. Schleimhaut des Kehlkopfs bis zu den Stimmbändern geröthet, auch diese letztern leicht rosig getrübt. Stechen, Brennen und Kratzen im Halse, viel Räuspern mit schleimigem Auswurf. Die Röthung der Schleimhaut verliert schon nach den ersten Inhalationen bedeutend an Intensität, die Papillen treten weniger hervor. Die krankhaften Empfindungen im Halse sind fast ganz geschwunden. Patient muss die Cur zu früh unterbrechen. Nach ½ Jahr hörte ich, dass derselbe sich sehr wohl fühle, und das Leiden gemildert blieb.
2. Zmmr., Lithograph.	32 Jahr.	4 — 5 Monate.	22. Mai bis 8. Juni. 11 Inhalat.	Natr. chlor. ʒ j—ij.	Pharyngo-Laryngitis catarrhalis. Druck und Gefühl eines fremden Körpers im Halse; Schluckbeschwerden; Räuspern mit wenig Expectoration; geringe Halsschmerzen, Sprache etwas belegt, leicht heiser, seit mehreren Tagen Husten. Husten verliert sich schnell, auch alle übrigen Symptome weichen bald bis auf ein Minimum, kehren jedoch, da Patient die Cur unregelmässig gebraucht, zum öfteren in milder Form wieder. — Als Patient die Cur vor der Zeit beschliesst, ist die Schleimhaut des Pharynx und Larynx nur wenig geröthet, Räuspern selten, kein Husten; Schmerz fast ganz geschwunden, noch geringer Druck im Halse, Sprache klarer.

Durchschnittsberechnung.

	Geheilt:	Gebessert:
Zahl der Kranken	10	2
Dauer der Krankheit im Durchschnitt .	14,6 Monate.	6 Jahre 2 Monate.
Dauer der Behandlung	23,6 Tage.	10 Tage.
Anzahl der Inhalationen	19 Inhalat.	7,5 Inhalat.

Neunter Fall. (No. 2.)

23. October — 24. November.

Pharyngitis granulosa et Laryngitis.

Wlf., Maschinenbauer, 35 Jahre alt. Eltern und Geschwister sind gesund, nur eine Schwester leidet gleichfalls am Halse. Pat. war immer kräftig und gesund, nur dass er in seinem 17. und 25. Jahre an langdauerndem, heftigem Husten litt. Vor 9—10 Jahren stellte sich zuerst das Halsübel ein, es war jedoch milde und häufig vorübergehend,; 5 Jahre blieb Pat. darauf ganz verschont, bis vor 2 Jahren das Leiden in erhöhtem Grade wiederkehrte. Es blieb seitdem ohne Remission unabhängig von den Jahreszeiten bestehen und steigerte sich zu einer bedeutenden Heftigkeit. Pat. wird dauernd von einem lästigen Stechen und Brennen im Halse, verbunden mit Hustenreiz, geplagt. Er hat das Gefühl, als ob ein fremder Körper im Halse sässe, der beseitigt werden müsste; deshalb fortwährend Räuspern mit sehr seltenem spärlichen Auswurf. Auch macht Pat. ohne Unterlass Schluckbewegungen, um den fremden Körper nach unten zu entfernen. Dauernd, Tags und Nachts, Empfindung der lästigsten Trockenheit im Halse, so dass Pat. nicht nur während des Tages mehrere Quart Wasser zu trinken gezwungen ist, sondern auch des Nachts den Wasserkrug neben seinem Bette nicht entbehren kann; sein Schlaf ist gestört, er erwacht immer von Neuem, um grosse Quantitäten Wasser zum Löschen des inneren Brandes herunterzuschlürfen.

Seit ungefähr einem Jahre ist die Stimme leicht belegt, viel Sprechen strengt an, so dass die Sprache oft ganz ausgeht.

In der Hitze steigern sich alle Symptome zur grössten Heftigkeit. Pat. ist als Metalldreher gerade gezwungen, in einem durch viele Gasflammen stark erhitzten Zimmer zu arbeiten.

Bei Erkältung tritt leicht Husten und Schnupfen hinzu. Pat. ist ziemlich gross, von kräftiger Muskulatur, ansehnlichem Panniculus adiposus. Brust sehr gut gewölbt, Percussionston überall mässig laut und tief, überall schwaches, reines Vesiculärathmen. Bei der Laryngoskopie zeigt sich der Pharynx lividroth, granulirt, an manchen Stellen schwielig, an anderen mit dickem Schleim belegt. Die Schleimhaut des Kehlkopfs ist leicht geröthet, auch die Stimmbänder sind rosig gefärbt, sonst gut beweglich und nicht verdickt. Pat. hat gegen seine Leiden viel, ohne jeden Erfolg, gebraucht. Unter anderem wurde er 8 Wochen lang mit Touchiren und Einspritzen von Argent. nitric. behandelt, ohne Wirkung.

24. October. 1ste Inhalat. Natrii chlor ʒij ad lbr. ij, später auf ʒiij steigend.

Während der Inhalation Erleichterung, behagliches Gefühl im Halse, kein Brennen. Es wird viel Schleim durch Räuspern mit Leichtigkeit entfernt.

25. October. Die Linderung dauerte etwa $\frac{1}{2}$—1 Stunde, dann Rückkehr der früheren Erscheinungen.

Die Inhalationen werden von jetzt an derart vorgenommen, dass der Nebel ein sehr reichlicher wird und mit ziemlicher Kraft ausströmt. Hierzu werden meist die Röhren mit mehreren Ausflussöffnungen benutzt.

(Inhalations-Douche.)

27. October. Die bedeutende Linderung der Symptome hält nach der Inhalation stundenlang an. Später kehrt die Trockenheit und das Brennen in merklich gemilderter Form wieder. Pat. braucht nicht mehr so häufige Schluckbewegungen zu machen.

28. October. Alle Symptome sind wesentlich gemildert. Pat. braucht nicht mehr so viel als sonst zu trinken, des Nachts schläft er, ohne überhaupt zum Trinken gemahnt zu werden. Die Sprache ist ganz frei, Pat. kann viel sprechen, ohne dass seine Stimme sich belegt.

Die Laryngoskopie zeigt ein sehr günstig verändertes Bild. Der Pharynx ist bei weitem weniger geröthet, frei von Schleim, hier und da schwielig. Kehlkopfschleimhaut und Stimmbänder sind fast normal.

29. October. Pat. hat seit heute trockenen Husten und Brustbeklemmung. Brennen im Halse und Gefühl der Trockenheit haben wieder ein wenig zugenommen. (Wahrscheinlich Erkältung.)

31. October. Zustand hat sich nur wenig geändert.

1. November. Der Husten ist leichter. Die Trockenheit und das Stechen wieder gemindert.

3. November. Desgl. Von jetzt an werden zur Unterstützung der Cur noch Gurgelungen mit Borax vorgenommen.

4. November. Hals zeitweise von allen krankhaften Entzündungen frei; nur noch zuweilen kehrt Trockenheit und Stechen in leichter Form wieder. Kein Husten mehr.

10. November. Alle krankhaften Symptome sind beseitigt, nur wenn Pat. heiss wird, macht sich noch eine lästige Empfindung im Halse bemerkbar. Bei der Laryngoskopie erscheint der Pharynx kaum mehr geröthet, nicht granulirt, trocken, wie früher zum Theil schwielig. Larynx normal.

18. November. Das Uebel bleibt beseitigt, auch in der Hitze nicht mehr hervortretend.

20. November. Gestern nicht inhalirt. Vorgestern Erkältung, darauf trockener Husten. Dennoch blieb der Hals vollkommen gesund, während früher bei jeder leichten Erkältung mit dem eintretenden Husten auch das Halsübel an Heftigkeit zunahm.

24. November. Der Husten ist beseitigt, im Pharynx und Larynx nichts geändert.

Die Heilung ist eine andauernde und erhält sich trotz der ungünstigen Wintertemperatur.

Dieser Fall zeigt die Wirksamkeit der Inhalationen in einem hervorragenden Lichte: eine vierwöchentliche Behandlung reichte aus, um ein so hochgradiges inveterirtes Uebel, welches allen angewandten Mitteln hartnäckig trotzte, gänzlich zu beseitigen. Ausserdem wird uns eine Vergleichung der Inhalationen mit der sonst üblichen localen Application dargeboten. Einspritzen und Touchiren mit Höllenstein, obgleich 8 Wochen lang angewandt, waren ohne jeden Erfolg geblieben, die Inhaltionen hingegen übten schon vom ersten Tage an ihren heilsamen Einfluss aus.

Die Behandlung der übrigen Krankheitsfälle dieser Art war mit gleich günstigem Erfolge gekrönt. Die Wirkung ist hier eine wahrlich überraschende.

5.

Pharyngitis et Laryngitis syphilitica.

Sechs Fälle syphilitischer Angina verbunden mit Laryngitis kamen in meine Behandlung. Zwei von ihnen, welche die Cur eine genügende Zeit gebrauchten, wurden gänzlich geheilt, obgleich das Leiden bei dem einen von ihnen bereits eingewurzelt war. Bei den anderen vier trat eine gleich günstige Wirkung hervor, jedoch brachen dieselben die Cur zu früh ab, um die Heilung zu vervollständigen.

A. Heilung.

	Name und Stand.	Alter.	Dauer des Uebels	Dauer der Behandlung.	Die inhalirten Medicamente gelöst in Aq. destill. libr. ij.	Bemerkungen.
1.	Strbl., Tischler.	31 Jahre	1 ½ Jahr.	21. Juni bis 3. Aug. 1862. 34 Inhalat.	Natr. chlor. ʒj — iij. Innerlich Holzthee.	S. Bericht.
2.	Frl. Gnter.	25 Jahre	circa 4 Wochen.	29. April bis 12. Juni 1863. 33 Inhalat.	Natr. chlor. ʒ iß. Kalii jodati ℈j — ʒ ß. Jodi puri gr. j — iß. Hydrargyri bichlor. corros. gr. iij — vj Innerlich Species ad Decoct. Lignor. mit Fol. Sennae.	Starke Anschwellung und Röthung beder Tonsillen, an einzelnen Stellen Plaques und oberflächliche Ulcera; hintere Rachenwand gleichfalls sehr angeschwollen, intensiv geröthet mit dickem, eitrigem Secret. Larynx nur wenig geröthet; Stimmbänder normal. — Daneben Psoriasis syphilitica; Amenorrhoë seit 2 Monaten. Schon nach wenigen Tagen tritt Milderung der Symptome ein; dieselben schwinden, zumal unter dem Gebrauch der Jod-Inhalation, fast vollständig. Innerhalb 8—14 Tagen sind alle Plaques und Ulcera beseitigt, die Entzündung der Tonsillen und des Pharynx wesentlich gemindert, Larynx normal. Wegen einer Conjunctivitis haemorrhagica wird das Jod ausgesetzt und dafür Sublimat inhalirt. Die Angina weicht vollständig, obgleich die Psoriasis selbst mit Nachschüben noch fortbesteht, desgl. vielfache Drüsen-Anschwellung.

B. Besserung.

Name und Stand.	Alter.	Dauer des Uebels.	Dauer der Behandlung.	Die inhalirten Medicamente gelöst in Aq. destill. libr. ij.	Bemerkungen.
1. Jb., Kaufmann.	24 Jahre	Mehrere Wochen.	4.—18. August 1862. 12 Inhalat.	Natr. chlor. ʒj—ij. In den letzten Tagen Gurgelungen mit Sublimat. Innerlich Jod.	Seit mehreren Wochen Angina, seit einigen Tagen leichte Heiserkeit. Starke Röthung des Pharynx Schwellung der Mandeln, die mit schmutzig weissen Plaques belegt sind. Larynxschleimhaut geröthet. In den ersten 3 Tagen werden die Halsschmerzen und die Heiserkeit (Laryngitis) ganz beseitigt. Die Schwellung der Tonsillen und des Pharynx nehmen nur langsam ab, die weissen Plaques bleiben bestehen. Die Cur muss unterbrochen werden; die syphilitische Angina, obgleich in milderem Grade, besteht noch fort.
2. Hpnr., Schneider.	38 Jahre	6—7 Wochen.	26. Nov. bis 15. Decbr. 11 Inhalat.	Natr. chlor. ʒ ij—iij. Innerlich Holzthee.	Schleimhaut des Pharynx stark geröthet und angeschwollen, desgleichen Larynx. Totale Heiserkeit. Die Entzündungserscheinungen nehmen allmälig ab, die Sprache wird ziemlich laut, alle krankhaften Empfindungen im Halse schwinden. Die Cur wird unterbrochen, bevor die Heilung vollständig ist.
3. Frck., Beamter.	28 Jahre	4 Monate.	7.—20. Mai 1863. 8 Inhalat.	Hydrargyri bichlor. corros. gr. iij—vj.	Entzündliche Schwellung der Tonsillen, des Pharynx und Larynx, Plaques. Bis jetzt hat Patient innerlich Sublimat gebraucht ohne Besserung des Halsübels. Gleich nach der ersten Inhalation nimmt die Geschwulst und Röthung ab, die Plaques schwinden allmälig. Cur zu früh unterbrochen.
4. Hzfd., Kaufmann.	55 Jahre	3 Monate.	14.—16. Mai. 3 Inhalat.	Kalii jodati ℈j. Jodi puri gr. j.	Sehr intensive Entzündung des Pharynx, Larynx, nebst den Stimmbändern. Heiserkeit, Husten. Innerlich Quecksilber mehrere Wochen gebraucht ohne Erfolg. Schon nach der ersten und zweiten Inhalation war die Sprache lauter, der Husten geringer und leichter, Druck im Halse gemildert, Entzündung hat abgenommen. Cur zu früh unterbrochen.

Durchschnittsberechnung.

	Geheilt:	Gebessert:
Zahl der Kranken	2	4
Dauer der Krankheit im Durchschnitt	9,5 Monate.	2,5 Monate.
Dauer der Behandlung	44 Tage.	12,5 Tage.
Anzahl der Inhalationen .	33,5 Inhalat.	8,5 Inhalat.

Zehnter Fall. (No. 1.)

21. Juni — 3. August.

Strbl., Tischler, 31 Jahr alt, mittelgross, kräftig. Nachdem Pat. dreimal an Gonorrhoë gelitten, erkrankte er im Januar 1861 an einem indurirten Chancre. Er wurde in hiesiger Charité durch die Hunger- und Schwitzcur behandelt. 3 Wochen später, noch vor gänzlicher Heilung des Geschwürs, stellte sich die Halsentzündung ein, es traten Schmerzen im Halse auf, und die Sprache belegte sich. Im Winter von 1861 auf 62 litt er an eiternden Bubonen, die erst vor Kurzem heilten. Das Halsübel besteht seit seinem Beginne, also seit ca. 1½ Jahren, ungeschwächt fort, obgleich Pat. sich niemals aus ärztlicher Behandlung entfernte, und innere Medicin in grossen Quantitäten — von einem Arzte allein 40 Flaschen — meist Abführmittel und Sassaparillen, eine Zeit lang auch Jodpräparate verschluckte. Mercur scheint Pat. noch nicht gebraucht zu haben.

Seit ungefähr vier Wochen hustet Pat., die Expectoration ist erschwert, geringe schleimige Sputa werden ausgeworfen. Brust gut gebaut, nicht abnorm. Laryngoskopie ergiebt eine Röthung und Schwellung der Pharynxschleimhaut; auch die Schleimhaut an der unteren Fläche der Epiglottis, so wie im Kehlkopfinneren, ist geröthet, die Stimmbänder sind leicht verdickt und getrübt, die Taschenbänder gewulstet, die Epiglottis-Wulst tritt als ein geröthetes, etwa erbsengrosses Knötchen über dem vorderen Ende der Stimmbänder sehr stark hervor.

Die Sprache ist belegt, dauernd Kratzen und stechende Schmerzen im Halse.

21. Juni. Beginn der Cur mit Fortlassung aller inneren Medicamente; erst später werden noch Species ad Decoctum lignorum verordnet.

1 Inhal. Natr. chlor. ʒj ad lbr. ij, später auf ʒiij steigend.

22. Juni. Nicht inhalirt.

23. Juni. Während der vorgestrigen Inhalation schwand jeder Schmerz; auch am folgenden Tage war der Schmerz nur gering, erst um 5 Uhr Nachmittags steigerte er sich wieder. Der Husten dauert fort, jedoch ist die Expectoration erleichtert; mehr Auswurf.

24. Juni. Während der Inhalation bis zum andern Morgen hört der Schmerz ganz auf, behaglicles Gefühl im Halse. Heute wieder Stechen und Kratzen, jedoch in gemilderter Form. Husten hat fast ganz aufgehört.

17. Juli. Die Besserung schritt allmälig vor, mit einzelnen Unterbrechungen, wo nach Erkältung (sehr ungünstiges Wetter) Husten und Schnupfen auftrat, und das Halsübel sich vorübergehend, wenn auch nur wenig, verschlimmerte. Seit mehreren Tagen ist Pat. von allen krankhaften Symptomen vollkommen frei, die Sprache ist laut und klar.

3. August. Pat. blieb vollkommen wohl, nur dass manchmal noch momentan ein Kratzen im Halse sich einstellte, das vom Pharynx, welcher zuweilen geröthet erschien, ausging. Pat. wird aus der Cur entlassen: Larynxschleimhaut zeigt sich normal, nicht entzündet, die Kehldeckelwulst tritt weniger hervor; auch Pharynx nicht abnorm. Pat. fühlt sich sehr wohl, er unternimmt eine Reise. Nach 2—3 Wochen kehrt er zurück, die Heilung war eine vollständige geblieben, wie es auch die objective Untersuchung zeigte.

In diesem Falle behandelte ich das Leiden, welches in seiner äusseren Erscheinung keinen specifischen Charakter darbot, wie eine andere, rein locale, chronische Laryngitis mit einer Solutio Natr. chlorati und gelangte hiermit zum Ziele. Auf diese Beobachtung gestützt, wandte ich das Chlornatrium auch in zwei andern frischen Fällen an, und erreichte auch hier eine Besserung. Es ist jedoch möglich, ja wahrscheinlich, dass eine mehr specifische Behandlung, z. B. Inhalationen mit Sublimat oder Jod-Jodkalium, wie ich sie bei den übrigen Patienten anwandte, schneller zum Ziele geführt hätte. So viel ersehen wir jedenfalls aus den wenigen mitgetheilten Fällen, dass die locale Behandlung mittelst Inhalationen bei syphilitischer Angina und Laryngitis von bedeutendem Werthe ist.

6.

Asthma.

A. Heilung.

Name und Stand.	Alter.	Dauer des Uebels.	Dauer der Behandlung.	Die inhalirten Medicamente gelöst in Aq. destill. libr. ij.	Bemerkungen.
1. Bnsn., Schüler.	13 Jahre	Seit 4—6 Jahren häufig Dyspnoë. Seit 14 Tagen asthmatische Anfälle.	1. Sept. bis 5. Dec. 70 Inhalat.	Natr. chlor. ʒ j—iv.	Emphysema pulmonum und ausserdem Catarrh. bronch. S. Bericht.

B. Palliativer Erfolg.

Name und Stand.	Alter.	Dauer des Uebels.	Dauer der Behandlung.	Die inhalirten Medicamente gelöst in Aq. destill. libr. ij.	Bemerkungen.
1. Brd., Ciseleur.	50 Jahre	circa 20 Jahre.	25. April 1 Inhalat.	Natr. chlor. ʒ iβ.	Coupiren eines Anfalls in seinem Entstehen.
2. Hmstn., Kaufmann.	17 Jahre	10 Jahre.	19. Juli bis 30. Sept. 1862. 53 Inhalat.	Natr. chlor. Aluminis ana ʒ β. Später Zusatz von Tinct. Opii simplic. gtt. vj in steigender Dosis. Natr. chlor. ʒ j—iv. Zusatz von Ol. Pini.	Asthma mit sehr heftigem Catarrh. bronchialis und Emphysema pulmonum. Der Katarrh ist anfangs hartnäckig, weicht aber später ganz. Die asthmatischen Anfälle bleiben während der ganzen Zeit der Behandlung und auch später aus. Anfangs Winter Recidiv. S. Bericht.
3. Van d. L., Beamter.	33 Jahre	17—18 Jahre.	17.—25. August. 13 Inhalat.	Natr. chlor. ʒ ij—iij. Zimmer Abends mit Kochsalz-	Emphysema pulmonum. In den ersten 12 bis 13 Jahren asthmatische Anfälle mit zunehmen der Häufigkeit, Intervalle frei. Seit 5 Jahren keinen eigentlichen acuten Anfall mehr, sondern dauernd, beson-

Name und Stand.	Alter.	Dauer des Uebels.	Dauer der Behandlung.	Die inhalirten Medicamente gelöst in Aq. destill. libr. ij.	Bemerkungen.
				staub geschwängert.	ders Nachts, hochgradige Dyspnoë, bis zur Orthopnoë sich steigernd. Pfeifen auf der Brust. Sehr häufig heftige Bronchialkatarrhe. Während der Behandlung verschwinden alle Symptome. Patient fühlt sich vollkommen wohl; keine Spur von Beklemmung. Nachts schläft Patient gut ohne jede Belästigung. Später Erkältung und Recidiv. S. Bericht.
4. Ewrt.	20 Jahre	16 Jahre.	10. Oct. bis 10. Nov. 31 Inhalat.	Natr. chlor. ʒ ij — ℥ j. Zusatz von Tinct. Opii simpl. ʒβ—ʒ iβ. Auch Zusatz von Aceton anglic. ʒβ — ℈ ij	Coupiren mehrerer Anfälle. S. Bericht.

Um diesen Gegenstand mit genügender Kritik beurtheilen zu können, ist es nothwendig, auf jeden einzelnen Fall näher einzugehen. Vollständige Heilung wurde nur bei einem einzigen Kranken erzielt, hier war die Affection erst im Entstehen, und das Leiden noch nicht hochgradig.

Elfter Fall. (No. 1.)

1. September — 5. December 1862.

Herrmann Bnsn, 13 Jahr alt, aus gesunder Familie stammend. In der Kindheit litt er ausser den gewöhnlichen Kinderkrankheiten noch vielfach an Ausschlägen. Seit ca. 4—6 Jahren stellte sich sehr häufig, besonders im Frühling und Herbst, Dyspnoë in bald stärkerem, bald schwächerem Grade ein; oft war Husten damit verbunden, oft nicht. Vor ungefähr 14 Tagen machte der Knabe eine Landpartie, wo er sich wahrscheinlich erkältete; in der Nacht darauf erwachte er plötzlich mit einem eigenthümlich pfeifenden Tone und bedeutender Athemnoth, die sich zur Orthopnoë steigerte, es stellte sich auch ein trockener Husten von ziemlicher Heftigkeit ein, der noch fortdauert. Die Anfälle wiederholten sich bisher alle Nächte, bald in schwerer, bald in leichter Form; in den letzten beiden Nächten waren die Anfälle milderer Art. Pat. ist blass, mager, für sein Alter ziemlich gross. Brust ist lang, flach, erweitert sich bei tiefer Respiration gleichmässig und ergiebig. Der Percussionston ist überall mässig laut, in beiden Infraclaviculargegenden etwas weniger laut als tiefer unten. Bei der Auscultation hört man überall vesiculäres Athmen, an den oberen Partien lauter als an den unteren. Neben dem Sternum von der Clavicula abwärts, weiter nach aussen von der zweiten Rippe abwärts hört man beiderseits laute pfeifende Geräusche, die sich meist mit der Inspiration verbinden; auch hinten vernimmt man dasselbe Pfeifen an den unteren Lungenpartien, rechts mehr als links.

Das Herz ist von den Lungen ganz überdeckt. Herztöne normal, nur ist der zweite Pulmonal-Arterienton bedeutend verstärkt. Puls 94. Appetit gut, Stuhlgang ist oft unregelmässig, bald retardirt, bald zu häufig.

Die physicalische Unsersuchung ergiebt demnach die Zeichen eines Catarrhus bronchialis siccus, wahrscheinlich mit Emphysem verbunden.

1. September. Erste Inhalation.

Natr. chlor. ʒj ad lbr. ij,

später auf Natr. chlor ℥β steigend.

2. September. Nachts zum ersten Male wieder gut, ohne Unterbrechung, geschlafen; keine Athemnoth; trockener Husten wie früher, am stärksten des Morgens.

3. September. Auch diese Nacht ohne Anfall geschlafen. Husten hat nachgelassen; des Morgens, wo der Husten sonst immer am stärksten war, hat Pat. heute fast gar nicht gehustet. Dagegen nach Tisch wieder starker, trockener Husten.

4. September. Nicht inhalirt.

5. September. Bis gestern sehr wenig gehustet, auch Nachts ununterbrochen geschlafen, heute Nacht wieder einige

Mal gehustet, jedoch keine Dyspnoë. Auch am Tage Husten heute gegen gestern vermehrt, Auswurf gering.

6. September. Sehr wenig gehustet mit leichter Expectoration. Nachts einmal leicht gehustet, keine Dyspnoë.

8. September. Husten selten, Expectoration leicht. Auswurf ziemlich reichlich. Keine Spur von Dyspnoë.

9. September. Gar nicht gehustet. Keine Dyspnoë.

18. October. Pat. hat bis jetzt die Cur ziemlich regelmässig mit wenigen Unterbrechungen gebraucht. Der Husten kam noch zuweilen wieder, jedoch nie in bedeutendem Grade, Anfangs trocken, später wurde die Expectoration immer schnell wieder angeregt. Die nächtlichen Anfälle sind gänzlich ausgeblieben. Pat. empfindet keine Spur von Dyspnoë, selbst beim schnellen Gehen oder Treppensteigen. Er hat ein gesundes, blühendes Aussehen, sein Gesicht ist voller geworden, die Blässe ist geschwunden. Die Untersuchung der Brust ergiebt nur noch seltenes Pfeifen. Puls gewöhnlich 70—76.

5. December. Der Zustand ist derselbe geblieben, obgleich Pat. in der Zwischenzeit die Cur nur sehr unregelmässig gebrauchte und oft viele Tage pausirte. Er befand sich immer vollkommen gesund, vor einigen Tagen zog er sich einen Schnupfen zu, dabei jedoch weder Husten noch Dyspnoë. Er wird als geheilt aus der Cur entlassen.

Mitte Januar sah ich den Knaben wieder; er hatte sich, da er sehr wenig geschont wurde, um die Weihnachtszeit wieder Husten zugezogen, der jedoch einen milden Charakter annahm und nach 8 Tagen bereits verschwand. An Dyspnoë hatte er niemals wieder gelitten, die nächtlichen Anfälle sind nicht zurückgekehrt. Er fühlt sich sehr wohl, sieht kräftig und blühend aus und hat nicht die mindesten Beschwerden.

Jetzt, im Spätsommer 1863, ist der Zustand noch derselbe geblieben.

Diesen Fall kann man mit Recht als einen geheilten bezeichnen. Hier lagen jedoch die Verhältnisse günstig, indem das eigentliche Asthma erst im Entstehen war, und die Anfälle noch nicht ihre vollständige Ausbildung erreicht hatten. Indess waren die vieljährigen dyspnoëtischen Zufälle immer schon bedenklich genug, um der erfolgten Heilung einen nicht unerheblichen Werth zuzuerkennen.

Anders verhält es sich mit den übrigen Kranken, die in meine Behandlung kamen, und deren Leiden bereits sehr alt und hochgradig war. Hier konnte von einer gänzlichen Beseitigung des so hartnäckigen Uebels nicht die Rede sein; es liess sich überall nur ein palliativer Erfolg erzielen. Derselbe bestand entweder darin, dass die Anfälle bei ihrem Ausbruch coupirt, oder das ganze Leiden für kürzere oder längere Zeit zum Stillstand gebracht wurde. Ein Recidiv war nicht zu verhüten. Indess ist schon ein palliativer Erfolg bei dieser Krankheit von grosser Bedeutung, und verdient sehr wohl die Beachtung.

Der erste von diesen 4 bezeichneten Kranken leidet bereits ca. 20 Jahre an diesem Uebel. Die ausgebildeten asthmatischen Anfälle pflegen zumeist im Frühjahr und Herbst aufzutreten, sie dauern mehrere Tage an und erreichen gewöhnlich einen solchen Grad der Heftigkeit, dass sie oft schon das Leben des Patienten ernstlich bedrohten. In den ersten Tagen des vorjährigen April hatte Pat. zuletzt an einem Anfall gelitten und behielt einen Bronchialkatarrh zurück, wegen dessen er in meine Behandlung kam, und der innerhalb 8 Tagen beseitigt wurde. Während dieser Zeit kam Pat. eines Tages, am 25. April, zu mir mit allen Vorboten eines beginnenden asthmatischen Anfalls, die er aus zwanzigjähriger Erfahrung sehr genau kannte. Bedeutende Dyspnoë, Druck und Klopfen in der Herzgrube, allgemeine Depression waren die am meisten hervortretenden Symptome. Sie waren plötzlich, während Pat. auf dem Wege zu meinem Hause war, eingetreten. Ich liess sofort eine Solutio Natrii chlor. (3iß ad Aq. destill. lbr. ij) inhaliren. Während der Inhalation verlieren sich allmählig alle Erscheinungen, die Dyspnoë schwindet mehr und mehr; es tritt kein Anfall auf. Nach Beseitigung des Bronchialkatarrhs brach Pat. die Cur ab, so dass eine weitere Behandlung des Asthma nicht eingeleitet wurde. Pat. blieb bis jetzt, also über 1 Jahr, von asthmatischen Anfällen frei; jedoch ist keineswegs anzunehmen, dass die 8tägige Inhalationscur diesen Erfolg veranlasste. Dieser Fall vermag uns über die Einwirkung der Inhalationen auf den Lauf der Krankheit selbst nach keiner Richtung hin aufzuklären, er giebt uns nur ein Beispiel eines in seinen Vorboten coupirten Anfalls. Möglich ist es, dass auch ohne die Inhalation der Anfall in seiner gewohnten Heftigkeit nicht ausgebrochen wäre; aber immer ist es nicht ohne Werth, dass die bis dahin sich gradatim steigernden Symptome grade während der Inhalation allmälig abnahmen und schwanden.

Von weit grösserer Bedeutung ist folgender Fall, den ich deshalb genauer mittheile.

Zwölfter Fall. (Nr. 4.)

10. October — 10. November 1862.

Ewrt., 20 Jahr alt, Sohn eines Gutsbesitzers auf Rügen. Seine Krankheit hinderte ihn bis jetzt, einen festen Beruf zu erwählen. Er stammt aus gesunder Familie. In seinem 4. Lebensjahre traten die asthmatischen Anfälle zuerst auf: dieselben waren Anfangs meist von kürzerer Dauer, 1—2 Tage, sie wiederholten sich aber um so häufiger. Später wurden die Anfälle zwar seltener, so dass Pat. oft Monate lang frei war, sie erreichten dafür aber den höchsten Grad der Heftigkeit.

Alle gegen Asthma gerühmten Mittel wurden bei dem Kranken beharrlich angewandt, keines war von einem entscheidenden Erfolg gekrönt. Von Ostern 1858 bis Ostern 59 brauchte Pat. die Heilgymnastik in Berlin: während des ersten Sommers war er frei von Anfällen, dagegen stellten sich dieselben im Herbst in alter Heftigkeit wieder her, nach Neujahr freier Intervall. Als im Frühjahr Pat. wieder in seine Heimath zurückkehrte, kamen die Anfälle von Neuem in gewohnter Weise wieder, mit längeren oder kürzeren Pausen. Michaelis 1861 bis Ostern 62 wieder Heilgymnastik in Berlin. Während dieses halben Jahres wurde Pat. nur von einem einzigen heftigen Anfall (Ende November) heimgesucht. Im Frühjahr und Sommer verweilte Pat. wieder auf Rügen, während dieser Zeit kehrten die Anfälle ungefähr alle 8—14 Tage wieder und zwar jedesmal mit bedeutender Vehemenz, 3—5 Tage lang dauernd; nur einmal war ein freier Intervall von 6 Wochen. Pat. nahm von Neuem seine Zuflucht zu Berlin; kaum aber war er einige Tage hier im gymnastischen Institut anwesend, so erfolgte am 4. October ein Anfall von gewöhnlicher Heftigkeit und Dauer.

Die Anfälle endigen gewöhnlich mit einem Bronchialkatarrh, der nach einigen Tagen vorübergeht. Auch jetzt besteht noch Husten mit spärlichem Auswurf vom letzten Anfall her.

Pat. ist von mittelgrossem Wuchs, Musculatur ziemlich gut entwickelt. Brust ist mässig gewölbt. Percussionston ist überall laut und tief, nur unter linker Clavicula bis zur zweiten Rippe etwas dumpfer als rechts. Der Lungenton reicht rechts herab bis zur 7. Rippe und überdeckt links die Herzdämpfung vollständig. Bei der Auscultation hört man überall vesiculäres Athmen, vorn lauter als hinten. Unter beiden Schlüsselbeinen, besonders links, ist das vesiculäre Athmungsgeräusch rauh, zuweilen pfeifend; links bis zur Herzgegend mit sparsamem Rasseln verbunden. Auch an der unteren Partie der rechten Lunge hört man vorn rauhe, pfeifende Respiration.

Lage des Herzens nicht abnorm, Herztöne schwach, zweiter Pulmonal-Arterienton verstärkt.

Am 10. October kommt Pat. in meine Behandlung. Die gymnastische Uebung wird ausserdem noch fortgesetzt. Um den Erfolg der Inhalationen richtig beurtheilen zu können, muss noch Folgendes erwähnt werden. Pat. hatte während seiner langen Krankheit alle Heilmittel erschöpft, keines vermochte seinen Anfall abzukürzen. Chloroform-Inhalationen wirkten nur vorübergehend betäubend; am meisten nützte das Opium. Pat. war an dieses Medicament so gewöhnt, dass er es in übermässig grossen Dosen nahm, ohne dadurch sonderlich afficirt zu werden. Während des letzten Sommers hatte er es in allen seinen Anfällen gebraucht: er nahm Tinct. Opii halbstündlich 18 Tropfen, so dass er an einem Tage über eine halbe Unze der Tinctur (dies entspricht einer Quantität von 24 Gran Opium purum) verschluckte. Trotz dieser kolossalen Mengen trat weder ein fester Schlaf ein, noch wurde der Anfall coupirt: der Erfolg war nur der, dass Pat. in eine leichte Narkose verfiel: er lag dauernd im Halbschlummer, das Bewusstsein war dabei nicht erloschen, er hörte alles, was um ihn vorging, er fühlte auch sein Leiden, aber unklar. Sobald das Mittel ausgesetzt wurde, liess auch die Narkose sofort nach, und das

Uebel wurde wieder in früherer Heftigkeit fühlbar. Die Anfälle dauerten trotz des Opiumgebrauches regelmässig 3 – 5 Tage.

Dies vorausgeschickt, gehen wir an die Beobachtung.

10. October. 1. Inhalation: Natrii chlor. ʒij ad lbr. ij.

11. Oct. Wenig gehustet, leicht expectorirt, keine Dyspnoë.

14. Oct. Husten hat ganz aufgehört. Wohlbefinden.

28. Oct. Pat. befand sich bis gestern vollkommen wohl.

Kein Anfall, kein Husten. Heute Morgen erwacht er mit Beklemmung und Gefühl der Mattigkeit. Die Beklemmung steigert sich bis 10½ Uhr, wo der Anfall in seiner ganzen Heftigkeit ausbricht. Die Dyspnoë ist hochgradig; die Respiration erfolgt mit dem eigenthümlich giemenden Ton, ähnlich wie beim Spasmus glottidis. Um 2 Uhr Nachmittags wird eine halbstündliche Inhalation einer Solutio Natr. chlor. ℥j ad lbr. ij vorgenommen. Es ist kein Erfolg hiernach zu beobachten. Mit dem Herannahen des Abends steigert sich der Anfall zu seiner grössten Heftigkeit. Pat. kann weder liegen, noch sitzen; er wälzt sich meist auf den Knien an der Erde herum.

Um 7 Uhr Abends lasse ich ihn von Neuem inhaliren. Es wird zu der obigen Kochsalzlösung noch Tinct. Opii, Anfangs zwei Tropfen auf die Unze, später, da Pat. in keiner Weise dadurch afficirt wurde, bis zu 5 Tropfen per Unze zugesetzt; auch Aceton anglicum wird 2—3 Tropfen ad ℥j hinzugefügt. Da Pat. nicht im Stande ist, lange den Mund offen, und den Kopf aufrecht zu erhalten, so strömt mehr als gewöhnlich von der Flüssigkeit neben dem Munde vorbei, und die Inhalation muss sehr häufig unterbrochen werden. Mit Einschluss der Pausen dauert die Inhalation etwas mehr als eine Stunde; nach Abzug des Vorbeigeflossenen liess sich die Menge der in den Körper gelangten Medicamente auf ungefähr 20 Tropfen Tinctura Opii, 1½ Drachme Kochsalz und 10 Tropfen Aceton abschätzen; von diesen war ein Theil wirklich in die Luftwege gelangt, ein anderer kam in Mundhöhle, Pharynx und Magen zur Resorption. Gegen Ende der Inhalation fühlt Pat. einige Erleichterung; die Beklemmung ist geringer, der giemende Ton beim Athmen tritt nur noch selten hervor.

Nach Aufhör der Inhalation nimmt die Erleichterung immer mehr zu, ohne dass Pat. eigentlich betäubt ist. Er legt sich aufs Sopha und vermag die liegende Haltung ohne Beklemmung zu ertragen, endlich verfällt er in Schlaf. Der Anfall ist vorüber; am anderen Morgen erwacht er, fühlt noch Mattigkeit und Beklemmung, welche letztere nach einer nochmaligen, gegen Mittag vorgenommenen Inhalation von Solutio Natr. chlor. mit Zusatz von Tinct. Opii gtt. ij ad ℥j gänzlich weicht. Pat. empfindet hiernach keine Spur von Schläfrigkeit; es besteht geringer Husten mit erleichterter Expectoration.

Um den Erfolg der Inhalation richtig würdigen zu können, muss noch darauf hingewiesen werden, dass bisher alle Anfälle mit eintretender Nacht sich zu verschlimmern und in der Nacht selbst den höchsten Grad zu erreichen pflegten, so dass Pat. niemals Nachts auf dem Sopha oder im Bette zuzubringen vermochte; Remissionen machten sich immer erst gegen Morgen bemerklich.

30. October. Pat. ist seit gestern ganz frei von Athembeschwerden; er fühlt sich ganz wohl und geht bereits aus. Husten mit leichter Expectoration und ziemlich reichlichem Auswurf. Von Neuem Inhalation von Natr. chlor. ʒiij ad lbr. ij.

31. October. Husten und Expectoration nur sehr gering, Athem frei.

1. November. Husten fast ganz aufgehört. Fühlt sich ganz wohl. Zusatz von Ol. Pini gtt. iv ad lbr. ij der obigen Solution.

2. November. Nachts um 2 Uhr erwacht Pat. mit einem leicht asthmatischen Anfalle, derselbe dauert am Tage in milderem Grade fort, so dass Pat. mich dabei zu besuchen im Stande ist. Morgens um 10 Uhr inhalirt er eine Solutio Natrii chlor. gr. x, Tinct. Opii gtt. iij, Aceton angl. gtt. ij ad Aq. dest. ℥j, und verbraucht hiervon ca. 5 Unzen. Es folgt keine Spur von Schläfrigkeit oder Ermüdung, Pat. fühlt sich erleichtert; die Erleichterung nimmt Nachmittags zu, so dass er stundenlang Clavier zu spielen vermag. Gegen Abend vermehrt sich jedoch die Beklemmung im hohen Grade, die Respiration wird wieder pfeifend, der Anfall tritt von Neuem auf. Abends 8 Uhr wieder Inhalation (Natr. chlor. gr. xx, Tinct. Opii gtt. v, Aceton anglicum gtt. ij, Aq. destill. ℥j); etwa 4 Unzen dieser Lösung ge-

langen im Organismus zur Wirkung. Auch hiernach wird nicht die mindeste Schläfrigkeit bemerkbar, das Pfeifen lässt während der Inhalation noch nicht nach. Kurz darauf tritt jedoch Erleichterung ein, das Pfeifen verschwindet, Pat. schläft des Nachts auf dem Sopha sehr gut, keine Spur von Dyspnoë.

3. November. Pat. fühlt sich vollkommen wohl, Respiration frei, geringe Expectoration.

Von jetzt an täglich Inhalation von

Natr. chlor. ℥β,
Aq. destill. lbr. ij,
Tinct. Opii ℈j.

4. Novbr. Ganz wohl, weder Dyspnoë noch Auswurf.

7. Novbr. Vollkommnes Wohlbefinden.

8. Novbr. Heute Morgen, ungefähr 2 Stunden lang, etwas Dyspnoë mit Pfeifen; darauf wieder ganz wohl.

9. Novbr. Nachts gut und anhaltend geschlafen. Vormittags wieder pfeifende Respiration und Dyspnoë. Um 12 Uhr Inhalation (Natr. chlor. gr. xx, Tinct. Opii gtt. v, Aq. destill. ℥j), ca. 4 Unzen verbraucht. Es erfolgt Erleichterung, Abends nimmt die Beklemmung zwar wieder zu, jedoch schläft Pat. des Nachts sehr gut, Anfangs kurze Zeit auf dem Sopha, später sogar im Bett.

10. Novbr. Des Morgens erwacht Pat. wieder mit Beklemmung, die jedoch in Kurzem schwindet.

Da Pat. jetzt aus meiner Behandlung kommt, so konnte ich den weiteren Krankheitsverlauf nicht mehr beobachten. Im Mai erfuhr ich, dass er im Winter noch einen Anfall durchmachte, dann aber vollständig frei blieb und sich bis dahin ganz wohl fühlte.

Dieser Fall liefert einen schätzenswerthen Beitrag zur Wirksamkeit der Inhalationen. Die pulverisirte Flüssigkeit vermochte einen hochgradigen asthmatischen Anfall mitten in seinem Verlaufe gänzlich zu coupiren, was durch kein anderes Mittel bisher hatte bewirkt werden können. Dass das Opium der hauptsächlich wirksame Bestandtheil war, geht daraus hervor, dass eine Kochsalzlösung, für sich allein angewandt, keinen Nutzen schaffte, und eine Verbindung mit Tinct. Opii, auch ohne Aceton, nützte, Kochsalz in grosser Dosis und Aceton wandte ich nur in der Absicht an, um irritirend auf die Schleimhaut zu wirken und die Expectoration anzufachen.

Dieser Fall ist zugleich dadurch lehrreich, dass der Einwand von vorn herein beseitigt wird, als ob Opium, wenn es innerlich genommen wäre, dasselbe bewirkt hätte. Vielmehr wird uns in eclatanter Weise eine Vergleichung zwischen der Inhalation und dem innerlichen Gebrauche eines Heilmittels dargeboten. Opium, in kolossaler Dosis innerlich genommen, vermochte nur den Anfall weniger fühlbar zu machen und war nicht im Stande ihn abzukürzen. Opium, in einer mässigen Menge, nicht viel mehr, als sonst Pat. halbstündlich mit einem Mal zu nehmen pflegte, inhalirt, vermochte nicht nur sofort Erleichterung zu verschaffen, sondern den Anfall selbst zu coupiren.

Welchen Einfluss die Einathmungen auf den ganzen Verlauf der Krankheit üben, ist aus diesem Falle nicht ersichtlich. Es schien fast, als ob in Folge der Cur die Anfälle sich milderten, an Dauer und Heftigkeit wesentlich nachliessen, dafür aber desto häufiger wiederkehrten. Man kann dies zwar keineswegs mit Sicherheit den Inhalationen zuschreiben, da ja auch sonst nicht selten unvollständige Anfälle mit vollständigen abwechseln; allein es gewinnt an Wahrscheinlichkeit, wenn man erwägt, dass in den letzten Jahren die unausgebildeten Anfälle bei unserem Kranken sehr selten waren.

Dass Pat. später im Winter von Anfällen ganz frei war, ist man keineswegs berechtigt, als einen Erfolg der Inhalation zu betrachten, da derselbe ja auch in zwei früheren Jahren bei seinem Aufenthalte in Berlin während des Winters von Asthma verschont blieb.

Anders gestaltete sich der Einfluss der Inhalation bei einem anderen, nicht minder schwer Erkrankten, bei welchem während der ganzen Cur die asthmatischen Anfälle ausblieben.

Dreizehnter Fall. (No. 2.)

19. Juli — 30. September.

Leopold Hmstn., 17 Jahr alt, Kaufmann. Eltern sind gesund, ein Bruder des Vaters leidet am Asthma. Vor 10 Jahren zum ersten Male wurde der Kranke, ohne bekannte Ursache, plötzlich von einem asthmatischen Anfall in der Nacht heimgesucht; derselbe wiederholte sich nach einem halben Jahre und kehrte später immer häufiger zurück. Seit längerer Zeit sind die Anfälle so häufig, dass sie ungefähr alle 8—14 Tage auftreten. Der letzte Anfall war vor 8 Tagen, der vorletzte vor 14 Tagen.

Dem Anfall gehen gewöhnlich als Vorboten Mattigkeit, vorübergehende Dyspnoë, häufiger Urindrang mit vermehrter Urinsecretion voraus; der Anfall selbst erfolgt gewöhnlich des Nachts, nachdem Pat. einige Stunden ruhig geschlafen. Einmal soll er auch am Tage eingetreten sein, nachdem Pat. sich zur Mittagsruhe hingelegt hatte. Die Orthopnoë während des Anfalls ist eine hochgradige, die Respiration ist tönend. Der Anfall dauert ein bis zwei Tage, es verbindet sich damit ein trockner Husten, der meist schon nach 2 Tagen vorübergeht, zuweilen länger andauert. Der Husten seit dem letzten Anfalle ist von besonderer Heftigkeit und ist noch jetzt eher im Zunehmen als im Abnehmen begriffen; der Auswurf ist reichlich. Pat. war bis zu seinem 7. Jahre stark und kräftig, seitdem magerte er immer mehr ab. Jetzt ist seine Magerkeit eine sehr bedeutende. Gesicht sehr blass. Seit 4 Wochen Nachtschweisse. In der letzten Zeit Fieber. Pat. ist für sein Alter klein, sehr zart gebaut; seine Musculatur ist schlaff. Brust ist flach, dehnt sich beim Athmen nur wenig aus. Die Regio infraclavicularis sinistra und Fossa supra- und infraspinata dextra sind merklich gedämpft. Ueberall am Thorax, am meisten an der obersten Partie, hört man sehr laute, knarrende, pfeifende und rasselnde Geräusche in sehr reichlicher Anzahl, eine wahre Musik; die Natur des Athmungsgeräuschs wird dadurch verdeckt. Herzdämpfung ist nicht wahrzunehmen; in der Gegend des Herzens ist tiefer, lauter Lungenton. Herztöne normal, Herzschlag rechts von der Mammillarlinie fühlbar. Puls 116, klein, leicht zusammenzudrücken.

19. Juli. 1 Inhalat.: Natr. chlor.
Aluminis ana ʒβ
Aq. destill. lbr. ij.

20. Juli. Nicht inhalirt.

21. Juli. 2 Stunden lang nach der vorgestrigen Inhalation gar nicht gehustet; später wieder, auch des Nachts, sehr viel und stark gehustet, wie früher. Die Expectoration war etwas mehr erschwert. Puls 120.

23. Juli. Der Husten hat noch nicht an Heftigkeit nachgelassen, sowohl Tag als Nacht. Häufig Frösteln. Heute einige Blutstreifen im Auswurf. Nachts wenig Schlaf. Grosse Mattigkeit.

24. Juli. Status idem. Es wird zu obiger Arznei Tinct. Opii simplic. gtt. $\frac{1}{4}$ ad ℥j zugesetzt; im Ganzen gelangen etwa drei Unzen (also gtt. $\frac{3}{4}$ Tinct. Opii) in den Organismus. Pat. verspürt nach der Inhalation einen Anflug von Schläfrigkeit.

25. Juli. Der Husten hat seit der gestrigen Inhalation wesentlich nachgelassen, die Expectoration ist erleichtert. Nachts gut geschlafen, nur um Mitternacht und des Morgens gehustet.

Auch heute Zusatz von Tinct. Opii gtt. $\frac{1}{4}$ ad ℥j, in den folgenden Tagen auf gtt. β steigend. Keine Schläfrigkeit nach der Inhalation, bei der etwa 1 Tropfen zur Resorption kam.

26. Juli. Gestern und Nachts wenig gehustet, heute wieder mehr. Expectoration leicht. Nachts gut geschlafen.

28. Juli. Husten wesentlich verringert. Nachts gut geschlafen. Nur noch des Morgens viel Husten. Fieber hat aufgehört. Puls 88.

30. Juli. Husten nur noch des Morgens heftig, sonst sehr gering. Pat. hat bereits merklich an Kräften zugenommen; Mattigkeit weicht von Tag zu Tag mehr.

31. Juli. Stat. id. Nach der heutigen Inhalation, bei der etwa 2 Tropfen Tinct. Opii resorbirt wurden, merkliche Schläfrigkeit.

2. August. Husten sehr gering, Mattigkeit fast ganz gewichen. Kein Fieber, Gefühl der Euphorie. Heute Nacht hatte Pat. zum ersten Male wieder leichte Dyspnoë, verbunden mit Giemen (tönender Respiration), jedoch sehr schnell vorübergehend.

4. August. Gestern nicht inhalirt. Gestern Abend hat sich Pat., wie es scheint, unvorsichtigerweise einer Erkältung ausgesetzt. Nachts wieder gegiemt. Husten etwas vermehrt. Sonst Wohlbefinden.

5. August. Auch diese Nacht leichtes Giemen, ohne erhebliche Dyspnoë. Husten ist gering, Expectoration leicht.

6. August. Wohlbefinden. Inhalation von

Natr. chlor. ℨj
Aq. destill. lbr. ij
Ol. Pini gtt. j.

7. August. Husten gering und leicht, auch des Morgens; Nachts erwachte Pat. mit Luftmangel und Giemen, jedoch unbedeutend und schnell vorübergehend.

12. August. Husten wird immer geringer, der Auswurf spärlicher. Nachts war die Respiration oft tönend, jedoch ohne sonderliche Dyspnoë. Ein wirklicher Anfall ist seit dem Beginne der Cur nicht eingetreten.

15. August. Der Husten hat wieder zugenommen, ziemlich trocken; tritt auch nur des Nachts auf.

Wieder Zusatz von Tinct. Opii; im Ganzen 2 Tropfen verbraucht.

16. August. Nachts gut geschlafen, nicht gehustet, weder Giemen noch Dyspnoë. Der Husten ist geringer, Expectoration leicht, Auswurf vermehrt.

19. August. Husten ist immer geringer und leichter geworden, kein Giemen, keine Dyspnoë.

Seit ungefähr drei Wochen fühlt sich Pat., mit wenigen Unterbrechungen, von Tag zu Tag kräftiger. Fieber und Mattigkeit sind ganz geschwunden und nicht wiedergekehrt. Der Appetit, der früher daniederlag, ist seit dieser Zeit sehr rege. Pat. sieht sehr wohl, fast blühend aus. Die Blässe ist einer leichten, gesunden Röthe gewichen; die früher abgemagerten Glieder runden sich immer mehr ab, augenscheinlich nimmt der Panniculus adiposus unter der Haut zu. Die Dyspnoë hat ganz aufgehört, sie tritt nicht mehr, wie es früher immer der Fall war, bei vollem Magen und nach Bewegungen auf. Pat. bemerkt, mit besonderer Genugthuung, dass er jetzt mit dem Munde anhaltend pfeifen könne, was ihm früher wegen der Athemnoth nicht gelungen ist. Ausser dem fortbestehenden, wenn auch leichten Bronchialkatarrh, fühlt sich Pat. ganz gesund.

20. August. Husten hat etwas zugenommen; Schnupfen. Pat. ist bei seinem Geschäfte genöthigt, häufig in den Keller zu gehen, wobei er sich leicht Erkältungen zuzieht.

23. August. Husten hat wieder wesentlich nachgelassen.

2. September. In der Zwischenzeit hat der Schnupfen-Husten wieder einmal exacerbirt, mit leichter Athemnoth verbunden. Ein Anfall ist nicht eingetreten, nur machte sich in einigen Nächten von Neuem Giemen mit vorübergehender Dyspnoë bemerkbar. Seit einigen Tagen ist der frühere günstige Zustand wieder zurückgekehrt. Puls 88. Bei der Untersuchung der Brust lässt sich wie früher die Dämpfung unter linker Clavicula und rechter Scapula in leichtem Grade constatiren. Pat. kann jetzt sehr tief, ohne jede Beschwerde, respiriren, wobei sich die Brust mässig bewegt. Ueberall hört man schwaches, vesiculäres Athmen, besonders schwach unter der linken Clavicula. Unter der rechten Clavicula und links neben dem Sternum, vom ersten bis dritten Rippenknorpel, ebenso hinten in der Fossa supra- und infraspinata dextra vernimmt man überall pfeifende Geräusche, an sich zwar noch ziemlich häufig, jedoch bei weitem seltener, als es die erste Untersuchung ergeben hatte. An den übrigen Stellen des Thorax ist das vesiculäre Athmen rein, ohne Rasselgeräusche.

30. Sept. In der letzten Zeit hatte Pat. sehr unregelmässig inhalirt. Mit der Dosis war er bis auf Natr. chlor. ℥β ad lbr. ij gestiegen. In der Zwischenzeit war der Husten wieder einigemal vorübergehend exacerbirt, wobei zugleich die Respiration behindert wurde. Der Husten milderte sich jedoch immer schnell, wurde selten und unbedeutend. Der Kräftezustand des Pat. erhielt sich günstig. Ein asthmatischer Anfall war nicht eingetreten, auch das Giemen war während der letzten Woche nicht wiedergekehrt.

Pat. bricht die Cur plötzlich ab.

Bis Ende October bleibt er in Berlin und geht darauf nach Stettin. Wie ich hörte, haben sich im Spätherbst die asthmatischen Anfälle wieder eingestellt; in welchem Grade und in welcher Häufigkeit, habe ich nicht in Erfahrung bringen können.

In diesem Falle haben wir ein zuverlässiges Beispiel, dass selbst bei inveterirtem Leiden die Inhalationen einen Stillstand erzielen können. Mindestens 4 Monate waren, trotz häufiger Erkältungen, trotz des überaus ungünstigen Wetters, die eigentlichen asthmatischen Anfälle ganz ausgeblieben; nur zu Zeiten kündigten leichte Symptome, die jedoch schnell vorübergingen, die keineswegs getilgte, später recidivirende Krankheit an. Der Bronchialkatarrh war in diesem Falle von bedeutender Hartnäckigkeit und liess nebst den Ergebnissen der Percussion und den übrigen begleitenden Erscheinungen, Fieber, Nachtschweisse, Mattigkeit, ein tieferes Lungenleiden fürchten. Nichts destoweniger verloren sich im Laufe der Behandlung alle bedenklichen Symptome, der Katarrh milderte sich sehr wesentlich, exacerbirte zwar noch häufig, aber blieb endlich doch in einem geringen Grade bestehen.

An diesen Fall schliesst sich ein anderer (No. 3) an.

Vierzehnter Fall. (No. 3.)

17. — 25. August.

Van d. L., 33 Jahr alt, Beamter. Eltern starben hochbetagt. Sein Uebel begann bereits in seinem 15. — 16. Jahre. In den ersten 12 — 13 Jahren stellten sich, Anfangs nur 1 — 2 mal im Jahre, später häufiger wiederkehrend, ausgebildete asthmatische Anfälle ein, 2 — 3 Tage dauernd. Seit 5 Jahren nahm das Leiden eine andere Gestalt an: Statt der ausgebildeten periodischen Anfälle, leidet Pat. jetzt ohne freie Intervalle an fortwährender Dyspnoë, die nach dem Essen und bei Bewegungen zunimmt. Des Nachts steigert sie sich bis zur Orthopnoë; Pat. wird aus dem Schlafe aufgeschreckt, muss dann das Bett verlassen und im Zimmer umhergehen. Durch Räuchern mit Salpeterpapier hat Pat. seine nächtlichen Beschwerden gemildert, so dass er meist ruhig schlafen kann, jedoch ist die Respiration stets pfeifend und beschwert. Lässt Pat. die Räucherung Abends aus, so tritt Nachts der Paroxysmus ein. Zugleich ist seit den 5 Jahren dauernd Husten vorhanden, der bei jeder leichten Erkältung exacerbirt. Pat. ist sehr gross und kräftig; seit 2—3 Jahren setzt sich ein reicher Panniculus adiposus unter der Haut an, so dass sein Gewicht von 150 auf 180 Pfund gestiegen ist.

Seine Brust ist sehr gut gewölbt, die Percussion überall sehr laut und tief, Herz ist von der Lunge überdeckt. Ueberall hört man leises vesiculäres Athmen mit lang gezogener, stark pfeifender Exspiration, zum Theil mit knarrenden Geräuschen. Vorn sind die Geräusche weit stärker, als hinten, am stärksten unter der linken Clavicula nahe dem Sternum.

Pat. kann die Cur nur 8 Tage lang gebrauchen, er inhalirt meist Morgens und Abends, im Ganzen 13 mal. Anfangs Natr. chlor. ʒij, später ʒiij ad lbr. ij. In den späteren Tagen wird eine concentrirte Kochsalzlösung des Abends in seinem Schlafzimmer pulverisirt.

Vom ersten Tage der Cur an fühlt Pat. seinen Athem freier; er schläft des Nachts ohne Unterbrechung sehr gut, Anfangs mit, später auch ohne Räucherung von Salpeterpapier. Auch das Pfeifen lässt grösstentheils nach und macht sich gewöhnlich nur des Morgens bemerklich. Am letzten Tage seiner Cur macht Pat. einen sehr grossen Marsch zu Fuss, ohne Dyspnoë und ohne Beschwerden. Bei der letzten Untersuchung der Brust hörte ich vorn links reines, mässig lautes, vesiculäres Athmen ohne Spur von Geräusch; vorn rechts war das vesiculäre Athmen schwächer, die Exspiration, noch langgezogen, tönend, jedoch in weit geringerem Masse als früher; auch hinten rechts und auf linker Scapula vernimmt man zuweilen dieses Geräusch. Husten ist sehr gering (derselbe auch Anfangs nicht bedeutend). Die Expectoration ist leicht, der Auswurf spärlich.

Pat. fühlt sich vollkommen gesund, wie noch nie seit seiner Krankheit.

Er reist nach seiner Heimath — nach dem Teutoburger Wald — ab und beabsichtigt die Inhalationen zu Hause fortzusetzen.

Einige Monate später erfuhr ich von ihm, dass er sich bei seiner Rückreise erkältete, und sich einen heftigen Katarrh zuzog. Sein früheres Leiden stellte sich allmälig wieder ein, und erreichte nach einigen Wochen den früheren Grad, ohne dass es durch die Kochsalzinhalationen sich milderte. Wie die Krankheit weiter verlief, ist mir unbekannt.

In diesem Falle wurde also gleich dem vorigen ein vorübergehender Erfolg erzielt; jedoch blieb das Recidiv nicht aus. Freilich war hier die Behandlung, die unter meiner Leitung erfolgte, nur von ungenügender Dauer. Auch der veränderte Aufenthalt des Kranken mochte günstig auf seinen Zustand gewirkt, und die Rückkehr zu seiner früheren Beschäftigung das Uebel von Neuem hervorgerufen haben.

Aus allen mitgetheilten Berichten ersehen wir demnach, dass die Inhalationen einen unzweifelhaften Einfluss sowohl zur Abkürzung und Milderung der Anfälle, als auch zum zeitweisen Stillstand der Krankheit üben, und dass sie mindestens als ein schätzbares Palliativ-Mittel anzusehen sind.

Nur in einem frischen Falle konnte ich vollständige Heilung erzielen. Bei den übrigen inveterirten Affectionen wurden die Recidive nicht vermieden. Wie es mit den übrigen Medicationen bei Asthma der Fall ist, die nur eine Zeit lang nützen, dann ohne Einfluss bleiben, scheint es auch mit den Inhalationen zu sein: der Organismus stumpft sich auch gegen sie allmälig ab. Indessen bieten sich ja verschiedene Medicamente dar, die man zur Inhalation verwerthen kann. Vielleicht sind einige davon, oder mehrere nach einander angewandt, im Stande, dem Uebel gründlicher beizukommen.

An das Asthma, besonders an den letzten Fall, würde sich das Emphysema bronchiale zweckmässig anschliessen. Ich habe jedoch diejenigen Fälle von Emphysem, die von asthmatischen Anfällen nicht begleitet sind, bereits bei Gelegenheit der Bronchial-Katarrhe ausführlich mitgetheilt. Auch bei ihnen lässt sich eine bedeutende Milderung der Symptome erzielen.

7.

Tuberculosis pulmonum.

In die nachstehenden Tabellen sind nur diejenigen Tuberculösen aufgenommen, deren Larynx noch frei ist; die mit einer Larynx-Affection verbundene Phthisis werde ich in einem besondern Abschnitt behandeln.

Um den Stand der Krankheit in Kürze anzudeuten, habe ich, wo diese Bestimmung mit einiger Sicherheit oder annähernd möglich war, das Stadium verzeichnet. Ich habe nur zwei Stadien angenommen: Stad. I. Tuberculose vor der muthmasslichen Ulceration, Stad. II. nach eingetretener Cavernenbildung.

A. Besserung.

a. Besserung des Allgemeinzustandes.

Name und Stand.	Alter	Dauer des Uebels.	Dauer der Behandlung.	Die inhalirten Medicamente.	Bemerkungen.
1. Schlsngr., Schuhmacher.	36 Jahre	Unbestimmt.	16. Mai bis 7. Juni 1862. 20 Inhalat. 12. — 17. Januar 1863. 6 Inhalat.	Natr. chlor. ʒ j. Später Zusatz von Tannin ʒ β—j. Zuletzt Aluminis ʒ j — ij.	Stad. I. Vorläufige Heilung. Alle Symptome schwinden bis auf ein leichtes Räuspern des Morgens vollständig. Patient fühlt sich wohl und kräftig. Bis zum 12. Januar, also über 7 Monate, vollkommen gesund. Darauf von Neuem Husten, Mattigkeit etc.; nach 6 Inhalationen wieder gänzlich beseitigt. Vgl. den näheren Bericht.
2. Dttmn., Landmann.	30 Jahre	(8 Jahre??)	12. Juli bis 30. Aug. 1862. 47 Inhalat.	Aluminis ʒ ij. Später Aq. piceae ℥ j ad Aq. destill. libr. ij bis auf unvermischte Aq. picea steigend. Zuletzt auch Theerräucherungen.	Stad. I. Vorläufige Heilung. Alle Symptome, bis auf die Dämpfung, schwinden vollständig; nur ein seltenes, leichtes Räuspern bleibt zurück. Patient nimmt an Kräften zu und fühlt sich selbst vollkommen gesund und zu jeder Arbeit fähig. Dieser günstige Zustand erhält sich auch im Herbst, Winter, Frühling u. Sommer, bis jetzt. Vgl. den Bericht.
3. Mbls., Krämer.	31 Jahre	3½ Jahr.	7. April bis 14 Mai. 1862. 24 Inhalat.	Ammon. muriat. ʒ j ad ℥ xx. Später Aluminis ʒ j—ij ad ℥ xx.	Stad. I. Alle Symptome zum Theil beseitigt, zum Theil gemildert. Zustand wesentlich gebessert. Vgl. Bericht.

Name und Stand.	Alter	Dauer des Uebels.	Dauer der Behandlung.	Die inhalirten Medicamente.	Bemerkungen.
4. Frl. Stphn.	31 Jahre	1 Jahr.	5. Juli bis 27. Aug. 31 Inhalat.	Natr. chlor. Aluminis ana gr. xij — ℈ ij. Später Infus. Flor. Til. (e. ʒ ij libr. ij. Natr. chlor. Aluminis ana ℈ j. Zuweilen Zusatz von Tinct. Opii ℈ j.	Stad. I. (II.?) Erbliche Anlage zur Tuberculose. Dämpfung in beiden oberen Lungenpartien, am stärksten links; linke Infraclaviculargegend eingesunken. Rechts lautes, unbestimmtes Athmen mit bronchialer Exspiration, links leises unbestimmtes Athmen; überall oben sparsame Rasselgeräusche. Sehr oft, zuletzt vor 8 Tagen, Hämoptoë. Bedeutende Abmagerung, hochgradige Mattigkeit und Dyspnoë. Puls 120. Dauernd Hustenreiz, Tag und Nacht; Expectoration erschwert, wenig Auswurf. Bei leisem Druck der linken Brustseite oder bei tiefer Respiration heftiger Husten. Der Hustenreiz mildert sich schon nach den ersten Inhalationen, desgl. die Beklemmung. Pat. kann tief Luft holen, ohne zu husten. Der Puls nimmt an Frequenz ab. — Mattigkeit wird wesentlich geringer. Mit einigen Unterbrechungen bessert sich der Zustand allmälig immer mehr. Pat. fühlt sich immer kräftiger und kann selbst schon leichte Arbeiten verrichten. Dyspnoë wesentlich verringert. Husten seltener und leichter. Hämoptysis ist nicht wieder eingetreten. Dieser günstige Zustand erhält sich Monate lang und ist auch jetzt noch vorhanden.
5. Jgdt., Maschinenbauer.	34 Jahre	circa 4 Monate.	9. — 29. Aug. 14 Inhalat.	Natr. chlor. ʒ j. Zuweilen Zusatz von Extr. Hyoscyami gr. xij.	Tuberculos. pulmon. dextr. St. II. Keine erbliche Anlage. Rechte Claviculargegend intensiv gedämpft, bronchiales Athmen, consonirende Rasselgeräusche. Cacernöse Sputa. Vor 8 Tagen Hämoptoë. Husten und Auswurf vermindern sich wesentlich. Pat. nimmt an Kräften zu, so dass er wieder arbeiten kann.
6. Albht., Schneider.	29 Jahre	1¼ Jahr.	19. Aug. bis 14. Oct. 42 Inhalat.	Natr. chlor. ʒ j. Ol. Junip. e Baccis gtt. j. Aq. piceae ℥ ij — vj.	St. I. Keine erbliche Anlage. Sehr gross und schlank. Krankheit nach einer heftigen Erkältung entstanden. Dreimal Hämoptysis. Dämpfung beider Claviculargegenden; daselbst laute, zum Theil pfeifende Exspirationsgeräusche. Puls 96. Morgens, zuletzt

Name und Stand.	Alter.	Dauer des Uebels.	Dauer der Behandlung.	Die inhalirten Medicamente.	Bemerkungen.
				Aluminis ʒ j. Natr. chlor. ʒ ij. Tinct. Opii gtt. xij.	auch Nachts, quälender Husten mit Auswurf. Tags dauernd Räuspern. Der Husten mildert sich schon in den ersten Tagen, die Anfälle bleiben des Nachts ganz aus und verlieren auch des Morgens an Heftigkeit; Expectoration erleichtert, auch Räuspern sehr selten. Pat. fühlt sich zugleich kräftiger. Puls sinkt auf 84 und selbst 78. Anfangs September ist der Zustand mehr veränderlich, der Husten wird zuweilen wieder heftiger u. vermehrt, Blutspuren zeigen sich in den Sputis, jedoch nach ca. 8 Tagen wieder Besserung. Auch Nachtschweisse hören auf. Am 16. und 17. Septbr. leichte Hämoptysis, die nach Inhalat. von Alumen nicht wiederkehrt. Alle Symptome mildern sich fortdauernd, jedoch im October wieder vorübergehende Exacerbation.
7. Hrmn., Gürtler.	37 Jahre	2 Jahre.	30. Juli bis 28. Aug. 25 Inhalat.	Natr. chlor. ʒ j.	St. I. Kräftig gebaut. Keine erbliche Anlage. Krankheit beginnt mit Hämoptoë, die sich noch einmal wiederholt. — Ueber dem linken Lungenflügel leichte Dämpfung und Rasseln. — Seit drei Wochen alle Symptome bedeutend verstärkt, grosse Schwäche, quälender Husten, Fieber, Puls 96. Der Husten wird schon in den ersten Tagen gemildert, er wird allmälig seltener. Der Zustand bessert sich mit einigen Unterbrechungen zusehends. Die Mattigkeit und das Fieber weichen, die Dyspnoë vermindert sich. Zuletzt ist der Husten sehr gering und unbedeutend. Pat. fühlt sich kräftig und ist wieder arbeitsfähig.
8. Wtzl., Klempner.	27 Jahre	1 Jahr.	6. Nov. bis 20. März. circa 110 Inhal.	Aq. piceae ℥ ij steigend auf Aq. piceae ℥ xv Aq. destil. ℥ x.	Stad. I. (II?) Wesentliche Besserung aller Symptome und des Allgemeinbefindens. S. Bericht.

Name und Stand.	Alter.	Dauer des Uebels.	Dauer der Behandlung.	Die inhalirten Medicamente.	Bemerkungen.
9. Frau Strk.	32 Jahre	3 Jahre.	6. Jan. bis 28. Febr. 1863. 40 Inhalat.	Infus. Flor. Tiliae (e. ʒ ij) libr. ij. Aq. piceae ℥ iß. Natr. chlor. ℈ ij in Nebelform, zugleich mit Dämpfen von Infus. Flor. Tiliae, einige Mal auch Zusatz von Tinct. Opii gtt. ij.	Stad. I. Aus tuberculöser Familie. Rechte Lungenspitze schwach gedämpft vorn und hinten; vorn unter rechter Clavicula an manchen Stellen bronchiales, auf rechter Scapula unbestimmtes Athmen, rechts oben überall Rasseln und Pfeifen; auch auf linker Scapula sehr sparsames Rasseln. Sonst überall reines vesiculäres Athmen. — Puls 88. Menses ziemlich regelmässig, aber sehr schwach. Abmagerung, Dyspnoë, dauernd trockner Husten, meist nicht heftig, jedoch in den letzten Nächten auch ziemlich quälend. Wenig Schlaf in der Nacht. Appetit ziemlich. Keine Nachtschweisse, fühlt sich sehr matt. Der Husten wird gleich in den ersten Tagen seltener, schon in der ersten Nacht kein Husten mehr. Mit einiger Unterbrechung bessert sich der Zustand, der Husten wird sehr selten, fast unbedeutend; Auswurf gering. Das Allgemeinbefinden bessert sich auffallend, das Gefühl der Mattigkeit schwindet, so dass Patientin wieder ihre Wirthschaft versehen kann. Mitte Februar, in Folge von vielfachen Aufregungen und Erkältungen, Exacerbation des Hustens, einmal des Morgens spärliche Blutbeimischung zum Auswurf. Warme Dampfnebel-Inhalation von Natr. chlor. mit Infus. Flor. Tiliae selbst nach Zusatz von Tinct. Opii beruhigen den Husten Anfangs nur wenig; einmal erscheint kurz nach einer solchen Inhalation wieder etwas Blut im Auswurf, und am folgenden Morgen wiederholt sich das Blutspeien; es war zur Zeit, als die Menses erwartet wurden, die sich um einige Tage verspäteten. Nach kurzer Zeit stellt sich der frühere günstige Zustand wieder her.
10. Müller, Maschinenheizer.	32 Jahre	5 bis 6 Jahre.	30. April bis 28. Aug. circa 100 Inhal.	Aq. piceae ℥ ij—xv.	Stad. II. Alle Symptome der Phthisis im letzten Stadium, dem Ende nahe. Ausgedehnte Ulceration der rechten Lungenspitze. Colliquative Diarrhöen.

Name und Stand.	Alter	Dauer des Uebels.	Dauer der Behandlung.	Die inhalirten Medicamente.	Bemerkungen.
				Liquor. ferri sesquichlor. ℈ ij — ʒ j. Aluminis ʒ j—ij.	Alle Symptome bessern sich in auffallender Weise; auch die physikalische Untersuchung der Brust beweist die allmälig vorschreitende Besserung. Die Kräfte stellen sich wieder her, Husten wird unbedeutend, Diarrhöe hört auf. Pat., seit ¾ Jahren arbeitsunfähig, kehrt nun gekräftigt zur Arbeit zurück. S. Bericht.
b. Palliativ symptomatische Besserung.					
11. Frau Pk.	44 Jahre	8 Wochen. (?)	19. Juni bis 15. Juli. 1862. 24 Inhalat.	Aluminis Natr. chlor. ana gr. ij. Später Natr. chlor. ℈ j — ʒ j. Ausserdem Molkencur.	Stad. II. Erbliche Anlage. Obere Thoraxwand links stark gedämpft, reichliche Rasselgeräusche, bronchiales Athmen; cavernöse Sputa. Fieber, starke Abmagerung, hochgradige Schwäche, Hämoptysis. Letztere verliert sich nach der ersten Inhalation, kehrt jedoch nach ca. 8 Tagen vorübergehend wieder. Der Husten vermindert sich etwas, die Kräfte nehmen zu. Jedoch keine durchgreifende Besserung. Pat. geht nach Salzbrunn, dort Verschlimmerung, Tod im Februar.
12. Erch., Beamter.	33 Jahre	circa 1 Jahr.	7. bis 19. Juli. 6 Inhalat.	Natr. chlor. ʒ j.	Stad. I. Dämpfung auf beiden Schulterblättern, rechts oben verschärftes vesicul. Athmen; links überall Pfeifen. Im Februar sehr starke Hämoptoë. Der Husten wird geringer. Expectoration erleichtert, Dyspnoë gemildert. Cur zu früh unterbrochen.
13. Frbnd., Kaufmann.	24 Jahre	1 Jahr.	22. Juli bis 9. Aug. 14 Inhalat.	Natr. chlor. Aluminis ana gr. xij — ℈ ij. Infus. Flor. Tiliae (e. ʒ ij par.) libr. ij. Natr. chlor. Aluminis ana gr. xij.	Stad. II. Dämpfung über beiden Lungenspitzen, am meisten rechts, wo der Thorax besonders abgeflacht ist. Unter der rechten Clavicula und auf der linken Scapula bronchiales Athmen. Cavernöse Sputa. Hektisches Fieber. Husten mildert sich und wird seltener, Beklemmung nimmt ab. Der Kräftezustand hebt sich indess nicht merklich.

Name und Stand.	Alter.	Dauer des Uebels.	Dauer der Behandlung.	Die inhalirten Medicamente.	Bemerkungen.
14. Frl. Morgnstrn.	31 Jahre	4—5 Jahre.	28. Juli bis 2. Aug. 5 Inhalat.	Natr. chlor. Aluminis ana gr. xij.	Stad. II. Obere Thoraxpartie beiderseits gedämpft, am intensivsten links. Daselbst bronchiales Athmen. Hektisches Fieber. Puls 120. Hochgradige Dyspnoë und Schwäche. Der Husten wird geringer, Expectoration erleichtert. Sonst der ganze Zustand unverändert. Cur zu früh unterbrochen.

B. Kein Erfolg.

Name und Stand.	Alter.	Dauer des Uebels.	Dauer der Behandlung.	Die inhalirten Medicamente.	Bemerkungen.
1. Frau v. Kr.	50 Jahre	6 Monate. (? ?) Auch in früheren Wintern viel gehustet.	27. Juni bis 9. Juli 1862. 7 Inhalat.	Natr. chlor. ϑ ij.	Stad. II. Beide Lungenspitzen gedämpft, links unbestimmtes, rechts hinten bronchiales Athmen, häufiges Rasseln. Cavernöse Sputa. Hektisches Fieber. Bedeutende Abmagerung, Schwäche, Dyspnoë. Gar kein Erfolg; der Husten scheint in den ersten Nächten sich sogar zu verstärken. Pat. geht aufs Land, daselbst geht es Anfangs besser, am 26. Juli daselbst plötzlicher Tod durch Haemoptoë.
2. Fr. Erch.	27 Jahre	Seit 3 Jahren Husten.	7.—19. Juli. 7 Inhalat.	Natr. chlor. ϑ ij.	Stad. I. Beide Scapulargegenden gedämpft, daselbst Rasselgeräusche, links bronchiale Exspiration. Anschwellung und Vereiterung der Cervicaldrüsen. Fieber. Puls 120. Husten scheint Anfangs etwas geringer und die Expectoration etwas erleichtert zu werden, wird jedoch bald wieder trocken und häufiger. Cur zu früh unterbrochen.
3. Wndlnd., Drechsler.	circa 42 Jahre	2 Jahre. (?)	26. Juli bis 14. Aug. 14 Inhalat.	Natr. chlor. ʒ j. Später Zusatz von Extr. Hyoscyami gr. xij.	Stad. I. (?) Vor 2 Jahren Lungenentzündung, seitdem Husten; vor 1 Jahr Pleuritis, seitdem alle Symptome sehr heftig. Schwache Dämpfung beider Claviculargegenden, daselbst zum Theil unbestimmtes, zum Theil vesiculäres Athmen u. sparsames Rasseln rechts. Mattigkeit. Leichtes Fieber. Der Husten bleibt nach den ersten Inhalationen in seiner alten Heftigkeit bestehen und scheint selbst verstärkt zu werden. Nach einigen Tagen tritt eine Milderung der Symp-

Name und Stand.	Alter.	Dauer des Uebels.	Dauer der Behandlung.	Die inhalirten Medicamente.	Bemerkungen.
					tome auf, die jedoch auch nur vorübergehend ist. Die Mattigkeit bleibt bestehen. Tod am Ende des Jahres.
4. Frl. Phlp.	40 Jahre	? ? Seit 20 Jahren Husten.	30. Juli bis 9. Aug. 10 Inhalat.	Warme Inhalation. Aluminis gr. xij. Später gelöst in Infus. Flor. Tiliae (e. ℥ ij par.) Tinct. Mecon. gtt. xij.	Stad. II. Linke Claviculargegend stark gedämpft; bronchiale Respiration, consonirendes Rasseln. Hektisches Fieber, hochgradige Schwäche. Kein Erfolg. — Tod einige Wochen später. Die Inhalationen konnten wegen der hochgradigen Schwäche der Kranken nicht mit Strenge ausgeführt werden.
5. Frau Wgnr.	36 Jahre	2 Jahre.	26. Febr. bis 14. April 26 Inhalat.	Infus. Flor. Tiliae (e. ℥ ij par.) zuerst als warmer Nebeldampf, später als kalter Nebel.	Dämpfung der linken oberen Lungenpartie, daselbst unbestimmtes Athmen, pfeifende und rasselnde Geräusche; rechts scharfes, vesiculäres Athmen, gleichfalls Rasseln. — In letzter Zeit leichtes Fieber, Abmagerung nicht bedeutend. Starker quälender Husten, Brustschmerzen. Die Symptome mildern sich zeitweise, auch der Kräftezustand hebt sich; indess ist die Besserung nicht von Dauer. Pat. bricht die Cur zu früh ab.
6. Rsnstck., Kaufmann.	22 Jahre	5 Jahre.	10. März bis 27. April. 37 Inhalat.	Infus. Flor. Tiliae (e. ℥ ij par.) libr. ij. Aq. piceae ℥ iß—iv. Aluminis ʒ j.	Stad. II. Leiden begann mit einer starken Hämoptoë, die sich bisher jährlich mindestens einmal, oft gerade beim besten Wohlbefinden, wiederholte. — Dämpfung beider Lungenflügel, sowohl vorn als hinten am Torax; beiderseits unbestimmtes Athmen mit bronchialer Exspiration, Rasseln; links oben zwischen Scapula und Wirbelsäule bronchiales Athmen und metallisches Rasseln. Zuweilen aufsteigende Hitze. Puls 84 — 96. Der Husten mildert sich in den ersten Tagen sehr wesentlich, Ruhe und guter Schlaf bei Nacht; es tritt jedoch bald wieder der frühere Zustand ein, der sich aber von Neuem

Name und Stand.	Alter.	Dauer des Uebels.	Dauer der Behandlung.	Die inhalirten Medicamente.	Bemerkungen.
					merklich bessert. Die Besserung ist 3 Wochen lang andauernd; während dieser Zeit Kräftezustand von Neuem gehoben, Husten leicht, ziemlich gering. Zuletzt tritt jedoch, in Folge von Unvorsichtigkeit, von Neuem Exacerbation des Hustens ein, die durch Alaun-Inhalation sich ein wenig mildert. Nachdem Patient 2 Tage nicht inhalirt hatte, tritt eines Mittags plötzlich Hämoptoë auf; diese wird von anderen Aerzten mit inneren Mitteln behandelt, bleibt aber trotzdem in bedeutender Heftigkeit 8 Tage lang bestehen; die Schwäche erreicht dabei den höchsten Grad. Nach circa 2 Monaten Tod.
7. Frau Gdjhn.	41 Jahre	Husten von Kindheit an. Seit 4 Monaten deutliche Symptome der Phthisis.	24. März bis 1. Mai 1863. circa 70 Inhalat.	Aq. piceae ℥j—viij.	Stad. II. Dämpfung der Lungenspitzen, am meisten der linken. Respiration daselbst theils scharf vesiculär, theils unbestimmt und bronchial, häufiges Rasseln und Pfeifen. Cavernöse Sputa. Fieber. Der Zustand ist ein wechselnder, Erleichterung tritt nur vorübergehend ein. Krankheit schreitet vor, am meisten bald nach Aufhör der Cur. Tod 6 Wochen später.
8. Ungr., Buchbinder.	45 Jahre	Husten seit 7 bis 8 Jahren mit Unterbrechung, seit ca. 1 Jahr permanent.	6.—19. Mai. 12 Inhalat.	Aq. piceae ℥ iß—iij.	Stad. I. Dämpfung der linken Lungenspitze; daselbst pfeifende und rasselnde Geräusche bei vesiculärem Athmen. Die Symptome, besonders der Husten, mildern sich zwar vorübergehend, jedoch nicht constant, so dass noch keine wesentliche Besserung erreicht ist, als Patient die Cur — zu früh — unterbricht.

Durchschnittsberechnung.

	Gebessert.	Ohne Erfolg behandelt.
Zahl der Kranken	14.	8.
Dauer der Krankheit . .	$2\frac{1}{3}$ Jahre.	2 Jahre. (??)
Dauer der Behandlung	46 Tage.	25 Tage.
Anzahl der Inhalationen	36.	23.

Von 22 Kranken sind demnach 14 als gebessert zu bezeichnen, 8 sind ohne Erfolg behandelt. Diese letzteren waren meistentheils zu kurze Zeit in Behandlung, als dass ein günstiges Resultat zu erzielen war; oder die Krankheit war schon zu weit vorgeschritten, in einzelnen Fällen selbst so weit, dass die Inhalationen nur mangelhaft ausgeführt werden konnten. (No. 1, 4, 7.) Bei einem Kranken (No. 6) war bereits eine bedeutende Besserung erfolgt, als das Uebel wieder recrudescirte, und eine hinzutretende Hämoptoë die weitere Behandlung abbrach.

Unter den 14 Gebesserten war bei 4 die Besserung nur eine palliative, da bei fast allen einerseits die Krankheit schon sehr vorgerückt, andererseits die Behandlung nur sehr kurz war (12 Inhalationen im Durchschnitt). Dagegen war in 10 Fällen mit der Milderung der einzelnen Symptome eine mehr oder weniger hervortretende Besserung des Allgemeinzustandes verbunden. In zwei leichteren Fällen (No. 1 u. 2) schwanden sämmtliche Symptome, ausser den Zeichen der Percussion, gänzlich, und die Kranken befinden sich noch jetzt, nach mehr als einem Jahre, vollkommen wohl; man könnte diese Fälle mit Recht als vorläufige Heilung bezeichnen. Selbst einige, wie es schien, sehr verzweifelte Fälle (No. 8, No. 10, No. 4) gelangten zu einer so durchgreifenden Besserung, wie ich sie selbst kaum für möglich gehalten hatte, und sogar die objective Untersuchung der Brust bewies hier den Rückschritt der Krankheit.

Ueber die wichtigsten Fälle lasse ich jetzt genaue Krankenberichte folgen.

Funfzehnter Fall. (No. 1.)

(16. Mai — 7. Juni.)

Schlsngr., 36 Jahr alt, Schuhmacher, stammt aus gesunder Familie und war selbst immer gesund. Er ist ziemlich gross, von schwacher Musculatur. Vor 4½ Jahren litt er, wie er sagt, an einem nervösen Fieber (wahrscheinlich acutem Rheumatismus), wobei die rechte Seite fast ganz gelähmt gewesen sein soll; die unteren Extremitäten waren lange Zeit angeschwollen, geröthet und schmerzhaft. Die Geschwulst verlor sich nur sehr langsam. Seit dieser Zeit litt Pat. sehr häufig nach der geringsten Erkältung an Husten, zumeist im Frühjahr und Herbst. Im letzten Jahr blieb der Husten ohne Unterbrechung bestehen, bald in milderer Form, bald exacerbirend, mit wesentlicher Störung des Allgemeinbefindens. Seit langer Zeit Nachtschweisse und pfeifende Respiration, die besonders des Nachts für die Umgebung sehr lästig hervortrat. Im October 1861 lernte ich Pat. zuerst kennen. Seit mehreren Wochen hatte sich der Husten von Neuem verstärkt, mit bedeutender Brustbeklemmung und häufigen Bruststichen verbunden; die Expectoration war erschwert, der Auswurf gering, Mattigkeit, Kopfschmerz. Die Untersuchung der Brust ergab eine schwache, jedoch merkliche Dämpfung in der Regio infraclavicularis dextra und in der Fossa supra- und infraspinata dextra. Das Athmungsgeräusch war an diesen Stellen theilweise unbestimmt, selbst bronchial; überall sonst war die Respiration vesiculär. Pfeifende Respirationsgeräusche waren nicht nur rechts oben, sondern auch links oben und rechts unten in geringen Mengen hörbar. Herz ist von den Lungen überdeckt. Trotz innerlich angewandter Mittel blieb das Leiden noch ungefähr 6 Wochen in gleicher Heftigkeit bestehen, milderte sich dann aber während des Winters, Pat. trank mehrere Monate Leberthran, Mattigkeit und Beklemmung schwand, Pat. nahm an Kräften zu, jedoch blieb der Husten, obgleich in leichter Form, fortbestehen, ebenso das Pfeifen auf der Brust, und die Nachtschweisse.

Im Frühjahr exacerbirte das Uebel von Neuem. Es stellten sich wieder Brustschmerzen, Beklemmung, Appetitlosigkeit, Kopfschmerz mit zunehmender Mattigkeit ein. Das Pfeifen auf der Brust vermehrte sich, der Husten wurde heftig und anstrengend, die Expectoration erschwert, starker Schnupfen. Derartig war der Zustand des Pat. seit mehreren Wochen, sich immer mehr verschlimmernd, als er am 16. Mai in meine Behandlung kam.

Die Untersuchung der Brust ergab dieselben Percussions- und Auscultations-Erscheinungen, nur waren die pfeifenden und rasselnden Geräusche auf beide oberen Lungenpartien beschränkt.

16. Mai. Erste Inhalation Natr. chlor. ʒj ad Aq. dest. lbr. ij; in allmälig steigender Dosis.

17. Mai. Husten ist etwas leichter, Nase freier.

18. Mai. Desgl. Auch der Kopfschmerz hat nachgelassen.

19. Mai. Der Husten ist leicht, die Expectoration vermehrt,

die Nase ist frei. Kopfschmerz hat ganz aufgehört. Appetit stellt sich ein.

26. Mai. Der Zustand bessert sich allmälig immer mehr. Pat. nimmt an Kräften zu, Beklemmung und Kopfschmerz weichen ganz. Appetit ist gut. Kein Schnupfen. Auswurf vermehrt.

Zusatz von Tannin ʒß—j zu der Kochsalzlösung, später für sich allein.

30. Mai. Husten und Auswurf nehmen täglich mehr ab, die Expectoration bleibt leicht, Kräftezustand hebt sich.

Inhal. von Aluminis ʒj ad lbr. ij, später
ʒiß—ij.

In den folgenden Tagen verlieren sich alle krankhaften Erscheinungen, der Husten tritt nur noch des Morgens in geringem Grade auf, am Tage Husten unbedeutend. Keine Beklemmung. Das Pfeifen auf der Brust ist ganz verschwunden.

7. Juni. Cur beendigt. Husten hat ganz aufgehört, nur noch zuweilen Räuspern mit geringem Auswurf. Keine Beklemmung, keine Brustschmerzen, keine Nachtschweisse. Pat. fühlt sich wohl und kräftig. Bei der Untersuchung der Brust finden sich dieselben Percussionserscheinungen, wie früher. Unter der rechten Clavicula hört man schwaches unbestimmtes Athmen, das bei tiefer Respiration schwach vesiculär wird. Sonst überall vesiculäres Athmen, auch auf beiden Scapulis. Rasselgeräusche sind nicht wahrzunehmen, nur auf linker Scapula hört man zuweilen ein knarrendes Geräusch.

Dieser günstige Zustand bleibt ein dauernder, auch das seltene Räuspern verliert sich allmälig ganz, so dass Pat. vollkommen gesund erscheint. Er ist kräftig, kann fleissig arbeiten, schnelle und weite Märsche machen ohne Spur von Beklemmung. Nachtschweisse und pfeifende Respiration sind gänzlich beseitigt. Auch im Herbst bleibt Pat. trotz häufigen Temperaturwechsels vollkommen gesund, nur leidet er einige Wochen lang in Folge eines heftigen Aergers an Appetitlosigkeit.

Erst Anfangs Januar stellen sich von Neuem Brustbeklemmung, durchziehende Schmerzen, besonders in der rechten Schulter, geringer Husten und Pfeifen auf der Brust ein. Appetitlosigkeit.

Einige Tage später, am 12. Januar, untersuchte ich Pat. Percussion wie früher. Oben hört man überall schwaches, vesiculäres Athmen. Vorn rechts unter der zweiten Rippe sparsame, pfeifende und rasselnde Geräusche, desgleichen, jedoch noch sparsamer, hinten in der Fossa infraspinata dextra.

Nach 6 Inhalationen weichen alle krankhaften Erscheinungen wieder vollständig, Pat. erfreut sich noch jetzt, im Sommer 1863, der besten ungetrübten Gesundheit. Keine Spur von Husten, Dyspnoë oder pfeifender Respiration.

Dieser auffallend günstige Zustand, der einer vorläufigen Heilung entspricht, liess mich fast an der Richtigkeit der Diagnose irre werden. Indess scheinen doch die physikalischen Erscheinungen kaum einen Zweifel übrig zu lassen. Die dauernd sich gleich bleibende Dämpfung beweist, dass der rechte obere Lungenlappen sich in einem Zustand constanter Verdichtung befindet. Berücksichtigt man, dass die Anamnese keine vorangegangene Krankheit, etwa Pleuritis oder Pneumonie, nachweist, auf welche die Dämpfung zu beziehen ist, und dass die verdichteten Lungenpartien gerade der Sitz des Katarrhs sind, so gewinnt die Diagnose auf Tuberculose an Gewicht. Wahrscheinlich ist, dass schon Tuberkel-Ablagerung seit einiger Zeit in den Lungen besteht und den Katarrh unterhält; weniger wahrscheinlich ist, dass die Lunge so lange Zeit in einem Zustand blosser Verdichtung verharrt, ohne dass sich bereits Tuberkeln gebildet hätten. Jedenfalls ist die gründliche Beseitigung eines Katarrhs bei einem der Tuberculose mindestens verdächtigen Individuum von unschätzbarem Werthe.

Zur bessern Würdigung der Behandlung muss noch betont werden, dass Pat. zwar in den früheren Jahren nur im Frühjahr und Herbst regelmässig an Katarrh gelitten, dass jedoch seit längerer Zeit — mindestens 1 Jahr — der Husten constant fortdauerte und sich im Frühjahr, bis er in meine Behandlung kam, mehr und mehr gesteigert hatte, obgleich bereits über 14 Tage das heiterste Maiwetter ohne Unterbrechung bestand; dass er endlich, trotz der ungünstigen, stets veränderlichen Witterung, die schon vor dem Ende der Cur sich einstellte und in den folgenden Monaten fortdauerte, dennoch gesund blieb und selbst vom nachfolgenden Herbst und Frühjahr in keiner Weise afficirt wurde.

Dieser Fall bleibt indess immer von allen, die ich behandelte, der leichteste, in sämmtlichen übrigen Fällen war die Tuberculose in allen einzelnen Erscheinungen sowohl, wie in ihrem Gesammtbilde bereits charakteristischer ausgeprägt.

Sechszehnter Fall. (Nr. 2.)

22. Juli — 30. August 1862.

Tuberculosis-pulmon. Haemoptysis.

Dttmnn., Landmann, 30 Jahr alt, stammt aus gesunder Familie. Bis zum 21. Jahre gesund, dann mehrere Monate Intermittens. Gegen Neujahr 1855, während Pat. beim Militär diente, stellte sich Husten ein, der noch fortbestand, als im April desselben Jahres eine Hämoptoë erfolgte, wobei Pat. massenhafte Quantitäten Bluts verlor. Der Husten erhielt sich seitdem dauernd, bald in stärkerem, bald in schwächerem Grade. Pat. magerte ab und wurde vom Militär „wegen Lungenknoten" entlassen. Der Zustand blieb auch in seiner Heimath auf dem Lande derselbe, der Husten dauerte fort. Am 12. dieses Monats tritt von Neuem Hämoptysis auf. Trotz Aderlass und innerlicher Mittel hörte die Blutung erst nach 5 Tagen auf, um nach 3 Tagen, also gestern, wiederzukehren. Seit gestern expectorirte Pat. mit jedem Auswurfe geringe Quantitäten Bluts, und als Pat. zu mir kam, hatte die Blutung noch nicht aufgehört. Daneben besteht trockener Husten.

Pat. ist mittelgross, sehr abgemagert. Bedeutende Mattigkeit und Dyspnoë. Brust ist flach. In beiden Claviculargegenden, besonders rechts oben, ebenso auf der rechten Scapula, ist der Percussionston gedämpft. Rechts in der Regio infraclavicularis hört man unbestimmtes, links leises Vesiculär-Athmen, beiderseits mit seltenem Rasseln. Hinten rechts an der oberen Lungenpartie besteht leises bronchiales Athmen. Herz nicht abnorm. Puls ca. 100. Respiration beschleunigt.

22. Juli 1ste Inhalation. Solutio Aluminis ʒij ad lbr. ij.

23. Juli. Die Blutung ist nicht wiedergekehrt.

Der Husten war gering, heute Morgen ohne Mühe etwas Schleim expectorirt.

24. Juli. Keine Blutung. Am Tage sehr wenig, auch des Morgens weit weniger als sonst gehustet.

26. Juli. Stat. id. Geringer Husten mit leichter Expectoration. Kräftezustand hebt sich. Puls 84.

4. August. In den letzten Tagen sehr wenig und leicht gehustet, Auswurf gering. Mattigkeit schwindet immer mehr. Pat. fühlt sich wieder ganz wohl.

6. August. Stat. id. Puls 72.

Inhalation von Aq. piceae ℥j ad lbr. ij Aq. destill. Mit der Dosis wird allmälig gestiegen, bis in den letzten Tagen unvermischte Aq. picea inhalirt wird. Vom 11. August an wird des Abends im Zimmer des Kranken Aq. picea in wachsender Menge pulverisirt. Vom 19. August wurden statt dessen Räucherungen mit Theer (Pix liquida mit Wasser und Pottasche) Anfangs schwach, dann allmälig stärker vorgenommen.

7. August. Während und nach der Inhalation sehr wenig gehustet, auch heute Morgen Husten sehr gering. Weder Beklemmung noch Kopfschmerz. Etwas Uebelkeit. Puls 74.

14. August. Husten beständig sehr gering und leicht; Auswurf ist auf ein Minimum reducirt. Pat. kann jetzt des Nachts längere Zeit die Rückenlage einhalten, was er bisher nicht gekonnt hatte, indem sich dann sofort Beklemmung einstellte.

21. August. In der letzten Zeit klagte Pat. noch häufig über Beklemmung. Dieselbe trat auch zuweilen während der Einathmung der Aq. picea und der Theerdämpfe auf, hat sich jedoch jetzt vollständig verloren. Pat. nimmt zusehends an Kräften zu, sein Gesicht wird voller.

30. August. Beendigung der Cur. Pat. fühlt sich in der letzten Zeit vollkommen wohl. Die Dyspnoë ist gänzlich gewichen, so dass Pat. am 25. August eine Fusspartie von mindestens zwei Meilen ohne Mühe und ohne nachträglichen Schaden machen konnte. Nur zuweilen empfindet Pat. noch vorübergehend einen leichten Druck am Sternum. Der Husten hat fast ganz aufgehört, nur des Morgens erfolgt noch einige Mal Räuspern mit leichter geringer Expectoration. Pat. sieht gesund und blühend aus, seine Glieder haben sich abgerundet durch geringe Fettablagerungen unter der Haut; auch die Muskeln sind nicht mehr schlaff, sondern leisten kräftigen Widerstand. Puls dauernd zwischen 70 und 80, oft nur 68.

Bei der Untersuchung der Brust ergiebt die Percussion rechts unter dem Schlüsselbein eine unbedeutende Dämpfung, links ist eine Dämpfung nur noch mit Mühe zu constatiren; auf rechter Scapula hingegen tritt die Dämpfung noch stark hervor. Nirgends hört man Rasselgeräusche irgend welcher Art, auch nicht beim Husten. Respiration ist nicht beschleunigt, sehr tief und andauernd; Brust bewegt sich ergiebig. Das Athmungsgeräusch ist unter beiden Schlüsselbeinen schwach vesiculär, rechts mit verlängerter Exspiration. Zwischen den Schulterblättern oben rechts hört man gleichfalls schwaches, vesiculäres Athmen, hier ist jedoch die Exspiration theilweise laut und hauchend. Sonst besteht überall reine vesiculäre Respiration.

Pat. reist in seine Heimath zurück mit der Anweisung, die Theerräucherungen, unter Beobachtung bestimmter Vorsichtsmassregeln, noch einige Wochen fortzusetzen. Ende Februar, also 6 Monate später, erhielt ich von ihm einen Brief, worin er mir die erfreuliche Mittheilung macht, dass er seit jener Zeit sich dauernd der vollkommensten ungetrübten Gesundheit erfreue „und sich noch niemals seit dem Beginne seiner Krankheit so wohl gefühlt habe wie jetzt.“ Ganz vor Kurzem, im Sommer, liess er mich von Neuem benachrichtigen, dass er sich noch vollkommen wohl befinde.

Siebenzehnter Fall. (No. 3.)

7. April — 14. Mai 1862.

Tuberculosis pulmonum; Haemoptysis.

Mls., 31 Jahr alt, Händler, früher Kutscher von grossem, schlanken Wuchse. Vater soll an einem Lungenleiden gestorben sein. Vor 3½ Jahren will Pat. mehrere Wochen sehr krank gewesen sein und viel Blut ausgehustet haben. Seitdem hustet Pat.; ob er auch schon früher gehustet, weiss er nicht mit Sicherheit anzugeben.

Am 5. Januar c. bekam Pat. von Neuem Hämoptysis, die 3 Tage lang andauerte, und wobei etwa ein Weinglas voll Blut entleert wurde. Seitdem bestehen heftige Bruststiche, sowohl unter beiden Schlüsselbeinen als auf den Schulterblättern, Husten und Auswurf ist vermehrt. Starke Nachtschweisse bestanden schon mehrere Wochen vorher. Seit dem 11. Januar Abends Frösteln und Hitze. Appetit gering. Stuhlgang täglich 1 Mal hart. Zunehmende Abmagerung.

Am 13. Januar wurde ich zum Pat. gerufen. Die Untersuchung zeigte eine mässige Wölbung der Brust, vorn ohne deutliche Abflachung. Die Percussion ergab Dämpfung beider Claviculargegenden, besonders stark rechts, bei der Auscultation hörte man daselbst ein lautes unbestimmtes Athmen, hinten war die Gegend zwischen linker Scapula und Wirbelsäule abgeflacht, der Percussionston daselbst stark gedämpft und zahlreiche feuchte Rasselgeräusche hörbar.

Ich verordnete Schröpfköpfe auf die Brust zu setzen. Die Brustschmerzen liessen schnell nach, auch das Fieber hörte in einigen Tagen auf. Der Husten, obgleich in gelinderer Form, so wie die Nachtschweisse dauerten fort.

Im Februar liess ich den Pat. mehrere Wochen Leberthran gebrauchen.

Am 7. April besuchte mich Pat. von Neuem. Seit einiger Zeit hatten sich wieder heftige Brustschmerzen und Beklemmungen eingestellt. Husten ist häufiger und quälender geworden, Expectoration ist erschwert. Grosse Mattigkeit, Kopfschmerz, Appetitlosigkeit. Stuhlgang regelmässig. Puls zwischen 80—90. Die Nachtschweisse haben in der letzten Zeit aufgehört. — Ich liess nun Pat. eine Lösung von Ammon. muriat. gr. iij ad ℥j inhaliren.

8. April. Husten ist etwas leichter, Brust freier, weniger beklommen, auch Kopfschmerz mässiger, Nachts geschwitzt.

9. April. Brustbeklemmung hat sich noch mehr vermindert. Kopfschmerz hat ganz aufgehört. Appetit nimmt zu. Husten leicht expectorirend. Viel Auswurf. Nachts nicht geschwitzt.

Bis zum 12. April haben Stiche und Brustbeklemmung ganz aufgehört. Es besteht nur noch Husten, durch welchen mit Leichtigkeit zahlreiche Sputa entleert werden.

Am 12. April lasse ich zum ersten Mal eine dreigränige Alaunlösung inhaliren; später auf gr. v ad ℥j steigend. Es erfolgte keinerlei Beschwerde. Husten und Auswurf verminderu sich allmälig.

Am 17. April sind dieselben auf ein Minimum reducirt. Die Kur wird unterbrochen.

Am 29. April findet sich Pat. von Neuem ein. Derselbe war in jenem günstigen Zustand geblieben, als vor 2 Tagen nach einer Aufregung und Anstrengung Hämoptysis eintrat; geringe Mengen von Blut sowohl für sich, als mit Schleim untermischt, werden dauernd ausgeworfen. Noch bei mir in der Stube hustet Pat. Blut aus. Daneben besteht wieder Kopfschmerz, Beklemmung, Appetitlosigkeit.

Pat. inhalirt eine Solutio Aluminis gr. v ad ℥j 15 Minuten lang. Während des Inhalirens steht die Blutung vollständig, ohne dass davon später eine Spur wiederkehrt. Am folgenden Tage: Husten und Kopfschmerz verringert. Die Alaun-Inhalationen werden fortgesetzt. Nach 4 Tagen sind alle Beschwerden bis auf den Husten gewichen. Derselbe nimmt in den folgenden Tagen immer mehr ab; auf der Brust zuweilen noch geringer Druck.

Am 14. Mai wird die Cur beendigt. Pat. befindet sich ganz wohl. Nur noch geringe Spur von Husten und Auswurf. Ich verordnete ihm noch eine vierwöchentliche Molkencur. Im folgenden Monat, wo ich Pat. zum letzten Mal sah, hatte sich der günstige Zustand erhalten; nur klagt Pat. über Appetitlosigkeit.

In diesem Falle hat die Inhalationscur nichts weiter geleistet, als den tuberculösen Katarrh erst zu mildern, dann auf einen sehr geringen Grad zurückzuführen. Hierzu hat eine verhältnissmässig geringe Anzahl von Inhalationssitzungen ausgereicht. Wie lange die Besserung vorhielt, ist mir unbekannt. — Von weit grösserem Gewichte sind die beiden folgenden Fälle, in welchen die Krankheit bereits sehr vorgeschritten und dennoch die Besserung eine durchgreifende war.

Achtzehnter Fall. (No. 8.)

6. November 1862 — 20. März 1863.

Wtzl., 27 Jahr alt, Klempner. Vater starb früh; Mutter, noch am Leben, soll in ihrer Jugend lange an Husten gelitten haben, jetzt gesund. Pat. hat verschiedene acute Krankheiten durchgemacht, in früher Jugend Nervenfieber, vor 5 Jahren Lungenentzündung, vor 3 Jahren Pocken. Vor 1 Jahre stellte sich, ohne bestimmte Ursache, Husten ein, der sich immer mehr steigerte, Anfangs trocken war, sich später aber mit copiösen Sputis verband. Im ersten halben Jahre traten reichliche Nachtschweisse auf, die sich jedoch in der letzten Zeit verloren. Dyspnoë steigerte sich seit mehreren Monaten zu einer bedeutenden Höhe; Pat. kommt bei der geringsten Bewegung ausser Athem und wird dann zugleich von heftigen Hustenparoxysmen heimgesucht. Hochgradige Mattigkeit, die leichteste Beschäftigung erschöpft ihn schnell. Häufig, jedoch nicht regelmässig, stellt sich Frieren mit nachfolgender Hitze ein.

Der Husten dauert Tag und Nacht fort, ist zumal des Morgens ausserordentlich heftig. Der Auswurf ist sehr reichlich, die Expectoration ist bald leicht, bald so erschwert, dass Würgen und Erbrechen folgt. Längere Zeit hindurch war der Auswurf mit Blutstreifen gemischt. Der Appetit ist gut, der Stuhlgang regelmässig.

Pat. ist mittelgross, von schwachem Körperbau, ziemlich mager. Gesicht und Finger haben ein cyanotisches Aussehen, Lippen sind auffallend blau. Brust ist ziemlich flach, bewegt sich ergiebig bei tiefem Athmen. Respiration sehr beschleunigt. Percussion: Dämpfung über und unter der rechten Clavicula bis zur zweiten Rippe, desgleichen Dämpfung hinten rechts über den oberen Lungenpartien. An den gedämpften Stellen ist das Athmungsgeräusch unbestimmt, mit ziemlich reichlichen mittelgrossblasigen Rasselgeräuschen combinirt. Links überall lautes vesiculäres Athmen, einiges Rasseln unter der zweiten Rippe und unterhalb des Angulus Scapulae.

Herzdämpfung nicht abnorm, Herztsoss rechts von der Mammillarlinie sicht- und fühlbar. Herztöne schwach, rein. Puls 108 – 116 (durch die Untersuchung aufgeregt).

Pat. war bisher stets unter ärztlicher Behandlung, ohne dass irgend ein Erfolg sich bemerklich machte.

5. November. 1. Inhalation: Aq. piceae ℥j,
Aq. destill. lbr. ij.

Mit der Dosis wird nur ganz allmälig gestiegen, so dass zuletzt 3 Theile Aq. picea mit zwei Theilen Aq. destill. verdünnt wurden. Alle inneren Mittel werden fortgelassen.

6. Novemb. Stat. id. Puls 88, nach langem Ausruhen.

7. Novemb. Gestern weniger, Nachts gar nicht gehustet, heute Morgen wieder stark gehustet. Auswurf vermindert. Expectoration nicht erschwert. Puls 84.

Das Frösteln dauert fort.

13. Novemb. Der Husten, besonders am Tage, ist wesentlich vermindert. Nachts entweder wenig oder gar kein Hu-

sten. Die Expectoration ist erleichtert; Auswurf ist noch immer reichlich, jedoch gegen früher vermindert; Würgen und Erbrechen ist seit mehreren Tagen nicht mehr erfolgt. Pat. fühlt sich weit wohler, Dyspnoë und Mattigkeit haben nachgelassen, treten jedoch nach geringen Bewegungen sehr stark hervor. Puls gewöhnlich 84.

8. December. Die Besserung schreitet mit kurzen Unterbrechungen allmälig vor. Euphorie. Husten mässig, Expectoration leicht, Auswurf wesentlich vermindert, indess noch immer reichlich: Pat. fühlt sich weit kräftiger, leichte Beschäftigung und Bewegung strengt ihn weniger an und zieht ihm weder Luftmangel noch Husten zu. Pat. kann selbst Treppen steigen, ohne dass die Dyspnoë bedeutend wird, und ohne dass Husten eintritt. Das Aussehen des Kranken bessert sich zusehends, die cyanotische Färbung schwindet mehr und mehr.

10. Januar. Der Gesundheitszustand bessert sich in der früheren Weise, wenn auch langsam, so doch stetig und andauernd. Witterungswechsel oder andere schädliche Einflüsse störten den Fortschritt entweder gar nicht oder nur vorübergehend. Der Husten ist am Tage gering, Nachts schläft Pat. ohne Unterbrechung. Des Morgens hustet Pat. noch ziemlich viel und wirft dabei ungefähr 2—3 Esslöffel voll Sputa aus. Die Expectoration erfolgt leicht, ohne jede Anstrengung. Dyspnoë ist nur noch gering, auch bei schnellem Gehen und Treppensteigen nur wenig fühlbar. Pat. fühlt sich kräftig. Mattigkeit ganz geschwunden. Die Gesichtsfarbe ist frisch, gesund.

Pat. macht den Versuch, zu seiner früheren Beschäftigung zurückzukehren. Er muss hierbei den ganzen Tag hindurch bis spät Abends arbeiten.

13. Jan. Gestern anhaltend gearbeitet. Dadurch keine Belästigung. Stat. id.

15. Jan. Pat. hat im Ganzen 3 Tage anhaltend gearbeitet. Es stellten sich gestern Rückenschmerzen ein. Abends grosse Abspannung, Mattigkeit. Dyspnoë hat wieder zugenommen. Im Husten nichts geändert. Heute Arbeit ausgesetzt.

21. Jan. Pat. hat bisher wieder andauernd gearbeitet. Er fühlt sich dadurch angegriffen, Dyspnoë vermehrt, desgl. Husten und Auswurf. Pat. stellt die Arbeit wieder gänzlich ein und

fährt mit den Inhalationen fort, Anfangs täglich regelmässig, später nur einigemal die Woche.

Aq. piceae ℥x,
Aq. destill. ℥xv.

22. Jan. Husten weit geringer und seltener, Auswurf sehr vermindert, Expectoration erschwert.

24. Jan. Husten und Auswurf gering. Expectoration wieder erleichtert. Dyspnoë vermindert.

4. Februar. Husten sehr gering, Expectoration leicht, Auswurf gegen früher wesentlich vermindert, aber noch immer reichlich (etwa 1—1½ Unzen täglich). Dyspnoë unbedeutend, nur noch bei schnellem Gehen und Treppensteigen. Fühlt sich ziemlich kräftig, gesundes Aussehen. Puls 84—88.

6. März. Alle Symptome noch mehr vermindert. Husten leicht, am meisten des Morgens; Auswurf ungefähr ½—1 Unze. Nur geringe Dyspnoë bei Bewegungen. Pat. hat ein vollkommen gesundes Aussehen. Er arbeitet zuweilen und fühlt dabei keine Anstrengung. Appetit sehr gut. Stuhlgang regelmässig. Fester Schlaf, keine Nachtschweisse.

20. März. Der günstige Gesundheitszustand hat sich noch mehr befestigt. Im Husten und Auswurf nichts geändert. Pat. kehrt in der nächsten Woche wieder zu seiner früheren Beschäftigung zurück, er arbeitet dauernd und anhaltend. Seine Gesundheit soll sich, wie ich später hörte, dadurch nicht verschlimmert haben, vielmehr in einem befriedigenden Zustand geblieben sein.

Bei diesem Falle muss bemerkt werden, dass die Symptome der Krankheit und besonders ihr günstiger Verlauf während der Inhalationscur den Verdacht erregen konnten, dass es sich hier nicht um Tuberculose, sondern nur um eine hochgradige Bronchektasie gehandelt habe. Diese Möglichkeit lässt sich zwar nicht ganz von der Hand weisen, wird aber, wenn man die bedeutende Heftigkeit der Symptome mit der geringen Dauer der Krankheit (1 Jahr) vergleicht, im hohen Grade unwahrscheinlich.

Neunzehnter Fall. (No. 10.)

30. April — 28. August.

Mllr., 32 Jahr alt, Maschinenheizer, aus gesunder Familie,

war früher immer gesund und kräftig gewesen, als er vor 5—6 Jahren von einem starken Husten, verbunden mit leichten Brust- und Rückenschmerzen, befallen wurde. Seitdem blieb der Husten dauernd bestehen, milderte sich zwar häufig, exacerbirte aber immer von Neuem wieder in stärkerer Form, zumal im Frühjahr und Herbst. Seit dem Sommer 1862 hat sich die Krankheit zu ihrer Höhe gesteigert, mit allen Symptomen der Phthisis im zweiten Stadium. Patient ist seitdem arbeitsunfähig (nur im Herbst hat er noch ca. 14 Tage mit Mühe gearbeitet), im Winter musste er grösstentheils das Bett hüten. Selbst Oedem war während dessen vorhanden.

Am 30. April 1863 besuchte mich Pat. und bot folgenden Status praesens:

Pat. ist gross, breitschultrig, fast zum Skelet abgemagert (früher sehr kräftig gewesen), cyanotisch im Gesichte. Brust ist mässig gewölbt, vorn rechts unter der Clavicula bis zur dritten Rippe stark abgeflacht und an dieser Stelle bei tiefen Inspirationen wenig beweglich. In diesem ganzen Raum, am meisten in der Fossa infraclavicularis dextra, ist der Percussionsschall intensiv gedämpft, deutliches Geräusch des gesprungenen Topfes, zumal bei offenem Munde; auch nach unten bis zur vierten Rippe ist der Ton noch etwas gedämpft. Vorn links ist die Percussion laut und tief. Hinten ist die ganze rechte Thoraxhälfte, besonders an den oberen Partien, stark gedämpft; auch in der Fossa supraspinata sinistra Ton nur wenig laut, dagegen tiefer unten nicht abnorm. Bei der Auscultation hört man vorn links überall vesiculäres Athmen, desgleichen hinten links, wo jedoch das Athmungsgeräusch an den oberen Partien an einzelnen Stellen kaum hörbar, an anderen mit seltenem, dumpfem Rasseln verbunden ist. Vorn rechts in dem ganzen Raume der Dämpfung bronchiales Athmen mit consonirendem, metallisch klingendem Rasseln, desgl. hinten oben; an den unteren Partien rechts theils unbestimmtes, theils vesiculäres Athmen mit sparsamen Rasselgeräuschen; vorn rechts oben in grosser Ausdehnung sehr deutliche Bronchophonie.

Pat. hustet sehr heftig, am meisten des Morgens, wo die Stärke des Hustens sehr oft Erbrechen herbeiführt; Anfangs expectorirt Pat. ziemlich leicht mässig reichliche schleimige Sputa, darauf mit grosser Mühe feste, im Wasser schnell in Fetzen zu Boden sinkende Sputa. Am Tage, nicht selten auch Nachts gleichfalls heftiger Husten mit Auswurf, wenn auch weniger häufig. Nachts schwitzt Pat. meist stark. Die Dyspnoë ist sehr bedeutend, die Mattigkeit hochgradig, so dass die geringste Bewegung ihn anstrengt und dyspnoëtisch macht. Nicht selten Frieren und Hitze, Puls 96. Leichtes Oedem der Füsse. Appetit ist gut, obgleich Zunge sehr belegt ist. Bereits seit mehreren Monaten mindestens zweimal täglich diarrhoische Stühle mit starken Leibschmerzen und Abgang vieler Blähungen. Seit mehreren Wochen hat sich die Diarrhöe bedeutend gesteigert, so dass Tag und Nacht gewöhnlich 4 — 5mal sehr dünner Stuhlgang eintritt.

Am 30. April Beginn der Cur.

Inhalation von Aq. piceae ℥ij,
Aq. destill. lbr. ij.

Zugleich werden Klystiere von Leinsamen mit Tinct. Opii gtt. iij, auf gtt. v steigend, verordnet; kurz nach jedem Stuhlgang ein solches Klystier.

2. Mai. Husten ist etwas geringer; besserer Schlaf des Nachts.

6. Mai. Husten hat sich sehr gemildert, leichte, reichliche Expectoration. In den Nächten guter Schlaf. Stuhlgang seltener, zuweilen 24 — 36 Stunden nach dem Klystier (Tinct. Opii gtt. v) kein Stuhl. Grosse Mattigkeit besteht noch fort.

15. Mai. Der Husten ist in den letzten Tagen sehr gering, die Expectoration leicht und reichlich; kein Erbrechen mehr. Nachts guter Schlaf, weder Husten, noch Schweiss. Stuhlgang seltener, mehr breiig.

23. Mai. Stat. id. Mattigkeit geringer; Oedem hat sich ganz verloren.

6. Juni. Mit der Dosis der Aqua picea ist bereits so weit gestiegen, dass zwei Theile desselben auf drei Theile Aq. destill. kommen. Zu den Klystieren Tinct. Opii auf gtt. x gestiegen, ausserdem statt des Leinsamens Stärkelösung. Leib wurde mit Gichtpapier bedeckt. Pat. fühlt sich weit kräftiger; Husten nur noch des Morgens einigermassen bedeutend, am Tage sehr wenig, Nachts gar nicht; Auswurf reichlich, leicht zu expectoriren. Dyspnoë verringert. Schlaf gut, kein Schweiss. Puls

gewöhnlich 70—80, niemals mehr Fieber. Stuhlgang meist 1—2mal täglich, gewöhnlich breiig, zuweilen noch diarrhoisch. Keine Leibschmerzen mehr.

27. Juni. Zustand ist derselbe geblieben, nur dass die Diarrhoe immer von Neuem hartnäckig wiederkehrte, so dass mit der Tinct. Opii auf gtt. xij gestiegen werden musste.

Statt der Theerwasser-Inhalation lasse ich jetzt, nach Wedemann's und Gerhardt's Empfehlung,

Liquor Ferri sesquichlor. ℈ij, später auf ʒiß steigend,
Aq. destill. lbr. ij

inhaliren, und zugleich die im Pharynx confluirende Arznei herunterschlucken. Die Klystiere werden von jetzt an ausgesetzt. Pat. hat während der Inhalation und noch einige Zeit, ca. ¼ Stunde nachher, ein zusammenschnürendes Gefühl nicht nur im Larynx, sondern auch längs der Trachea, zu beiden Seiten der Brust sich verbreitend.

29. Juni. (28. Juni nicht inhalirt.) Seit den zwei Tagen dreimal grauschwarzer Stuhlgang, die ersten beiden Male breiig, heute schon feste Stücke enthaltend. Husten ist selten, Expectoration nicht erschwert. Pat. fühlt sich heute besonders kräftig.

6. Juli. Pat. fühlt sich täglich kräftiger. Er ist im Stande, täglich zu Fuss von seiner Behausung zu mir zu kommen, was hin und zurück ca. eine deutsche Meile beträgt. (Früher musste er hin und zurück fahren.) Er hat eine gesunde, bräunliche Gesichtsfarbe. Husten am Tage sehr unbedeutend, Nachts gar nicht, nur noch Morgens bemerklich, mit leichter Expectoration mässig reichlicher, theilweise noch cavernöser Sputa. Pfeifen auf der Brust hat sich ganz verloren. Stuhlgang täglich meist zweimal, nur noch zuweilen diarrhoisch, meist breiig, oft sogar theilweise fest. Bemerkt muss werden, dass Pat. Blaubeeren in grosser Quantität geniesst; die stopfende Wirkung und die Dunkelfärbung des Stuhlgangs muss wahrscheinlich auf diese bezogen werden.

9. Juli. Stat. id. Untersuchung der Brust ergiebt Folgendes: Regio infraclavicularis dextra neben dem Sternum eingesunken, daselbst auf einem zweithalergrossen Raum noch ziemlich intensive Dämpfung, Bronchophonie und son de pot felé, besonders bei offenem Munde; dagegen ist der Raum rings herum

bis zur dritten Rippe, früher gleichfalls intensiv gedämpft, nur noch wenig dumpfer, als an der entsprechenden Stelle links. Auch hinten rechts oben Ton noch gedämpft, aber weniger als früher; Fossa infraclavicularis sinistra kaum merklich gedämpft; im Uebrigen sowohl rechts unten als links überall Percussion nicht abnorm. Bei der Auscultation hört man links überall vesiculäres Athmen, nur an den oberen Partien noch hier und da äusserst sparsames Rasseln. Rechts nur an der circumscripten Stelle der intensiven Dämpfung noch bronchiales Athmen, rings herum bereits deutlich vesiculäres Geräusch mit verlängerter Exspiration; Rasseln auch hier nur sehr sparsam. — Ein merklicher Fortschritt ist also ersichtlich.

20. Juli. Der Zustand besserte sich in sofern immer mehr, als die Kräfte dauernd zunahmen. Der Stuhlgang blieb breiig, selbst zuweilen geformt, Anfangs zweimal, in der letzten Zeit nur einmal täglich. (Weder innere Medicamente, noch Klystiere wurden gebraucht; Blaubeeren wurden viel verzehrt.) Der Husten war während einiger Tage trockener und anstrengender ist jetzt indess wieder geringer und milder geworden.

Von jetzt an:

Inhalation: Aluminis ʒiβ—ij,
Aq. destill. lbr. ij.

24. Juli. Im Wesentlichen Status idem. Husten ist sehr gering, auch des Morgens; Expectoration leicht, von mässiger Quantität, zum Theil noch cavernöse Sputa. Bei der Percussion der Brust zeigt sich die angegebene circumscripte Stelle rechts noch etwas mehr an Umfang verringert, die Dämpfung ist daselbst weniger intensiv; bei der Auscultation hört man daselbst sehr lautes, scharfes vesiculäres Athmen mit verlängerter Exspiration, Rasselgeräusche in nur sehr unbedeutender Zahl.

28. August. Pat. fühlt sich vollkommen gesund, um wieder zur Arbeit, zu der er seit ca. 1 Jahr ganz unfähig gewesen war, zurückzukehren. Er hat ein durchaus gesundes Aussehen. Der Husten ist gering, die Expectoration leicht, die Sputa, in mässiger Quantität, zum grössten Theil homogen schleimig-eitrig, nur zuweilen sind noch einzelne zu Boden sinkende Partikel denselben beigemischt. Pat. macht grosse

Wege zu Fuss, ohne sonderliche Anstrengung zu empfinden; Dyspnoë dabei unbedeutend, nur beim Treppensteigen tritt dieselbe noch etwas hervor. Der Schlaf ist ungestört, frei von Husten und Schweiss. Appetit ist sehr gut; Stuhlgang regelmässig einmal, selten zweimal, meist geformt.

Die nochmalige Untersuchung der Brust ergiebt Folgendes: In der rechten Clavicula neben dem Sternum befindet sich noch eine circumscripte, kaum thalergrosse Stelle, die bei leiser Percussion nur sehr wenig, bei lautem Klopfen hingegen zwar noch merklich, aber weit weniger dumpf als früher erscheint; bei offenem Munde noch deutlich son de pot felé. Rings herum, wo früher gleichfalls in grosser Ausdehnung Dämpfung war, ist der Ton bereits vollkommen laut, ebenso links. Hinten an den oberen Partien, am meisten rechts, ist der Ton weniger laut als normal. Bei der Auscultation hört man überall reines vesiculäres Athmen, nur vorn an der gedämpften Stelle mit verlängerter Exspiration und sparsamen Rasselgeräuschen verbunden. Die Brust bewegt sich beiderseits gut, eine Abflachung tritt kaum mehr hervor, Pat. kann sehr tief und lang ohne Mühe inspiriren. Puls 64—80.

Dieser Fall liefert einen bedeutsamen Beitrag nicht nur zur Inhalationstherapie, sondern überhaupt zur Kenntniss über den Verlauf der Tuberculose. Durch die objective Untersuchung der Brust liess sich eine fortschreitende Besserung der erkrankten Lungenpartien in einer Weise constatiren, wie ich es selbst vorher kaum für möglich gehalten hätte. Um die Beweiskräftigkeit zu erhöhen, will ich hier ganz speciell bemerken, dass dieser Kranke mir von seinem Gewerksarzte zur Cur zugeschickt wurde, und nicht nur von diesem, sondern auch von andern Aerzten, unabhängig von mir, zu verschiedenen Zeiten untersucht wurde und dass von ihnen allen die angegebenen Facta bestätigt wurden. Zur Zeit, als der Kranke zuerst zu mir kam, schien er unrettbar in Kurzem dem Tode verfallen, und ich war sehr schwankend, ob ich ihn überhaupt noch in meine Behandlung nehmen sollte.

Man kann diesen Fall in der Weise erklären, dass eine

sehr ausgedehnte tuberculöse Pneumonie des rechten oberen Lungenlappens nebst Caverne bestand (Sputa, Percussion, Auscultation), dass im Laufe der Behandlung die pneumonisch-tuberculöse Infiltration rückgängig, und das Lungengewebe wieder mehr lufthaltig wurde, dass die Caverne endlich allmälig zur Heilung sich anschickte. Verheilt war die Caverne am Ende der Cur noch nicht, wie es die Sputa beweisen; rings herum befand sich jedoch lufthaltiges Parenchym.

Obgleich die Krankheit bei unserem Patienten bereits bis zum äussersten Stadium, verbunden mit colliquativen Diarrhöen, vorgerückt war, so war sie dennoch in sofern für die Behandlung günstig, als die Tuberculose nicht angeerbt, sondern acquirirt; als nur eine Lunge in beträchtlichem Grade, die andere nur wenig afficirt war, und endlich die Krankheit einen torpiden Verlauf genommen hatte.

8.

Tuberculosis pulmonum cum Laryngitide.

A. Besserung.

Name und Stand.	Alter.	Dauer der Krankheit.	Dauer der Behandlung.	Die gelösten Medicamente ad libr. ij.	Bemerkungen.
1. Gtr., Kaufmann.	38 Jahr.	2½ Jahr.	10. April bis 5. Mai. 20 Inhalat. 13.—14. Mai. 2 Inhalat.	Aluminis ʒj—ij. Natr. chlor. ʒj.	Stad. I. Besserung des ganzen Zustands. Laryngitis im Entstehen beseitigt.
			29. Sept. bis 8. Nov. 40 Inhalat. 20. Dec. bis 16. Jan. unregelmässig.	Natr. chlor. ʒj. Tinct. Opii gtt. xij ad ℈j. Aluminis ʒj. Aq. piceae ℥j—iij.	Stad. II. Nur palliative Besserung bei fortschreitender Krankheit. S. Bericht.

Name und Stand.	Alter	Dauer der Krankheit.	Dauer der Behandlung.	Die gelösten Medicamente ad libr. ij.	Bemerkungen.
2. Schmchr., Buchbinder.	21 Jahre	Unbestimmt. Seit 4 Jahren Disposition zu langwierigem Schnupfen-Husten. Seit 4 Wochen Husten; seit 10 Tagen Heiserkeit.	13. Dec. bis 23. Febr. 48 Inhalat.	Natr. chlor. ʒ j. Aq. piceae ℥ ij steigend auf Aq. piceae Aq. destil. ana.	Stad. I. Links oben, sowohl vorn als hinten, geringe Dämpfung, unbestimmtes Athmen und pfeifende Rasselgeräusche. Laryngoskopie: Wulstung und Röthung der Kehlkopfschleimhaut mit Einschluss der Stimmbänder. Heiserkeit seit 10 Tagen unverändert, oft bis zur Aphonie steigend, Schmerzen beim Schlucken. Die Sprache wird schon nach den ersten Inhalationen heller, die Schluckbeschwerden weichen ganz; innerhalb 9 Tagen sind alle krankhaften Symptome des Halses verschwunden und kehren nicht wieder. Auch der Husten verliert an Heftigkeit, die Expectoration wird bedeutend erleichtert, Auswurf vermehrt. Im Laufe der Zeit wird der Husten immer seltener, und der Auswurf vermindert sich. Die Morgen- und Abend-Exacerbationen hören ganz auf. So bleibt der Zustand während der ganzen Zeit mit einzelnen Unterbrechungen, wo der Husten auch einige Tage wieder mehr trocken und belästigend wird. Am Ende der Cur ist der Husten noch nicht geschwunden. Pat. fühlt sich kräftig. Gar keine Mattigkeit mehr trotz anhaltender Arbeit. Puls früher über 100, jetzt zwischen 70—80 und selbst geringer.
3. Frau Jnkr.	30 Jahre	3 Jahre. Laryngitis seit 5 Monaten.	27. Mai bis 12. Juli. 1862. 20 Inhalat.	Natr. chlor. ℈ ij — ʒ j.	Stad. I. Entzündung des Kehlkopfes ganz beseitigt. Auch Lungenkatarrh nur noch unbedeutend. Wesentliche Besserung des Allgemeinbefindens. S. Bericht.
4. Schlz., Sattler.	32 Jahre	Unbestimmt. Laryngitis seit 5 Monaten.	29. Mai bis 3. Juni. 9 Inhalat.	Natr. chlor. ℈ ij — ʒ j.	Aphonie durch Laryngitis tuberculosa. Bedeutende Besserung der Larynx-Affection. Husten und Allgemeinzustand nicht merklich gebessert. S. Bericht.
5. Schwtz., Kaufmann.	50 Jahre	2 Jahre. Laryngitis seit 10 Monaten.	8. April bis 8. Mai 1862. 24 Inhalat.	Ammon. muriat. ʒ j — iij.	Dämpfung beider Lungenspitzen, besonders links, bronchiales Athmen; Kehlkopfschleimhaut entzündet. Die Heiserkeit schwindet von Zeit

Name und Stand.	Alter.	Dauer der Krankheit.	Dauer der Behandlung.	Die gelösten Medicamente ad libr. ij.	Bemerkungen.
					zu Zeit, kehrt jedoch immer wieder. Patient kann anhaltender, ohne Anstrengung sprechen. Husten nimmt ab. Allgemeinbefinden bessert sich. Dieser Zustand erhält sich einige Zeit. Der weitere Verlauf der Krankheit ist mir unbekannt. Ende November Tod.
6. Frau Grbm.	29 Jahre	Laryngitis seit 8 Monaten.	11. — 23. Aug. 11 Inhalat.	Natr. chlor. ʒ j.	Stad. II. Aphonie; Ulcera laryngis. Fossa infraclavicularis sinistra abgeflacht, intensiv gedämpft, bronchiale Respiration, dasselbe hinten links. Respirationsfrequenz 32. Fieber. Puls 104. Laryngoskopie: Entzündliche Schwellung der ganzen Kehlkopfschleimhaut nebst den Stimmbändern, links flache Ulcerationen. Im Laufe der Behandlung vermindert sich der Husten allmälig. Die Entzündung der Kehlkopfschleimhaut nimmt an Intensität ab, die Aphonie weicht, die Sprache wird hell und ziemlich laut, bleibt jedoch noch immer heiser. Ulcera noch nicht vernarbt. Mattigkeit verringert. Cur zu früh unterbrochen.
7. Frau Thm.	34 Jahre	Laryngitis seit 9 Wochen.	27. Oct. bis 4. Febr. 64 Inhalat.	Natr. chlor. ʒ j—ij. Aluminis ʒ j. Tannin ʒ j. Kalii jodati ℈ j. Jodi puri gr. j.	Stad. I. Perichondritis Laryngis. Links oben, besonders hinten schwache Dämpfung; vorn überall vesiculäres Athmen, oben mit lauter Exspiration. Hinten zwischen linker Scapula und Wirbelsäule bronchiales Exspirationsgeräusch. Laryngoskop.: Bedeutende Geschwulst der Epiglottis mit starker Röthung an beiden Oberflächen. Beide Arytenoidknorpel, besonders der rechte, stark angeschwollen, Schleimhaut geröthet. Tiefer Einblick in den Larynx dadurch gehindert. Vollständige Aphonie; bedeutende Dyspnoë. Schmerzen sehr heftig, sowohl spontan nach den Ohren ausstrahlend, als ganz besonders bei Schluckversuchen. Schlucken sowohl fester als flüssiger Speisen ist fast unmöglich, sowohl wegen der Schmerzen, als auch wegen der Unbeweg-

Name und Stand.	Alter.	Dauer der Krankheit.	Dauer der Behandlung.	Die gelösten Medicamente ad libr. ij.	Bemerkungen.
					lichkeit der Epiglottis; die Speisen gelangen nämlich sehr leicht in den Larynx und rufen Erstickungsanfälle hervor, wobei sie dann häufig wieder durch die Nase herausgeschleudert werden. Starke Abmagerung. Hochgradige Mattigkeit. Fieber. Puls 120. Trockener quälender Husten. Derivantia, Antiphlogistica, Gurgelungen blieben ohne jeden Erfolg. Schon in den ersten Tagen der Inhalationscur lassen die Schmerzen wesentlich nach. Das Schlucken wird erleichtert. Patientin verschluckt sich nur noch selten, auch Schmerzen beim Schlucken verringert. Die Aphonie weicht, die Sprache wird klangvoll, bleibt indess immer heiser. Nach 8—10 Tagen sind bereits alle Schluckbeschwerden gewichen. Pat. kann sowohl Festes, als Flüssiges geniessen, ohne sich zu verschlucken. Athem freier; Husten geringer, Expectoration erleichtert, Auswurf vermehrt. In den folgenden 8 Tagen weichen die Schmerzen fast ganz; Pat. kann selbst heisse Speisen ohne Schmerzen geniessen. Der Kräftezustand hebt sich sehr wesentlich. Die Sprache wird etwas lauter, das Sprechen erleichtert. Husten bleibt trocken, vermindert sich bald, um nach Kurzem wieder zurückzukehren. Fieber verliert sich für einige Zeit, stellt sich jedoch bald wieder ein. Die Entzündung der Kehlkopfschleimhaut hat wesentlich nachgelassen, ebenso die Geschwulst der Epiglottis. In den späteren Wochen bleibt der Zustand im Allgemeinen derselbe. Pat. ist zwar nicht mehr aphonisch, jedoch noch immer bedeutend heiser. Schmerzen im Halse kehren zuweilen für kurze Zeit wieder, um bald von Neuem nachzulassen; ebenso das Fieber. Inhalationen von Alaun, kurze Zeit angewandt, scheinen die Schmerzen zu steigern; auch Tannin inhalirt entwickelt keine sonderliche Wirkung; die Expectoration wurde hiernach er-

Name und Stand.	Alter.	Dauer der Krankheit.	Dauer der Behandlung.	Die gelösten Medicamente ad libr. ij.	Bemerkungen.
					schwert, deshalb bald ausgesetzt. Touchiren mit Argent. nitricum bleibt gleichfalls ohne Erfolg. Am besten scheint die Chlornatriumlösung auf das Halsübel zu wirken, jedoch wird die Besserung nicht über jene erste Grenze hinaus gefördert. Anfangs Januar. Inhalation von Jod-Jodkalium. Die Sprache wird allmälig immer lauter, die Schmerzen verlieren sich vollständig. Die schon gemilderte Entzündung der Schleimhaut weicht fast ganz; die Geschwulst der Arytenoidknorpel fängt an etwas abzunehmen, so dass jetzt der Einblick in den Larynx gestattet ist. Stimmbänder sind blass, trüb, nur wenig geschwollen, gut beweglich. Husten bald leichter, bald schwerer; bald häufig, bald selten. Kräfte-Zustand hebt sich. Fieber weicht. Mitte Januar. Erkältung. Fieber kehrt mit Heftigkeit zurück. Von jetzt an Inhalation nur sehr unregelmässig. Das Halsübel bessert sich nicht weiter; zuweilen vorübergehend leichte Rückfälle. Husten dauert fort, oft heftig. Grosse Schwäche in Folge des Fiebers. Cur wird abgebrochen.
8. Ullrch., Beamter.	26 Jahre	Tubercul. pulmon. 2 Jahre (?) Laryngitis 11 Monate.	22. Nov. bis 5. Febr. 62 Inhalat.	Natr. chlor. ʒ iß. Aq. piceae ℥ j—iij. Später mit Zusatz von Natr. chlor. ʒ j. Kalii jod. ℈ j — ʒ ß. Jodi puri gr. j — iß.	Stad. I. Perichondritis laryngis. Fossa infraclavicularis dextra schwach gedämpft, daselbst leises unbestimmtes Athmen und Rasseln; auch unter linker Clavicula sparsames Rasseln mit vesiculärem Athmen. Laryngoskopie: Entzündliche Schwellung der Epiglottis; beide Arytenoidknorpel verdickt mit gerötheter Schleimhaut, kolbiger Wulst am linken Giessbeckenknorpel. Einblick in die Tiefe des Larynx dadurch verhindert. Heiserkeit; Sprache erschwert. Druck, Schmerz und Gefühl eines fremden Körpers im Kehlkopf. Trockener Husten. Zuweilen Fieber. Grosse Mattigkeit. Nachtschweisse. Puls 100 — 120. In den ersten 14 Tagen der Cur ist der Zustand sehr veränderlich;

Name und Stand.	Alter	Dauer der Krankheit.	Dauer der Behandlung.	Die gelösten Medicamente ad libr. ij.	Bemerkungen.
					der Kräftezustand hebt sich in keiner Weise: grosse Mattigkeit, häufig Fieber; Husten bald leicht, bald verstärkt, Schmerz im Halse bald gelinder, bald stärker; Sprache zuweilen heller, meist noch sehr heiser. Die Entzündung der Schleimhaut hat sich verringert. In den folgenden Wochen (Inhalation von Aq. picea mit Natr. chlor.) weicht das Fieber vollständig. Pat. fühlt sich kräftiger, Sprache wird etwas lauter, Schmerz gelindert, weicht jedoch nicht ganz. Erst nach den Jod-Jodkaliuminhalationen, Anfangs Januar, verliert sich der Schmerz vollständig, die Sprache wird laut, nur wenig belegt. Die Geschwulst der Arytenoidknorpel vermindert sich etwas, der Wulst bleibt bestehen. Die Kehlkopfschleimhaut wird allmälig ganz blass, die nun sichtbaren Stimmbänder erscheinen getrübt, aber gut beweglich. Der Husten wird, mit einigen Unterbrechungen, immer geringer. Nachtschweisse haben ganz aufgehört. Pat. fühlt sich sehr wohl und kräftig und arbeitet anhaltend ohne Beschwerden. In der letzten Zeit von Neuem Inhalation von Aq. picea. Der günstige Zustand bleibt bestehen. Pat. fühlt sich vollkommen wohl und kräftig. Alle krankhaften Symptome sind geschwunden bis auf ein seltenes Räuspern und eine leicht belegte Stimme. Es besteht im Larynx keine Entzündung mehr, dagegen sind die Giessbeckenknorpel noch verdickt und der Wulst linkerseits besteht fort.
9. Bckr., Schneider.	30 Jahre	Unbestimmt. Laryngitis 5 bis 6 Wochen.	26. Nov. bis 6. Decbr. 5 Inhalat.	Natr. chlor. ʒ j. Aq. piceae ℥ iij.	Dämpfung beider Lungenspitzen, Rasselgeräusche, bronchiales Athmen. Schwellung beider Stimmbänder. Sprache wird schon nach den ersten Inhalationen ziemlich laut. Sonst keine Aenderung des Zustands. Cur zu früh unterbrochen.

Name und Stand.	Alter	Dauer der Krankheit.	Dauer der Behandlung.	Die gelösten Medicamente ad libr. ij.	Bemerkungen.
10. Kswtr., Töpfer.	48 Jahre	2 Monate.	3. — 25. Februar 1863. 14 Inhalat.	Natr. chlor. ʒ j. Später auch Gurgelungen mit Borax. In den letzten Tagen Pinseln mit Argent. nitricum.	Stad. I. Unter beiden Claviculis Abflachung und Dämpfung. Starke Entzündung des Pharynx, des Gaumens und des Larynx. Starke Schwellung des linken Arcus glosso-pharyngeus, mit tiefer Ulceration. Auch Ulcera im Larynx. Aphonie. Heftige Schmerzen, Schlucken erschwert, häufig Verschlucken mit Stickanfällen. Die Schmerzen mildern sich, das Schlucken wird erleichtert, Sprache wird etwas lauter. Entzündung wird geringer, die Geschwüre beschränken und reinigen sich. Inhalationen werden nur unregelmässig gebraucht und früh abgebrochen.
11. Frau Wlk.	36 Jahre	2 Jahre. Laryngitis seit 3 Monaten.	6. März bis 3. Juni 1863. 56 Inhalat.	Infus. Flor. Tiliae (e. ʒ ij par.) Später mit Zusatz von Natr. chlor. ʒ j. Kalii jodati ℈ j. Jodi puri gr. j. Aluminis ʒ j—ij.	Laryngitis geheilt. Tuberculosis pulmonum gebessert. S. Bericht.
12. Erfrt., Schneider.	31 Jahre	1 Jahr. Laryngitis 3 Monate.	4. April bis 13 Mai. 31 Inhalat.	Aluminis ʒ j — ij.	Stad. II. Ulcus laryngis. Beide Claviculargegenden eingesunken und gedämpft, rechts totale Dämpfung bis zur zweiten Rippe; beide Scapulargegenden, am meisten rechts, gleichfalls gedämpft. Unter rechter Clavicula bronchiales Athmen und consonirendes, metallisches Rasseln, unter linker Clavicula lautes unbestimmtes Athmen; hinten oben beiderseits bronchiales Athmen und Rasseln. Laryngoskopie: Schleimhaut des ganzen Kehlkopfs livid geröthet; beide Stimmbänder gleichfalls geröthet, knotig verdickt; Ulcus im rechten Stimmband. Bedeutender Schmerz

Name und Stand.	Alter.	Dauer der Krankheit.	Dauer der Behandlung.	Die gelösten Medicamente ad libr. ij.	Bemerkungen.
					im Halse. Aphonie. Fieber; bedeutende Abmagerung und Mattigkeit. Schon in den ersten Tagen vermindern sich die Halsschmerzen sehr wesentlich, die Sprache gewinnt an Klang, die Nächte sind weniger von Husten gestört. Die Röthung der Kehlkopfschleimhaut erscheint bei der Laryngoskopie weniger intensiv. Am 10ten Tage haben die Schmerzen im Halse fast ganz aufgehört, Patient spricht zwar heiser, aber laut und klangvoll. Husten ist selten, gering und leicht, Nachtruhe fast ungestört. Patient fühlt sich kräftiger und freier auf der Brust; Fieber besteht fort. In den folgenden Tagen ist der Zustand veränderlich, es treten auch Geschwüre am Gaumenbogen ein, die jedoch schnell heilen. Bald wieder Rückkehr in den früheren Zustand der Besserung; auch das Ulcus am rechten Stimmband verheilt, wie die Laryngoskopie am 28. April ergiebt. Am 8. Mai erscheint das früher ulcerirte, geröthete und stark geschwollene rechte Stimmband weiss und sehnig, das linke Stimmband ist noch ein wenig verdickt und vielfach injicirt, die übrige Larynxschleimhaut ist nur wenig geröthet. In den folgenden Tagen treten wieder von Neuem Schmerzen im Halse ein, der Husten vermehrt sich, die Mattigkeit nimmt zu, so dass Patient die Cur unterbricht. Fieber besteht fort. Die Krankheit scheint trotz der auffallenden Besserung der Kehlkopfaffection fortzuschreiten. Tod nach mehreren Wochen.
13. Frnk., Müller.	33 Jahre	Husten seit 8 — 9 Jahren. Seit ¼ Jahr (?) Zeichen der Phthisis. Laryngitis seit 4 Wochen.	30. Juni bis 1. Aug. 1863. 29 Inhalat.	Aq. piceae ℥j—ij. Liqu. Ferri sesquichlor. ℥β—j.	Stad. I. Heilung der Laryngitis. Wesentliche Besserung des Lungenleidens und des Allgemeinbefindens. S. Bericht.

B. Kein Erfolg.

Name und Stand.	Alter.	Dauer der Krankheit.	Dauer der Behandlung.	Die gelösten Medicamente ad libr. ij.	Bemerkungen.
1. Vgt., Bodenmeister.	39 Jahre	Laryngitis 9 Wochen.	15.—21. November 1862. 6 Inhalat.	Natr. chlor. ℨj.	Stad. I. Das Leiden begann mit Laryngitis vor 9 Wochen. Totale Heiserkeit, Kratzen und wundes Gefühl im Halse. Entzündliche Schwellung der Pharynx- und Larynxschleimhaut, auch Stimmbänder geröthet. Anschwellung der Giessbeckenknorpel mit intensiver Röthung der Schleimhaut. Regio infraclavicularis beiderseits nur schwach gedämpft; leises vesiculäres Athmen, kein Rasseln, Husten gering. Sofort nach den ersten Inhalationen wird der Hals freier, Kratzen verliert sich, Sprache wird lauter. Cur wird jedoch schon nach 6 Inhalationen abgebrochen.
		6 Monate.	5.—12. März 1863. 6 Inhalat.	Natr. chlor. ℈ ij.	Stad. II. Die Lungentuberculose ist bedeutend vorgeschritten. Obere Lungenpartien, besonders links, intensiv gedämpft, bronchiales Athmen, Rasseln, quälender Husten, Pharynx und Larynx intensiv geröthet, Arytenoidknorpel angeschwollen; an der hinteren Larynxwand Ulcera. Rechtes Stimmband stark geröthet, linkes Stimmband weiss, an dem freien Rande etwas zottig. — Vollständige Aphonie. — Starkes Fieber. Nach 6 Inhalationen keine Besserung des Halsleidens. Cur von Neuem unterbrochen.
2. Slstrng., Tischler.	28 Jahre	1 Jahr. (?) Laryngitis 9 Monate.	21. Juli bis 26. Aug. 12 Inhalat.	Natr. chlor. ℨβ—iβ. Später Zusatz von Aq. picea. Touchiren mit Argent. nitricum.	Stad. II. Ulcus laryngis. Phthisis beider Lungenspitzen, besonders rechts. Starke Schwellung der Stimmbänder; rechtes Stimmband ulcerirt. Starkes Fieber. Inhalation sehr unregelmässig. Nur vorübergehende Erleichterung. Kein wesentlicher Erfolg. Krankheit schreitet vor.
3. Frl. Br.	17½ Jahre	11 Monate. 9 Monate Laryngitis.	9. bis 23. September.	Infus. Flor. Tiliae (e. ℨij par.) libr. ij.	Stad. II. Phthisis beider Lungenspitzen, am meisten rechts. Entzündung und Ulceration im Larynx (rechtes Stimmband). Aphonie.

Name und Stand.	Alter.	Dauer der Krankheit.	Dauer der Behandlung.	Die gelösten Medicamente ad libr. ij.	Bemerkungen.
			Selten und unregelmässige Inhalat.	Innere Mittel.	Seit 9 Wochen bedeutende Diarrhöe, nicht zu stillen. Hochgradige Abmagerung. Fieber. Die selten und vorsichtig angewandten Inhalationen schaffen vorübergehende Erleichterung im Halse; die Expectoration, früher erschwert, jetzt ohne Anstrengung. Die Krankheit schreitet indess vor, die Diarrhöen werden zwar seltener, sind aber trotz vielfacher Mittel, sowohl innerlich als im Klystier, nicht zu beseitigen. Zunehmende Erschöpfung. Tod am 20. October.
4. Wssl., Referendar.	28 Jahre	5 Jahre. (?)	20. Oct. bis 6. Decbr. 41 Inhalat.	Natr. chlor. ʒ j. Aq. piceae ℥ j — iij. Aluminis ʒ j—ij.	Stad. I. Leichte Dämpfung unter linker Clavicula. Mässige Röthung der Kehlkopfschleimhaut. Stimmbänder normal. Husten meist heftig. Stimme belegt. Druck u. Wundsein im Halse. Häufig Fieber. Husten und krankhafte Symptome im Halse mildern sich vorübergehend, besonders nach der Inhalation von Alaun. Pat. nimmt an Kräften zu, jedoch ist der Zustand dauernd veränderlich, so dass kein bleibender Nutzen erzielt wird. Einige Wochen später nach einer Reise wesentliche Verschlimmerung der Krankheit. Tod im Frühjahr.
5. Brmstr., Buchhalter.	52 Jahre	8 bis 9 Jahre. (?)	21. Jan. bis 6. Febr. 9 Inhalat.	Aq. piceae ℥ β—iij.	Stad. II. Beide Lungenspitzen besonders rechts intensiv gedämpft; bronchiales Athmen. Rasseln. Starke Röthung der Ligam. ary-epiglottica und der Giessbeckenknorpel. Stimmbänder normal. Diarrhöe. Hochgradige Schwäche. Fieber. Vorübergehende Erleichterung des Hustens. Zustand ist indess sehr veränderlich. Allgemeinbefinden nicht gehoben. Wegen der grossen Schwäche Inhalation unterbrochen. Tod im Frühjahr.

Name und Stand.	Alter.	Dauer der Krankheit.	Dauer der Behandlung.	Die gelösten Medicamente ad libr. ij.	Bemerkungen.
6. Lbmn., Instrumentenmacher.	34 Jahre	4 Monate. Laryngitis 2—3 Mon.	29. Jan. bis 13. Febr. 12 Inhalat.	Infus. Flor. Tiliae (e. ℨ ij) libr. ij. Aq. piceae ℥ ij. Natr. chlor. ℨ β. Tinct. Opii gtt. xij — xxxvj.	Stad. II. Dämpfung beider Lungenspitzen; Rasseln, unbestimmtes und bronchiales Athmen. Entzündung der Kehlkopfschleimhaut. Röthliche Schwellung beider Stimmbänder. Fieber. Sehr quälender Husten. Aphonie. Keine Erleichterung.

Durchschnittsberechnung.

A. In Betreff der Gesammt-Affection (Tuberculosis pulmonum et laryngis).

	Gebessert:	Erfolglos behandelt:
Zahl der Kranken	13.	6.
Dauer der Krankheit	1½ Jahre. (??)	2¼ Jahre.
Dauer der Behandlung	42 Tage.	22 Tage.
Anzahl der Inhalationen	31.	15.

B. In Betreff der Laryngitis tuberculosa.

	Geheilt:	Gebessert:	Erfolglos behandelt:
Zahl der Kranken	5	10	6
Dauer der Laryngitis	2 Monate.	4½ Monate.	7 Monate.
Dauer der Behandlung	35 Tage.	34 Tage.	22 Tage.
Anzahl der Inhalationen	23 Inhalat.	26 Inhalat.	15 Inhalat.

Die vorliegende Tabelle können wir nach zwei Gesichtspunkten ins Auge fassen.

Betrachten wir erstens die Affection des Larynx für sich allein, abgesondert von der Allgemeinerkrankung, so finden wir, dass in fünf Fällen die Laryngitis ganz beseitigt wurde (No. 2, 3, 11, 13 und No. 1 erstes Stad.), und in zehn Fällen sich besserte (A. No. 4 — 10, No. 12, No. 1 Stad. II; B. No. 1 Stad. I), dass dagegen in sechs Fällen gar kein Erfolg oder nur ein momentan vorübergehender erzielt wurde.

Fassen wir dem gegenüber die Tuberculose als Gesammtkrankheit, mit der Laryngitis als Theilerscheinung derselben, auf, so wurde in 13 Fällen das Leiden gebessert, indem entweder einzelne Symptome der Erkrankung für sich allein beseitigt oder gemildert wurden, während die Phthisis in andern Bezirken fortschritt, oder es war zugleich eine allgemeine Besserung des ganzen Uebels damit verbunden. In sechs Fällen wiederum blieb die Cur ohne jeden merklichen Erfolg; in allen diesen — ausser einem No. 4 — war die Krankheit ins letzte Stadium vorgerückt: es wurden hier nur wenige und sehr unregelmässige Inhalationen angewandt, daneben wurden die nothwendigen inneren Mittel gereicht. Von den Inhalationen war in diesen Fällen keine eingreifende Wirkung erwartet worden; höchstens war ein palliativ-symptomatischer Erfolg zu hoffen. Wie hoch ein solcher allein schon bei jener mörderischen Krankheit anzuschlagen ist, wird wohl Niemandem zweifelhaft sein: Niemand wird den Werth einer Medication verkennen, die, wenn auch nicht das vorgeschrittene Leiden aufzuhalten, so doch die damit verbundenen qualvollsten Schmerzen zu lindern und zu beseitigen vermag. Dies gilt ganz besonders von manchen Larynxaffectionen, die dem Kranken noch die letzten Wochen seines Lebens zur Qual machen, die ihn bei jedem Schluck der zu seiner Erhaltung nothwendigen Nahrung auf's Grässlichste peinigen. Ich verweise besonders auf einzelne genaue Berichte der Tabelle (No. 7, 10).

Es ist besonders die Affection des Larynx und Pharynx, welche durch Inhalationen gemildert und selbst beseitigt wird. Die Einwirkung auf die Luftröhren und Lungen wird hier nicht nur durch die meistentheils flache Respiration der Kranken, sondern oft auch noch durch pathologische Processe im Kehlkopf, welche den Aditus laryngis verengen, so ganz besonders durch Perichondritis der Giessbeckenknorpel (No. 7 und 8) — gehemmt. Zuweilen erlangt man schon in kurzer Zeit, selbst bei eingewurzeltem Uebel, eine überraschend schnelle Besserung, wie es folgender Fall zeigt:

Zwanzigster Fall. (No. 4.)

(29. Mai — 3. Juni 1862.)

Aphonie durch Laryngitis bei Tuberculosis pulmonum.

Schlz., 32 Jahre alt, Sattler, mässig gross, sehr blass, mager. Derselbe hustet von früher Kindheit an. Seit Weihnachten 1861 verschlimmert sich der Husten und es tritt Heiserkeit ein, die vor vier Wochen in vollständige Stimmlosigkeit übergeht.

Am 29. Mai untersuchte ich den Kranken. Brust ist ziemlich flach. Unter der rechten Clavicula gedämpfter Percussionston, längs der ganzen rechten Seite zahlreiche blasige Rasselgeräusche. Links überall lautes vesiculäres Athmen, auf der linken Scapula sparsames Rasseln. Die Laryngoskopie ergiebt eine starke Schwellung und Röthung der Schleimhaut des Kehlkopfs, am meisten der Stimmbänder.

Puls ist klein, sehr frequent, zwischen 90, 100 und mehr. Sprache ist flüsternd, ohne jeglichen Klang; einen lauten Ton hervorzubringen ist unmöglich. Husten häufig, Expectoration leicht, zahlreiche homogen schleimig eitrige Sputa.

Am 29. Mai erste Inhalation von Solut. Natr. chlor. gr. ij ad ℥j. 30. Mai zweite Inhalation. Am 31. Mai, 1. und 2. Juni täglich zweimal inhalirt. Pat. giebt gleich nach den ersten Inhalationen an, dass er ein behaglicheres Gefühl im Kehlkopf habe und eine Besserung verspüre, jedoch war objectiv nichts wahrzunehmen. Am 1. Juni, also am vierten Tage und nach der sechsten Einathmung, etwa zwei Stunden nach derselben, bemerkte Pat., dass er bereits laute Töne ausstossen könne. Am folgenden Tage kam mir Pat. mit einem lauten Guten Morgen entgegen, jedoch war die Stimme in dem Maasse rauh und heiser, dass sie gleich den gräulichsten Dissonanzen das Ohr auf das Unangenehmste afficirte. Ausserdem wurde Pat. durch das Hervorbringen lauter Töne ausserordentlich angestrengt, so dass ich ihm weiter zu flüstern empfahl. Selbst das Flüstern hatte aber schon eine Spur von Klang.

Pat. athmet am 2. Juni zweimal, am 3. Juni noch einmal ein. An diesem Tage, also am sechsten nach Beginn der Cur und nach der neunten Inhalation, sprach Pat. bereits sehr laut, deutlich und ohne jede Anstrengung, nur hatte die Stimme noch einen leichten, heiseren Timbre. Leider musste Pat., der sich schon für genesen hielt, noch an demselben Tage nach seiner Heimath zurückreisen, und die Cur konnte, wie wünschenswerth, nicht weiter fortgesetzt und nicht mehr auf den Husten, der noch unverändert fortbestand, eingewirkt werden. Er versprach nach einigen Tagen wieder zu kommen, was aber nicht geschah.

Ferner verweise ich auf meine in der Tabelle genau mitgetheilten Fälle (No. 12), wo ein sehr vorgeschrittenes Larynxleiden wesentlich gebessert wurde, wo selbst ein Ulcus während der Behandlung heilte, wo aber nichtsdestoweniger die Allgemeinerkrankung vorschritt.

Ich lasse noch mehrere Krankenberichte folgen: die einen mögen zeigen, was wir bei noch nicht eingewurzelter Krankheit zu erreichen vermögen, ein anderer kann eine Vergleichung des Nutzens bieten, den die Inhalationen im ersten, mit dem, welchen sie im zweiten Stadium zu schaffen im Stande sind.

Einundzwanzigster Fall. (No. 3.)

(27. Mai — 12. Juli.)

Tuberculosis pulmonum, Laryngitis, Ozaena.

Frau Jnkr., 30 Jahre alt, gross, zart gebaut, stammt aus gesunder Familie. Sie hat zwei Kinder geboren und einmal abortirt. Vor sechs Jahren hatte sie als Amme 19 Monate gesäugt; es stellten sich Brustschmerzen und Blutspeien ein. Ob sie nach dem schon gehustet, weiss sie nicht mit Sicherheit anzugeben. Vor drei Jahren trat ein starker Husten auf, der sich später linderte, oft wieder exacerbirte, aber seitdem nie ganz gewichen ist. Im December vorigen Jahres exacerbirte der Husten von Neuem und es gesellte sich Heiserkeit und ein trockener Schnupfen in dem Grade hinzu, dass es Pat. seitdem unmöglich war, durch die Nase Luft zu holen und sie des Nachts mit offenem Munde zu liegen gezwungen war. Im April trat noch eine Entzündung am Gaumen mit flacher Geschwürsbildung auf, die schon wieder in der Heilung begriffen ist.

Am 27. Mai untersuchte ich die Kranke. Brust schwach gewölbt, der obere Theil des Thorax bewegt sich nur sehr wenig beim Athmen. Unter der rechten Clavicula Dämpfung und schwaches, unbestimmtes Athmungsgeräusch; auch auf der linken Scapula Dämpfung und sparsame Rasselgeräusche. Sonst überall lauter, tiefer Ton und vesiculäres Athmen. Die laryngoskopische Untersuchung ergiebt eine Röthung der Kehlkopfschleimhaut und Wulstung der Stimmbänder. Pat. hüstelt dauernd, besonders stark des Morgens; Auswurf ist gering. Die Stimme ist belegt, wird nach einigem Sprechen schnell heiser; auch ist das Sprechen sehr anstrengend. Dauernd Kitzel im Halse.

Am 27. Mai erste Inhalation von Sol. Natr. chlor. ℈j ad lbr.j Aq. dest. Während des Einathmens weicht der Kitzel im Halse, dafür Gefühl des Wohlbehagens. Dasselbe dauert ca. 2—3 Stunden. Sofort nach der ersten Inhalation erklärt Pat., dass sie plötzlich durch ihre Nase Luft holen könne, was sie seit mehreren Monaten nicht gekonnt hätte. Nachts hustete Pat. mehr als gewöhnlich, sie hatte jedoch vorher Wein getrunken.

28. Mai zweite Inhalation. Dasselbe behagliche Gefühl im Halse. Täglich einmal inhalirt.

1. Juni Husten seltener. Sprache weniger heiser, andauernder, mit geringerer Anstrengung. Kein Kitzel im Halse. Nase durchgängig, reichlich secernirend.

Die Cur muss, da die Frau verreisen will, unterbrochen werden.

Am 23. Juni kehrt sie zurück. Heiserkeit und Husten blieb gebessert, verschlimmerte sich jedoch wieder seit acht Tagen, auch der Kitzel im Halse trat wieder ein. Die Nase war frei geblieben, secernirt viel. Sie athmet nun von Neuem wieder mit geringen Unterbrechungen täglich eine verdünnte Kochsalzlösung (gr. iiß ad ℥j) ein. Alle Symptome mildern sich schnell, der Kitzel im Halse weicht ganz.

Am 30. Juni ist der Husten bis auf ein seltenes Hüsteln ohne Auswurf vermindert; auch des Morgens hustet Pat. fast gar nicht. Sprache nur ein wenig belegt. Pat. kann lange Zeit ohne Anstrengung sich unterhalten. Die Nase secernirt weniger.

Die Cur wird noch zwölf Tage fortgesetzt, während deren der letzte Rest des Hustens weicht. Jede krankhafte Empfindung im Halse ist entfernt. Sprache ist frei, nur zuweilen noch ein wenig rauh. Puls, früher mehr als 90, erhält sich seit ca.

14 Tagen auf wenig über 70. Bei der nochmaligen Untersuchung der Brust hört man keine Rasselgeräusche mehr, nur noch unter der linken Clavicula, wo das Athmungsgeräusch jetzt schwach vesiculär ist, zuweilen einen pfeifenden Exspirationston. Die Schleimhaut des Kehlkopfs ist blass und überall frei von Entzündung; auch die wahren Stimmbänder sind blass, aber noch etwas gewulstet. —

Ein Jahr später sah ich die Frau wieder, sie befindet sich seit der vorjährigen Behandlung vollkommen wohl, klagt weder über den Hals, noch über Husten und sieht voll, ja blühend aus.

Zweiundzwanzigster Fall. (No. 1.)

Tuberculosis pulmonum. Laryngitis. Haemoptöe.

Gtngr., 38 Jahre alt, Kaufmann, aus gesunder Familie stammend, von zarter, schwächlicher Constitution, sonst immer gesund. Im Spätsommer 1860 stellte sich zuerst Husten ein, der mit häufiger Exacerbation permanent blieb und sich zuweilen, zuletzt im vorigen Sommer (1861), mit Hämoptysis verband. Schwäche, Abmagerung. Dyspnoë tritt nur bei starken Bewegungen hervor. Sprache frei. Pat. hustet dauernd, besonders des Morgens und nach der Mahlzeit, wobei er ohne Mühe sehr reichliche Sputa auswirft.

Die Brust ist flach, wenig beweglich. Respiration ist beschleunigt. Ueber dem linken Lungenflügel ist sowohl vorn als hinten der Thorax gedämpft, das Athmungsgeräusch ist daselbst unbestimmt, mit Rasselgeräuschen verbunden.

10. April. Erste Inhalation. Aluminis ʒj ad lbr. ij, auf ʒij steigend.

Die Cur dauert mit geringer Unterbrechung bis zum 5. Mai. Während dessen nimmt — trotz des regnerischen und stürmischen Wetters — der Husten immer mehr ab, ohne dass die Expectoration erschwert wird, die Sputa verringern sich merklich. Zuletzt giebt Pat. an, dass er am Tage gar nicht mehr und des Morgens nur noch unbedeutend huste. Pat. fühlt sich vollkommen wohl und kräftig. Dieser günstige Gesundheitszustand erhält sich auch nach Aufhören der Cur, als am 13. Mai, nach einer starken Aufregung, sich plötzlich ein heftiger, bräuneartiger, trockener Husten entwickelt, zu dem sich Heiserkeit zugesellt, die innerhalb weniger Stunden zur vollständigen Aphonie sich steigert. Auch etwas Nasenbluten tritt ein. Pat. verlangt sofort meine Hülfe. Ich lasse ihn eine Solutio Natr. chlor. ʒj ad lbr. ij 15 Minuten lang einathmen.

Während der Inhalation wird der Husten leichter, es wird etwas Schleim expectorirt; die Stimme erhält bereits einen leisen Klang. Zwei Stunden später, Abends 9 Uhr, ist die Stimme bereits mässig laut und Pat. kann sich ohne Mühe längere Zeit unterhalten. Der Husten hat bedeutend nachgelassen.

Nachts macht Pat., auf meine Verordnung, eine hydropatische Einwickelung des Halses. Am andern Morgen (14. Mai) ist die Heiserkeit bis auf eine Spur verschwunden; Husten sehr gering. Nach einer nochmaligen Inhalation verliert sich die Heiserkeit vollständig. Der Husten ist leicht, selten.

Ende des Monats wird der Husten wieder häufiger und die Expectoration vermehrt; nach mehreren Alaun-Inhalationen (Aluminis ʒj — ij) bessert sich der Zustand ganz in der früheren Weise. Die Cur wird Anfangs Juni beendigt. Pat. fühlt sich mit geringen Unterbrechungen ziemlich wohl.

Anfangs Juli geht er, wie im vorigen Jahre, nach Ems, wo er den Kesselbrunnen trinkt. Er befindet sich dort Anfangs wohl, wird aber am Ende des Monats von einer heftigen Hämoptoë, wobei er grosse Quantitäten flüssigen Bluts in einem Sturze entleerte, befallen. Seitdem geht das Uebel in das zweite Stadium über, und nimmt einen rapiden Verlauf an. Es stellt sich ein quälender Husten ein, Anfangs trocken, später reichliche cavernöse Sputa entleerend. Pat. erholt sich von der Anämie nur langsam; die Dyspnoë und Schwäche bleibt bedeutend. Von Ems geht er nach Badenweiler, daselbst tritt Mitte September bei nebligem Wetter plötzlich Heiserkeit, verbunden mit Halsschmerzen, auf, und der Husten, schon etwas milder geworden, exacerbirt von Neuem; er quält Pat. Tag und Nacht. Acht Tage später kehrt Pat. nach Berlin zurück. Am 29. September verlangt er von Neuem meine Behandlung.

Die Heiserkeit war stetig geblieben, bald stärker, bald schwächer; das Sprechen strengt sehr an. Lästiges Kitzeln im Halse, kein Schmerz. Der Husten ist heftig und quälend. Pat.

hatte Abends Morphium mit Plumbum aceticum genommen, wodurch die Nächte frei waren; bei Fortlassen dieses Pulvers auch des Nachts sehr viel Husten. Der Auswurf ist reichlich, die Expectoration dennoch erschwert, oft bis zum Würgen und Erbrechen. Puls 90—100. Die Untersuchung der Brust ergiebt unter linker Clavicula keine stärkere Dämpfung als früher, dagegen sind jetzt beide Schulterblätter sehr intensiv gedämpft. Man hört daselbst mittelgrossblasiges und kleinblasiges Rasseln, schwaches, unbestimmtes Athmen. Die Laryngoskopie zeigt eine starke Röthung der Epiglottis an ihren unteren Flächen: die Arytenoidknorpel sind angeschwollen und intensiv roth, zum Theil mit Eiter belegt; auch das Innere des Larynx, so wie die Stimmbänder sind entzündet. Ulcera konnte ich, da die Laryngoskopie sehr behindert war, nicht mit Sicherheit constatiren.

29. September. 1. Inhalation:

Natr. chlor. ʒj ad lbr. ij,
Tinct. Opii gtt. xij — ℈j.

Bei Besserung des Zustands wird die Tinct. Opii einige Zeit fortgelassen. Später wird, statt des Natr. chlor., Alaun ʒj angewandt.

3. October. Der Zustand hat sich allmälig wesentlich gebessert. Der Husten ist weit geringer und milder geworden, auch Nachts nur wenig (innerlich nicht Opium). Auswurf reichlich. Die Stimme ist klarer, Sprechen strengt nicht an. Kitzel im Halse nur selten.

8. October. Sprache ganz laut, wird auch bei längerem Sprechen kaum mehr belegt. Husten gering; Auswurf mässig reichlich. Expectoration meist leicht, zuweilen jedoch heftige Hustenstösse mit Würgen. Nächte meist gut. Nachtschweisse bald geringer, bald stärker.

15. October. Bis jetzt war der Zustand ziemlich günstig geblieben. Heute wieder Husten verstärkt, Stimme belegt sich häufig. Gefühl der Rauhigkeit im Halse, Schnupfen (das Wetter ist von jetzt an sehr veränderlich, viel Regen und Wind).

8. November. In der Zwischenzeit ist der Zustand des Kranken ziemlich veränderlich, die Sprache wird bald ziemlich laut, bald mehr belegt. Auch der Husten war bald milder, bald heftiger. Appetit ist nicht besonders, zuweilen Würgen und Er-

brechen. Kein Fieber. Puls ca. 90 — 96. Pat. geht, wenn auch mit einiger Schonung, täglich seinen Geschäften — ausserhalb des Hauses — nach.

Pat. consultirt nun einen andern Arzt, es werden ihm vier Blutegel an den Hals gesetzt, und ausserdem wird ihm eine Molkencur verordnet. Die Inhalationscur wird abgebrochen. Nach dem Blutverlust wird Pat. ziemlich geschwächt, die Erleichterung im Halse ist nur eine momentane, die Heiserkeit besteht fort. Pat. muss von nun an das Zimmer hüten, das er nicht wieder verlassen hat.

15. November. Nachdem in den letzten zwei Tagen der Husten sich etwas gemildert hatte, erfolgte plötzlich am Abend des 15. November eine Hämoptoë. Dieselbe dauert trotz innerlich angewandter Mittel (Plumb. acet.; Acid. sulph. dilut. etc.) 2 — 3 Tage lang fort. Der Blutverlust ist zwar nicht bedeutend, dennoch wird Pat. dadurch ausserordentlich geschwächt; es stellt sich Fieber ein (Puls 120), der Husten exacerbirt, Anfangs trocken, später mit Expectoration reichlicher, cavernöser Sputa.

29. November. Pat. hat sich von der letzten Attaque noch nicht ganz erholt; da tritt von Neuem Hämoptoë auf, wobei ziemlich grosse Quantitäten Blut sturzweise entleert werden. Trotz der grössten Schonung und Ruhe des Kranken, trotz aller innerlich und äusserlich angewandten Mittel (Plumb. acet. mit Opium, Acid. sulph. dilut. etc., blutige und trockene Schröpfköpfe) dauert die Hämorrhagie drei Tage lang, bis zum 1. December, fort; ja in den folgenden Tagen ist die Menge des entleerten flüssigen Bluts grösser noch, als am ersten. Starkes Fieber, das von nun an nicht mehr weicht. Puls 120 — 140. Quälender Husten, Anfangs trocken, später mit copiösen, geballten Sputis, in denen sich zuweilen Blutspuren vorfinden. Die Heiserkeit ist in eine totale Aphonie übergegangen. Es stellen sich auch mehr oder weniger heftige Schmerzen im Halse ein, die das Schlucken ausserordentlich erschweren. Appetit gering, häufig Erbrechen, Zunge belegt. Stuhlgang bisher unregelmässig, jetzt Neigung zu Diarrhöen und häufigem Meteorismus.

Am 20. December werde ich von Neuem zugezogen. Ohne Hoffnung, den Fortschritt der Krankheit hemmen zu können, konnte ich doch meine Hülfe nicht versagen, um wenigstens die Qualen des Pat. zu mildern.

Die Schmerzen beim Schlucken hatten nämlich den höchsten Grad erreicht, so dass Pat. alle Nahrung bis auf ein Minimum zurückwies, um nicht die Pein beim Schlucken zu erdulden. Die Laryngoskopie ergiebt eine intensiv rothe Schwellung der Epiglottis und der Arytenoidknorpel, und eine vollständige ulcerative Zerstörung des rechten Stimmbands.

20. December. 1. Inhalation:

Aluminis ʒj ad lbr. ij,

später Zusatz von Aq. piceae ℥j — iv.

Die Inhalationen werden weder regelmässig, noch in strenger Form, und immer nur 10 — 15 Minuten lang, ausgeführt. Später werden noch Gurgelungen mit Salvei und Borax hinzugefügt.

2. Januar. Die Schmerzen haben sich allmälig verloren, sie sind auch beim Schlucken nur gering. Pat. fühlt sich weniger matt. Husten bald heftiger, bald leichter; Auswurf noch immer reichlich, jedoch gegen früher wesentlich vermindert. Noch immer totale Heiserkeit, jedoch kann Pat. mit etwas Klang sprechen, wenn er sich anstrengt. Noch immer Fieber. Puls 120.

15. Januar. Der Zustand ist ungefähr derselbe geblieben. Im Halse nur noch selten Schmerzen, die Sprache ist flüsternd; des Morgens gelingt es oft, mit lauter, aber sehr belegter Stimme zu sprechen. Husten ist mässig, desgleichen der Auswurf; Expectoration leicht. Nachts meist Schlaf, in den letzten Tagen ohne Schweisse. Appetit gering, häufig Erbrechen, besonders nach dem Genuss von Speisen. Stuhlgang täglich 2 — 3 Mal, diarrhoisch. Bald grössere, bald geringere Schwäche. Puls 120.

Die Inhalationen kamen zuletzt sehr unregelmässig, in den letzten Tagen gar nicht, zur Anwendung. Innere Mittel wurden, je nach den Indicationen, neben den Einathmungen verordnet. Am Abend des 15. Januar, nachdem Pat. am Tage sich aufgeregt hatte, erfolgte während des Stuhlgangs von Neuem eine plötzliche Hämoptoë, mit Entleerung von ca. sechs Unzen schaumigen, flüssigen Bluts. Hochgradige Schwäche, Facies Hippocratica, Ausdruck der höchsten Angst im Gesicht. Pat. sitzt aufrecht im Bette, jede Bewegung vermeidend. Es wird ihm sofort ein Pulver von Plumb. acet. gr. β mit Morphium gr. $\frac{1}{16}$ gereicht. Dennoch wird nach etwa einer halben Stunde wieder eine Quantität flüssigen Bluts, etwa 1½ Esslöffel voll, ohne Husten expectorirt. Schnell herbeigerufen, lasse ich nun sofort eine Mischung von

Liquor ferri sesquichlorati ʒij,
Aq. destill. ℥vj

pulverisiren. Während Pat. ruhig im Bett aufrecht sitzt, wird ihm die Trommel des Apparats vor den Mund gehalten. Pat., obgleich er früher jede Bewegung scheute und nur flach respirirte, wagt jetzt immer tiefere Athemzüge, ohne dass dies nach seiner Angabe ihn anstrengt. Die Inhalationen werden, mit vielen Pausen, etwa 20 — 25 Minuten lang fortgesetzt, so dass etwa 1 — 2 ℥ der Flüssigkeit verbraucht werden. Pat. hat ein stark zusammenziehendes Gefühl mit Tintengeschmack im Munde und eine ätzende Empfindung im Larynx. Die Inhalation reizt nicht zum Husten. Nur in einer Zwischenpause erfolgt ein starker Hustenstoss, wobei *fest zusammengeballte, schwarze Blutcoagula*, zum Theil mit etwas Schleim gemischt, expectorirt werden. Nach Beendigung der Inhalation werden gleichfalls in längeren oder kürzeren Zwischenräumen kleine Klümpchen *festen geronnenen Blutes* durch Husten expectorirt. *Flüssiges Blut wird nicht wieder entleert.* Die Angst des Kranken verliert sich, da er sich bewegen und selbst husten kann, ohne eine neue Hämorrhagie hervorzurufen; sein Gesichtsausdruck wird munterer.

Es wird innerlich noch ein Pulver von Plumb. acet. gr. β, Morphii acet. gr. $\frac{1}{16}$ dargereicht. Er schläft die Nacht ruhig, die Pulver werden auch am folgenden Tage weiter gereicht.

16. *Januar.* Pat. hustet häufig trocken und expectorirt dabei noch bis gegen Mittag feste Blutcoagula, mit wenig Schleim vermischt.

Nachmittags wird noch eine Mischung von Liquor ferri sesquichlor. ʒj ad Aq. destill. ℥vj inhalirt; jedoch nur kurze Zeit, 5 — 10 Minuten lang. Keine Beschwerden. Die Blutung kehrt nicht zurück. Husten ist Anfangs noch immer trocken. Gegen Abend jedoch stellt sich bereits eine erleichterte Expectoration ein.

Fieber besteht fort. Hochgradige Mattigkeit. Pat. verlässt nach einigen Tagen zwar wieder das Bett, jedoch nimmt die Schwäche immer mehr zu. Die diarrhoischen Stühle wollen nicht weichen. Appetit liegt darnieder. Puls 120 — 150. Keine Schmerzen. Am 3. Februar Nachts sanfter Tod.

Dieser Fall ist in vieler Beziehung lehrreich: er zeigt uns den Unterschied dessen, was wir im ersten Stadium, mit dem, was wir im letzten zu erzielen vermögen. Während wir eine Laryngitis sofort bei ihrem Entstehen unterdrücken und sämmtliche Symptome der Lungentuberculose bessern konnten, gelang es uns im zweiten Stadium nicht, den Lauf der Krankheit zu hemmen, und wir mussten mit einem beschränkten palliativen Erfolg uns zufrieden geben. Zugleich zeigt dieser Fall die hämostatische Wirkung der Eiseninhalation in eclatanter Weise. Alle inneren und äusseren Mittel waren bei früheren Gelegenheiten die Blutung aufzuhalten nicht im Stande; die letzte Hämorrhagie hingegen, die bei dem innerlichen Gebrauch von Plumb. acet. noch fortdauerte, stand sofort während der ersten Inhalation. Der schon in den Pausen der Einathmung plötzlich auftretende trockene Husten, mit Auswurf fester geballter Blutcoagula, giebt hierfür den sichersten Beleg. Unzweifelhaft fand sich noch ergossenes flüssiges Blut in den Lungen angehäuft, das bisher immer sturzweise in flüssiger Form expectorirt wurde. Durch die Eiseninhalation kam das angehäufte Blut zur Gerinnung, es erzeugte Hustenreiz, und die geronnenen Massen wurden noch bis zum andern Tage allmälig ausgeworfen.

Dreiundzwanzigster Fall. (No. 11.)

(6. März — 3. Juni 1863.)

Frau Wlk., 36 Jahr alt, aus gesunder Familie stammend, war als Mädchen — bis auf ein Nervenfieber im 13. Jahre — immer gesund, ja sogar wohlgenährt und kräftig. Seit elf Jahren verheirathet, hatte sie sechs Kinder, von denen drei an Krämpfen starben, und von denen sie die ersten vier selbst säugte. Im vorletzten Wochenbett, Februar 1861, stellte sich Husten ein; nichtsdestoweniger nährte sie auch dieses Kind drei Monate lang. Der Husten wollte nicht weichen, steigerte sich vielmehr bedeutend und es gesellte sich im folgenden Herbst hektisches Fieber mit Nachtschweissen, so wie grosse Mattigkeit und Abmagerung dazu. Unter dem Gebrauch von Eisenpräparaten besserte sich der Zustand im Laufe des folgenden Jahres so weit, dass das Fieber wieder nachliess, der Kräftezustand sich wesentlich hob und die ausgebliebenen Regeln wieder zurückkehrten. Der Husten, obgleich gemildert, blieb ohne Unterbrechung bestehen. Im letzten Wochenbett, vor drei Monaten, trat endlich Heiserkeit auf, verbunden mit Halsschmerzen, besonders links, oft sehr heftig, bis ins Ohr ausstrahlend. Dieser Zustand besteht noch jetzt unverändert fort. Dazu muss Pat. dauernd räuspern in Folge eines Kitzels im Halse, wobei wenig Schleim ausgeworfen wird; mehr Secret wird durch Husten, der zumal des Morgens ziemlich heftig ist, expectorirt. — Weder Frösteln, noch Nachtschweisse, dagegen häufig aufsteigende Hitze. Puls 96. Menses regelmässig, reichlich. Schlaf bald mehr, bald weniger gestört. Dyspnoë und Mattigkeit unbedeutend. Appetit gut, Stuhlgang regelmässig einmal.

Pat. ist mittelgross; Wangen leicht geröthet; Temperament sehr lebhaft. Abmagerung ist mässig. Brust ist ziemlich flach. Beide Claviculargegenden sind mässig gedämpft, ebenso die hinteren oberen Thoraxpartien. An beiden Lungenspitzen hört man unbestimmtes Athmen mit verschärfter Exspiration und Rasselgeräuschen, unter rechter Clavicula an einer circumscripten Stelle bronchiale Respiration. Herz nicht abnorm. Bei der Laryngoskopie erscheint die Pharynxschleimhaut geröthet, mit einzelnen hervortretenden Papillen. Beide Arytenoidknorpel, am meisten der linke, sind angeschwollen und mit gerötheter Schleimhaut bedeckt. Auch die untere Fläche der Epiglottis ist geröthet, desgleichen das linke Stimmband, welches zugleich gewulstet ist, während am rechten Stimmband nichts Abnormes erkannt wird.

6. März. 1. Inhal. Infus. Flor. Tiliae (e. ℥ij par. lbr. ij); vom 13. März an Zusatz von Natr. chlor. ℨj.

18. März. Der Husten hat sich allmälig immer mehr gemildert, nur noch gering und leicht. Pat. fühlt sich bei weitem kräftiger. Noch viel Räuspern, wenn auch gegen früher verringert; Heiserkeit und Schmerz nur wenig gemildert. Bei der Laryngoskopie zeigt sich die Schleimhaut der Arytenoidknorpel

nur noch wenig geröthet; linkes Stimmband noch geröthet und gewulstet.

30. März. Zwölf Tage hat Pat. nicht inhalirt. In den letzten Tagen hat sich das Räuspern und das Kratzen, eben so wie der Schmerz im Halse wieder vermehrt, sonst Stat. id. In der vergangenen Woche Menses, wie gewöhnlich, stark, drei Tage dauernd.

1. Inhal.: Kalii jod. ℈j,
Jodi pur. gr. j,
Aq. destill. lbr. ij.

31. März. Nicht gehustet, wenig geräuspert; Nachts gut geschlafen. Schmerz etwas gelindert.

2. April. Schmerz noch mehr gelindert, Sprache klarer. Wenig Kratzen und Räuspern.

7. April (zwei Tage nicht inhalirt). Seit zwei Tagen nach einer Erkältung Husten vermehrt; sonst Stat. id.

11. April. Schmerz im Halse hat wesentlich nachgelassen, verliert sich zuweilen ganz. Sprache ziemlich klar. Husten etwas verringert. Laryngoskopie: Röthung im Kehlkopf hat wesentlich abgenommen; Pharynxschleimhaut ist ganz blass, mit einigen hervortretenden weissen Papillen.

Von jetzt an Inhal.: Aluminis ʒj — ij,
Aq. destill. lbr. ij.

13. April. Alle Symptome noch mehr gebessert.

20. April. Pat. hat die Inhalation, während die Menstruation, wie immer, reichlich eintrat, ausgesetzt. Da sie zugleich häufige Erkältungen wegen der Krankheit ihres Kindes nicht vermied, nahm der Husten von Neuem zu, desgleichen die Halsschmerzen; auch die Sprache wurde wieder mehr belegt.

Die Alaun-Inhalationen werden wieder aufgenommen.

24. April. Sprache ist fast ganz frei, auch bei vielem Sprechen kaum mehr heiser werdend. Schmerz ist bedeutend gelindert und beschränkt sich meist nur noch auf einen dumpfen Druck links im Halse, welcher zeitweise gleichfalls verschwindet. Husten selten, leicht; Räuspern hat fast ganz aufgehört. Bei der Laryngoskopie zeigen sich die entzündlichen Erscheinungen auf einen sehr leichten Grad reducirt. Pat. fühlt sich kräftig und vollkommen wohl.

4. Mai. Desgl. — Larynxschleimhaut ist vollkommen blass; die Anschwellung vermindert.

18. Mai. Mit Ausnahme der Zeit während der Menstruation — wo sich die Stimme wieder etwas belegte und sich von Neuem ein gelinder Schmerz einstellte — ist die Sprache vollkommen klar und wurde auch selbst nach Anstrengung nicht wieder heiser. Der Schmerz im Halse ist, bis auf eine nur selten auftretende unbedeutende Empfindung, gänzlich geschwunden. Husten ist noch häufig, Expectoration leicht, mässig reichlich.

3. Juni. Der Hals ist fast immer vollständig frei von Schmerz, nur selten stellt sich noch momentan ein leises Stechen oder Drücken im Halse ein. Stimme ist laut, hell und rein, belegt sich nicht mehr bei vielem Sprechen (selbst während der Menstruation nicht); Pat. kann sich anhaltend und lebhaft unterhalten, ohne dass sie dadurch angestrengt wird. Mässiger Husten, zumal des Morgens, besteht noch fort, die Expectoration ist leicht, Auswurf nicht bedeutend. Nachts guter Schlaf. Puls 70 — 80. Kräftezustand vortrefflich; gesundes, fast blühendes Aussehen. Bei der Laryngoskopie erscheint die Schleimhaut des Pharynx und Larynx vollkommen blass, die Arytenoidknorpel sind nicht mehr angeschwollen, auch Stimmbänder normal. Die Untersuchung der Brust ergiebt bei der Percussion die frühere Dämpfung. Ueberall hört man vesiculäres Athmen, rechts mit verstärkter Exspiration, nirgends Rasseln. An der obenerwähnten circumscripten Stelle unter der rechten Clavicula ist noch ein leises Hauchen wahrnehmbar, auch dieses macht bei tiefer Inspiration einem deutlich vesiculären Athmen Platz.

Die Kranke wurde zugleich von einem Collegen, der sie mir zuführte, regelmässig beobachtet, und der angegebene Erfolg wurde auch von ihm constatirt. Pat. befindet sich bis jetzt, nach Verlauf mehrerer Monate, noch wohl.

Vierundzwanzigster Fall. (No. 13.)

(1. Juli — 1. August.)

Frnk., Müller, 33 Jahr alt, aus tuberculöser Familie, von torpid-phlegmatischem Temperament, leidet seit 8 — 9 Jahren an leichtem Husten, der seit ca. drei Monaten sehr stark wurde und immer mehr an Intensität zunahm. Vor fünf Wochen mässige Hämoptysis. Seit ca. vier Wochen trat eine geringe Heiserkeit hinzu, die sich allmälig leicht steigerte; daneben Kitzel im Halse. Pat. ist im letzten Vierteljahr merklich abgemagert, seine Mattigkeit, mit Dyspnoë gepaart, nahm derart zu, dass er arbeitsunfähig ist. Kein Fieber. Puls 88. Respirationsfrequenz 24. Appetit schlecht; Stuhlgang täglich 1 — 2 Mal.

Pat. ist von mittelgrossem Wuchs, breit gebaut; Musculatur ist schlaff. Brust ist mässig gewölbt, unter beiden Schlüsselbeinen eingefallen. Percussion an diesen Stellen ein wenig gedämpft; ziemlich intensiv ist die Dämpfung auf der rechten Scapula. An den oberen Lungenpartien ist die Respiration fast überall unbestimmt; auf rechter Scapula stellenweise bronchial; überall oben, am meisten rechts, Pfeifen und Rasseln. Laryngoskopie: Leichte Röthung der gesammten Kehlkopfschleimhaut; Stimmbänder sind leicht verdickt und getrübt.

1. Juli. 1. Inhal.: Aq. piceae ℥j,
Aq. destill. lbr. ij.

6. Juli. Zustand wenig verändert, nur dass sich der Husten etwas gemildert hat. Inhal. von Liquor Ferri ʒβ,
Aq. destill. lbr. ij.

Während der Inhalation und etwa 1½ — 2 Stunden nachher verspürt Pat. ein zusammenschnürendes Gefühl im Halse und, wie er sich ausdrückt, kneifende Schmerzen ungefähr in der Mitte der Brust.

8. Juli. Die Sprache ist heller, der Reiz im Halse nur noch gering. Husten ist geringer, Expectoration leichter; Auswurf ist dick, zähe, mässig reichlich.

14. Juli. Husten hat wesentlich abgenommen, Expectoration ist vermindert und erleichtert. Sprache noch etwas dumpf, sonst aber klar und rein; im Halse keine abnorme Empfindung mehr. Pat. fühlt sich kräftiger; Dyspnoë hat nachgelassen.

17. Juli. Sprache vollkommen frei, wie in gesunden Tagen. Pat. fühlt sich kräftig, so dass er schon arbeiten zu können glaubt. Puls vor der Inhalation 78, nach derselben 72.

22. Juli. Husten nur noch geringfügig, mit leichter, geringer Expectoration. Wohlbefinden nimmt immer mehr zu. Puls 72.

1. August. Beendigung der Cur. Sprache ist rein und laut. Pat. hustet am Tage fast gar nicht mehr, und auch des Morgens nur noch einige Mal Räuspern mit leichter, geringer Expectoration. Keine Dyspnoë, selbst nicht bei starken Bewegungen. Pat. fühlt sich ziemlich kräftig und glaubt sich im Stande, wieder wie früher in seinem Geschäfte thätig zu sein. Pat. hat von Ende Juni bis Ende Juli acht Pfund an Gewicht zugenommen. Gesicht sieht voll und gesund aus; an der Brust bemerkt man einen beginnenden Panniculus adiposus. Die Brust bewegt sich ergiebig; die Claviculargruben erscheinen kaum mehr eingefallen. Die Percussion ist unter der linken Clavicula etwas weniger laut als rechts, sonst ist vorn am Thorax nirgends eine Dämpfung zu constatiren; auch auf der rechten Scapula ist der Ton zwar noch dumpfer als links, aber diese Dämpfung äussert sich nur noch in einem sehr unbedeutenden Grade; auf beiden Seiten ist der Schall noch immer ziemlich laut und tief. Vorn überall, auch unter beiden Schlüsselbeinen, hört man lautes, vesiculäres Athmen, nur ausnahmsweise vernimmt man unter der linken Clavicula eine Spur von Rasseln oder Pfeifen. Auch hinten überall vesiculäres Athmen, mit seltenem Pfeifen und Rasseln zu beiden Seiten der Wirbelsäule. Bei der Laryngoskopie erscheint der Kehlkopf vollkommen normal, Schleimhaut blass, Stimmbänder weiss, sehr gut beweglich.

9.

Haemoptoë.

Name und Stand.	Alter	Dauer der Blutung.	Dauer der Behandlung.	Angew. Mittel auf Aq. destill. ℥j.	Bemerkungen.
1. Gttr., Kaufm.	38 Jahre	1 Stunde.	15.—16. Januar. 2 Inhalat.	Liquor ferri sesquichlr. ℈j. Später ℈ß.	Sehr erschöpfende Hämoptoë: Tuberculosis pulmonum et laryngis. Die Hämorrhagie steht während der ersten Inhalation. Vergl. oben (22. Fall).
2. Mls., Händler.	31 Jahre	2 Tage.	29. April. 1 Inhalat.	Aluminis gr. v.	Tuberculos. pulmonum. Hämoptysis steht sofort nach der ersten Inhalation. Vergl. oben (17. Fall).

Name und Stand.	Alter.	Dauer der Blutung.	Dauer der Behandlung.	Angew. Mittel auf Aq. destill. ℥ j.	Bemerkungen.
3. Slstr., Tischler.	28 Jahre	4 Stunden.	23. Juli. 1 Inhalat.	Aluminis gr. iij.	Tuberculos. pulm. et laryngis. Hellrothes flüssiges Blut wird in geringen Quantitäten entleert. Hämorrhagie durch eine einzige Inhalation beseitigt. Blutung ist nicht wiedergekehrt.
4. Dttm., Landm.	30 Jahre	2 Tage.	22. Juli. 1 Inhalat.	Aluminis gr. v.	Tuberculos. pulmonum. Blutung steht sofort nach der ersten Inhalation. Vergl. oben (16. Fall).
5. Hrtlb., Schneider.	42 Jahre	2 Tage.	19. — 25. Novbr. 5 Inhalat.	Aluminis gr. iijβ — v.	Catarrh. bronch. chron. (S. oben.) Vor 3 Jahren zum ersten Male Hämoptoë. Seit 4 — 5 Monaten periodische Hämoptysis alle 2 bis 4 Wochen, mehrere Tage dauernd. Nach der ersten Inhalation steht die Blutung bis zur Nacht; dann Auswurf von etwas geronnenem Blut und Schleim, und darauf wieder zweimal geringe Mengen flüssigen Bluts entleert. Ungefähr dasselbe nach den folgenden zwei Inhalationen. Die Blutung kehrt nun nicht wieder, der Katarrh mässigt sich gleichfalls, während die Inhalationen fortgesetzt werden. Pat. fühlt sich sehr wohl und nimmt an Kräften zu. Am 24. December Abends, also 3 Wochen nach der letzten Hämoptysis, wirft Pat. nur einige Mal sehr geringe Mengen Bluts aus, darauf bleibt er bis Ende März, also über 3 Monate, ganz frei von jeder Blutung. Der Katarrh bleibt milde. Allgemeinbefinden sehr günstig.
6. Slbch., Schlosser.	34 Jahre	2 Tage.	15. Juni 1863. 1 Inhalat.	Liqu. Ferri sesquichlor. ϑβ.	Die sehr hochgradige Blutung steht in Folge einer einzigen Inhalation. S. Bericht.

In vorstehender Tabelle habe ich nur diejenigen Fälle von Hämoptoë aufgenommen, die entweder hochgradig waren oder schon längere Zeit bestanden, und wo an dem Einfluss der Inhalationen kein Zweifel übrig blieb. Bei allen stand die Blutung sofort nach der ersten Inhalation, die ich, wo es nöthig war, bis auf eine Stunde und mehr ausdehnte. Nur in einem Falle (No. 5) kehrte die Blutung dreimal mehrere Stunden nach der Einathmung, wenn auch in sehr beschränktem Masse, wieder; hier war jedoch die Hämoptysis eine periodische und schon aus diesem Grunde hartnäckig. Nach der Inhalationscur blieb die Blutung mehr als vier Monate — ausser einer leichten Anwandlung nach fünf Wochen — ganz aus; der Pat. befand sich dabei so wohl, wie schon seit längerer Zeit nicht.

Ich habe ausserdem noch in mehreren anderen Fällen von Hämoptysis die Inhalation angewandt; diese Fälle habe ich deshalb nicht mitgetheilt, weil sie entweder sehr leichter Art waren, und die Blutung wahrscheinlich auch durch einfache Mittel gestanden hätte, oder weil der günstige Erfolg nicht mit Sicherheit den Inhalationen allein, sondern auch andern Einflüssen zugeschrieben werden konnte.

Ich lasse eine specielle Krankengeschichte folgen und verweise ausserdem auf zwei andere, oben bei Gelegenheit der Tuberculose mitgetheilten Fälle (No. 17 und No. 22).

Fünfundzwanzigster Fall. (Nr. 6.)

(15. Juni 1863.)

Slbch., Schlosser, 34 Jahr alt, leidet seit zwei Jahren an der Brust und während dieser Zeit schon öfter an Hämoptysis. Am 13. Juni Abends begann eine neue Hämoptoë und dauerte mit grosser Heftigkeit die ganze Nacht und am folgenden Tage fort, so dass etwa ½ Quart Blut entleert wurde. Das Blut wurde durch leichtes Hüsteln, bald in geringer Quantität, bald stromweise — mehrere Unzen zugleich — expectorirt; es ist ziemlich hellroth, ganz flüssig, schaumig. Schleim wird nicht oder nur spurweise expectorirt.

Am 14. Abends gerufen, verordnete ich innerlich:

Plumb. acet. gr. j,
Morph. acet. gr. ⅛,
zweistündlich ein Pulver.

Vier Pulver wurden in der Nacht gebraucht, ohne jeglichen Erfolg. Die Hämorrhagie dauerte fort.

Da wandte ich am 15. Juni, Mittags 2 Uhr, die erste Inhalation von Liquor Ferri sesquichlor. ℈ß ad ℥j Aq. destill. an.

Pat. ist gross gebaut, ziemlich abgemagert, durch den Blutverlust sehr geschwächt. Puls ist jedoch noch ziemlich voll, 70 — 80. Beide Claviculargegenden sind gedämpft. Eine nähere Untersuchung der Brust verschob ich bei dem bedenklichen Zustand des Kranken. Pat., im Bette etwas aufgerichtet sitzend, athmete nun den medicamentösen Staub mit tiefen Athemzügen ein, ohne dadurch angestrengt zu werden und Hustenreiz zu verspüren. Er gab an, ein stark zusammenziehendes Gefühl im Munde und Halse, desgleichen im Kehlkopf bis zur Fossa jugularis, zu beiden Seiten der Brust hingegen ein Gefühl der Kühlung und Erleichterung zu empfinden.

Die Inhalation wurde mit kurzen Unterbrechungen ½ Stunde lang angewandt. In den Pausen hustete Pat. mehrere Male stark, und warf dabei geronnenes Blut mit Schleim gemischt aus. Gegen Ende der Inhalation und gleich nach derselben hustete Pat. zum Oeftern heftig, und dennoch expectorirte er nur sehr wenig Schleim, hier und da mit einem kleinen Blutklümpchen gemischt.

Der Husten wiederholte sich nur noch während kurzer Zeit, ganz trocken, oder mit geringem schleimigem Auswurf. Nach einigen Stunden legte er sich, die schleimige Expectoration ging mühelos von Statten. Guter Schlaf des Nachts. Die Blutung kehrte nicht wieder.

10.

Katarrh der Nasenhöhlen.

Nasenkatarrhe kamen meist combinirt mit andern schweren Erkrankungen, nur selten für sich allein, in meine Behandlung. In allen Fällen, wo das Nasenleiden die Aufmerksamkeit erregte und bei der Behandlung Berücksichtigung fand, wurde es durch die Inhalation bedeutend gebessert, oder wenn es leichterer Art war, selbst geheilt.

Von sehr eingewurzelter und hochgradiger Ozaena sind besonders folgende sechs Fälle der Erwähnung werth: der Nasenkatarrh war entweder trocken, oder mit reichlicher, selbst putrider Secretion verbunden. In diesen sechs Fällen, die alle nur kurze Zeit wegen ihres Nasenübels behandelt wurden, erfolgte schon nach der ersten Inhalation eine wesentliche Besserung. Um möglicherweise schneller zum Ziele zu kommen, verband ich nachher mit der Inhalation in einzelnen Fällen noch Einpinselungen mit Solutio Argent. nitr.; der dadurch erreichte Erfolg darf nicht auf Rechnung der Inhalation gestellt werden und ist auch in folgende Tabelle nicht aufgenommen.

Name und Stand.	Alter.	Dauer des Uebels.	Dauer der Behandlung.	Die Medic. gelöst in Aq. destill. libr. ij.	Bemerkungen.
1. Frau Jnkr.	30 Jahre	6 Monate.	27. Mai bis 12. Juli. 20 Inhalat.	Natr. chlor. ℈ij — ʒj.	Trockener Nasenkatarrh. Fast vollständiger Verschluss der Nase. Die Nase wird schon nach der ersten Inhalation durchgängig, es stellt sich reichliche Secretion ein, die nachher allmälig abnimmt.
2. Frau Strnbrg.	30 Jahre	6 Monate.	20. Juni bis 11. Juli. 9 Inhalat.	Natr. chlor. ʒj. Natr. chlor. Aluminis ana ʒj.	Copiöse Secretion der Nase. Dieselbe vermindert sich schon nach den ersten drei Inhalationen sehr bedeutend.
3. Rchtr., Mechanic.	39 Jahre	c. 5 Jahre.	20. bis 26. Juli. 6 Inhalat.	Aluminis ʒj—ij.	Polypen in beiden vorderen Nasenhöhlen, vom Septum ausgehend. Reichliche putride Secretion, Verstopfung beider Nasenhöhlen. Secretion vermindert sich wesentlich, die Nase wird zeitweise für die Luft durchgängig. Später Einpinseln mit Solut. Argent. nitr.
4. Frl. Hng.	22 Jahre	(?)	26. bis 31. Juli. 3 Inhalat.	Aluminis ʒj.	Seit früher Kindheit Schnupfen, bald stärker, bald schwächer; in der letzten Zeit häufig Nase ganz verstopft, reichliche Secretion, seit ca. 14 Tagen putrid. Der Nasenfluss wird wesentlich gemässigt, nicht mehr putrid, Nase freier.
5. Gndm., Kaufm.	30 Jahre	c. 6 Jahre.	29. Juli bis 2. Aug. 4 Inhalat.	Aluminis ʒj.	Reichliche Secretion der Nase, häufig völlige Verstopfung derselben. Secretion wird vermindert. Nase freier.

Name und Stand.	Alter.	Dauer des Uebels.	Dauer der Behandlung.	Die Medic. gelöst in Aq. destill. libr. ij.	Bemerkungen.
6. Abt.	37 Jahre	1½ Jahre.	5. bis 21. Aug. 13. Inhalat.	Natr. chlor. ʒiβ — ij.	Vordere Nasenhöhlen stark entzündet. Es bildet sich dickes, zähes Secret, welches zum Theil in Krusten fest haftet, putrid wird und nur mit grösster Anstrengung entfernt werden kann. Dauernd Schnaufen. Das Secret verliert schon nach der ersten Inhalation an Zähigkeit, es wird leicht entfernt; nur noch selten Krusten. Absonderung bleibt reichlich. Später Einpinseln mit Argent. nitr.

Durchschnittsberechnung.

Zahl der Gebesserten . . . . 6.
Dauer ihrer Krankheit . . . . ca. 4 Jahre. (?)
Dauer der Behandlung . . . . 16 Tage.
Zahl der Inhalationen . . . . 9.

Vergleichende Uebersicht.

Stellen wir nun die Resultate, wie wir sie aus unseren klinischen Beobachtungen gewonnen haben, übersichtlich zusammen, so erhalten wir folgende Zahlen:

Name der Krankheit.	Gesammtsumme der Kranken.	Zahl der Geheilten.	Zahl der Gebesserten.	Zahl der erfolglos Behandelten.	Procent der Geheilten	Procent der Gebesserten.	Procent der erfolglos Behandelten.	Durchschnittsdauer der Behandlung im Verhältniss zur Krankheit bei den Geheilten.	Durchschnittsdauer der Behandlung im Verhältniss zur Krankheit bei den Gebesserten.
1. Catarrhus narium.	6	—	6	—	—	100	—	—	9 Inhal. ca. 4 Jahre.
2. Pharyngitis catarrhalis aut granulosa cum Laryngitide.	12	10	2	—	83,3	16,6	—	19 Inhal. 14,6 Mon.	7,5 Inhal. 6 Jahr 2 M.
3. Pharyngo-Laryngitis syphilitica.	6	2	4	—	33,3	66,6	—	33,5 Inhal. 9,5 Mon.	8,5 Inhal. 2,5 Mon.
4. Laryngitis catarrhalis.	18	9	9	—	50	50	—	14 Inhal. 5,6 Mon.	15 Inhal. 11 Mon.

Name der Krankheit.		Gesammtsumme der Kranken.	Zahl der Geheilten.	Zahl der Gebesserten.	Zahl der erfolglos Behandelten.	Procent der Geheilten.	Procent der Gebesserten.	Procent der erfolglos Behandelten.	Durchschnittsdauer der Behandlung im Verhältniss zur Krankheit bei den Geheilten.	bei den Gebesserten.
5. Catarrh. bronchialis.	a) Einfache Katarrhe	15	12	3	—	80	20	—	10 Inhal. 7 Wochen.	10 Inhal. 4½ Mon.
	b) Complic. und inveterirte Katarrhe	13	—	12	1	—	92,3	7,7	—	18,5 Inhal. 20 Jahre.
	Summa	28	12	15	1	42,8	53,5	3,5	—	—
6. Catarrhus bronch. et laryngis.		9	4	5	—	44,4	55,5	—	28,5 4,7 Mon.	21 Inhalat. 25 Mon.
7. Asthma.		5	1	4	—	20	80	—	—	—
8. Haemoptoë.		6	6	—	—	100	—	—	1—2 Inhl.	—
9. Tuberculos. pulmonum.		22	—	14	8	—	63,6	36,3	—	36 Inhalat. 2½ Jahre.
10. Tuberculosis pulmonum et laryngis.		19	—	13	6	—	68,4	31,5	—	31 Inhalat. 1½ Jahre.
Summa		131	44	72	15	33,5	54,9	11,4		

Die Vergleichung dieser Data ergiebt, was von der höchsten Bedeutung ist, **eine Uebereinstimmung der Praxis mit der Theorie.**

Den günstigsten Erfolg liefert die Hämoptoë; dieselbe ist jedoch nur ein einzelnes Symptom, während alle übrigen zur Tabelle gehörigen Kategorien selbstständige Krankheiten mit einer grossen Reihe von Symptomencomplexen darstellen; die Beseitigung eines Symptomes ist natürlich von geringerer Tragweite und im Allgemeinen leichter zu erreichen, als die Heilung einer ganzen Krankheit. Schliessen wir die Hämoptoë daher bei der Vergleichung der verschiedenen Krankheitsgruppen aus, so gestaltet sich die Behandlung derjenigen Organe am allergünstigsten, die am meisten von der pulverisirten Flüssigkeit mit ihrer charakteristischen Einwirkungsweise betroffen werden. Oben an steht die Pharyngitis; hier ist der Erfolg der Inhalationen, selbst bei den schwersten Formen der Phar. granulosa, die sonst allen inneren und äusseren Mitteln hartnäckig zu trotzen pflegen, ein ausserordentlich günstiger; bei einiger Ausdauer der Behandlung lässt sich hier wohl immer Heilung erzielen.

Der Pharyngitis zunächst steht die Laryngitis. Diejenigen Larynxaffectionen, die in meiner Behandlung waren, waren gemischter Art, nur zum kleinen Theile frische Fälle, zum grössten Theile bereits chronisch, und wir müssen sie deshalb auch mit den Bronchialkatarrhen in toto vergleichen.

Der Unterschied zu Gunsten der Laryngitis tritt dann sehr wesentlich hervor, er wird noch auffallender, wenn wir die geheilten und gebesserten Laryngitides aus anderen Kategorien, den mit Pharyngitis einerseits, mit Catarrh. bronchialis andererseits verbundenen hinzurechnen.

	Summe der Kranken.	Geheilt.	Gebessert.	Ohne Erfolg.	Procent der Geheilten.	Procent der Gebesserten.	Procent der erfolglos Behandelten.
Laryngitis catarrhalis für sich allein . . .	18	9	9	—	50	50	—
Laryngitis mit Pharyngitis verbunden . . .	12	10	2	—	83,3	16,6	—
Laryngitis verbunden mit Catarrh. bronchialis	9	6	3	—	66,6	33,3	—
Summa	39	25	14	—	64,1	35,9	—
Catarrh. bronch. für sich allein	28	12	15	1	42,8	53,5	3,5
Catarrh. bronch. mit Laryngitis verbunden	9	4	5	—	44,4	55,5	—
Summa	37	16	20	1	43,2	54,0	2,7

Ausserdem erhellt der Vorzug, welchen die Affectionen des Larynx vor denen der Bronchen geniessen, aus der Thatsache, dass, wo beide Affectionen mit einander vereint waren, im Allgemeinen die ersteren viel leichter und schneller den Inhalationen wichen, als die letzteren. (Vergl. oben: Laryngitis 6, 3, 0; Catarrh. bronch. 4, 5, 0.)

Noch nicht eingewurzelte Kehlkopfentzündungen wurden fast immer vollständig geheilt.

Von den Bronchialkatarrhen lieferten die frischeren Fälle, sofern sie nicht über ein halbes Jahr alt waren, gleichfalls sehr günstige Resultate, wogegen die inveterirten und mit Emphysem oder anderen organischen Störungen verbundenen niemals zur Heilung, sondern nur zur Besserung, meist wesentlicher Art, gelangten. Auch beim Asthma war nur selten eine Heilung, immer aber ein palliativer Erfolg zu erzielen.

Von den dyskrasischen Affectionen ist bei der syphilitischen Angina und Laryngitis die Inhalationscur zur Unterstützung der Allgemeinbehandlung von wesentlichem Nutzen begleitet. Am ungünstigsten gestaltet sich das Verhältniss bei der Tuberculose. Sämmtliche Kranke, die ohne jeden Erfolg behandelt wurden, ausser einem einzigen, gehören in diese Kategorie. In die Classe der gänzlich Geheilten konnte Niemand aufgenommen werden; zwei von den Gebesserten können wir jedoch mit vollem Rechte als vorläufig geheilt bezeichnen.

Sondern wir zur bessern Uebersicht die tuberculösen Kranken von den übrigen, so ergiebt sich Folgendes:

	Summe der Kranken.	Zahl der Geheilten.	Zahl der Gebesserten.	Zahl der erfolglos Behandelten.	Procent der Geheilten.	Procent der Gebesserten.	Proc. der erfolglos Behandelten.
Summe der Tuberculösen	41	—	27	14	—	65,8	34,1
Summe d. übrigen Kranken	90	44	45	1	48,8	50	1,1

Die grössere Anzahl der nur Gebesserten im Vergleich zu den vollständig Geheilten bei den nicht tuberculösen Affectionen erklärt sich einerseits aus der grösseren Anzahl der mit inveterirten und complicirten Katarrhen behandelten Kranken. Ziehen wir diese ab, so ergiebt sich:

	Summe der Kranken.	Geheilt.	Gebessert.	Erfolglos behandelt.	Procent der Geheilten.	Procent der Gebesserten.	Procent der erfolglos Behandelten.
Inveterirte und complicirte Bronchialkatarrhe	13	—	12	1	—	92,3	7,7
Summe der übrigen Kranken mit Ausschluss der Tuberculösen	77	44	33	—	57,1	42,8	—

Andererseits wird das Verhältniss der Gebesserten zu den Geheilten dadurch bedingt, dass eine sehr grosse Anzahl von Kranken nach eingetretener Besserung die Cur verliessen und eine vollständige Heilung nicht abwarteten. Bei der grössten Anzahl derselben, insofern sie nur an einer einfachen Schleimhautentzündung des Pharynx, des Larynx oder der Bronchen litten, liess sich bei hinlänglicher Fortsetzung der Inhalationen, nach der Analogie zu urtheilen, ein noch viel günstigeres Resultat, in vielen selbst mit Sicherheit vollständige Heilung erzielen. Die Vergleichung der Krankheitsdauer mit der Dauer der Behandlung bei den Geheilten und den Gebesserten beweist dies aufs Klarste. (Vergl. die Tabellen.)

Bei der Tuberculose ist das Resultat zwar im Vergleich zu den übrigen Affectionen ein ungünstiges, relativ jedoch in Anbetracht der Schwere dieses Uebels immerhin sehr befriedigend.

Werthvoll ist noch die Vergleichung der auf tuberculösem Boden erwachsenen Laryngitis mit der einfachen, nicht dyskrasischen Kehlkopfentzündung, so wie mit der syphilitischen:

	Gesmt.-summe der Kranken.	Zahl der Geheilten.	Zahl der Gebesserten.	Zahl der erfolglos Behandelten.	Procent der Geheilten.	Procent der Gebesserten.	Proc. der erfolglos Behandelten.
Laryngitis catarrhalis für sich allein, oder mit Pharyngitis, oder mit Catarrh. bronchialis verbunden	39	25	14	—	64,1	35,9	—
Laryngitis syphilitica	6	2	4	—	33,3	66,6	—
Laryngitis tuberculosa	21	5	10	6	23,8	47,6	28,5
Summe	66	32	28	6	48,4	42,4	9,1

Das Gesammtresultat der vorstehenden Tabellen muss als ein ausserordentlich befriedigendes angesehen werden, zumal ein grosser Theil der Kranken andere Medicationen entweder bereits vergeblich versucht hatte, oder, nach dem gegenwärtigen Stande der Wissenschaft, bei der bisherigen Therapie ungeheilt und selbst ungebessert verblieben wäre. Dennoch kann die Behandlung, wie wir sie übten, nicht einen allgemeinen Massstab für die Wirksamkeit der Inhalationsmethode abgeben. Inhalationscur ist eben so wenig ein einfacher Begriff, wie es die innere Therapie ist. Es kommt auf die Methode der Einathmung und auf die angewandten Medicamente sehr wesentlich an. Bei anderer Methode und anderen Mitteln wird sich das Resultat auch anders, entweder günstiger oder ungünstiger, gestalten. — Es bleibt demnach zu hoffen, dass, wenn erst viele Kräfte sich den Inhalationen mit Eifer widmen, und eine genügende Vergleichung aller gewonnenen Resultate vorliegt, der durch die Inhalationen zu erzielende Erfolg noch bei Weitem hervorragender sein wird. So viel steht fest, dass die Inhalationen durch ihre therapeutischen Resultate die allgemeinste Beachtung verdienen und einer sicheren Zukunft entgegengehen.

Zum Schluss haben wir noch eine Frage zu erörtern, nämlich ob die Inhalationen auch zuweilen schaden.

Einen ernstlichen Schaden habe ich niemals nach den Inhalationen entstehen sehen. Nur einige Male bei Tuberculösen schien es, als ob in Folge der Inhalation besonders von Chlornatrium der Husten sich steigerte. (Ich habe dies an den betreffenden Stellen in der Tabelle notirt.) Da ich mich jedoch der grössten Vorsicht befleissigte, so habe ich unter solchen Umständen, um einen wirklichen Schaden zu verhüten, entweder die Medicamente geändert, oder die Inhalationen ganz ausgesetzt. Nur in einem Falle hätte leicht ein wirklicher Schaden entstehen können. Es betraf nämlich einen Mann, welcher an chronischer Laryngitis litt und sich mir, nachdem er so eben von einer Pleuritis genesen war, vorstellte[1]. Da er nach einigen Wochen von

[1]) Dieser Fall ist nicht in die Tabelle aufgenommen, weil Pat. im Ganzen nur zweimal, und zwar mit zweifelhaftem Erfolge inhalirte.

Berlin abreisen musste, so drang er in mich, mit der Behandlung der Laryngitis schnell vorzugehen. Das pleuritische Exsudat war bereits in so weit geschwunden, dass nur am Rücken rechts unten eine 2 — 3 Zoll breite leichte Dämpfung mit einem schwachen Reibungsgeräusch bestand. Pat. hatte erst zum zweiten Male das Haus verlassen. Eine Inhalation von Natr. chlor. ℥j ad lbr. ij schaffte eine vorübergehende Erleichterung im Halse, ohne jeden Nachtheil; am folgenden Tage wurde dieselbe Inhalation wiederholt. Von Neuem trat Erleichterung im Halse ein, einige Stunden später jedoch stellten sich von Neuem Stiche in der Brust ein, welche bis zum folgenden Tage zunahmen und einen neuen Erguss in die Pleura-Höhle anzeigten. Die dadurch hinaufrückende Dämpfung wurde indess schnell wieder rückgängig, und nach zwei Tagen war Pat. wieder in seinem früheren Zustand. In diesem Falle war es zwar möglich, dass die Pleuritis auch ohne die Inhalation exacerbirt wäre, und vielleicht der etwas ausgedehnte Spaziergang daran die Schuld trug; immerhin aber lässt es sich nicht leugnen, dass vielleicht die zu früh angewandten Inhalationen die Exacerbation der Pleuritis veranlasst haben.

Grosse Vorsicht in solchen Fällen wird deshalb zu empfehlen sein.

Ueberhaupt müssen die Inhalationen jedesmal mit Berücksichtigung der Individualität des Kranken und mit Beobachtung der oben auseinandergesetzten Regeln planvoll und mit Umsicht geleitet werden; dann wird man niemals einen ernstlichen Schaden zu befürchten haben. Werden die Inhalationen hingegen maslos, ohne strenge Beaufsichtigung des Arztes angewandt, so können sie in der That schaden und selbst Hämoptoë, ja sogar, wie in dem Falle von Trousseau, Pneumonie im Gefolge haben.

Wirkung der Inhalation ausserhalb der Respirationsorgane.

Ausser der localen Einwirkung auf die kranken Athmungswerkzeuge lassen sich bei genauer Beobachtung noch manche andere Effecte constatiren. So konnte ich einen Einfluss der Inhalationen auf den Puls mit Sicherheit feststellen. Während der Dauer der Inhalation steigt ganz gewöhnlich die Pulsfrequenz und zwar um so mehr, je beweglicher dieselbe ist. Die Anzahl der Pulse vermehrt sich etwa um 10 — 20 in der Minute: Pulse von 70 sah ich auf 80 — 90, Pulse von 80 — 100 auf 100 — 120 steigen. Personen, deren Puls regelmässig sich in engen Grenzen bewegt, sei es, dass derselbe stets langsam ist und auch durch Anstrengungen sich nur wenig erhöht, sei es, dass er im Gegentheil bereits seine höchste Frequenz (ca. 120 und mehr) inne hält, zeigen nur eine geringe und oft gar keine Steigerung. Kurz nach dem Inhaliren sinkt der Puls allmälig wieder auf das normale und häufig unter dieses Maass herab. So beobachtete ich bei Patienten mit einem normalen Puls von 80 — 90, dass dieser während des Inhalirens auf 90 — 100 stieg und später dafür auf 70 — 80 herabsank. Jedoch ist das Sinken des Pulses in Folge der Inhalation weit weniger häufig, als das Steigen während derselben.

Ich will keine Hypothese zur Erklärung dieser Thatsachen versuchen, nur auf die naheliegende Möglichkeit möchte ich hinweisen, dass vielleicht die intensiveren Athembewegungen während der Inhalation den Puls beschleunigen.

Wie auf die Circulation, wirkt die Inhalation auch auf manche Theile der Digestionsorgane ein, was sich daraus erklärt, dass diese letzteren mit den Respirationsorganen die ersten Wege, die Mund- und Rachenhöhle, gemein haben. Man beobachtet nämlich häufig während der Inhalation eines sehr reichlichen Nebels, bei weiter Oeffnung des Mundes und tiefen Inspirationen, Würgen, Aufstossen und selbst Erbrechen, zumal bei vollem Magen. Auch Schlucksen habe ich in einem Falle eintreten sehen. Diese Symptome werden höchst wahrscheinlich durch den Reiz des Gaumens, der Zungenwurzel und des Rachens hervorgerufen. Viel schwieriger zu erklären ist eine andere Thatsache. Ich beobachtete nämlich in den meisten Fällen, dass der Appetit der Kranken in Folge der Inhalation sich wesentlich hob. Bei einigen trat selbst unmittelbar nach der ersten Inhalation — in den späteren Tagen nicht mehr — ein gewisser Heisshunger ein: nur bei sehr zerrütteter Verdauung war der Effect ein negativer. Ist vielleicht auch der mechanische Reiz des Gaumens, der Zunge und des Schlundes, also ein Nervenreflex, die Ursache dieses Symptoms? Nach Kochsalzinhalationen wird nicht selten Durst beobachtet. Wedemann berichtet Fälle, wo nach Eisenchlorid-Inhalation der diarrhoische Stuhl fest wurde; einen ähnlichen Fall habe ich gleichfalls beobachtet; sicherlich rührt dies von der verschluckten Flüssigkeit her.

Das Allgemeinbefinden und der Kräftezustand heben sich im Laufe der Behandlung oft ausserordentlich schnell: meistentheils geht damit eine sichtliche Besserung der Localerkrankung Hand in Hand, welche dies erklärt. Ich beobachtete jedoch in manchen Fällen, dass sich die Patienten merklich kräftiger fühlten, ohne dass die localen Symptome sich sehr wesentlich gemildert hätten; in einzelnen Fällen liess sich dies noch einigermassen auf die Besserung des Appetits beziehen; in anderen war kein materieller Grund zu entdecken. Sollten vielleicht die inhalirten Medicamente, die von den Respirationsorganen aus zur Resorption gelangen, durch das Blut direct auf die Ernährung einwirken?

Indicationen für die Inhalation.

Ich halte es bei dem gegenwärtigen Stande der neuen Wissenschaft für zweckmässig, die Indicationen nur in allgemeinen Umrissen zu zeichnen und jede Specialisirung vorläufig noch zu vermeiden. Erst nachdem eine grössere Anzahl von Erfahrungen von verschiedenen Forschern gesammelt und anerkannt sein wird, wird man zur genauen Feststellung präciser Indicationen und Contraindicationen schreiten können, vorläufig wäre ein solcher Versuch nur einseitig und deshalb verfrüht. Ebenso scheint es mir unpassend, jetzt schon eine Materia medica für die Inhalationen entwerfen und feste Regeln für die Anwendung des einen oder des andern Medicaments aufstellen zu wollen. Auch dieses Werk kann nur die Zeit zur Reife bringen; gegenwärtig würde es, weil aus beschränkten Erfahrungen hervorgegangen, nur durchaus mangelhaft ausfallen. Ein Jeder möge sich vorläufig begnügen, eine möglichst grosse Anzahl von Bausteinen für die neue Lehre zu sammeln! Wollte er jetzt schon ein fertiges Gebäude errichten, so würde er diesen Scheinbau schwerlich vor dem mindestens theilweisen Umsturz bewahren können.

Ich werde mich im Folgenden deshalb nur mit kurzen Andeutungen begnügen, die den bisherigen Erfahrungen adäquat und der Zukunft nicht vorzugreifen bestimmt sind.

Sehen wir ab von der localen Anwendung, welche die pulverisirten Flüssigkeiten ausserhalb des Bereiches der Respirationsorgane, z. B. bei Krankheiten der Augen und der Haut, finden können, so bieten sich für die eigentliche Inhalation derselben folgende Indicationen dar:

I. Krankheiten der Nasenhöhlen.

Die Nasenhöhlen empfangen zwar den Flüssigkeitsstaub an erster Stelle; dennoch ist die Menge des in sie einströmenden Nebels wegen der Enge ihres Eingangs nicht bedeutend. Dafür schlägt sich aber alles, was die Nase passirt, innerhalb derselben nieder, und wirkt mit seiner ganzen Quantität. Durch Schliessen des Mundes und Schiefstellung der Trommel, so dass der ausströmende Nebel die Richtung nach oben, entsprechend den vorderen Nasengängen, hat (dies ist nur an meinem Apparat herzustellen möglich), wird die Menge des in der Nase zur Wirkung kommenden Nebels wesentlich vermehrt. Ein noch grösserer Effect ist zu erreichen, wenn man die Trommel des Apparats kegelförmig nach vorn, etwa bis auf einen Zoll Durchmesser, zuspitzt, respective einen abgestumpften Kegel aus Metall, Glas oder Kautschuck an das vordere Trommelende ansetzt. Der Nebel strömt dann in verdichteter Form, bewirkt durch den Kegeltrichter, in die Nasenhöhlen ein.

Trockener Schnupfen, selbst eingewurzelter, wird auffallend schnell durch die Inhalationen (Natr. chlor., Ammon. muriat.) gebessert und zum Fliessen gebracht. Coryza mit copiösem oder putridem Secret wird gleichfalls gemildert, die Secretion nimmt ab; die Putrescenz verliert sich (Inhal. von Alumen u. a.). In diesen letzteren Fällen möchte indess ein Einpinseln mit Höllenstein oft schneller zum Ziele führen. Häufig wird eine Verbindung beider Medicationen am meisten zweckentsprechend sein.

II. Krankheiten der Mundhöhle und des Pharynx.

Hier entwickelt die pulverisirte Flüssigkeit ihre ausgezeichnetste Wirksamkeit. Meine Erfahrungen stimmen hier mit denen anderer Beobachter (Sales-Girons, Demarquay, Trousseau, Fieber, Schnitzler, Vogler) vollständig überein.

Selbst die hartnäckigsten Uebel, die allen anderen Medicationen trotzen, wie die Pharyngitis granulosa, werden durch die Inhalationen (Natr. chlorat., Alumen, Tannin ʒj — ij — iij ad lbr. ij, Emser Wasser, Schwefelwasser) sicher gebessert, ja sogar in den allermeisten Fällen geheilt. Auch die syphilitischen Anginen mit oder ohne Ulcerationen und Plaques weichen der Pulverisation (Natr. chlor. ʒj — ij — iij; Hydrargyr. bichlor. corros. gr. vj — xij — xxiv ad lbr. ij; Kalii jodati gr. vj — xij — xxx, Jodi puri gr. β — j — ij ad lbr. ij). Ausser Demarquay und Schnitzler theilt selbst Briau zwei solche Fälle mit (Wasser von Eaux-Bonnes).

Der Vorzug, den die Inhalationen vor den übrigen localen Medicationen, für die ja diese Organe zugänglich sind (Gurgeln, Pinseln, Touchiren), geniessen, und dem allein ihre besondere Wirksamkeit zuzuschreiben ist, liegt in der Art ihrer Application, die wir oben ausführlich erörtert haben. Ihr zunächst steht die Douche. Bei reinen Pharynxleiden lasse ich gewöhnlich die Pulverisation in einer Art Douche durch meinen Apparat wirken (s. oben); auch der Mathieu'sche Apparat ist hier sehr geeignet: man bringt hierdurch nämlich die pulverisirte Flüssigkeit in grosser Quantität und mit einer gewissen Gewalt in den Pharynx und erzielt durch beide Momente einen grösseren Effect. Wie vortheilhaft sich die Inhalationen vor Gurgelungen, Einpinselung und Touchiren unterscheidet, das habe ich in mehreren Fällen zu beobachten Gelegenheit gehabt, wo die Pulverisation schnell nützte, nachdem die übrigen Medicationen lange Zeit erfolglos angewandt worden waren.

III. Affection des Larynx und der Trachea.

1. Am günstigsten gestalten sich die einfachen Laryngitides catarrhales. Dieselben werden, wenn sie nicht gar zu veraltet sind, gänzlich beseitigt; die Schleimhautentzündung weicht fast regelmässig, und nur die organischen Gewebsver-

änderungen, wie die sehnige Verdickung der Stimmbänder, die Anschwellung der Arytenoidknorpel durch Perichondritis, entziehen sich bis zu einer gewissen Grenze, wie selbstverständlich, der Einwirkung einer jeden, so auch dieser Medication. Excrescenzen der Schleimhaut sind nur durch operative Hülfe zu beseitigen. Den besten Erfolg sah ich in den meisten Fällen von diluirten Kochsalzlösungen (Natr. chlor. ʒj — ij ad lbr. ij), in einer andern Reihe von Fällen leistete mir Alaun (ʒj — ij ad lbr. ij) und Jod-Jodkalium (Kalii jodati ℈j — ʒβ, Jodi puri gr. j—ij, Aq. destill. lbr. ij, besonders bei starken Anschwellungen) vorzügliche Dienste.

Mit meinen Beobachtungen stimmen auch die von Demarquay (Tannin), Fieber (Zincum sulph.), Schnitzler (Alaun, Tannin), Wistinghausen und Vogler (Emser Krähnchen), Wedemann und Gerhard (Tannin, Liq. Ferri) überein. Die Heiserkeit und sonstigen Stimmleiden der Sänger und Schauspieler scheinen sich für die Inhalation ganz besonders zu eignen. (Natr. chlor. ʒj ego; Emser Krähnchen Wistinghausen; Tannin Trousseau).

2. Gleich den einfachen, bieten auch die syphilitischen Laryngitides für die Pulverisation ein günstiges Feld. Neben zweckentsprechender innerer Behandlung bessern sich nicht nur Entzündungen schnell, darunter selbst hochgradige (Trousseau), sondern auch Plaques und Geschwüre heilen (Demarquay, Schnitzler). Schon durch einfache Kochsalzlösung habe ich bei syphilitischer Pharyngo-Laryngitis sichern Erfolg erzielt; ferner habe ich mit besonderem Nutzen in einem Falle eine Jod-Jodkaliumlösung (in obiger Dosis), in einem anderen Sublimat (gr. ⅛ bis ¼ ad Aq. destill. ℥j, allmälig steigend) zur Anwendung gezogen. Sublimat wurde zuerst von Demarquay (25 Centigramm auf 500 Gramm Wasser) und Schnitzler (gr. j ad ℥j) verwerthet.

3. Laryngitis tuberculosa. Hier ist die Behandlung weit weniger zuverlässig, als in den früheren Fällen. Nicht selten lässt sich dennoch Heilung erzielen, die Entzündung der Schleimhaut weicht; ich sah selbst ein Geschwür der Stimmbänder im Verlauf weniger Wochen bei Alaun-Inhalationen (Aluminis ʒj — ij ad lbr. ij) heilen. Die Ulceration des Larynx gehört sonst zu den hartnäckigsten und schwersten Affectionen; ihre

gänzliche Heilung durch die Inhalation ohne Recidiv möchte wohl zu den Ausnahmen gehören. Die sicherste Wirkung erzielt man bei ganz frischen Laryngitides; dieselben lassen sich oft schon in ihrem Entstehen beseitigen. Man ist jedoch auch in diesen Fällen niemals vor Recidiven sicher.

Wenn auch nicht vollständige Heilung, so lässt sich doch wenigstens in den meisten Fällen bedeutende Besserung erreichen; einzelne der qualvollsten Symptome lassen sich mildern oder selbst beseitigen (vergl. oben), eine Wohlthat, die, obgleich beschränkt, dennoch nicht hoch genug anzuschlagen ist. Häufig ist das Leiden sehr veränderlich; während es Anfangs sich wesentlich bessert, exacerbirt es immer wieder, um sich von Neuem zu mildern. Bei denjenigen Kranken, deren Arytenoidknorpel stark angeschwollen sind, können die pulverisirten Flüssigkeiten oft nur in geringer Menge durch die Anschwellung hindurch gelangen; hier ist die Einwirkung auf die Stimmbänder und die Trachea, ebenso wie auf die Luftröhren und Lungen, selbstverständlich nur eine schwache, während auf die Schleimhaut der Giessbeckenknorpel ein um so grösserer Effect ausgeübt wird.

Bei der tuberculösen Laryngitis bewähren sich im Allgemeinen dieselben Mittel, wie bei der idiopathischen Kehlkopfentzündung; nur muss man hier das gleichzeitige Lungenleiden sehr wohl im Auge behalten. Chlornatrium wirkt oft reizend auf die Lungen und muss deshalb mit Vorsicht gehandhabt werden. Alaun in diluirter Lösung (ʒj ad lbr. ij) ist deshalb in vielen Fällen vorzuziehen.

4. Croup und Diphtheritis. Hier wurden von einzelnen Beobachtern sehr günstige Erfolge erzielt: die locale Affection wurde gebessert oder beseitigt, und dadurch in einzelnen Fällen Genesung beim Croup herbeigeführt. Barthez und Trousseau wandten Tannin an, ein Mittel, welches mehr als irgend ein anderes geeignet scheint, eine adstringirende Wirkung in der Weise auszuüben, dass das plastische Exsudat zusammenschrumpft und dadurch sich von der gesunden Schicht loslöst. Von Schnitzler wurde Bromkalium (gr. x ad ℥j) mit gutem Erfolg angewandt. Die Schnitzler'schen Fälle sind oben mitgetheilt; ich lasse

hier die Krankenberichte von Barthez [1]) ihrer Wichtigkeit wegen genau folgen.

1. Fall. Allgemeine Diphtherie. Pseudomembranen in der Nase, auf den Lippen, im Munde, im Rachen, Kehlkopf und wahrscheinlich auch in den Bronchen. — Behandlung mit Inhalation pulverisirter Tanninlösung. — Tod am sechsten Tage derselben durch hochgradige Vergiftung. — Nachweis der Entfernung sämmtlicher Pseudomembranen durch die Autopsie.

F. B., 4½ Jahr alt, wurde am 31. Mai 1863 im Spitale St. Eugénie aufgenommen. Sie ist von kräftigem Körperbau und war bisher nie krank gewesen.

Vor zehn Tagen hatte sie die Masern bekommen; die Prodromal-Symptome waren so leicht, dass die Eltern nichts bemerkten, die Eruption aber war sehr stark und von heftigem Fieber, häufigem Husten und reichlichen, sehr flüssigen, gelb gefärbten Stuhlentleerungen begleitet. Am sechsten Tage der Erkrankung, also fünf Tage vor der Aufnahme, zeigten sich Ulcerationen auf den Lippen, welche nach 48 Stunden mit weisslichen Membranen belegt waren; zu gleicher Zeit wurden Stimme und Husten stufenweise heiserer.

Am 30. Mai, Abends 7 Uhr, stellte sich nach heftigem Husten ein intensiver Erstickungsanfall ein, der durch zehn Minuten dauerte, so dass man glaubte, das Mädchen werde ihn nicht überleben. Dieser Anfall, von der Mutter genau beschrieben, war besonders charakterisirt durch grosse Aufregung, höchste Angst, beträchtliche Injection des Gesichts und energische, aber unzureichende Athembewegungen. Die ganze Therapie (seit Beginn der Erkrankung) beschränkte sich auf ein Getränk von Boretsch (Borago officin.) und ein wenig Rosenhonig, mit dem die Lippen bestrichen wurden.

Am 1. Juni beobachtete man folgendes Bild: Gelbliche und dicke Pseudomembranen bedecken beinahe vollständig den freien Rand und die hintere Fläche der Lippen, theilweise auch die innere Fläche der Wangen, während sie auf dem Pharynx und den Mandeln nur wenige und scharf begrenzte Punkte überziehen. Die Nase fliesst stark, ihre Schleimhaut zeigt, besonders auf einer Seite, eine graue, verdächtige Farbe. Der Husten ist rauh und zuweilen schallend, die Stimme beinahe erloschen; man hört ein sehr deutliches laryngeales Pfeifen, selbst in einiger Entfernung vom Bette. Die Auscultation ergab ein dumpfes Athmungsgeräusch, verbunden mit grossblasigem, dem Schnarchen ähnlichem Rasseln auf beiden Seiten.

Das submaxillare Zellgewebe und die Unterkieferdrüsen waren beträchtlich geschwellt; der Appetit war geschwunden, die Defäcation regelmässig, der

[1]) Revue médic. Oct. u. Nov. 1860. — Nach Fieber's Uebersetzung Wiener Medic. Halle 1862. No. 17, 20, 24.

Harn frei von Eiweiss; der Puls schwach und frequent, die Prostration auffallend, das Gesicht bleich.

Bei diesem sehr gelehrigen Kinde wurden sogleich Inhalationen von Tanninlösung vorgenommen und zwar mittelst des Sales-Girons'schen Apparates. (Die Solution enthielt fünf Procent, jede Inhalationsreihe dauerte 15 — 20 Minuten; man konnte dieselbe leicht achtmal täglich wiederholen.) Gleichzeitig nahm die Kranke etwas Nahrung und Chinawein. Um 9 Uhr Abends wurde die Behandlung unterbrochen, um ihr Ruhe zu gönnen. Zu dieser Stunde war keine erhebliche Veränderung des Zustandes eingetreten. Der Schlaf war unruhig und selten; mitten in der Nacht trat ein Erstickungsanfall auf, doch war er von geringer Dauer und Intensität.

Am 2. Juni blieben sich die Functionsstörungen ziemlich gleich; das Athmen erschien sogar etwas behindert, das laryngo-tracheale Pfeifen trockner; der Husten weniger schallend und mehr erstickt; indessen ist die Magengrube nicht mehr eingezogen, als gestern. Im Allgemeinen scheint es, dass die Tanninlösung nicht jene locale Wirkung auf die tiefer liegenden Partien geübt habe, wie auf jene, welche dem Auge zugänglich sind, denn die Pseudomembranen der Lippen sind trockner, wie gegerbt und an den Rändern ein wenig von der Schleimhaut abgelöst. Auch die Nase fliesst weniger, so dass man unwillkürlich bedauern muss, die Pseudomembranen des Kehlkopfs und der Bronchen nicht eben so vollständig der Einwirkung des flüssigen Pulvers aussetzen zu können. Es genügt, während einer Minute inmitten des medicamentösen Nebels, der dem Apparat entströmt, geathmet zu haben, um sich zu überzeugen, dass die Flüssigkeit in den Kehlkopf, vielleicht auch in die Bronchen gelangt; aber es ist sehr wahrscheinlich, dass die Luft in dieser Tiefe weniger Theilchen des Arzneistoffes enthält und dass die Schleimhaut nicht in demselben Masse damit imprägnirt wird, als jene der Lippen und der Nase.

Der Puls ist klein, die Extremitäten sind kühl, die Prostration hat zugenommen, und es ist ein wahrhafter Kampf mit dem Kinde nöthig, um ihm ein paar Löffeln Suppe und ein oder zwei in gezuckerten Wein getauchte Bisquits beizubringen. Man nahm zehn Inhalationsreihen an diesem Tage vor. Das Mädchen warf ohne Anstrengung ein grosses Paquet von Pseudomembranen aus, deren Entstehungsort schwer nachzuweisen wäre. Kein Erstickungsanfall, die Nacht ruhiger.

Am 3. Juni. Die Nase fliesst beinahe nicht mehr; die Pseudomembranen der Lippe trocken, und schrumpfen immer mehr ein; an einigen Stellen sind sie verschwunden. Uebrigens ist das Auge lebhafter, der Gesichtsausdruck ruhiger; das Pfeifen im Kehlkopf ist verschwunden, und man hört deutlich grossblasiges Rasseln auf beiden Seiten der Brust; die Athemnoth ist sichtlich geringer, die Stimme vielleicht etwas weniger erloschen, der Husten minder rauh und ziemlich häufig.

Der Zustand der Lippen, welche überaus leicht bluten, hindert die Besichtigung des Racheneingangs. — Der Appetit fehlt gänzlich, der Puls hebt sich nicht; zum ersten Male ist im Urine leichte albuminöse Trübung nachweisbar.

Neun Inhalationsreihen; alle gut vertragen. Dauer und Tanningehalt der Flüssigkeit wie früher.

Am 4. Juni, seit gestern hat die Blässe des Gesichts zugenommen und der bleifarbige Teint, so auffallend bei der diphtheritischen Intoxication, tritt noch mehr hervor. Der Puls ist äusserst frequent und beinahe nicht fühlbar; Eiweiss im Harne in grosser Menge. Das Kind hatte gestern eine normale Stuhlentleerung; es weist alle Nahrung zurück. Die Kräfte gerathen rasch in Verfall, und über den Ausgang der Krankheit kann kein Zweifel mehr obwalten. Inzwischen hat sich das örtliche Leiden nicht verschlimmert; Lippen und Nase sind in sichtlich besserem Zustande. Der Durchgang der Luft durch den Kehlkopf ist nicht mehr erschwert, und das Athmungsgeräusch ist im ganzen Umfange der Brust deutlich hörbar. Fünf Inhalationen an diesem Tage.

Am 5. Juni. Die Submaxillardrüsen sind seit der Entwickelung der Krankheit nicht merklich kleiner geworden, der Puls hat sich ein wenig gehoben, aber seine Frequenz blieb sich gleich; die Besserung des localen Leidens schreitet fort, die Pseudomembranen sind im Rachen, am Eingange der Nase und am freien Rande der Lippen vollständig geschwunden; die innere Fläche der letzteren ist noch nicht ganz frei, was wahrscheinlich der nicht gehörigen Imprägnirung mit dem Medicamente zuzuschreiben sein dürfte. Der Husten ist noch ein wenig rauh, aber die Respiration ist ruhig und stille (calme et silencieuse), so dass es nicht nöthig erscheint, die örtliche Behandlung weiter fortzusetzen.

Am 6. Juni. Trotz des Wiedererscheinens einiger pseudomembranösen Stellen auf der Unterlippe und eines leichten Erlöschens der Stimme besserten sich die localen Phänomene und schienen auf dem Punkte völlig zu verschwinden, während die kleine Kranke sich ihrem Ende sichtlich näherte. Die Blässe des Gesichts war aufs Höchste gestiegen, die Prostration vollständig, der Puls nicht fühlbar; die Extremitäten waren kalt, der Harn enthielt fortwährend grosse Mengen von Eiweiss.

Am 7. Juni in der Frühe starb das Kind ohne auffallende asphyktische Erscheinungen.

Section 24 Stunden nach dem Tode. An keinem Punkte der Mandeln, des Pharynx und des Kehlkopfes finden sich Pseudomembranen; auch in der Luftröhre und in den Bronchen, deren Farbe nur etwas röther ist, als im Normalzustande, ist keine Spur davon zu finden; der Schleim war mittelmässig reichlich vorhanden. In der rechten Pleurahöhle leichte seröse Ergiessungen; beide Lungen an der Basis und an den Rändern leicht eingesunken, ebenso an der untern Partie des rechten obern Lappens. Im Herzen keine Gerinnsel, das Blut flüssig und etwas bräunlich. Die Intestinalschleimhaut ziemlich lebhaft geröthet, in den übrigen Baucheingeweiden nichts Abnormes.

Die Nervencentra wurden nicht untersucht.

Barthez machte folgende Bemerkungen über diesen Fall.

Derselbe zeigt uns:

1. den gleichzeitigen Ausbruch der Krankheit auf den Lippen und auf sämmtlichen Partien der Respirationswege oder seine rapide Verbreitung über alle diese Theile;

2. die Modification der örtlichen Erscheinungen nach 24 Stunden unter dem Einflusse zerstäubter Tanninlösungen;

3. die locale Besserung um so beträchtlicher und rascher, je mehr die Pseudomembranen mit den pulverisirten Flüssigkeiten in Berührung kamen;

4. die gleichzeitige und stufenweise Verschlimmerung der allgemeinen Erscheinungen der diphtheritischen Intoxication beim gleichzeitigen Verschwinden der örtlichen;

5. die Beziehung der allgemeinen Symptome und der Albuminurie, welche, am achten Tage der Erkrankung eintretend, rasche Fortschritte machte, indess die asphyktischen Erscheinungen sich verloren.

2. Fall. Diphtherie des Rachens, des Kehlkopfs und der Nasenhöhlen. Behandlung mit grossen Dosen Ferr. sesquichl. (per digestionem) und Einathmen pulverisirter Tanninlösung. Unmittelbare und anhaltende Wirkung des letzteren Mittels. Besserung der Croup-Symptome, während die allgemeine Vergiftung rapid weiter schreitet und den Tod herbeiführt.

E. H., ein Knabe von 4½ Jahren, blass, mager, sehr nervös, ist etwas grösser, als bei seinem Alter gewöhnlich. Während der drei ersten Lebensjahre war seine Gesundheit sehr gebrechlich und mit Mühe konnte man ihn erhalten. Seit einem Jahre befand er sich viel besser, als er Ende Juni von der häutigen Bräune befallen wurde; er wohnte zu dieser Zeit in der Umgebung von Paris, in einer Gegend, wo die Diphtherie seit mehreren Monaten epidemisch war.

Von dem Auftreten der Krankheit an bestand die Behandlung in Brechmitteln und oft wiederholten Cauterisationen; es trat keine Besserung ein. Das Kind wurde am sechsten Tage der Erkrankung nach Paris gebracht und Herrn Dr. C. als ordinirendem Arzte anvertraut, während Barthez zum Consilium gerufen wurde.

Die Bleifarbe des Gesichts, der kleine Puls, der Anblick der Membranen, die beträchtliche Schwellung der Unterkieferdrüsen und des submaxillaren Zellgewebes sprachen für eine hochgradige Vergiftung, welche um so bedenklicher erschien, als die Kräfte des kleinen Patienten nicht bedeutend waren. Der Harn enthielt noch kein Eiweiss; eine leichte Veränderung der Stimme und das Husten liess die Ausdehnung der Pseudomembranen auf den Kehlkopf befürchten; ein Brechmittel wurde gegeben und am andern Tage wiederholt, weil sich die Laryngealsymptome verschlimmert hatten. Zugleich wurde die Behandlung mit grossen Dosen Eisenchlorid (vierzig Tropfen in einem Glase Wasser, hiervon jede halbe Stunde ein Esslöffel) begonnen, konnte aber nicht lange methodisch fortgesetzt werden. Das Medicament wurde bald durch den Mund, bald durch das Rectum einverleibt, der Kranke gab es oft wieder theilweise von sich, indessen wurde es bis zum letzten Tage fortgesetzt. Das Kind wurde trotz seines Widerstrebens während des ganzen Krankheitsverlaufs entsprechend genährt: es nahm Eisuppe, Fleischbrühe, trank abwechselnd Chinawein, Bordeaux, Malaga.

Am siebenten Tage begannen die Inhalationen mittelst des Apparates von Sales-Girons. Die Hindernisse für das Eindringen der Luft in den Kehlkopf hatten sich beträchtlich vermehrt; es war zu befürchten, dass eine neue Verschlimmerung eine blutige Operation nöthig machen würde. Hierzu kam noch, dass ein undeutliches vesiculäres Murmeln an der linken Spitze und einige Rhonchi auf der rechten Seite zu der Meinung veranlassten, dass in den Bronchen Pseudomembranen sich gebildet hätten.

Die erste Inhalationsreihe wurde um acht Uhr Abends mit grosser Vorsicht begonnen; eine zehnprocentige Tanninlösung wurde mit ihrem dreifachen Volum Wasser verdünnt, und das Kind athmete nicht länger, als durch zehn Minuten das flüssige Pulver. Es leistete beinahe gar keinen Widerstand und unmittelbar darauf waren Husten und Stimme klarer geworden, oder — besser gesagt — weniger erloschen; nach wenigen Augenblicken trat tiefer Schlaf ein, die Zahl der Athemzüge und ganz besonders das Laryngealgeräusch wurden geringer. Um ein Uhr Nachts wurden, weil die Respiration wieder mit mehr Geräusch verbunden war, die Tannininhalationen wiederholt und zwar durch 15 — 20 Minuten. S i e w u r d e n s e h r g u t v e r t r a g e n , u n d e s f o l g t e i h n e n e i n e n i c h t m i n d e r o f f e n b a r e B e s s e r u n g , w i e d a s e r s t e M a l.

Am andern Morgen (8. Tag) war dieselbe hinsichtlich der Erscheinungen im Kehlkopfe und den Bronchen unzweifelhaft; aber der schon fötide Athem liess einen unzweideutigen gangränösen Geruch wahrnehmen, und zum ersten Mal fielen in dem mit Salpetersäure versetzten Urine Eiweissflocken in grosser Menge zu Boden. — Im Ganzen zeigte sich eine leichte Besserung im localen und eine sichtliche Verschlimmerung im allgemeinen Leiden. Die bisherige Ernährungsweise und das Eisenchlorid werden fortgesetzt. Die Inhalationen finden zweimal statt, zuerst um Mittag, dann um neun Uhr Abends. (Der zehnprocentigen Tanninlösung war nicht mehr ihr dreifaches, sondern nur ihr einfaches Volum Wasser beigemischt worden, so dass sie nicht wie früher $2\frac{1}{2}$, sondern 5 Procente Tannin enthielt.)

Am neunten Tage Fortdauer der Intoxicationserscheinungen, bedeutende Verschlimmerung des örtlichen Leidens. Eisenchlorid und zwölf Reihen von

Tannininhalationen von Stunde zu Stunde, die sehr gut vertragen werden und nach welchen die Respiration jedesmal minder erschwert und geräuschvoll erscheint; auch ist es der lebhafte Wunsch der Eltern, das Mittel beizubehalten.

Zehnter Tag. Neue Inhalationsreihen, von gleich günstigem Erfolge begleitet, was den Fortschritt in der Intoxication aber nicht hindert, trotz des Eisenchlorids und hinlänglicher Nahrung. Der grangränöse Geruch des Athmens wird immer deutlicher und wahrhaft anwidernd. Der Puls ist äusserst frequent und kaum fühlbar; das Gesicht hat die bei den bösartigen Formen der Diphtherie so hervorstechende Bleifarbe, eine gelbliche Flüssigkeit kommt aus den Nasenhöhlen, in welchem man kleine adhärente Membranen bemerkt; die Schwellung des Halses nimmt nicht ab, die Prostration wird immer grösser, nur die Verdauungsthätigkeit ist im Normalzustande.

Eilfter Tag. Vier Inhalationen, ihre Wirkung ist nicht so evident, auch dürften sie minder nöthig gewesen sein, als früher, und jedenfalls konnten sie den nahen Tod nicht verhindern. In der Nacht trat reichliches Nasenbluten ein, welches jedoch durch eine Eisenchloridlösung sogleich gestillt wurde. Die Extremitäten wurden in kurzer Zeit kalt und das Ableben erfolgte im Beginne des zwölften Tages mit unleugbaren, aber im Vergleiche zu der Vergiftung sehr geringfügigen asphyktischen Erscheinungen. Einige Augenblicke zuvor hatte das Kind noch eine normale Stuhlentleerung und zeigte bis zum letzten Augenblicke ungeschwächte geistige Fähigkeiten und eine seltene Gelehrigkeit.

3. Fall. Angina membranacea. Croup in der zweiten Periode. Behandlung mit häufig wiederholten Inhalationen pulverisirter Tanninlösung. Die Krankheit bleibt durch drei Tage nahezu stationär; dann äussert sich eine bedeutende Besserung und die Genesung tritt rasch ein.

Peter Franz Jeoffroy, drei Jahr alt und für sein Alter sehr kräftig, wurde am 14. August 1860 in's Hospital Sainte-Eugénie aufgenommen. Das Kind, welches sich gewöhnlich wohl befand, ist seit vier Tagen krank. Mehr ist aus der Mutter nicht herauszubringen, ausser, dass der Arzt mehrere Brechmittel verschrieben habe, die günstigen Erfolg geäussert hätten, und dass der kleine Patient in der letzten Nacht beinah erstickt wäre.

Bei der Aufnahme in's Spital (um 10 Uhr Abends) war das Athmen erschwert und das laryngeale Pfeifen sehr deutlich ausgesprochen. Es wurde ein Gran pulv. Ipec. gegeben, worauf mässiges Erbrechen eintrat. Die Nacht verlief leidlich.

Am 15. August war das Aussehen des Kranken ziemlich gut; das Gesicht des Kranken ist gefärbt und drückt keine Aengstlichkeit aus. Das Fieber, wie auch die Hitze und Trockenheit der Haut sind mässig, die Drüsen am Unterkieferwinkel ganz klein. Im Rachen unterscheidet man deutlich Pseudomembranen, sie sind nicht zahlreich, gelblich und scheinen nicht sehr fest an der Schleimhaut zu adhäriren; die grösste, welche man auch am besten bemerkt, bedeckt, wenn auch nicht vollständig, die rechte Mandel. Die Nase ist frei. — Es existirt offenbar ein Hinderniss für den Durchgang der Luft in den Larynx; das Athmen ist pfeifend und häufiger, als im Normalzustande; der Husten ist spärlich, trocken und etwas heiser, die Stimme ein wenig erloschen; bei der Auscultation der Brust hört man allenthalben pfeifendes und dem Schnarchen ähnliches Rasseln, wodurch das vesiculäre Geräusch verdeckt wird. Das Kind nahm ohne Mühe einige Nahrung (Rindssuppe, Brühe, Eier).

Keine Diarrhöe, der Harn eiweissfrei; Brechmittel (pulv. Ipec.) und Inhalationen pulverisirter Tanninsolution.

Das Erbrechen ist reichlich, die Inhalationen werden gut vertragen und man kann deren bis funfzehn an einem Tage vornehmen. Jede Reihe dauert beiläufig zwanzig Minuten; die verwendete Flüssigkeit hatte stets einen Tanningehalt von fünf Procent. Der kleine Patient setzt der Behandlung keinen Widerstand entgegen und schlief sogar oft während des Einathmens ein. Jedesmal ist der Husten vor Beginn der Inhalationen häufiger und heiserer und nach ihm die Stimme mehr erloschen, so wie das laryngeale Pfeifen trockener ausgesprochen, so dass es schwer wäre, die Wirkung des Medicaments zu bezweifeln.

Am Abend keine nennenswerthe Veränderung; die Respiration ist wenigstens noch behindert. Ein dargereichtes Brechmittel hatte beinahe keinen Erfolg. Man liess das Kind während der Nacht ruhen, es schlief ein wenig. Während des Schlafes ist die Respiration bei weitem weniger geräuschvoll, man muss sich dem Bette nähern, um sie zu hören.

Am 16. August blieb der allgemeine Zustand befriedigend; das Fieber nahm nicht zu, der Harn enthielt kein Eiweiss, aber die localen Symptome haben sich durchaus nicht gebessert. Die Pseudomembranen, welche die Mandeln bedeckten, vorzüglich die rechte, haben sich nicht abgelöst und auch nicht an Ausdehnung verloren. Das Athmen ist immer noch erschwert, der Husten ist bald rauh, bald wie erloschen; dasselbe sonore Rasseln in der Brust. Man machte zwanzig Inhalationsreihen an diesem Tage; jede währte zehn Minuten. Die Nahrung wurde leicht und in genügender Menge genommen. Drei diarrhöische Stühle am Abend, die Nacht ziemlich ruhig.

Am 17. August. Das Kind erwachte im Augenblicke, als die Visite gemacht wurde; es schien viel mehr niedergedrückt, das Pfeifen im Kehlkopfe war intensiv und verlängert, aber diese beunruhigenden Symptome wurden allmälig geringer. In der That besteht zwischen dem gestrigen und dem gegenwärtigen Zustand ein geringer Unterschied. Inzwischen scheinen die Pseudomembranen auf den Mandeln sich zu verlieren, sie sind theils überkleidet, theils ersetzt durch dicken, gelblichen Schleim.

Es wurden noch zwanzig Inhalationsreihen vorgenommen, deren Dauer um die Hälfte geringer ist, jede währt beiläufig zehn Minuten.

Sieben flüssige schleimige Stuhlentleerungen, kein Eiweiss im Harn.

Vom 18. August an machte sich eine fortschreitende und rapide Besserung der localen Symptome bemerklich. Die noch an der untern Partie der rechten Mandel vorhandenen Pseudomembranen waren in kleine Stückchen getheilt, bildeten nur spärliche und isolirte Puncte und verschwanden am 20. August vollständig nach fünf Tagen der Behandlung und neun Tagen der Krankheit. Allmälig wurde die Respiration immer mehr und mehr erleichtert, der Husten immer feuchter; das sonore Rasseln, welches im ganzen Umfange der Brust gehört wurde, erschien seltener und localisirte sich an der Wurzel der Bronchien. Am 23. wurde es nicht mehr gehört, nachdem es sich als deutliches Schleimrasseln charakterisirt hatte. Die Diarrhöe wich bald einigen Stärkeklystieren, welche vier Grammes Ratanhia-Extract und dreissig Grammes Chinasyrup enthielten. Das Kind verliess die Anstalt vollkommen geheilt am 24. August.

Drei Tage später zeigte sich auf der ganzen Körperfläche eine papulöse Eruption, wegen welcher es auf's Neue in's Spital aufgenommen wurde. Schwefelbäder brachten dieselbe vollständig zum Schwinden, und als das Kind am 3. September wieder vorgestellt wurde, befand es sich vollkommen wohl.

4. Fall. Croup im ersten Stadium; Pseudomembranen auf den Mandeln, dem Gaumensegel und dem Zäpfchen. Husten und Stimme heiser und wie erloschen. Inhalationen pulverisirter Tanninlösung. Rasche Genesung am vierten Tage der Behandlung.

Am 24. October zeigte Maria D., 3½ Jahr alt, in der Regel stets wohlauf, Traurigkeit und Niedergeschlagenheit. Der Appetit war jedoch nicht völlig geschwunden. Acht Tage später wurde sie heiser, begann zu husten, und bei ihrem Eintritt in's Spital Saint-Eugénie (am 31. October) ergab sich folgendes Krankheitsbild:

Das Gesicht ist bleich und drückt Niedergeschlagenheit aus, das Fieber ist mässig, die Nase fliesst, die Submaxillardrüsen sind wenig geschwellt und wenig schmerzhaft; es besteht vielmehr eine allgemeine Spannung in dieser Gegend. Die Respiration ist ziemlich frei, das Geräusch im Kehlkopf ist nicht intensiv und die Depression des Sternum nicht sehr ausgesprochen. Indessen hört man das vesiculäre Athmen undeutlich im ganzen Umfange der Brust; die Stimme und der Husten sind rauh und zeitweise erloschen. Die rothen und geschwellten Mandeln sind zum Theil durch eine gelbe, dicke, von unregelmässigen Rändern begrenzte Pseudomembran bedeckt, welche sich über den Gaumenbogen und den freien Rand des Gaumensegels hinzieht, wo sie in das Stratum der Schleimhaut eingewebt zu sein scheint. Das Zäpfchen ist sehr angeschwollen, zeigt aber keine Spur einer plastischen Exsudation.

Man gab unverzüglich ein Brechmittel, und nach einer Stunde der Ruhe begann man die Inhalationen mit einer Tanninlösung. Dieselbe enthielt zehn Procente des Medicaments; jede dauerte beiläufig zehn Minuten. — Das Kind kann deren zehn binnen weniger als 24 Stunden ertragen, ohne im Mindesten dadurch belästigt zu werden; es hustet stark während des Athmens. Der Husten ist seltener in den Pausen und bietet noch keine Veränderung in seinem Charakter dar. Erstickungsanfälle sind nicht vorgekommen.

Am 1. November trat in dem Befinden der kleinen Patientin nur eine geringe Veränderung ein; die Blässe ist geringer, die Respiration leicht, obwohl die Fossa sternalis noch mehr eingedrückt erscheint; Stimme und Husten sind noch immer rauh und wie erloschen, ein seröses blutiges Liquidum fliesst aus der Nase, in welcher übrigens keine Pseudomembranen bemerkbar sind. Auf dem Zäpfchen hat sich, besonders an der Basis, eine Pseudomembran in Form eines Handschuhfingers entwickelt, während die Exsudation auf den Mandeln etwas weniger ausgebreitet ist; der Pharynx wurde noch nicht ergriffen; zwölf kurze Inhalationsreihen.

Am 2. November. Der Schlaf war ziemlich ruhig, das Kind hat etwas Weniges gegessen. Kein Albumen im Harn. — Im Verlaufe des Tages und am Abend wurden sechszehn Inhalationsreihen mit derselben Flüssigkeit vorgenommen. Eben so gut vertragen, als Tags zuvor, waren sie von Hustenanfällen begleitet, welchen zuweilen Auswurf nachfolgte, ohne Erbrechen oder Elimination von Pseudomembranen.

Vom 3. November an wurde eine auffallende Besserung constatirt: das Kind spielt im Bett und athmet beinah vollkommen frei; das laryngeale Pfeifen ist kaum wahrnehmbar, nichts desto weniger bleibt das vesiculäre Geräusch undeutlich. Stimme und Husten sind nicht mehr erloschen, sondern nur ein wenig rauh und verschleiert. Die Pseudomembranen sind von der linken Mandel verschwunden, und es bleibt nichts zurück, als einige gelbe Puncte auf der rechten und auf dem Zäpfchen. — Das Allgemeinbefinden wird immer mehr zufriedenstellend; der Harn zeigt keine Spur von Eiweiss. — Die Tannininhalationen werden fortgesetzt; zwölf Reihen am 3. und vierzehn am 4. November. Hierauf unterblieb jede Behandlung, da die Pseudomembranen vollkommen aus dem Rachen verschwunden sind, und der überaus seltene Husten keinen bösartigen Charakter darbietet.

Maria D. war am 5. November nach viertägigem regelmässigem Gebrauche der Tannininhalationen als geheilt anzusehen und verliess vollkommen gesund am 11. das Spital.

5. Oedema glottidis. Trousseau erwähnt zweier solcher Fälle, die er durch Inhalationen von Tannin zur Heilung brachte; in einem derselben schien nur noch die Tracheotomie allein Rettung schaffen zu können.

IV. Krankheiten der Luftröhren und Lungen.

1. Catarrhus bronchialis. Einfache Bronchialkatarrhe, die nicht gar zu lange eingewurzelt sind, gelangen durch die Inhalation fast immer zur Genesung oder doch zur Besserung.

Bei noch frischen Katarrhen fand ich die zerstäubte Salmiaklösung (Ammon. muriat. ʒj — ij — iij ad lbr. ij Aq. destill.) ganz besonders wirksam. Auch bei schon älteren trockenen Katarrhen mit erschwerter Expectoration wird die Secretion durch die Inhalation desselben Mittels, so wie des Natr. chlorat. in gleicher Dosis, schnell angefacht und hiermit zugleich der Husten gemildert. Reichlicher Auswurf hingegen wird durch die Adstringentien (Alaun, Tannin ʒj—ij, selten auf iij—iv steigend; Zincum sulph.; Liquor ferri sesquichlorat. ʒβ—j—ij) mit Sicherheit vermindert, ohne dass dadurch, bei vorsichtiger Steigerung der Dosis, die Expectoration erschwert wird.

Bei schon inveterirten chronischen Katarrhen war es mir bisher niemals möglich, eine Heilung zu erzielen, aber meistentheils gelang es mir (Natr. chlor., Alum., Aq. picea), so wie Anderen (Sales-Girons, Fieber, Schnitzler, Wistinghausen, Leiblinger, Wedemann: Alumen, Tannin, Zincum sulph., Schwefelwasser, Emser Mineralwasser), auch hier das Uebel oft wesentlich zu bessern und selbst auf einen geringen Grad zu reduciren.

2. Bronchektasie. Hier kann man freilich das organische Grundübel, die interstitielle Pneumonie, nicht rückgängig machen; aber alle Symptome lassen sich bedeutend ermässigen. Die Blennorhoë kann wesentlich bis auf einen relativ geringen Auswurf beschränkt, eine etwaige Putrescenz der Sputa beseitigt werden. Es ist selbst möglich, dass in einzelnen verdichteten Lungenpartien die Alveolen wieder an Elasticität gewinnen und für die Luft zugänglicher werden. (S. oben Fall 4.) Die Dyspnoë lässt nach und reducirt sich selbst auf ein Minimum.

Unter den zu inhalirenden Medicamenten scheint mir ausser dem Alaun (ʒj — iv ad lbr. ij) hier besonders die Aq. picea (mit ℥j — ij — iv ad lbr. ij Aq. destill. beginnend, allmälig steigend, selbst bis zur unverdünnten Aq. picea) empfehlenswerth. Auch Tannin leistet gute Dienste (Gerhardt, Wedemann); eben so möchten die Schwefelwässer (Sales-Girons) zu empfehlen sein.

3. Emphysema pulmonum. Das wirkliche Lungenemphysem, welches mit einem theilweisen Schwund der Alveolenwandungen einhergeht, lässt sich natürlich durch die Inhalationen

ebensowenig wie durch irgend ein anderes Mittel heilen. Dennoch lassen sich symptomatische Erfolge erzielen, die von der höchsten Wichtigkeit sind: das quälendste Symptom, die Athemnoth, selbst wenn sie bis zur Orthopnoë gesteigert ist, lässt sich meist mildern und in leichteren Fällen auf kürzere oder längere Zeit selbst beseitigen. Zum Theil mag die Wirkung auf Milderung des gleichzeitigen Katarrhs beruhen; zum grossen Theil tragen aber gewiss auch die tiefen Inspirationen während der Inhalation als respiratorische Gymnastik zur Besserung wesentlich bei.

Von Medicamenten habe ich fast nur Natr. chlor. (ʒij — iv ad lbr. ij) angewandt und es sehr wirksam gefunden. Oft ist Zusatz eines Narcoticums (Tinct. Opii gtt. j — iij — v ad ℥j) erwünscht. Sales-Girons rühmt das Inhalatorium von Pierrefonds, welches Emphysematikern und Asthmatikern ausserordentliche Erleichterung verschaffe. Wistinghausen liess gleich Eck Arsenik (Solutio Fowleri gtt. x — xv — xx (!) ad Aq. dest. ℥j), ein vielfach auch innerlich und in Dampfform gegen Asthma gerühmtes Mittel, in einem Falle von Emphysem (Asthma) mit Erfolg und ohne jeglichen Schaden einathmen. Fieber wandte Zincum sulph., Schnitzler Alaun mit Morphium, Wedemann Tannin und Salmiak, Leiblinger Ol. Terebinth. und Ol. Cadini mit Erfolg an.

4. Asthma. Man hat hier zweierlei Momente in's Auge zu fassen, erstens die Krankheit selbst, zweitens die einzelnen Anfälle. Beruht die Krankheit auf festen organischen Störungen, so lässt sich eine Heilung derselben natürlich nicht erwarten. Nur in ganz frischen Fällen, wo die Affection sich eben erst auszubilden beginnt, kann man noch auf Genesung hoffen. (cf. S. 278. 11. Fall.) Bei veraltetem Asthma hingegen lässt sich höchstens so viel erreichen, dass die Anfälle kürzere oder längere Zeit ausbleiben, oder nur unvollständig in milderer Form auftreten, früher oder später muss man jedoch auf ihre Wiederkehr gefasst sein. In den von mir behandelten Fällen wandte ich Natr. chlor. ʒij — iv (als Irritans) mit dem bezeichneten Erfolge an. Ob sich nach Eck's und Wistinghausen's Empfehlung Arsenik besser bewähren wird, mag die Zeit lehren; jedenfalls scheint mir hierbei die grösste Vorsicht beachtenswerth.

Was die einzelnen Anfälle betrifft, so war ich selbst bei sehr hochgradigem und inveterirtem Asthma im Stande, dieselben entweder schon in ihren Vorboten, oder erst nach ihrem Ausbruch, oder auf ihrer Höhe zu coupiren (Natr. chlor. gr. x — xx, Tinct. Opii gtt. ij — iij — v — x, Acetonis angl. gtt. ij — iij ad ℥j), und dies in einem Falle, wo alle anderen Mittel im Stiche liessen.

Bei dieser Krankheit lässt sich indess nicht verhehlen, dass die Inhalationen wesentlich die Schicksale anderer wirksamer Medicationen theilen werden, dass sie nämlich eine Zeitlang eine Wirkung ausüben, dann sich aber der Organismus gegen sie abstumpft und für sie indifferent wird. Man wird deshalb die Dosis der Medicamente allmälig steigern und endlich das eine Heilmittel mit dem andern vertauschen müssen.

5. Haemoptoë. Hier scheint nach der ziemlich grossen Anzahl der vorliegenden Erfahrungen die Wirkung der Inhalationen ausserordentlich sicher zu sein; von allen Beobachtern wurden positive Resultate mitgetheilt, von keiner Seite hat sich ein Widerspruch erhoben. Ausser den unter anderem ausführlich beschriebenen fünf Fällen von Zdekauer[1]), einem von Lingen[2]), einem von Hillairet[3]), vier von Wedemann[4]), so wie meinen eigenen sechs, sind noch von verschiedenen Aerzten kurze Mittheilungen gemacht worden: in der Berliner medicinischen Gesellschaft[5]) gab Lewin an, dass er 14 Fälle von Hämoptysis, darunter einen auf der Frerichs'schen Klinik, durch Liquor Ferri oder Tannin, Schlesinger vier Fälle, meist durch Inhalationen von Alaun, Tobold endlich 21 Fälle gleichfalls durch Alaun beseitigte. Freilich wissen wir bei allen diesen nicht, welcher Art die Blutung gewesen, und ob ganz leichte Fälle mit aufgenommen sind; solcher leichten Fälle erwähnt Zdekauer noch drei, und auch ich habe noch einige beobachtet, die ich jedoch ihrer geringen Bedeutsamkeit wegen aus den Tabellen fortzulassen für gerathen hielt. Tobold giebt zudem noch an, dass die Blutung durch 1 — 3 Inhalationen beseitigt wurde.

---

[1]) p. 60. [2]) p. 69. [3]) p. 22. [4]) p. 98.
[5]) Sitzung vom 16. Juli 1862. S. Deutsche Klinik und Allgem. medic. Centralztg.

Dieser letzte Umstand raubt den Angaben einen Theil ihres Werths: diejenigen Fälle, in welchen 2 — 3 Inhalationen nöthig waren, müssen genau beschrieben werden, um zu erfahren, ob die erste Inhalation ganz erfolglos war, und warum? oder ob die Blutung schon nach der ersten Inhalation wirklich stand, darauf aber ein Recidiv eintrat, welches einer zweiten Behandlung bedurfte.

Summiren wir die erwähnten positiven Resultate zusammen, so erhalten wir 59 Fälle von acht verschiedenen Autoren, die positive Resultate lieferten. Diesen zahlreichen positiven Fällen stehen nur drei negative des einzigen Briau [1]) gegenüber, hier war jedoch nach Briau's eignem Zugeständniss die Methode des Inhalirens eine ungenügende, und ausserdem wurde Schwefelwasser eingeathmet, ein Medicament, das sich für Lungenblutung freilich wenig eignen mag.

Dasjenige Medicament, welches den sichersten Erfolg verspricht und deshalb bei schweren Fällen nur allein anzuwenden ist, ist Liquor Ferri sesquichlor. (gr. v — x — xx ad ℥j Aq. dest.). Dasselbe wirkt dadurch hämostatisch, dass es an Ort und Stelle das Blut zur Gerinnung bringt, wodurch dann die blutenden Gefässe durch derbe Pfröpfe sich verschliessen. Man könnte es zwar zweifelhaft finden, ob die geringe, wirklich in die Lungen eindringende Quantität hinreicht, um eine Coagulation zu bewirken; aber selbst wenn dieser Zweifel begründet ist, kann dennoch ein Erfolg schon dadurch bedingt werden, dass das Blut, welches in Folge früherer Expectorationen noch die Bronchen und die Trachea — besonders bei starken Hämorrhagien — befeuchtet, an diesen Stellen, wohin die inhalirte Flüssigkeit in grösserer Menge gelangt, zuerst gerinnt, und sich dann die Gerinnung schon durch blosse Berührung mit den Coagulis nach unten fortpflanzt. Man könnte auch, zumal bei schwachen Hämorrhagien, wo man mit Alaun und Tannin ausreicht, an eine Contraction der Gefässe denken. Lassen wir indess die Theorie als noch unentschieden auf sich beruhen; genug, dass die Praxis die Wirksamkeit der Inhalationen constatirt.

---

[1]) p. 21.

A priori könnte man sich fürchten, bei einer Krankheit, welche der grössten Ruhe bedarf, eine Medication, zu der tiefe Inspirationen nothwendig sind, in Anwendung zu ziehen. Aber alle bisherigen Erfahrungen stimmen darin überein, dass selbst die schwächsten Kranken, die sonst jede Bewegung ängstlich vermeiden, und deshalb sehr schwach respiriren, in tiefen Athemzügen den Nebel, ohne irgend welche Belästigung, oft vielmehr mit einem gewissen Wohlbehagen, einsaugen. Von einem Unfall wird nirgends berichtet.

6. Tuberculosis pulmonum. Bei jeder gegen diese Krankheit auftauchenden neuen Heilmethode wird es gar Vielen schwer, zwei sich nahe berührende Extreme zu vermeiden, entweder nämlich ein Radicalmittel zu verlangen und die neue Medication — bewusst oder unbewusst — in diesem Sinne zu prüfen, oder was noch bequemer ist, da man a priori eine Heilung dieser Krankheit für unmöglich hält, das neue Verfahren ohne jede Prüfung als nutzlos oder wenigstens als überflüssig zu verwerfen. Vor einem solchen Forum wäre auch die Inhalationsmethode von vornherein verurtheilt. Ein Specificum gegen die Schwindsucht gewährt sie eben so wenig, wie irgend eine andere Methode unserer Therapie. Der viel citirte Ausspruch Mascagni's: „Wenn je ein Specificum gegen die Phthisis entdeckt werden sollte, so wird es durch die Luftröhren in den Organismus eingeführt werden müssen", ist seiner Verwirklichung noch ebenso fern wie ehedem. Zwar hat sich der Kreis derjenigen Stoffe, die wir in locale Berührung mit den Luftwegen bringen können, wesentlich erweitert, die Strasse Mascagni's ist zwar geebnet, aber es fehlt noch immer das vergeblich ersehnte Specificum, das diese Strasse im Triumphe beschreite. Leider wird ein solches schwerlich einmal gefunden werden! Suchen wir deshalb bei den Inhalationen nicht etwas, worauf wir in der übrigen Therapie bereits verzichteten, und begnügen wir uns mit dem, was sie wirklich zu leisten im Stande sind.

Eine genaue Feststellung der Indicationen und Contraindicationen für die Inhalationen überhaupt und für die einzelnen Mittel im Besondern halte ich aus den oben angeführten

Gründen bei dieser Krankheit mehr als irgend wo anders für durchaus verfrüht. Erst rastlose Beobachtungen vieler Forscher können hier das Wahre erkennen lehren.

Die erste Pflicht ist „non nocere", und um diese in ihrem ganzen Umfange mit Gewissenhaftigkeit zu erfüllen, bedarf es nichts mehr, als Aufmerksamkeit und Vorsicht. Es ist zu empfehlen, bei den Tuberculösen immer mit den allermildesten Mitteln, in einer möglichst geringen Dosis, zu beginnen. Man gewöhne sie nur allmälig an die Inhalation in kunstgerechter Form, und sobald die Kranken schon zu sehr geschwächt sind, verzichte man, will man sich überhaupt noch zu Inhalationen entschliessen, auf alles Anstrengende bei denselben. Man lasse nur selten tief inspiriren und gönne dem Pat. sehr häufige Ruhepausen. Auf diese Weise wird man niemals schaden.

Was den Nutzen betrifft, den die Inhalationen in der Phthisis schaffen, so sehen wir, dass hier im Vergleiche zu den übrigen Krankheiten — wie es zu erwarten stand — die Erfolge zwar am geringsten sind, dass jedoch in der grösseren Zahl der Fälle noch irgend eine Besserung zu erzielen ist. Diese Besserung ist entweder eine palliativ-symptomatische, ohne dass der weitere Fortschritt der Krankheit gehemmt wird, oder unter günstigeren Umständen eine durchgreifende, wobei mit dem Schwinden der lästigsten Symptome sich zugleich das Allgemeinbefinden sehr wesentlich hebt; in einzelnen Fällen von beginnender Tuberculose lässt sich selbst eine vorläufige Heilung der Krankheit, ein Stillstand auf längere Zeit herbeiführen. Einen wesentlichen, bleibenden Nutzen wird man fast nur im ersten Stadium schaffen können, in den späteren Stadien muss man mit einem vorübergehenden palliativen Erfolge, wo dieser überhaupt noch zu erlangen ist, zufrieden sein, nur sehr selten erreicht man mehr. Am günstigsten gestalten sich diejenigen Fälle, in welchen das Leiden einen gewissen torpiden Charakter hat, und zu einem langsamen Verlaufe disponirt; hier erzielt man durch die Inhalation die besten Resultate: Verminderung, selbst Beseitigung aller Symptome, Zunahme der Kräfte, Stillstand der Krankheit. Im Gegensatz hierzu steht die rapid verlaufende, floride Phthisis, bei der am wenigsten zu erzielen ist.

Worauf bei der Tuberculose uns eine Einwirkung gestattet ist, das ist hauptsächlich der Katarrh. Auf die Tuberkeln selbst, oder auf die Cavernen werden wir schwerlich durch die eingeathmeten Mittel einen schnell eingreifenden, localen Effect ausüben; denn die Menge des Nebels, welche zu einer begrenzten Lungenpartie gelangt, ist ausserordentlich gering, sie kann höchstens allmälig die Ernährung und die Secretion der kranken Partien modificiren, aber eine heroische Wirkung, wie sie auf der äusseren Haut hervorgebracht werden kann, z. B. eine Aetzung, liegt ausserhalb ihres Bereichs. Zudem haben die verdichteten Lungenpartien an Elasticität eingebüsst, sie sind für die Luft weit weniger zugänglich und können in diesem Verhältniss auch nur weniger von der medicamentösen Substanz aspiriren; Partien, die schon ganz verödet und die Luft nicht mehr ansaugen können, empfangen auch von dem inhalirten Heilmittel nichts. Also von einer eingreifenden Wirkung auf die bereits intensiv erkrankten Theile selbst, zumal auf die Ulcerationen, wird wenig bei den Inhalationen zu erwarten sein. Dieselben können nur auf das relativ Gesunde wirken und dem Fortschritt der Krankheit dadurch einen Halt gebieten; sie können vor Allem den die Tuberkeln begleitenden Katarrh, welcher nicht nur die Folge der Knotenablagerung, sondern auch die Ursache neuer Gewebsverdichtung und neuer Tuberculisation ist, beschränken.

Unter den angewandten Medicamenten sah ich von der Aq. picea, wo ich sie für indicirt hielt, bei torpider Tuberculosis mit reichlichem Auswurf die besten Erfolge. Ich wandte sie zuerst immer sehr verdünnt (℥j — iij ad lbr. ij Aq. destill.) an und stieg mit der Dosis nur sehr vorsichtig und allmälig. Auf diese Weise suchte ich eine plötzliche Verminderung der Secretion zu vermeiden, bewirkte vielmehr, dass diese langsam und stetig bis zu einer gewissen Grenze abnahm, wobei die Expectoration niemals erschwert, ja meist noch wesentlich erleichtert wurde. Eine Reizung steht bei dieser Applicationsweise durchaus nicht zu befürchten.

Bei quälendem trockenem Husten schafft ein Infus. Flor. Tiliae die beste Erleichterung; von Narcoticis, die ich freilich immer nur in kleinen Dosen anwandte (Tinct. Opii gtt. β — j, Extr. Hyoscyami gr. β — j ad ℥j Aq.), sah ich kaum einen merklichen Erfolg. Fieber rühmt hingegen diese Inhalation und wendet ausser ihnen noch Oel-Emulsionen vielfach an.

Von Natrium chloratum in sehr diluirter Lösung, ʒβ — j ad lbr. ij, beobachtete ich nur im Anfangsstadium der Krankheit bei wenig empfindlichen Constitutionen ein günstiges Resultat: Vermehrung der Secretion und Erleichterung der Expectoration; in späteren Stadien und bei reizbareren Individuen hingegen scheint der Husten nach Kochsalzinhalationen sich selbst zu vermehren. Einen grösseren Wirkungskreis gestattet der Alaun (ʒβ — j — ij ad lbr. ij), oft wird der Hustenreiz dadurch gemildert, die Secretion allmälig beschränkt, die Expectoration wird nicht gehemmt, nicht selten vielmehr erleichtet. Alaun und Tannin wurde mit gleich gutem Erfolge auch von Fieber, Schnitzler und Wedemann angewandt.

Ein vortreffliches Mittel scheint für gewisse Fälle Liquor Ferri sesquichlor. (ʒβ — j — ij) zu sein, das zuerst von Wedemann und Gerhardt mit gutem Erfolge angewandt wurde, und das ich dann mit gleich günstigem Resultate versuchte. (Vergl. Fall 23.

Sales-Girons und Auphan rühmen die pulverisirten Schwefelwässer (Pierrefonds, Euzet) als besonders wohlthätig für die Tuberculösen. Leider werden in den Bädern mit den Inhalationen auch noch andere Curen (Trink- und Badecur) verbunden, und deshalb bleibt der Antheil, den erstere für sich allein an dem Erfolg haben, unbestimmt.

7. Pneumonie. Auphan wandte das Mineralwasser von Euzet auch gegen diese Krankheit an, und fand es nützlich zur schnellen Lösung sowohl frischer als älterer Hepatisationen. Bei bestehendem entzündlichem Fieber jedoch hält er die Inhalation für contraindicirt.

8. Tussis convulsiva. Fieber theilt einen Fall mit, den er durch Inhalation einer Oel-Emulsion mit Extractum Hyoscyami zur Genesung brachte. Ein anderer günstiger Fall, mit Liq. Ferri gtt. iij ad ℥j behandelt, wurde von Professor Gerhardt mitgetheilt.

9. Gangraena pulmonum. Hier liegen noch keine Erfahrungen mit pulverisirtem Wasser vor, die Analogie jedoch, besonders die Berücksichtigung der günstigen Wirkung der Terpenthin-Inhalation, machte einen Versuch — etwa mit Aq. picea — empfehlenswerth.

Zweiter Theil.

Die Inhalationen der Dämpfe und Gase.

Erster Abschnitt.

Allgemeine Inhalations-Therapie.

1.

Geschichte der Inhalationen.

Räucherungen wurden im grauen Alterthum vielfach zu religiösen Gebräuchen, besonders zu Opfern, verwandt, sie dienten zugleich zur Verscheuchung böser Dämonen, als welche auch die Krankheiten angesehen wurden, und hiermit war ein Anknüpfungspunct für ihren Gebrauch zu Heilzwecken geliefert. Schon bei Homer finden wir Schwefeldämpfe als volksthümliches Antimiasmaticum erwähnt, er nennt sie *κακῶν ἄκος*, ein Heilmittel gegen Böses[1]). Hippokrates scheint Räucherungen viel angewandt zu haben, wenigstens räumt er ihnen bei manchen Krankheiten den ersten Platz in der Behandlung ein, so bei der acuten Angina; es heisst dort wörtlich[2]):

„Primum haec facito: Cucurbitulam primae cervicis vertebrae dato, deinde rasa capitis parte secundum utramque aurem ubi saliet alias, quas aliquantisper trahere sinito, deinde sic eum suffito: nitrum, origanon, nasturtii cardamuve semen tenuiter diligenterve terito et in ollam novam immittito, in qua

[1]) Odysseus lässt nach Erschlagung der Freier das Gemach mit Schwefel ausräuchern.
„*Οἶσε θέειον, γρηῦ, κακῶν ἄκος, οἶσε δέ μοι πῦρ, ὄφρα θεειώσω μέγαρον.*" (Odyssee XXII. 481.)

[2]) Hippocratis opera, übersetzt von Fabius Calvus 1515. De morbis liber secundus p. 286.

pari mensura acetum et aqua paulumque olei conspersum sit, quam prunis leniter fervere facito, mox operculum pertusum cum cannea fistula superponito, qua vapore ore aperto suscipito, faucesque ne uras caveto, maxillisque et faucibus foris spongias aqua calida tinctas dato."

Hier ist also zugleich eine einfache Vorrichtung zur Herstellung der Inhalationen beschrieben, die sich sogar vor vielen neueren Räucherungsapparaten sehr vortheilhaft auszeichnen möchte, sie besteht aus einem Topf mit einem durchbohrten Deckel, von dem ein Schilfrohr ausgeht: die Dämpfe werden mit offenem Munde eingeathmet, während nasse Schwämme die Umgebung des Mundes vor der Hitze schützen.

Auch bei Lungenkrankheiten wendet Hippokrates Räucherungen an[1]):

„Si vero pus non eat per os, paullatim suffito succo sii, vino tornio, lacte bubulo caprinove par cujusque misceto . tres autem lances sint, postea in ollam novam jacito, et fervefacito, per fistulamque halitum ore capito, ne uratur caveto."

In den späteren Zeiten des Alterthums scheinen die Räucherungen als locales Heilmittel der Respirationsorgane fast in Vergessenheit gerathen zu sein. Celsus berichtet zwar von Räucherungen bei Krankheiten anderer Organe, so von Schwefelräucherungen bei Paralyse der Glieder in Folge von Apoplexie[2]):

„Si dolor est, ea ipsa pars sine oleo, nitro ex aqua perungenda est; deinde involvenda, et subjicienda pruna lenis, et sulphur, atque ita id suffumigandum."

Aber bei Krankheiten der Athmungsorgane sind die Räucherungen in keiner Weise erwähnt, nur bei der Exulceration der Fauces finde ich eine darauf bezügliche Andeutung[3]):

„In interiore vero faucium parte interdum exulceratio esse consuevit. In hac plerique extrinsecus cataplasmatis calidis fomentisque humidis utuntur: volunt etiam vaporem calidum ore recipi."

---

[1]) Daselbst p. 292.
[2]) Celsi medicinae libri octo, ex recensione Leonardi Targae. Veronae 1810. Liber tertius. Cap. 27. p. 162.
[3]) Ibidem. Liber quartus. Cap. 9. p. 179.

Die Seefahrten, welche Celsus bei Lungenkrankheiten angelegentlich empfiehlt, hat Celsus selbst nicht in dem Sinne einer localen Therapie aufgefasst; denn einerseits rechnet er die Phthisis gar nicht zu den Lungenkrankheiten, sondern „ad ea genera morborum quae in totis corporibus ita sunt, ut iis certae sedes assignari non possint;" andrerseits scheint dem Celsus die Seeluft als solche nicht die Hauptrolle bei der Heilung jener Krankheiten zu spielen, sondern das lange Reisen und die schaukelnde Bewegung: wenn eine weite Schifffahrt nicht ausführbar ist, empfiehlt er andere Körperbewegungen, z. B. in einer Sänfte[1]): „Si navigationem aliqua res prohibet, lectica, vel alio modo corpus dimovendum est."

In einem ähnlichen Sinne scheint Plinius die Seefahrt aufzufassen[2]), ferner empfiehlt derselbe den Aufenthalt in Fichtenwäldern[3]):

„Silvas eas dumtaxat, quae picis resinaeque gratia radantur, utilissimas esse phthisicis, aut qui longa aegritudine non recolligant vires, satis constat: et illum caeli aera plus ita, quam navigationem Aegyptiam, proficere, plus quam lactis herbidos per montium aestiva potus."

Aus diesen Worten ist es einleuchtend, dass auch die Luft der Fichtenwälder nicht als locales Mittel gegen eine locale Affection, sondern als ein allgemein stärkendes Mittel gegen allgemeine Krankheiten gepriesen wird.

Räucherungen werden von Plinius nur sehr spärlich erwähnt: bei Gelegenheit der Fichtennadeln giebt er an[4]): „Suffitu vulvas corrigit;" indess finde ich auch eine Bemerkung, welche Räucherungen gegen Lungenleiden empfiehlt[5]): „Pili quoque leporis suffiti, extrahunt pulmonibus difficiles exscreationes."

Galen endlich hält die warmen Dämpfe als locales Mittel gegen Angina aufrecht, er berichtet von der Heilmethode des Archigenes Folgendes[6]):

---

[1]) Ibidem. Liber tertius. Cap. XXII. p. 152.
[2]) Caji Plinii secundi Historia naturalis. Ex recensione Joannis Harduini. Biponti 1783. Liber XXXI. Cap. XXXIII. Tom. V. p. 106.
[3]) Ibidem. Liber XXXIV. Cap. XIX. Tom. IV. p. 163. [4]) Ibidem.
[5]) Liber XXVIII. Cap. LIII. Tom. IV. p. 402.
[6]) Galeni Quintae Classis libri. De compositione medicamentorum localium

„Quin et per vaporem intra os receptum hoc modo fomentum adhibetur. Origanum aut hyssopum, aut saturejam, cum sufficienti aceto diligenter in olla fervefacito obturata. Operculum autem circa medium habeat foramen. Deinde arundinem ad foramen operculi ac os aegri adaptato, ac fomentum admittito. Si vero os a fervore arundinis comburatur, ovum vacuum utrinque perforatum aegri in ore contineant et per ipsum arundo inseratur. Mollius fit fomentum, si pro aceto aqua sumatur. Quidam nitrum et origanum et nasturtii semen ac oleum in posca trita miscent, et similiter pro fomento adhibent."

Hier finden wir also den Räucherungsapparat des Hippokrates wieder. Nicht ohne Interesse ist der hierbei ertheilte Rath, durch ein in den Mund zu nehmendes, an beiden Enden offenes hohles Ei den Mund vor der Hitze der Dämpfe zu schützen.

Ausser als Foment bei der Angina kamen die Dämpfe auch bei der Coryza zur Anwendung, Archigenes benutzt hierbei Essigdämpfe[1]):

„Acre item acetum in vasculum angusti oris fusum ad multum tempus ad respirationem ipsorum appone."

Ferner verwendet Galen noch Räucherungen als Reizmittel, so „in uteri suffocatione"[2]):

„Ceterum olfactu excitant strangulatas bitumen, castorium, chalbanum, pix liquida, cedria, pili usti, ruta, allium, cepa. Eandem in rem cornu cervi suffitur."

Nirgends finde ich jedoch bei Galen die Einathmung von Dämpfen bei Krankheiten der tieferen Respirationsorgane erwähnt. Dafür tauchen hier neue locale Behandlungen für den Pharynx, den Larynx und die Trachea auf. So berichtet Galen, dass Asklepiades bei Angina trockenes, sehr fein zerriebenes Pulver durch ein Schilfrohr in den Mund einblies; zu solchen Pulvern wurden schon damals auch die Galläpfel, also ein tanninhaltiges Adstringens, benutzt, ausserdem Myrrha, Aneth und

---

sive secundum locos, libri decem, a Jano Cornario medico jam in latinum sermonem conversi, ac denuo a Nicolao Macchello medico Mutinensi ad veterum Graecorum codicum amussim castigati. Liber VI. Cap. III. p. 350.

[1]) Ibidem. Liber III. p. 296. De affectionibus narium.

[2]) Ibidem. Liber IX. p. 413. Ad uteri affectus.

andere. Eine grosse Rolle scheinen, nach der ansehnlichen Menge der vorliegenden Verordnungen, die sogenannten Hypoglottides gespielt zu haben. Dies sind Medicamente, in Pillen- oder Bohnengrösse geformt — wohl am besten mit unseren Bonbons zu vergleichen —, die unter der Zunge gehalten wurden, womit man die Idee verband, dass das allmälig sich auflösende Medicament auch in den Larynx herunterfliesse.

„Hujus modi confectiones hypoglottidas medici, ab eo quod sub linguam dantur, appellant jubentque id quod a dissoluto pharmaco defluit, sensim in asperae arteriae summum excipere, obnitendo simul ne tussis excitetur“ [1]).

Zahlreiche Vorschriften zur Bereitung dieser Hypoglottiden liegen vor von Apollonius, Alcimion, Charixenes, Dioskorides, Scribonius Largus und Mithridates; ihr Inhalt besteht aus Tragacanth, Myrrha, Crocus, Thus, resina Therebinthinae, selbst Pfeffer, Salpeter u. a. [2])

In dem dritten bis vierten Jahrhundert unserer Zeitrechnung werden die Räucherungen von einem der bedeutendsten Männer wieder als Heilmittel gegen Krankheiten der Athmungsorgane aufgenommen, nämlich von Antyllus. In dem Sammelwerk des Oribases findet sich eine Stelle aus den Schriften des Antyllus, die in deutscher Uebersetzung folgendermassen lautet [3]):

„Die Räucherungen eignen sich nicht für alle Arten von Krankheiten, sondern nur für Brustkrankheiten, und unter diesen sind sie auch nur anwendbar in Fällen von Asthma und Orthopnoë in Folge von Verschleimung; sie sind contraindicirt in Fällen von Hämoptysis und trocknem Husten.“ Das Verfahren

[1]) Ibidem. Liber VII. De affectionibus circa partes respirationis contingentibus. Cap. II. p. 360.

[2]) Ibidem p. 360—364. Eine Vorschrift des Dioskorides ist z. B. folgende: „Croci, myrrhae, tragacanthae, radicis dulcis succi, singulorum drachmam unam, nuces pineas repurgatas numero sexaginta, amygdalas mundatas totidem. Excipe melle cocto. Dentur nucis ponticae magnitudine sub lingua tenenda.“

Ferner nach Mithridates: „Croci ʒ duas et dimidiam, myrrhae, resinae Therebinthinae, utriusque ʒij, thuris sesquidrachmam, nardi, cinnamomi, cassiae, tragacanthae, singulorum ʒj, mellis attici heminam unam.“ Diese Formel benutzt er bei Affectionen des Kehlkopfs und der Trachea, bei Ulcerationen der Lungen, Blutspeien, Schwindsucht und Peripneumonie.

[3]) Aus Sales-Girons' Werk „Traitement de la phthisie-pulmonaire“ p. 434 entlehnt.

bei der Räucherung ist folgendes: „Der Kranke setze sich, ganz und gar von einer grossen Decke eingehüllt; zwischen seine ausgespreizten Schenkel stelle man ein Gefäss mit Feuer, werfe darauf Blätter der Aristolochia clematitis, oder Schwefel, oder Tannenknospen, oder Persea, oder Stücke alter Taue — diejenigen, die bei der Marine benutzt wurden, sind die besten — und empfehle dem Patienten, den Kopf zu senken, um besser den Dampf aufnehmen und aspiriren zu können."

Am Ende des vierten Jahrhunderts wurden die Räucherungen gleichfalls von Marcellus Empiricus gerühmt[1]); derselbe giebt einen Apparat zu diesem Zwecke an, der sich von dem des Hippokrates nicht wesentlich unterscheidet.

Während der Blüthe der arabischen Heilkunde endlich war es der grosse Rhazes (im neunten Jahrhundert), welcher die Räucherungen, besonders balsamischer Mittel, bei Brustkrankheiten in Anwendung zog.

In die allgemeine ärztliche Praxis scheinen indess die Räucherungen während des Mittelalters nicht eingedrungen zu sein, und deshalb ist es kaum zu verwundern, dass sie fast ganz wieder in Vergessenheit geriethen.

Am Ende des 15. und Anfang des 16. Jahrhunderts, als die Syphilis in Italien zu grassiren anfing, wurden die Quecksilberräucherungen von Johann de Vigo[2]) neu entdeckt, und man erhielt durch sie bei dieser Krankheit die vorzüglichsten Resultate. Guidi, Fracastori u. a. folgten Vigo's Beispiel. Erst um die Mitte des 17. Jahrhunderts wurden die Inhalationen von Dämpfen gegen Krankheiten der Athmungsorgane von Neuem in die Wissenschaft durch Bennet[3]) eingeführt. Derselbe erklärt diese Art der localen Behandlung für das beste Mittel gegen die Phthisis. Er unterscheidet zwei Arten von Räucherungen, Halitus und Suffitus: erstere wird durch Aufgüsse aromatischer Kräuter erzeugt, und hat also Wasserdampf zum Hauptbestandtheil, letztere entwickelt trockene balsamische Dämpfe.

---

[1]) Daselbst p. 435 und 436.

[2]) Dictionnaire des Sciences médiciales. Vgl. Hufeland's Journal der praktischen Arzneikunde. Bd. LXXIV. Stück 5. p. 47 ff.

[3]) Bennet, Vestibulum ad theatrum tabidorum 1654

Bennet's Methode wurde durch Willis[1]) weiter verfolgt. Derselbe stellte mehrere Grade der Inhalationen auf; er beginnt die Behandlung mit emollirenden Dämpfen und steigt allmälig zu den balsamischen, zu den Schwefel- und endlich zu den Arsenikdämpfen.

Die Idee, dass die Respirationskrankheiten durch eine locale Medication am wirksamsten bekämpft werden müssten, gelangte in der folgenden Zeit bei einzelnen bedeutenden Männern immer mehr zur Geltung, so dass Mascagni den bekannten Ausspruch that: „wenn je ein Specificum gegen die Schwindsucht entdeckt werden sollte, so wird es durch die Luftröhren dem Organismus zugeführt werden müssen.“ Dennoch war die Inhalationsmethode im 18. Jahrhundert noch weit entfernt, Gemeingut der allgemeinen Praxis zu werden; wir können immer nur von einzelnen Männern berichten, die sich der Sache annahmen.

Billard[2]) (ungefähr 1770) kam durch Zufall dahin, gegen Kehlkopfs- und Lungenleiden eine Mischung von gelbem Wachs mit Harz in Rauchform anzuwenden, und versichert, viele glücklichen Erfolge dadurch erzielt zu haben.

John Mudge[3]) (1780) empfiehlt bei Reizhusten die Anwendung warmer Dämpfe, als eines localen Medicaments, nachdem er sich durch Versuche an sich selbst von ihrer Wirksamkeit überzeugt hatte.

Ungefähr um dieselbe Zeit kamen auch die Viehstallcuren in Aufnahme, die 1767 zuerst von Read[4]) angeregt wurden, und später, unter allen Inhalationsmethoden, am meisten zu einer allgemeinen Popularität gelangten.

Die neuen Entdeckungen der Chemie in dem Reiche der luftförmigen Körper erweiterten den Kreis der localen Respirationsmittel zu einer vielverheissenden Höhe. Gleich die ersten Entdecker neuer Gase, wie Priestley[5]), empfahlen eifrig Versuche, um die Gase zu Heilzwecken zu verwerthen.

---

[1]) Vergl. Hufeland's Journal LXXIV. 5. p. 49 und Sales-Girons: Traitement de la phthisie p. 445.

[2]) Ibidem.

[3]) A Radical and Expeditious Cure for a recent Catarrhous Cough.

[4]) Essay sur les effets salutaires du séjour des étables dans la phthisie; à Londres et Paris 1767. 8.

[5]) Experiments and observations of differents Kinds of air. London 1774.

Den bedeutendsten Einfluss zu einer allgemeinen Verbreitung der Inhalationsmethode übte Beddoes durch seine Schriften[1] u.[2]) Ende des vorigen und Anfangs unseres Jahrhunderts. Seitdem blieb diese Methode stets Gegenstand der Forschung. Es mehrten sich die chemischen Entdeckungen und mit ihnen kamen immer wieder neue Medicamente als Respirationsmittel in Anwendung: eine Phase drängte die andere, und es fehlte leider an Beharrlichkeit, mehr aber noch an allgemeiner Theilnahme, um die einzelnen Formen zum Austrag zu bringen. So liegt uns jetzt ein zahlreiches, aber zerstreutes Material vor, welches der Sichtung entbehrt und deshalb ohne allgemeine Nutzniessung der ärztlichen Welt geblieben ist. Anerkennen müssen wir indess, dass wenigstens die ersten Autoritäten unseres Jahrhunderts bald die eine, bald die andere der Inhalationsmethoden in den Kreis ihrer Forschung gezogen haben.

In Deutschland war es unter den ersten Hufeland, der für die Räucherungen und Einathmungen vielfach seine Stimme erhob[3] u.[4]), der allen Beobachtungen auf diesem Gebiete die Spalten seines Journals öffnete und sie mit anerkennenden Worten begleitete. In Frankreich war der grosse Laennec ein Anhänger der Inhalationsmethode. Ihnen schliessen sich andere Namen von gutem Klange an, ich brauche nur Stokes, Piorry, Scoda zu erwähnen, welche die eine oder die andere Form der Inhalationen empfehlen.

2.

Dämpfe, Dünste, Schwaden.

Die Inhalationen von Gasen und Dämpfen hatten bei ihrer Aufnahme in die Wissenschaft nicht erst eine so ausgedehnte

---

[1]) Betrachtungen über den medicinischen Gebrauch künstlicher Luftarten und die Methode, sie in grossen Quantitäten zu bereiten; von Thomas Beddoes und James Watt. Aus dem Englischen übers. von Zollikofer. Halle 1796.

[2]) Beddoes. Ueber die neusten Methoden, die Schwindsucht zu heilen. Uebersetzt von Kühn Leipzig 1803.

[3]) Hufeland's Journal der praktischen Heilkunde. 1796. Bd. I. Stück 3. p. 374. Ueber die Anwendung künstlicher Luftarten durch Inspiration bei Brustkrankheiten.

[4]) Hufeland's Journal. 1809. Bd. XXVIII. Stück V. p. 88. Anwendung der Heilmittel in Rauchgestalt von Hufeland.

therapeutische Prüfung zu bestehen, wie es mit der Pulverisation der Fall war. Die Frage des Eindringens, welche bei der letzteren erst nach heftigen Kämpfen entschieden wurde, kam bei den Gasen und Dämpfen gar nicht einmal zur Discussion, sie wurde als selbstverständlich bejaht. Auch in anderen Puncten fehlt noch eine genügende Kritik.

Vor allem muss man sich Klarheit über den Begriff „Dämpfe" verschaffen, da hierüber noch manche Verwirrung existirt, und der gewöhnliche Sprachgebrauch die letztere unterstützt. Zuerst kann man, wenn dies auch nicht wesentlich ist, „Dünste" und „Dämpfe" unterscheiden. Wenn man eine Flüssigkeit bis zu ihrem Siedepunct erhitzt, so entwickelt sie Dämpfe, aber auch ohne Erhitzung verflüchtigt sich bei jedem beliebigen Wärmegrad so viel von der Oberfläche der Flüssigkeit, als die Luft, je nach ihrer Temperatur und ihrem Sättigungsgrade, aufnehmen kann. Diesen letzten Process nennt man Verdunsten. Dämpfe und Dünste sind ihrem Wesen nach vollkommen gleich und nur durch den Wärmegrad unterschieden, bei dem sie sich bilden.

Dünste und wirkliche Dämpfe verhalten sich vollkommen wie Gase: sie gehorchen den Gesetzen der Expansivkraft. Gase, Dünste und eigentliche Dämpfe, wenn sie der Respirationsluft beigemischt sind, athmen wir gleich dieser mit jedem Athemzug in ihrer vollen Quantität bis tief in die Lungen ein.

Berücksichtigen wir jedoch die Dämpfe, wie sie zu künstlichen Inhalationen verwerthet werden, so gelangen wir zu anderen Resultaten:

Erhitzen wir Wasser bis zum Kochen, so steigen unsichtbare Wasserdämpfe von 100° auf. Diese mischen sich sofort mit der kalten Luft und werden dadurch abgekühlt. Hierbei kann nur noch so viel in Dampfform verharren, als die Luft bei ihrem niederen Wärmegrad aufnehmen kann; das übrige condensirt sich zu Wasser, welches in inniger Vermischung mit der Luft bleibt und mit ihr kleine hohle Wasserbläschen bildet. Dieser condensirte Dampf, der sogenannte **Schwaden**, der in sichtbaren Wolken aufsteigt, ist es, der zur Einathmung gelangt. Die Wasserdämpfe selbst, bei derjenigen Temperatur, mit der sie entstehen, können wir nicht inhaliren, weil sie zu heiss sind. Nur so viel Wasserdampf oder Dunst, als bei der Temperatur der Luft in derselben enthalten sein kann, gelangt natürlicherweise direct zur Einathmung.

Aehnlich verhält es sich mit den Salmiakdämpfen. Erhitzen wir Salmiak bis zur Sublimation, so entwickeln sich Salmiakdämpfe. Vermischen diese sich mit der Luft, so kühlen sie sich ab und bilden eine weisse Wolke, die nicht mehr Salmiakdampf ist, sondern aus sublimirtem Salmiakstaub besteht: mit blossem Auge lassen sich die feinen Stäubchen oft sehr deutlich erkennen, unter dem Mikroskop charakterisiren sie sich als Krystallgruppen. — Wir athmen demnach sehr feinen, in der Luft suspendirten Salmiakstaub, nicht die heissen Salmiakdämpfe selbst ein.

Nur ätherische Substanzen, die bei niedriger Temperatur flüchtig sind, gelangen in ihrer Totalität als Dampf zur Inhalation.

Dämpfe und Schwaden sind, ihren physikalischen Eigenschaften nach, ausserordentlich verschieden: Dämpfe verhalten sich wie Gase; der Schwaden hingegen ist, nach seinem Aggregatzustand, nicht Dampf, sondern flüssiges Wasser, freilich in einer specifischen Form. Der Schwaden steht dem durch den Pulverisationsapparat bewirkten Nebel näher, als man allgemein annimmt.

Die Frage nach dem Eindringen in die Luftwege bei der Verwendung zu Inhalationen verdient deshalb auch hier ihre volle Berücksichtigung. Folgende unterscheidende Gesichtspunkte sind deshalb besonders in die Augen zu fassen.

1. Wirkliche Dämpfe strömen — gleich den Gasen und Dünsten — unbehindert und ohne Verlust durch lange und enge, grade und gekrümmte Röhren hindurch, wenn diese einen so hohen Wärmegrad besitzen, dass sich die Dämpfe dabei nicht condensiren.

2. Der Schwaden hingegen theilt mit der pulverisirten Flüssigkeit die Eigenschaft, sich an Flächen, mit denen er in Berührung tritt, zu brechen, er schlägt sich zum Theil an den Wandungen der Röhren, die er zu durchlaufen hat, nieder, und zwar in um so grösserer Quantität, je grösser das Verhältniss

der Röhrenwandung zum Röhreninhalt, d. h. je enger die Röhre ist. Durch einfache Versuche kann man sich hiervon überzeugen.

Was den Salmiakschwaden betrifft, der aus einer Wolke von sublimirtem Salmiakstaub besteht, so wird dieser, in gleicher Weise wie der Wasserschwaden, in je grössere Berührung er mit feuchten Oberflächen tritt, desto mehr an Gehalt verlieren, indem das ausserordentlich feine Pulver von der geringsten Menge Feuchtigkeit gelöst und so in derselben zurückgehalten wird.

3. Durch seine innige Mischung mit der Luft besitzt der Schwaden einen hohen Grad von Elasticität, vermöge deren er durch eine lange, selbst gekrümmte und gewundene Röhrenleitung hindurchgetrieben werden kann. Diese Eigenschaft erhält, wie wir sahen, der Nebel der zerstäubten Flüssigkeit erst, nachdem er den grössten Theil seines Inhalts, nämlich alle noch sichtbaren Tröpfchen, durch Niederschlagen eingebüsst hat.

Will man den Schwaden zur Inhalation benutzen, so sind, dieser physikalischen Eigenschaften wegen, ähnliche Vorbedingungen wie bei den pulverisirten Flüssigkeiten erforderlich.

3.

Eintheilung der Inhalationsmethoden.

Wir wollen jetzt auf die verschiedenen Methoden der Inhalation näher eingehen, um die leitenden Gesichtspunkte festzustellen. Wir können die Inhalationen im Allgemeinen in zwei grosse Gruppen scheiden:

1. **Stetige, indirecte Inhalationen;**
2. **Zeitweise, directe Inhalationen.**

In der ersten Gruppe sind die Gase, Dämpfe oder Dünste der atmosphärischen Luft, in welcher sich der Kranke bewegt, untrennbar beigemischt, der Pat. athmet demnach anhaltend mit der Luft die für ihn heilsamen Stoffe ein, er athmet dabei frei und ohne Zwang. Die Menge der mit jedem Athemzuge in die Lungen eindringenden medicamentösen Agentien ist hier zwar meist nur relativ gering; dies wird aber durch die anhaltende Berührung, in der die Athmungsorgane mit der heilsamen Atmosphäre beharren, mehr als aufgewogen. Das Wirksame braucht nicht allein auf der Beimischung irgend eines fremden Stoffes zu beruhen, es kann auch in physikalischen Verhältnissen der in ihren Bestandtheilen normal zusammengesetzten Luft + Wärme, Barometerdruck, Feuchtigkeit etc. — seine Ursache haben. In diese Gruppe gehören einerseits **natürliche**, andererseits **künstliche Atmosphären**, in welche die Kranken ihren Aufenthalt verlegen. Klimatische Ortsveränderungen, Waldluft, Seeluft, Gebirgsluft und dergleichen zählen zu den natürlichen; Kuhstallluft, gewisse Fabrikräume, Dünste der geackerten Erde u. s. w. zu den künstlichen Atmosphären. Letztere lassen sich ausserdem herstellen durch Wasserverdampfen oder durch Räucherungen im Zimmer des Kranken, oder auch durch medicamentöse Respiratoren (Sales-Girons).

Die zweite Gruppe betrifft die zeitweisen, directen Inhalationen. Bei den stetigen, indirecten Inhalationen war die Atmosphäre dauernd mit dem heilsamen Agens gesättigt, dafür aber konnte die Menge des beigemischten Medicaments nur relativ gering sein. Hier hingegen wird das Medicament den Lungen nur in längeren oder kürzeren Zwischenräumen dargeboten, dafür aber soll die Quantität des Medicaments eine grössere sein, die Mischung eine concentrirtere.

Die erste Gruppe kann man passend als **respiratorische Diät**, die zweite als **respiratorische Therapeutik** bezeichnen[1]; erstere bestimmt gleichsam die stetige Lebensweise, die zweckentsprechende Nahrung der Respirationsorgane, letztere die eigentlichen, zeitweisen Heilmittel; beide können angemessen mit einander verbunden werden.

Zur Herstellung der Inhalationen zweiter Gruppe bedarf man Apparate, welche die sich entwickelnden Medicamente den Athmungsorganen direct zuführen.

---

[1]) Vergl. Sales-Girons. De la diète de la respiration dans le traitement des maladies de poitrine etc. Mémoire an die Académie de médec. 2. Januar 1861. Vergl. den späteren Abschnitt über medicamentöse Respiratoren.

4.

Inhalations-Apparate.

Räucherungs- oder Dampfapparate sind bisher in grosser Menge construirt worden. Den einfachen Apparat des Hippokrates und Galen haben wir bereits beschrieben. Auf die einzelnen Instrumente, die in der neueren Zeit gefertigt wurden, haben wir um so weniger Grund näher einzugehen, als sie ihrem Wesen nach fast alle übereinstimmen.

Wir können die Räucherungs-Apparate, ihrem Principe nach, in zwei Kategorien theilen: Die erste hat die Vorrichtung des Hippokrates zu ihrem Typus: Die Dämpfe werden in einem Gefässe entwickelt und strömen unvermischt mit der atmosphärischen Luft, durch ein Rohr, frei heraus, um von dem geöffneten Munde eingeathmet zu werden. In der zweiten Kategorie besitzt das Gefäss, in welchem die Dämpfe erzeugt werden, ausser derjenigen Oeffnung, welche durch einen Schlauch mit dem Munde des Kranken in Verbindung tritt, noch eine zweite Oeffnung, durch welche atmosphärische Luft einströmt, die sich also schon im Apparat selbst mit dem Dampf vermischt, ihn abkühlt und aus ihm Schwaden bildet; der Schlauch besitzt an seinem Ende ein Mundstück, welches der Kranke zwischen seine Lippen nimmt, um den Dampf oder Schwaden zu aspiriren. Diese letzteren Apparate, von mannigfacher Form, sind in der Neuzeit fast ausschliesslich zur Anwendung gekommen. Das Material, aus dem sie construirt sind, ist theils Metall, theils Porcellan, theils Glas. Am verbreitetsten war lange Zeit hindurch der Apparat von Mudge; jetzt ist der von Mandl vielfach in Gebrauch. Der letztere besteht aus einer Glaskugel mit doppelter Mündung; die eine Mündung dient zur Aufnahme der zu verdampfenden Flüssigkeit und zum Durchstreichen der Luft, an der anderen ist ein Kautschukschlauch befestigt, der mit einem Mundstück endigt. Die Glaskugel ruht auf einem Gestell über einer Spirituslampe [1]).

---

[1]) Ich erwähne noch die Apparate von Charrière (vergl. Gazette médic. de Paris. Janvier 1850), ferner von Sibson und Snow (London medic.

Zur Inhalation von Dämpfen, die sich bereits bei niederer oder mittlerer Temperatur erzeugen, wie der verschiedenen Aether-Arten und der ätherischen Oele, des Kreosots, des Jods und des Chlorgases, dienen gleichfalls Apparate, die alle derselben zweiten Kategorie angehören und sich nur unwesentlich von einander unterscheiden: sie bestehen sämmtlich aus einem Behälter mit doppelter Mündung, von denen die eine dazu bestimmt ist, um Luft durchstreichen zu lassen, die andere in ein Rohr mit Mundstück ausläuft. Bei sehr flüchtigen Substanzen, wie den ätherischen, reicht ein kleiner Apparat in Form eines Pfeifenkopfs (am besten aus Glas gefertigt) aus. Man befeuchte etwas Watte mit der betreffenden Flüssigkeit (Aetherisches Oel, Aceton, Jodäther u. s. w.) und bringe dieselbe in den Pfeifenkopf. Wo das Medicament erst erwärmt werden muss, um den Dampf zu entwickeln, sind die Vorrichtungen etwas complicirter, so dass auch eine Spirituslampe untergestellt werden kann. Um den Dampf (oder das Chlorgas aus der Aqua Chlori) in grösserer Menge frei zu machen, ist es meist noch erforderlich, dass die atmosphärische Luft, welche zugleich mit den Dämpfen aspirirt wird, ihren Weg mitten durch die Flüssigkeit im Behälter nehme; dies wird dadurch erreicht, dass die eine Mündung, welche die Luft zuführt, im Uebrigen verkorkt ist und nur eine Röhre zwischen sich durchlässt, die bis in die Flüssigkeit hineintaucht. Solche Apparate wurden von Gannal[1]), Cottereau[2]), Corrigan[3]), Maddock[4]), Sibson und Snow[5]) u. s. w. gebraucht; oft wurde eine einfache Wulfsche Flasche benutzt.

Für diejenigen Dämpfe, die sich schon bei niederer Temperatur entwickeln, sind Apparate häufig ganz unnöthig, und es reicht aus, das flüssige Medicament in eine kleine Flasche mit etwas weiter Mündung zu bringen, und durch die vorgehaltene

---

Journ. Febr. 1851), endlich den neuen Inhaler von Curtis, der aus Porcellan gearbeitet ist. (Brit. med. Journal. 22. Febr. 1862.)

1) Académie des Sciences zu Paris. 8. Januar 1828.
2) Archiv. génér. de Médec. 1830. T. 24. p. 347.
3) Dublin med. Journ. 1839. No. 43.
4) Practical Observations on the efficacy of medicated Inhalations etc. London 1845.
5) London medic. Journ. Febr. 1851.

Nase oder den geöffneten Mund den Dampf zu aspiriren. Dies Verfahren genügt bei Inhalationen von Aether, Chloroform, Jodäther[1]), Kreosot[2]) u. dergl.

Zur Einathmung von Gasen benutzten die ersten Beobachter sehr complicirte Apparate. (Vergl. den von Beddoes angewandten Watt'schen Apparat)[3]). Girtanner[4]) verwandte ganz besondere Sorgfalt darauf, eine Vorrichtung herzustellen, die das Eindringen des Gases in die Luftwege verbürgte, eine Aufgabe, die er nicht so leicht nahm, wie die meisten seiner Nachfolger. Die von ihm construirte „Respirationsmaschine" besteht aus einer Maske, welche Mund und Nase des Kranken luftdicht einschliesst, und die mittelst eines Canals mit der die künstliche Luft enthaltenden Blase communicirt. Der Canal steht durch ein Ventil, welches sich bei der Inspiration nach der Maske hin öffnet, mit der Blase; durch ein anderes Ventil, welches sich bei der Exspiration nach aussen öffnet, mit der atmosphärischen Luft in Verbindung. Mit jeder Einathmung wird also die künstliche Luft in die Lungen aspirirt, während die Ausathmungsluft nach aussen entweicht; der Zweck der Inhalation wird hier also vollständig erfüllt.

In der neuern Zeit wurden nur ganz einfache Apparate zur Inhalation von Gasen angewandt. Dieselben endigen sämmtlich mit einem Mundstück, welches der Kranke zwischen seine Lippen nimmt. Die künstliche Gasmischung wird am besten in einem Gasometer, in Ermangelung dessen in einer Blase, oder in einer grossen Flasche aufgefangen; die Mündung dieses Gasbehälters wird durch einen Schlauch mit dem Mundstück verbunden. Wird durch die Inspiration das Gas aus dem Behälter herausgesogen, so strömt im Gasometer durch die dazu gehörige Röhre Wasser nach, um den entstandenen leeren Raum auszufüllen. Benutzt man statt des Gasometers eine Flasche, so ist die von Hauke[5]) kürzlich angegebene Vorrichtung empfehlens-

---

[1]) Huette. Bullet. de Thérap. Août 1850.
[2]) Junod. Académie des Sciences de Paris. 18. April 1836.
[3]) Beddoes. Considerations on the medical use and on the production of facticious airs. 8. Zweiter Theil: Beschreibung eines pneumatischen Apparats etc. von Watt.
[4]) Hufeland's Journal. 1797. Bd. I. p. 199.
[5]) Jahrb. der Kinderheilkunde V. 1. p. 41. 1862.

werth: die Flasche wird nämlich mit einem doppelt durchbohrten Kork luftdicht verschlossen; durch den Kork gehen zwei Glasröhren, von denen die eine in den Mundstückschlauch sich fortsetzt, die andere Uförmig gebogen ist und mit ihrem längeren Schenkel in ein Wassergefäss eintaucht. Hier wird also der Verlust an Luft bei der Inspiration gleichfalls durch das in den Behälter einströmende Wasser gedeckt. Wird endlich eine einfache Thierblase angewandt, so kann man entweder dieselbe gleichfalls mit einer doppelten Röhrenleitung versehen, oder man lässt sie nur allein mit dem Mundschlauch communiciren, so dass sie, wenn das Gas herausgesogen wird, durch den äussern Atmosphärendruck zusammenfällt. Gleich den Thierblasen empfehlen Beddoes und Watt[1]) auch eingeölte, seidene oder leinene Säcke.

Versuchen wir jetzt eine kurze Kritik aller dieser verschiedenen Inhalations-Apparate, so scheint uns nur eine Beurtheilung der beiden, ihnen allen zu Grunde liegenden Principien von wesentlichem Werth zu sein. Es drängt sich vor Allem die Frage auf: ist es vorzuziehen, frei mit offenem Munde, oder durch ein Mundstück mit geschlossenen Lippen zu inhaliren?

Hierbei kommt eine Thatsache, auf die kürzlich von Merkel[2]) hingewiesen wurde, sehr in Betracht. Athmet man nämlich durch ein Mundstück, so combiniren sich zwei Thätigkeiten, das Ansaugen und das eigentliche Einathmen. Raucht man Cigarren auf gewöhnliche Art, so saugt man den Dampf blos in den Mund, der dann (durch innige Berührung des Gaumens mit der Zungenwurzel) eine abgeschlossene Höhle bildet, ein, nichts gelangt davon in die Luftwege. Nur beim Rauchen auf türkische Art zieht man den Dampf nicht blos in die Mundhöhle, sondern athmet ihn auch ein.

Dasselbe geschieht beim Einathmen von Dämpfen mittelst eines Mundstücks. Das wirkliche Inhaliren von Dämpfen bei dieser Art der Application muss erst von den Patienten erlernt werden, sonst geschieht es sehr leicht, dass nichts eingeathmet,

---

[1]) A. a. O.
[2]) Die Functionen des menschlichen Schlund- und Kehlkopfs. Leipzig 1862. 8. p. 59.

sondern alles wieder ausgestossen wird, was nicht vom Munde resorbirt ist.

Wir wissen, wie ungelehrig ein grosser Theil der Patienten ist, und müssen deshalb auf diesen Uebelstand sehr wohl Rücksicht nehmen.

Ausserdem, was zwar weniger wesentlich ist, strengt das Athmen durch ein Mundstück meistentheils an, indem die Luft, statt frei in den Mund einzuströmen, erst auf einem grossen Umwege, durch lange, mehr oder weniger enge Schläuche, herangezogen werden muss.

Diese beiden Momente fallen zwar gegen die Anwendung der Mundstückapparate sehr ins Gewicht, sind aber nicht im Stande, dieselben ganz zu verdrängen. Das Moment der Anstrengung ist nichts Wesentliches, und das richtige Einathmen auf türkische Weise ist doch immer etwas, was bald leichter, bald schwerer erlernt werden kann. Es tritt aber ein drittes Moment hinzu, welches für eine gewisse Art von Räucherungen die Mundstückapparate in ihrem Principe wesentlich angreift. Soll nämlich der aus heissen Dämpfen gebildete Schwaden eingeathmet werden, so gelten, wie wir sahen, für ihn in Betreff des reichlichen Eindringens ähnliche Gesetze, wie für die pulverisirte Flüssigkeit. Auch der Schwaden schlägt sich an Flächen, mit denen er in Berührung tritt, nieder; deshalb muss der Eingang zu den Luftwegen möglichst frei gehalten, d. h. der Mund muss weit offen, und in vielen Fällen auch die Zunge hervorgestreckt werden. Nur auf diese Weise hat man die Garantie, dass der grösste Theil des in den Mund einströmenden Schwadens wirklich in die Luftwege gelangt; wohingegen, wenn man mit geschlossenen Lippen athmet, der Schwaden vor seinem Eintritt in den Kehlkopf die grosse Oberfläche der engen Mund- und Rachenhöhle berührt und an derselben seinen hauptsächlichsten Gehalt verliert. Die Mundstückapparate stehen deshalb für die Inhalation des Schwadens den übrigen Apparaten sehr bedeutend nach. Die uralte Vorrichtung des Hippokrates ist demnach fast allen neueren bei Weitem vorzuziehen. Dieselbe lässt sich zu jeder Zeit leicht dadurch improvisiren, dass man die kochende Flüssigkeit in ein Gefäss giesst, darüber einen Trichter stülpt und den durch den

Trichterhals ausströmenden Dampf mit dem offenen Munde inspiriren lässt.

In vielen Fällen reicht es selbst aus, wenn man die siedende Flüssigkeit in eine Schüssel giesst, und der Kranke den daraus aufsteigenden Schwaden direct durch den offenen Mund auffängt, während durch ein vorgehaltenes Tuch ein weiteres Ausbreiten der Dämpfe vermieden wird. Hierbei ist aber ein Erhitzen des ganzen Gesichts nicht zu umgehen, und dieses Dampfbad des Gesichts ist oft erwünscht und trägt mit zur Wirkung bei. Meistens jedoch muss dies vermieden werden, und dann tritt das Bedürfniss nach einem Apparat hervor. Da die Trichtervorrichtung ihren Zweck gleichfalls nur höchst mangelhaft erfüllt, so habe ich einen Räucherungsapparat nach dem Principe des Hippokrates zusammenzustellen versucht.

Derselbe besitzt statt des Mundstücks eine cylindrische Trommel, in welche die Dämpfe hineingeleitet werden, und vor welcher man frei, mit vorgehaltenem, weit geöffnetem Munde athmet. Der Behälter zur Aufnahme der Flüssigkeit ist eine einfache Retorte mit Tubus; diese wird von einem Gestell wie im Mandl'schen Apparat gehalten, ihr Hals steht mittelst eines beweglichen Gelenks mit der Trommel in Verbindung.

Der Tubus der Retorte, der zum Einfüllen der anzuwendenden Stoffe dient, bleibt, während dieselben durch eine Spirituslampe zum Verdampfen erhitzt werden, durch einen Glasstöpsel geschlossen. Die Dämpfe treten demnach als solche in die Trommel und werden hier durch Vermischung mit der Luft abgekühlt und condensirt; in den bisherigen Räucherungs-Apparaten hatte die Luft freien Zutritt zu dem Gefässe selbst und die Condensation und Abkühlung geschah bereits in der Röhrenleitung.

Dieser Apparat lässt sich, ausser zur Entwickelung warmer Wasserdämpfe (für sich allein oder aus Aufgüssen aromatischer Kräuter), auch zur Sublimation des Salmiak und zu anderen Räucherungen verwerthen.

Ein Uebelstand, der bei allen Dampfapparaten hervortritt, ist die zu grosse Hitze des ausströmenden Dampfes auch nach seiner Schwadenbildung. Durch nasse, kalte Schwämme kann man zwar das dem Munde zunächst liegende Endstück des

Apparats abkühlen; aber dies Verfahren, obgleich umständlich, genügt nicht den gerechten Anforderungen, da man niemals das Maass der Temperatur in seiner Hand hat, und dauernde Schwankungen derselben, bald leidlich warm, bald zu heiss, nicht leicht vermeiden kann. Ich wende daher die einfachen Dampfapparate jetzt fast gar nicht mehr an, sondern verbinde dieselben, wo ich die warmen Dämpfe für indicirt halte, mit dem Pulverisateur. (Vergl. eines der folgenden Capitel.) Alle Uebelstände werden hierdurch vollständig beseitigt, und es ist deshalb einem Jeden, der sich im Besitz eines Pulverisationsapparates befindet, statt des einfachen Dampfes die Verbindung desselben mit dem Nebel der zerstäubten Flüssigkeiten, d. i. der von mir so genannte Dampfnebel, angelegentlich zur Anwendung zu empfehlen.

Zur Inhalation von Substanzen, die schon bei mittlerer Temperatur Dampf bilden, z. B. der ätherischen Oele, lässt sich diese Vorrichtung gleichfalls verwerthen. Will man aber einen einfachen Apparat, ohne Hinzuziehung des Pulverisateurs, benutzen, so kann man einen solchen mit oder ohne Mundstück wählen. Bei den Mundstückapparaten wende man seine ganze Aufmerksamkeit darauf, dass der Kranke wirklich inhalirt, nicht blos aspirirt. Damit er dies erlerne, ist es am besten, Anfangs seine Nase zu verschliessen und ihn dann aufzufordern, mit dem Ansaugen des Dampfes immer eine tiefe Inspiration zu verbinden; auf diese Weise wird der Zweck der Inhalation wohl immer zu erreichen sein.

Zur Einathmung kalter Dämpfe, wie des Aethers und des Chloroforms, ist ein Apparat in den meisten Fällen, wie wir sahen, gar nicht nöthig, sondern man inspirirt die sich aus dem Behälter entwickelnden Dämpfe durch den offenen Mund oder durch die Nase direct. Wendet man Mundstückapparate an, so ist die beschriebene Vorsicht geboten.

Zur Inhalation von Gasen endlich sind, will man nicht zu complicirten Vorrichtungen, wie Girtanner, seine Zuflucht nehmen, die Mundstückapparate fast nothwendig, weil man bei ihnen allein die Quantität der eingeathmeten Gasmischung genau bestimmen kann. Auch hier muss eifrig Rücksicht darauf genommen werden, dass wirklich das Gas in die Lungen eingeathmet, nicht blos in den Mund gesogen wird. Nur wo dies, wie häufig bei Kindern, nicht zu erreichen sein sollte, ist es geboten, das Gas nicht durch den Mund des Patienten aus dem Behälter heraussaugen, sondern frei durch einen activen Druck — entweder durch Einfliessen von Wasser in den Gasbehälter beim Gasometer, oder bei Anwendung einer Thierblase durch Zusammendrücken derselben — herausströmen zu lassen. Das Endstück muss dann trichterförmig geschweift sein, so dass es Mund und Nase des Patienten nahezu, nicht luftdicht, umschliessen kann. Freilich geht hierbei viel von dem Gase in die äussere Luft verloren und man entbehrt eine genaue Dosirung der zur Wirkung kommenden Menge; aber dafür ist die Gewissheit vorhanden, dass wirklich die künstliche Gasmischung, mehr oder weniger mit atmosphärischer Luft verbunden, eingeathmet wird.

An dieser Stelle müssen wir endlich noch eine Art von Räucherung erwähnen, die ohne Apparat bewerkstelligt wird, nämlich das Rauchen medicamentöser Cigarren. (Die zum Rauchen dienenden Pfeifen gehören ihrem Princip nach zu den Mundstückapparaten.) Hierbei ist der Zweck entweder der, dass eine mit dem Medicament geschwängerte Atmosphäre geschaffen werde, in welcher es genügt, durch die Nase zu athmen; oder man will, dass sämmtlicher Dampf, der sich entwickelt, in die Lungen inhalirt wird. Im ersten Falle muss auf gewöhnliche Art durch blosse Aspiration, im letztern auf türkische Weise inspirirend geraucht werden.

Die medicamentösen Respiratoren, gleichfalls eine Art der Dampf-Inhalation, werden später zur Sprache kommen.

5.

Die Medicamente.

Schliesslich haben wir noch die Medicamente zu berücksichtigen, die zur Dampf-Inhalation verwerthet werden können.

Selbstverständlich sind nur solche Substanzen zu benutzen, deren wirksame Bestandtheile bei der angewandten Temperatur flüchtig sind. Wendet man Infusa oder Decocta von Kräutern an, so sind es ausser den Wasserdämpfen meist noch die ätherischen Oele, die zur Inhalation kommen (Rad. Chamomillae, Flor. Tiliae etc.); die schleimigen Bestandtheile bleiben natürlicherweise in der Lösung, und es ist deshalb in hohem Grade irrationel, Kräuter, die kein ätherisches Oel, sondern nur Schleim liefern, wie Rad. Althaeae, zur Dampf-Inhalation zu benutzen. Von narkotischen Pflanzen und ihren Präparaten sind gleichfalls nur diejenigen brauchbar, in denen eine flüchtige narkotische Substanz nachzuweisen ist.

Ganz entgegen den ersten Lehren der Chemie, wurden auch einige unorganische Salze, die der Verflüchtigung gar nicht fähig sind, zur Dampf-Inhalation herangezogen. So wurde am Anfang unseres Jahrhunderts von Darwin[1]) weisser Vitriol (Zincum sulphuricum), von Hildenbrandt[2]) Plumbum aceticum (Tabak in Bleiessig gebeizt, zum Rauchen) empfohlen. Aber selbst in der allerneuesten Zeit fehlt es nicht an ähnlichen Missgriffen; so wurde von Freund die Verdampfung einer Höllensteinlösung eifrig gerühmt.[3]) Alle diese Substanzen sind weder für sich erhitzt, noch in Wasser gelöst, flüchtig; Dämpfe werden also von ihnen nicht gebildet, höchstens können winzige Spuren der fixen Substanz, die chemisch kaum mehr nachweisbar sind, mechanisch in die Luft mit fortgerissen werden. Sind dennoch Wirkungen, z. B. nach dem Verdampfen der Höllensteinlösung beobachtet worden, so kommen dieselben wahrscheinlich auf Rechnung der einfachen begleitenden Wasserdämpfe.

Etwas different verhält sich das Kochsalz. Wird dasselbe trocken erhitzt, so verflüchtigt es sich unter Verknistern; wird es dagegen in Wasser gelöst, so bleibt es bei der Siedetemperatur des Wassers vollständig in der Lösung zurück, ohne Dampf zu bilden. Kochsalz kann deshalb nur auf trockenem Wege zur Dampf-Inhalation verwandt werden. Nichts desto weniger wird es, irrthümlicherweise, auch vielfach in Lösung benutzt; hierbei sind dann hauptsächlich nur die Wasserdämpfe wirksam, vom Kochsalz werden nur geringe Partikelchen mechanisch in den Dampf mit fortgerissen. Ist die Oberfläche der verdampfenden Lösung eine grosse, so ist die Aufnahme der fixen Substanz in die Luft bedeutend erleichtert; es ist dem

---

[1]) Hufeland's Journal 1812. Bd. VIII. Stück 3. p. 19.

[2]) Daselbst v. Hildenbrandt, Kleine Beiträge zur Aetiologie der Lungenschwindsucht, nebst einem Winke zur Heilung dieser Krankheit durch Bleimittel.

[3]) Deutsche Klinik. XIII. p. 31.

entsprechend auch in den Dämpfen, die sich bei der Verdunstung der Soole aus den Sudpfannen entwickeln, der Kochsalzgehalt ein merklicher.[1]) Indess möchte hierbei wohl auch trockenes, an den Rändern der Pfanne bereits abgesetztes Kochsalz zum Verknistern gelangen und den positiven Erfolg besonders veranlassen. Die von Wiedasch[2]) empfohlenen künstlichen Seewasserdämpfe — hergestellt durch Verdampfen von Seewasser und durch einen Trichter inhalirt — enthalten gewiss nur Spuren von Kochsalz, die in dem Dampfe mikroskopisch nachweisbar sind; ihre Wirksamkeit verdanken sie, wie sicher zu vermuthen ist, vorzugsweise den heissen Wasserdämpfen und den etwaigen im Seewasser enthaltenen flüchtigen Substanzen, wie dem Salmiak, vielleicht auch dem Jod. (?)

6.

Eine Verbindung von Dämpfen mit zerstäubter Flüssigkeit.

Unter der Bezeichnung „**Nebeldampf**" habe ich eine Vorrichtung ersonnen, welche auf einfache Weise zerstäubte Flüssigkeit mit Dämpfen combinirt. In einem Räucherungsapparat — hierzu kann der im vorigen Capitel beschriebene, von mir angegebene Apparat mit abgehobenem Cylinder benutzt werden — wird Wasser entweder für sich allein oder mit Zusatz etwaiger Kräuter oder anderer Substanzen, welche flüchtige Stoffe enthalten, zum Sieden erhitzt; die Dämpfe, welche sich bilden, werden nun direct in die Trommel des Zerstäubungsapparats geleitet, indem die Räucherungsretorte so aufgestellt wird, dass ihr Hals in das hintere Trommelende hineinreicht. (S. Figur.)

In der Trommel mischt sich nun der kalte Nebel mit den heissen Dämpfen, es entsteht dadurch eine mittlere, sehr angenehm warme Temperatur. Dieselbe schwankt, je nach der Menge der Dämpfe, die sich ihrerseits nach der Grösse der Flamme richtet, und je nach der Reichlichkeit des Nebels, die wieder von der Ausflussöffnung und der Häufigkeit der Pumpen-

---

[1]) Vergl. Salinenluft.
[2]) Die Wirkung der künstlich erzeugten Seewasserdämpfe; von Dr. Wiedasch auf Norderney. Deutsche Klinik 1857. p. 53 ff.

stösse abhängt, etwa zwischen 24 — 36° R. Bei Regelung der maassgebenden Verhältnisse lässt sich ein Nebel von constanter warmer Temperatur erzielen.[1])

Hiermit ist demnach das Problem, einen constant warmen Nebel herzustellen, auf die einfachste Weise gelöst, ohne dass damit, wie nach dem Vorschlage von Tampier, ein grosser Aufwand von Raum und Heizungsmaterial verbunden ist.

In Betreff des Eindringens in die Bronchen, hat die neue Vorrichtnng gleichfalls wesentliche Vorzüge. Der Wasserdampf oder vielmehr der erzeugte Schwaden hüllt nämlich beim Ausströmen aus der Trommel die zerstäubte Flüssigkeit wie in eine Wolke mehr oder weniger vollständig ein; er ertheilt ihr dadurch die ihm selbst eigenthümliche Elasticität und reisst sie auf seinem Wege mechanisch mit sich fort. In dem frei in die Höhe steigenden Dampfe lassen sich die im Nebel enthaltenen Substanzen mit Leichtigkeit durch Reagentien nachweisen.

---

[1]) Der Versuch lag nahe, einen Apparat herzustellen, der beide Zwecke zugleich erfüllte, d. h. der sowohl das Wasser zerstäubte, als auch gleichzeitig Dampf bildete. Dieser Zweck lässt sich auf eine sehr einfache Weise — nach einer mir von dem Chemiker Dr. G. Reichenheim mitgetheilten Idee — folgendermaassen erreichen: Ein Gefäss, z. B. ein Kolben, wird durch einen Kork hermetisch verschlossen; der Kork wird von einer weiten Röhre durchbohrt, die fast bis auf den Boden des Gefässes reicht, beim Heraustreten aus dem Kork aber sich etwas umbiegt und in eine sehr feine Oeffnung ausläuft. Wird das Gefäss zum grössten Theil mit einer Lösung gefüllt und über einer Flamme erhitzt, so sammeln sich über der Flüssigkeit in dem abgeschlossenen Raume Wasserdämpfe an und drücken auf die Flüssigkeit, die keinen andern Ausweg hat, als in der Röhre hinaufzusteigen und in einem feinen Strahl die enge Ausflussöffnung zu passiren. Stösst dieser Strahl, der mit grosser Gewalt heraustritt, gegen einen festen Körper, etwa wie in den gewöhnlichen Pulverisations-Apparaten, so zerstäubt er in einen feinen Nebel. Da jedoch das im Strahl heraustretende Wasser siedend heiss ist, so bildet es zugleich reichliche Dämpfe, die sich zu einem weissen Schwaden condensiren und den Nebel einhüllen.

Das Princip, das also einer Art Dampfmaschine entspricht, ist ausserordentlich einfach und hat sich bei Versuchen, die ich anstellte, bewährt. Praktisch machen sich jedoch sehr viele Hindernisse geltend, indem es Bedenken unterliegt, wenigstens viele Vorsichtsmaassregeln erfordert, um die Dampfkraft benutzen zu können.

Ich habe deshalb vorläufig auf die Ausführung eines solchen Apparats verzichtet. Dennoch mochte ich nicht zurückhalten, dieses so einfache und klare Princip wenigstens mitzutheilen; vielleicht könnte es doch noch irgend wie eine passende Verwerthung finden.

Der Nebeldampf entbehrt also zum grossen Theil der Hindernisse, denen der einfache Nebel durch Mangel an Elasticität unterworfen ist, und erhält die Vorzüge des Schwadens; während beim blossen Nebel die bei weitem grösste Menge der Flüssigkeit sich bereits im Pharynx und in den ersten Luftwegen niederschlägt, gelangt, beim Nebeldampf, eine reichlichere Quantität der zerstäubten Flüssigkeit, vom Schwaden eingehüllt, mit diesem in die letzten Endigungen der Bronchen. Es wird hier demnach in der vollständigsten Weise dasjenige bewerkstelligt, was man bisher irrthümlich durch Erhitzen von Lösungen hat erzielen wollen, nämlich Dampf oder Schwaden, welcher fixe Substanzen in Beimischung enthält.

Ein fernerer wesentlicher Vortheil dieser Methode ist endlich der, dass durch sie die gleichzeitige Anwendung der verschiedensten Medicamente zur Inhalation ermöglicht wird, indem sich flüchtige und fixe Heilstoffe mit einander combiniren lassen.

Stellen wir nach diesen Grundzügen **die Indicationen für die Anwendung des Nebeldampfs auf**, so ist derselbe überall dort zu benutzen, wo mit den Inhalationen, welcher Art sie auch sein mögen, eine warme Temperatur verbunden werden soll. Es sind hierfür drei Kategorien aufzustellen:

1) Wo die Inhalation warmer pulverisirter Flüssigkeit indicirt ist. Es werden dann einfache heisse Wasserdämpfe in die Trommel des Pulvérisateurs geleitet, und man erhält hierdurch die constant warme Temperatur des Nebels, die auf andere Weise so schwer herzustellen ist.
2) Wo blosse warme Dämpfe inhalirt werden sollen. Man bringe hier die dampfbildenden Medicamente in den Räucherungsapparat und lasse ausserdem destillirtes Wasser zerstäuben, so dass durch den kalten Wassernebel die heissen Dämpfe sich zu der passenden Temperatur abkühlen. Dieser Nebeldampf hat vor den einfachen Dämpfen den Vortheil, dass er einerseits einen weit bedeutenderen Reichthum an Wasser besitzt, andererseits seine Temperatur eine angemessene ist und nicht den bedeutenden Schwankungen der

meist zu heissen Dämpfe unterliegt. (Vergl. das frühere Capitel.)

3) Wo Dämpfe mit fixen Substanzen verbunden werden sollen. Hier werden die dampferzeugenden Substanzen in den Räucherungsapparat und die gelösten Medicamente in den Pulverisateur gebracht, und beide Apparate zugleich in Thätigkeit erhalten. Hierdurch lässt sich jede beliebige Combination der anzuwendenden Heilstoffe bewirken.

Was die durch den Nebeldampf erzielten therapeutischen Resultate betrifft, so habe ich zwar schon mehrere Erfahrungen gesammelt, halte dieselben jedoch noch nicht für ausreichend, um genaue Mittheilungen anknüpfen zu können.

Indess glaube ich doch auf eine Vorsichtsmaassregel aufmerksam machen zu müssen: nämlich, da das Eindringen des Nebels in grösserer Quantität erleichtert ist, dafür die Lösung der zu zerstäubenden Flüssigkeit weniger concentrirt zu machen.

Zweiter Abschnitt.

Specielle Inhalations-Therapie.

1.

Emollirende und aromatische Dämpfe.

Wir gelangen hiermit zu dem speciellen Theile unserer Aufgabe, nämlich zu den einzelnen Klassen der zur Inhalation benutzten Medicamente. Die emollirenden Dämpfe gehören zu denjenigen, die bereits in den ältesten Zeiten, wie wir sahen, schon von Hippokrates, Celsus und Galen angewandt wurden. Im 17. Jahrhundert kamen sie durch Bennet und später durch Willis wieder in Aufnahme, aber erst seit Ende des vorigen Jahrhunderts erfreuen sie sich einer weiteren Verbreitung.

Die einfachste Form der emollirenden Dämpfe sind die unvermischten Wasserdämpfe, resp. der Wasserschwaden. John Mudge[1]) 1780 empfiehlt die warmen Wasserdämpfe bei frischen Bronchialkatarrhen als ein sicheres Heilmittel („a sure and in general an almost immediate cure"). Er kam zu diesem Schlusse aus Versuchen an sich selbst, worüber er Folgendes berichtet: „Da ich Zeit meines Lebens, wegen zarter Lungen, eine Neigung zur Erkältung mit heftigem Husten hatte, welcher mich gewöhnlich 3 — 4 Wochen und selbst länger plagte, so machte ich mich selbst zum ersten Gegenstand des Versuchs. Die Nacht, nach-

[1]) A Radical and Expeditious Cure for a recent Catarrhous Cough.

dem das Heilmittel zuerst angewandt worden war, wurde ohne die geringste Neigung zum Husten verbracht; und am nächsten Morgen wurde durch eine oder zwei Hustenstösse eine geringe Menge Sputa cocta ausgeworfen, ohne die geringste Neigung zu späterem Husten; nichts desto weniger konnte ich den ganzen kommenden Tag kaum glauben, dass der Husten radical beseitigt sein sollte, und machte mich auf seine Wiederkehr gefasst; aber er kam nicht wieder."

Warme Wasserdämpfe wurden ferner von Mackintosh gerühmt,[1]) der sie ausser bei Bronchitis auch bei Croup für nützlich erklärt. Wanner[2]) hielt gleichfalls croup-kranke Kinder in der Dunstatmosphäre warmer Wasserdämpfe oder der Dämpfe von Flieder-Infus, aber mehr in der Absicht zur Beförderung der Diaphorese, als zur localen Wirkung auf den Larynx, und berichtet von sehr glücklichen, hierdurch erzielten Erfolgen. Auch Budd[3]) behandelt den Croup, ausser mit Brechmitteln, noch mit warmen Wasserdämpfen, die er durch heisse Ziegelsteine in der Nähe des Kranken, bei geschlossenen Bettvorhängen, erzeugt. Marchesani[4]) empfiehlt den warmen Wasserdampf gegen Katarrhe und behauptet sogar, dass derselbe, ohne alle innern Mittel, in Verbindung mit Aderlass, Vesicantien und Milchdiät, die Lungenschwindsucht oft zu verhüten vermöge; der Wasserdampf kürze das Stadium inflammatorium merklich ab und erleichtere die Expectoration.

Bei sehr vielen Krankheiten wendet Richard[5]) die Inhalation der einfachen Wasserdämpfe als Diaphoreticum an; in den meisten Fällen fügt er jedoch noch die verschiedensten andern

---

[1]) Mackintosh, Practice of Physic. Vergl. Practical Observations on the efficacy of medicated Inhalations in the treatment of Pulmonary Consumption, Asthma, Bronchitis, chronic Cough and other diseases of the respiratory organs and in affections of the heart. By Alfred Beaumont Maddock. London. Simpkin, Marshall and Co. 1845. p. 63.

[2]) Du Croup et de son traitement par la vapeur d'eau. Paris 1834, 8. — Schmidt's Jahrbücher. 1835. VI. p. 359.

[3]) Schmidt's Jahrbücher. 1852. LXXVI. p. 174.

[4]) L'osservatore med. di Napoli. 15. Marzo 1834. Schmidt's Jahrbücher. 1834. III. p. 138.

[5]) Hamburger Zeitschr. f. d. ges. Med. Bd. 23. Heft 2. Schmidt's Jahrbücher. 1844. Bd. 41. p. 166.

Mittel zum Wasser hinzu.[1]) Endlich empfiehlt auch Skoda[2]) die Einathmung von Wasserdämpfen als Erleichterungsmittel bei Entzündungen der Bronchen und des Larynx.

Statt des Wassers wurde auch Milch zum Verdampfen benutzt (Hippokrates, Skoda); was sich hier entwickelt, sind einfache Wasserdämpfe, vielleicht gemischt mit kaum nennenswerthen Spuren einer chemisch noch nicht dargestellten aromatischen Substanz, derselben, die der frischen Milch ihren eigenthümlichen Geruch ertheilt.

Am meisten jedoch sind es Aufgüsse von Kräutern, die zur Räucherung verwerthet werden. Die eigentlichen emollirenden Kräuter, wie Rad. Altheae, Fol. und Flor. Malvae, Flores Verbasci, Herba Pulmonar. etc., obgleich vielfach benutzt, sind jedoch für diese Räucherungen unpassend und irrationell gewählt, denn aus ihrem Infus steigen nur einfache Wasserdämpfe auf, und ihre hauptsächlich schleimigen Bestandtheile bleiben in Lösung; wieder sind es hier höchstens unwesentliche, chemisch nicht mehr darstellbare Spuren eines Aroma's, dem das eine oder das andere jener Kräuter seinen sehr schwachen, kaum mehr wahrnehmbaren Geruch verdankt und das sich bei der Verdampfung mit verflüchtigt.

Allein geeignet für diese Inhalationen sind die Aufgüsse aromatischer Kräuter, ihre Dämpfe enthalten ausser Wasser noch ein ätherisches Oel. Von den Alten (Hippokrates, Galen) wurden folgende meist scharf ätherische Pflanzen an gewandt: Origanon, Nasturtium, Cardamomum, Hyssopus, Satureja. (Vergl. oben.) In der neueren Zeit wurden gewöhnlich andere Kräuter benutzt, so am häufigsten die Kamillen- und Fliederblüthen (Flores Sambuci), seltener Rosen, Rosmarin,

---

[1]) Richard stellt eine neue Methode zur Behandlung der verschiedenartigsten Krankheiten, nicht blos derjenigen der Respirationsorgane, auf; sie besteht in der Anwendung von Reizmitteln auf die Haut, besonders von Schröpfköpfen, in Verbindung mit Inhalationen. Innere Mittel werden vermieden. Zu den Inhalationen verwendet er die mannigfaltigsten Substanzen, unter diesen zum Theil solche, die gar nicht einmal flüchtig sind. Dass die Inhalationen hierdurch auf ein ihnen nicht gebührendes Feld geleitet werden, ist leicht ersichtlich; denn dass der Magen mehr als die Lungen zur Aufnahme fremder, allgemein wirkender Stoffe geeignet sei, möchte kaum zu bestreiten sein.

[2]) Allgemeine Wiener med. Zeitung. 1862. No. 16, 24, 26, 29.

Melissa (Martin Solon),[1]) Arnica, Chenopodium ambrosiacum, Species aromaticae (Joerdens),[2]) auch sind Salvia, Calamus, Cascarilla, Angelica, Semen Foeniculi et Anisi u. a. sehr wohl zu verwerthen.

Gerühmt sind diese emollirenden aromatischen Dämpfe bei Coryza, Angina, Laryngitis, acuter und chronischer Bronchitis, endlich auch als Palliativum bei Phthisis tuberculosa. Alle Beobachter stimmen darin überein, dass diese Dämpfe einen trockenen, quälenden Husten mildern, die Secretion und Expectoration befördern, und dadurch Schmerzen und Oppression beseitigen.

Ausser den bereits genannten Autoren erwähne ich noch Bartholin und Buchoz.[3]) Auf die werthvollen Beobachtungen Martin Solon's[4]) komme ich bei Gelegenheit der Balsamica näher zurück.

Zuletzt möchte ich noch das Urtheil zweier Autoritäten auf dem Gebiete der Brustkrankheiten anführen, das um so grössern Werth beanspruchen darf, als die Skepsis dieser Männer in Beziehung der Therapie allgemein bekannt ist:

Louis äussert sich in seinem berühmten Lehrbuch bei Gelegenheit der palliativen Behandlung der Lungenschwindsucht folgendermassen[5]): „L'inspiration des vapeurs aqueuses ou de celles qui s'échappent d'une infusion narcotique, devrait encore être employée une ou plusieurs fois le jour, pendant six, huit ou dix minutes chaque fois, si la toux continuait à être incommode, malgré le régime et les préparations narcotiques."

Skoda hat sich wiederholentlich, und ganz kürzlich von

---

[1]) Gazette méd. de Paris, 1834. No. 12. p. 177: Considération sur l'atmiatrie, ou sur l'usage des fumigations dans quelques maladies et particulièrement dans les affections de l'appareil respiratoire; par Martin Solon, médecin de l'hôpital Beaujon.

[2]) Hufeland's Journal. 1820. Bd. L. St. 5 p. 12.

[3]) Vergl. Maddock, Practical Observations etc., p. 63; ferner Sales-Girons, Traitement de la Phthisie, p. 446. Bartholin, Hist. Anat., hist. 88, lbr. IV. Buchoz, Treatise on consumption.

[4]) A. a. O.

[5]) Recherches anatomiques, pathologiques et thérapeutiques sur la Phthisie. Paris, Baillère, 8. 1843. 2 Edit., p. 653.

Neuem darüber ausgesprochen, [1]) „dass chronische Bronchialkatarrhe am besten durch Medicamente bekämpft werden, welche direct auf die Bronchialschleimhaut wirken." Er empfiehlt hierbei ausser Terpentin-Inhalationen und den Dämpfen von Salzlösungen — bei welchen letzteren, wie wir sahen, das Wasser wahrscheinlich das einzig Wirksame ist — auch einfache Wasserdämpfe.

Bei der Behandlung des acuten Luftröhrenkatarrhs erklärt Skoda alle bisher tausendfach gerühmten inneren Mittel für nutzlos und fährt dann folgendermassen in seinem Vortrage fort[2]):

„Manchmal ist es vortheilhaft, Wasserdämpfe einathmen zu lassen, und um dies weniger unangenehm zu machen, kann man die Dämpfe von Milch oder Eibischthee verwenden, wodurch zuweilen der krankhafte Zustand bedeutend erleichtert, die Empfindung von Druck auf der Brust vermindert, und die Expectoration befördert wird. Es passt dies aber keineswegs in allen Fällen, manchmal wird dadurch der Zustand noch verschlimmert, und dann ist dieses Verfahren natürlich wegzulassen. Man kann auch das Einathmen mit Infus. Flor. Sambuci, mit Dämpfen von aromatischen Kräutern, oder, wenn die Fieberbewegung nicht sehr intensiv ist, auch mit Dämpfen des Terpentinöls oder des Theers versuchen; aber alle diese Substanzen eignen sich mehr für die chronische Erkrankung." Dann empfiehlt Skoda die emollirenden Dämpfe bei Laryngitis, und als Palliativum selbst bei tuberculöser Laryngitis. [3])

2.

Narcotische Räucherungen.

Die narcotischen Räucherungen wurden erst in der neuesten Zeit Eigenthum unserer medicinischen Wissenschaft. Ausserhalb derselben wurden sie schon sehr früh, wie berichtet wird, zu heiligen Gebräuchen der alten Völker, um Verzauberungen oder Verzückungen zu bewirken, benutzt, und später waren sie

---

[1]) Allgem. Wiener med. Zeitung. 1862. No. 24. Vorträge von Skoda.
[2]) Ibid. No. 16.
[3]) Ibid. No. 26 und 29.

in Besitz von sogenannten Magiern und Wunderärzten, die gewisse Nervenkrankheiten, die man auf Behexung zurückzuführen pflegte, mit solchen Räucherungen, zur Austreibung der bösen Dämonen, behandelten. Eines solchen Magus erinnerte sich noch Hufeland [1]) aus seiner Jugend und bemerkte, dass er dadurch auf die Anwendung der Räucherungen zu medicinischen Zwecken aufmerksam gemacht wurde. Später sammelte Hufeland selbst viele Erfahrungen in diesem Gebiete und theilte eine Reihe von Fällen, meist Epilepsie, mit, die theilweise durch die narcotischen Dampfbäder (von Herb. Hyoscyami und Belladonnae) [2]) gebessert wurden; ferner liess er keine Gelegenheit vorübergehen, um die Medicina fumigatoria, die „mit Unrecht" in neueren Zeiten vernachlässigt worden sei, angelegentlichst zu empfehlen. [3])

Die Benutzung der narcotischen Dämpfe zu Inhalationen stammt aus dem fernen Osten, China und Indien, wo das Rauchen narcotischer Substanzen seit lange Sitte, also ihre Wirksamkeit weit besser bekannt war. Ausser dem Tabak wurde auch das Opium zum Rauchen verwandt; der Opiumrauch wirkt sehr narcotisch, beruhigend und erzeugt einen angenehmen, wollüstigen Schlaf. [4]) Durch Ettmüller wurde der Opiumrauch zuerst in Deutschland zu medicinischen Zwecken verwandt [5]): er liess nämlich 10—20 Gran Opium auf glühendem Eisen neben dem Bette der Kranken verrauchen, und fand es nützlich bei

[1]) Hufeland's Journal 1822. Bd. LV. St. 2. p. 85. Erfahrungen über die Anwendung narcotischer Mittel in Rauchgestalt.

[2]) Ibidem.

[3]) Hufeland's Journ. 1809. XXVIII. 5. p. 88. Anwendung der Heilmittel in Rauchgestalt.

[4]) Hufel. Journ. 1827. LXIV. 2. p. 30. Notiz aus Charpentier-Corsigny's Reise nach China und Bengalen. A. d. Franz. Berlin 1801. p. 288.

Interessant ist folgende sonderbare Anwendung des Opiumdampfs, wie sie an derselben Stelle berichtet wird: Chinesische Diebe benutzten nämlich den Opiumrauch, um ungehindert eine Geldkiste aus dem Schlafzimmer eines Engländers zu entwenden. „Sie stiegen auf das Dach des Hauses, machten eine kleine Oeffnung in die Decke desselben und bliesen, vermöge einer langen Röhre, so viel Opiumrauch in das Zimmer, dass der Engländer alle Besinnung verlor, dann erweiterten sie die Oeffnung, stiegen hinab und hoben ohne Hinderniss den Geldkasten auf's Dach heraus. Der Engländer versicherte am folgenden Morgen, er habe ganz deutlich gesehen, wie die Chinesen seinen Kasten weggetragen, sei aber ausser Stand gewesen, eine Bewegung zu machen oder einen Laut von sich zu geben."

[5]) Ibidem. Aus der Med.-Chirurg. Zeit. 1809. 3. p. 255.

Hysterie, Melancholie, auch bei tumultuarischen Nervenfiebern und heftigen Krämpfen. „Der Schlaf solcher Personen war durchaus nicht schnarchend, das Blut nicht nach dem Kopfe getrieben. Ausser einem ausserordentlichen Wohlbehagen bemerkten die Kranken keine entzückende Exstase.“

Die narcotischen Inhalationen gegen Krankheiten der Respirationsorgane fanden ihre erste und hauptsächlichste Anwendung beim Asthma; auch diese Behandlungsweise stammt aus Ostindien. Die ersten europäischen Berichte finden wir am Anfang unseres Jahrhunderts im Edinburgher Journal,[1]) wo ein Kaufmann Sills auf den Nutzen des Strammonium-Rauchens bei Asthma aufmerksam macht. Die genauere Geschichte der Einführung dieses Mittels wurde in einem Briefe des Dr. Sims mitgetheilt, derselbe berichtet, es vom General Gent erhalten zu haben, der es wieder dem Dr. Anderson, Protomedicus in Madras, verdanke. Der letztere habe es nicht nur bei andern, sondern, wie er glaube, auch an sich selbst mit Erfolg angewandt. Zu Madras werde dies Mittel als ein Specificum gegen Asthma betrachtet. Man benutze daselbst die Wurzeln des purpurroth blühenden Stechapfels (Datura ferox), „dieselben werden frisch geschnitten, im Schatten getrocknet und dann geschlagen und gestampft, dass sie wie grober Hanf aussehen. Man gebrauche sie wie Tabak zum Rauchen, und zwar rauche man während des Paroxysmus eine Pfeife davon, entweder allein für sich oder mit Tabak vermischt, je nachdem der Patient früher an Tabak gewöhnt sei oder nicht.“

Dr. Sims theilt ferner mit, dass er den Strammoniumrauch bei einer Dame, die an Phthisis pulmonalis, verbunden mit asthmatischen Anfällen, litt, anwandte, dass dieselbe zwar der tödtlichen Krankheit erlag, aber „die Erleichterung, welche sie dadurch erhielt, bei Weitem die Erwartung übertraf.“ Ebenso hat der Wundarzt Toulmie, der selbst mit Asthma behaftet war, nicht nur durch Rauchen der Wurzel der indischen Datura ferox Erleichterung seiner Beschwerden erlangt, sondern fand auch

[1]) Edinbourgh medical Journal April und Juli 1811. No. XXVI. und XXVII.; ferner Juli 1812. No. XXXI. Communications relative to the Datura Strammonium or Thornapple as a cure or relief of Asthma. — Hufeland's Journal 1813. XXXVI. 2. p. 82. Nachricht von einem Mittel, welches gegen das Asthma versucht zu werden verdient, von Prof. Hegewisch.

dieselbe Hülfe, als er in Ermangelung jener Pflanze den Stengel der einheimischen Datura Strammonium zu demselben Zwecke benutzte.

Aus dem Berichte Sills' über seine eigene Krankheit entnehmen wir Folgendes: „Die Anfälle pflegten gegen 2 Uhr Morgens zu kommen; ich ward plötzlich aus dem Schlafe gestört durch heftige convulsivische Anstrengungen der Brust; kaum hatte ich Zeit, mich aufrecht in einen Stuhl zu setzen, mich mit den Ellenbogen zu stützen und die Füsse gegen die Erde zu stemmen (denn ich konnte nicht ertragen, sie geradezu gestreckt zu haben), bevor mich das Gefühl überfiel, als ob ich sogleich ersticken müsste. Die Anfälle pflegten gemeiniglich 36 Stunden bis an 3 Tage und Nächte nach einander mit kurzen Intermissionen zu dauern. Während dieser Zeit habe ich oft, wie ich glaube, Todesangst ausgestanden, wenigstens oft alle Hoffnungen, mein Leben zu erhalten, aufgegeben und sogar das letzte Ende meiner Leiden herbeigewünscht.

„Ein lieber Freund und angesehener Wundarzt (Herr Toulmie) rieth mir zuerst, das vortreffliche Strammonium zu rauchen, dem ich zugleich meine Befreiung von Schmerzen und meine erneute Fähigkeit, mich des Lebens zu erfreuen, verdanke.

„Nur die Wurzel und der untere Theil des Stengels dieser Pflanze scheint die antiasthmatische Kraft zu besitzen; diese müssen in dünne Stücke geschnitten und in eine gewöhnliche Tabakspfeife gethan werden, und der Rauch muss hinunter geschluckt werden, nebst dem durch das Rauchen hervorgelockten Speichel. Wenige Minuten hernach wird der Leidende von allen krampfhaften Begleitungen der Brust befreit sein und wahrscheinlich in einen erquickenden Schlaf sinken, aus dem er erfrischt und meistens völlig wohl erwacht, wenigstens ist dies der unausbleibliche Erfolg, den er auf mich hat. Während des Rauchens muss man, wenn irgend möglich, sich des Trinkens enthalten. Ich nahm einmal während des Rauchens etwas Wasser mit Branntwein, aber das bekam mir sehr übel; eine Tasse Kaffee aber nehme ich oft hinterher und ich befinde mich sehr wohl danach. Ich bemerke, dass starker Kaffee mir oft empfohlen worden ist, dass ich aber nie einige Hülfe gegen das Asthma davon verspürt habe. Das Strammonium ist von angenehmem

Geruch, und obgleich man es bisher als Gift betrachtet hat, wenn es innerlich genommen wird, so habe ich doch ein Dutzend Pfeifen nach einander geraucht und habe nichts Uebeles darnach empfunden, als nur ein geringes Wundsein der Zunge."

Später heisst es: „Ich bin wirklich ganz vom Asthma befreit. Ich trinke Bier und esse von Allem. Und wenn mein Geist ebenso ruhig wäre, als mein Körper jetzt ruhig vom Asthma ist, so würde ich ein frohes Leben führen. Ich habe nie Betäubung oder irgend sonst einen Nachtheil vom Strammonium empfunden, und ich wüsste nicht, wie ich jetzt das Leben ertragen könnte, ohne Hülfe des Strammoniums."

Zugleich werden die Zeugnisse vieler anderer Kranken aufgeführt, die durch dasselbe Mittel eine gleiche Hülfe erlangt hatten; darunter ist die Angabe des Dr. Reid hervorzuheben, der bei mehreren seiner asthmatischen Patienten einen „eben so günstigen und glücklichen Erfolg" erzielt hat.

Nähere Aufschlüsse ertheilt Dr. Thomas Christin [1]), er schreibt:

„Bevor ich Ceylon verliess, im Februar 1810, hatte ich den Rauch der Datura in manchen Fällen von Asthma, sowohl in der Hospital- als Privatpraxis, angewandt, und niemals verfehlte es, Erleichterung zu schaffen, wenn es vor dem Eintritt des Paroxysmus angewandt ward, oder auch selbst nach dem Anfange desselben; aber ich bedaure sagen zu müssen, dass es nicht oft die Wiederkehr der Anfälle verhütete, wenn nicht zu gleicher Zeit grosse Aufmerksamkeit auf die Diät und ganze Lebensordnung gerichtet ward.

„Die unmittelbaren Wirkungen waren ein Gefühl von Wärme auf der Brust, worauf Auswurf folgte und zuweilen auch vorübergehender Schwindel oder Schläfrigkeit, auch wohl Ueblichkeit; aber es hatte keine anderen schlimmen Folgen irgend einer Art, ungeachtet ich einige Personen kannte, welche es lange Zeit gebraucht hatten, und vorzüglich ein Mr. Petit-pas in Columbia, der es fast ohne Unterlass zehn Jahre hindurch gebraucht hatte."

Endlich möchte folgender genauer Bericht, den Wilhelm English, selbst Arzt, von seiner eigenen Krankheit giebt, ein besonderes Interesse in Anspruch nehmen:

[1]) Ibidem.

„Als Knabe war ich geneigt, sobald ich mich erkältete, engathmig und schnaufend zu werden, doch verlor sich das gänzlich, wie ich älter wurde, und ich dachte nicht mehr daran. Aber in China, im Jahre 1799, bekam ich einen heftigen Anfall vom spasmodischen Asthma, verbunden mit Hepatitis, und seit der Zeit bin ich häufig und in den letzten Jahren, möchte ich fast sagen, anhaltend von Asthma gequält. Der Paroxysmus fängt an mit den gewöhnlichen Symptomen einer Erkältung, dabei Abführen und viel Harn, worauf sich unerträgliche Flatus im Darmkanal und Magen einfanden, dann ein öfteres convulsivisches Husten, beständiges Schnaufen mit schmerzhafter Dyspnoë, wobei es unmöglich ist, die Lunge gehörig mit Luft auszufüllen; jede plötzliche Anstrengung, wenn ich mehr als eins oder zwei Worte spreche, oder versuche, bergan zu gehen, oder eine Treppe zu steigen, giebt mir das Gefühl von Erstickung; ich leere dabei vielen schleimigen, zähen Speichel aus dem Rachen aus; dabei auch einigen Schleim aus den Bronchen; des Morgens hat der Auswurf oft einige Blutstreifen und bisweilen wird etwas blosses Blut aufgehustet. Dies Uebel macht seinen Verlauf in 3 — 5 Tagen. Alsdann nehmen die Flatus ab, der Auswurf wird frei und leicht und besteht nicht mehr in dem schaumigen und zähen Speichel, und nicht in gallert- oder eiweissartiger Flüssigkeit, sondern in gewöhnlichem Schleim und etwas puriformer Materie. Kräfte, Appetit und Heiterkeit kehren schnell zurück. In den letzten drei Jahren bin ich fast nie zehn oder zwölf Tage lang frei gewesen von diesem Uebel. Ich kann keine besondere Veranlassung zu der Entstehung auffinden, und ebenso endigt es eigenmächtig. Was die Cur meines Uebels betrifft, so bin ich unermüdlich beeifert gewesen, sie durch die Mittel unserer Kunst zu erreichen; alle Aerzte, die ich näher kannte, in Indien sowohl als in Europa, haben zu verschiedenen Zeiten mir verordnet, und ich habe nicht versäumt, in allen Büchern, die diesen Gegenstand behandeln, zu suchen — aber Alles vergebens. Ein Paar Gran Calomel sind, wie ich aus Erfahrung weiss, die einzige Arznei, die mir von Nutzen ist, wenn ich sie zu Anfang des Uebels nehme; sie führen ab, und beschleunigen den Abgang des Harns. Da Ausleerung von Harn und Stuhl die frühesten Symptome sind, so beförderte ich absichtlich diese Neigung durch eine Dosis Calomel, und ich fand bald, dass es mir nützlich sei, indem dadurch der Paroxysmus abgekürzt ward.

„Dr. Bree's treffliche Abhandlung veranlasste mich, seinen für asthmatische Personen entworfenen Heilplan über zwei Jahre lang zu verfolgen und zwar so genau, als meine Verhältnisse irgend erlaubten, aber ich bedaure, sagen zu müssen, dass ich keinen Nutzen davon hatte, als nur vom Kaffee, während des Paroxysmus genommen, welcher die Ausleerung der Blähungen erleichterte und den Schlaf verhinderte. Allemal nämlich litt ich am meisten, wenn ich ein Paar Stunden geschlafen hatte, ich war also froh, wach zu bleiben, zumal ich keinen Unterschied in der Dauer des Paroxysmus fand, ich mochte geschlafen haben, oder nicht. In dieser Hinsicht war mir der Kaffee sehr viel werth. Aber das Uebel blieb doch dasselbe nach wie vor, und ich griff, nachdem ich schon an allem verzweifelt hatte, zu dem Strammonium, mehr in der Absicht, ein Experiment zu machen, als in der Hoffnung, Vortheil davon zu haben. Die Wirkung aber war wunderbar — schien mir selbst fast unglaublich; gleich das erste Mal, als ich es rauchte, hörte der Reiz und der beständige Husten auf, die Blähungen wurden weggetrieben, und ich leerte aus den Bronchien Stücke klaren geronnenen Schleims aus, von der Länge eines halben bis ganzen Zolls und der Dicke einer Krähenfeder, wodurch ich in Stand gesetzt wurde, die Brusthöhle wieder ganz mit Luft anzufüllen. Die Empfindung, welche ich die ersten zwei oder drei Morgen hatte, war nicht weniger sonderbar. Den ersten Morgen ward ich zwei Stunden vor meiner gewöhnlichen Zeit aufzustehen gerufen, und sollte nach Camterwell gehen. Ich machte mich fertig, ohne an mein Uebel zu denken, aber als ich auf die Strasse kam, fand ich, dass es mir an Kräften fehlte, zu gehen, obgleich ich völlig frei war von Schmerzen und gar keine Störung in meinem Körper wahrnehmen konnte. Ich fühlte mich bloss erschöpft und so schwach, dass ich mich anhalten musste. Es wurde Kaffee gemacht, und ich ass mein gewöhnliches Frühstück, wodurch ich schnell wieder zu Kräften kam, und ich ging nach Camterwell in einer Stunde, das sind vier Meilen. Ich muss bemerken, dass, als ich anfing, das Strammonium zu rauchen, der Paroxysmus schon in der Abnahme war. Es war der heftigste Anfall, den ich mich erinnere gehabt zu haben, und es war der letzte, den ich gehabt habe, obgleich ich mich seitdem oft erkältet habe, aber ohne weitere schlimme Folgen, als dass mir der Athem etwas kurz wurde, und ich etwas schnaufen musste, was sich aber verlor, nachdem ich Abends meine Pfeife geraucht hatte. Jetzt bin ich vier Monate frei von meinem Uebel gewesen, und ich habe alle Ursache, zu hoffen, dass ich nicht mehr werde davon beschwert werden; aber ich will doch noch fortfahren, von Zeit zu Zeit Strammonium zu rauchen. Die Art, wie ich dies Mittel gebrauche, ist folgende: ich fülle eine gewöhnliche Tabakspfeife mit kleingeschnittenem Strammonium und ziehe den Rauch so viel möglich in die Lungen ein, welches mir Hitze und Schmerz im Rachen und Halse macht, und mich nöthigt, zwei- oder dreimal frei zu athmen, bevor ich wieder den Rauch einziehen kann, und so wechsele ich ab, bis die Portion verzehrt ist, worauf ungefähr eine halbe Stunde täglich hingeht. Den Speichel schlucke ich nieder."

In Deutschland wurde die neue Methode der Asthma-Behandlung durch Hegewisch [1]) bekannt, von Krimer [2]) wurden darauf mehrere dadurch erzielte günstige Heilresultate veröffentlicht, Meyer [3]) schloss sich, nach eigenen Erfahrungen, dieser Empfehlung an und gab folgende Regeln für die Anwendung:

---

[1]) Hufeland's Journal 1813. XXXVI. 2. p. 82.
[2]) Horn's Archiv für medicin. Erfahr. 1819. Juli u. August.
[3]) Hufeland's Journal 1827. LXIV. 4. p. 116.

„Mit dem Gebrauch dieses Rauchmittels ist, bis die Kranken sich daran gewöhnt haben, vorsichtig umzugehen: Männer, die ohnehin an Tabak gewöhnt sind, lasse ich anfangs nur zwei (irdene) Pfeifen voll täglich rauchen, Frauen dagegen drei Pfeifen halbvoll, und zwar mit Unterbrechungen, sobald sich Schwindel, Uebelkeit und Eingenommenheit des Kopfes einstellt. Sind nach einigen Tagen diese Erscheinungen und Nebenwirkungen verschwunden, darf der Kranke allmälig zu steigen anfangen; — mit 4—5 Pfeifen voll täglich fährt er fort, bis er sich von allen Brustbeschwerden befreit fühlt, setzt alsdann den Gebrauch des Mittels aus, bis etwa leichtere Rückfälle, die selten ausbleiben, zu einer kurzen Wiederholung desselben nöthigen. Ein 14tägiger Gebrauch pflegt gewöhnlich hinreichend zu sein, wo nicht Heilung, doch bedeutende Erleichterung zu gewähren — sollte indess auch diese palliative Wirkung ausbleiben, dann möchte es wohl unnütz sein, die Versuchscur länger fortzusetzen."

Ich lasse noch zwei von Krimer mitgetheilte Krankenberichte folgen:

1) Ein 42jähriger Strumpffabrikant von robuster Constitution, bis dahin gesund, litt seit ungefähr zwei Monaten an Kurzathmigkeit, er hatte ein zusammenschnürendes Gefühl um die Brust und von Zeit zu Zeit Erstickungsanfälle, besonders nach dem Abendessen. Eine organische Läsion war nicht vorhanden. Der Patient konnte keine etwas tiefe Inspiration machen, ohne Schmerz zu empfinden und geringe schleimige Sputa auszuwerfen. Puls und Herzschlag regelmässig, ebenso alle anderen Functionen normal, so dass das Uebel als ein rein nervöses, nämlich als Luftröhrenkrampf aufzufassen war. Es wurde verordnet, zweistündlich eine Pfeife mit Herba Strammonii zu rauchen. Schon nach der ersten Pfeife war die Beklemmung erleichtert und der Husten weniger heftig, etwas Stupor wurde nur durch die erste Pfeife hervorgerufen, durch die späteren nicht mehr. Pat. fuhr so 12 Tage lang fort, zuletzt nur vier Pfeifen täglich. Sein Zustand besserte sich immer mehr, am sechzehnten Tage war er genesen. Die Krankheit ist bis jetzt, nach achtzehn Monaten, nicht wiedergekehrt.

2) Ein Schneider, 50 Jahre alt, litt seit sechs Monaten an spasmodischem Asthma, mit reichlich schleimiger Expectoration. Vorher war er nicht wesentlich krank gewesen, er gab als Ursache theils Kummer, theils Erkältung an. Zuerst trat das Leiden in leichter Form auf, machte aber täglich Fortschritte und trotzte hartnäckig allen Heilmitteln. Pat. ist ziemlich kräftig, ohne irgend ein organisches Leiden. Da er schnell geheilt zu sein wünschte, wurde ihm verordnet, alle zwei Stunden eine halbe Pfeife Strammonium zu

rauchen. Diese Dosis belästigte ihn in keiner Weise, und er rauchte deshalb eine ganze Pfeife. Schon vom zweiten Tage an verminderte sich die Heftigkeit des Uebels und die Anzahl der Anfälle beträchtlich; die Heilung schritt so schnell vor, dass er nach 14 Tagen geheilt war.

Durch die zahlreich mitgetheilten günstigen Erfolge gelangte die Methode bald zu einer allgemeinen Verbreitung in ganz Europa. Dauernd, bis in die neueste Zeit, wurden immer wieder neue Fälle ihrer erfolgreichen Wirksamkeit bekannt, so dass sie sich einen bleibenden Platz in der Therapie des Asthma's erworben hat; ich erwähne nur die Berichte von Miquel[1]), Mühry[2]), und in der allerneuesten Zeit von Trousseau[3]), Salter[4]), Théry[5]) und Merkel[6]). Miquel empfahl einigen Asthmatikern, die durch die Datura schon fast ganz geheilt waren, den Tabak, den sie künftig rauchen wollten, in eine concentrirte Abkochung der Blätter von Datura Strammonium 24 Stunden lang einzuweichen und dann trocknen zu lassen, dieser Tabak geraucht, habe beruhigende Eigenschaften. Ausserdem wurden bald statt der Pfeifen medicamentöse Cigarren von Strammonium angewandt; solche Cigarren wurden von Broussais, Cruveilhier und besonders von Trousseau empfohlen. Der letztere verordnet folgende Mischung der Espic-Cigaretten:

Fol. Belladonnae	0,300	Gramm,
„ Hyoscyami	0,150	„
„ Strammonii	0,150	„
Extr. Opii gummos.	0,013	„
Aq. Laurocerasi	9,500	„

Täglich zwei Cigarren zu rauchen. (Bereitung: die Blätter, fein geschnitten und gemischt, werden mit der Aqua Laurocer., in der das Opium aufgelöst ist, getränkt, dann getrocknet und

---

[1]) Bulletin de thérap. T. XI. Livr. 1. Schmidt's Jahrbücher 1837. XV. p. 10.
[2]) Hannov. Annal. V. 5. 1845. Schmidt's Jahrb. 1846. L. p. 180. Zur Physiologie, Pathologie und Therapie des Asthma.
[3]) Vorträge über Asthma. Gazette des Hôpitaux 1858. 100. Revue de Thér. med. chir. 1859. 16.
[4]) The Lancet 11. Sept. 1858. p. 279. Ferner: On Asthma, its pathologic and treatment. London 1860. Churchill.
[5]) De l'asthme. Ouvrage couronné par l'acad. de méd. Paris 1859. Germer Baillère.
[6]) Die neusten Leistungen auf dem Gebiete der Lehre vom Asthma. Schmidt's Jahrb. 1861. CIX. p. 225.

in Röhren von Papier, das selbst vorher mit Aqua Laurocer. getränkt und dann getrocknet worden ist, gestopft.)[1])

Théry[2]) in seiner gekrönten Preisschrift über das Asthma rühmt gleichfalls den Daturarauch, empfiehlt jedoch hierbei Vorsicht, sich auf folgenden Fall berufend: „Ein Mann von guter Constitution, 40 Jahre alt, dem ich es wegen eines leichten Asthma's angerathen hatte, verliebte sich in diese Art Tabak und rauchte davon, obgleich sein Asthma bereits vollständig verschwunden war, wie ein passionirter Raucher die Nicotiana; er zog sich dadurch ein choreaartiges Zittern in der rechten Körperhälfte zu, welches meiner und mehrerer Collegen Behandlung widerstand."

Bei Nichtrauchern ist Tabak für sich allein schon von grosser Wirksamkeit. Von Bedeutung sind die Beobachtungen Salter's[3]) über diesen Gegenstand:

„Der Tabak wirkt ähnlich wie die Ipecacuanha innerlich; nur die Depression, die der Tabak erzeugt, ist tiefer und steigert sich selbst zum Collapsus, die Erleichterung darauf ist schneller und vollständiger. Bei denjenigen, die noch keine Toleranz dafür sich erworben haben, folgt auf seinen Gebrauch bald eine wohlbekannte Art von Collapsus, sehr ähnlich der Seekrankheit, Schwindel, Kraftlosigkeit in den Gliedern, Gefühl tödtlicher Schwäche, kalter Schweiss, Unfähigkeit zu sprechen und zu denken, Uebligkeit, Erbrechen. Im Moment, wo dieser Zustand herbeigeführt wird, weicht das Asthma, wie durch einen Zauber gehemmt. Besonders in einem Falle habe ich oft seine Wirkungen erprobt. In diesem Falle bestand keine Toleranz für Tabak, und dreissig Züge aus einer Pfeife oder eine halbe Cigarre konnten den Collapsus herbeiführen. Ich habe ihn gesehen, bevor er zu rauchen anfing, während sein Athem so erschwert war, dass er kaum seine Pfeife ziehen konnte, er wollte einen oder zwei schwache Züge machen, und musste dann an-

[1]) Um den beim Rauchen von Strammonium oder Belladonna belästigenden, massenhaften Dampf zu beseitigen, empfahl Dannecy, die Blätter vorher mit einer Salpeterlösung zu tränken; hierdurch wird zugleich die vollkommene Verbrennung derselben ermöglicht. (Bullet. de Thérap. LIII. 1857. p. 455. Schmidt's Jahrb. 1858. 98. S. 272.)

[2]) Théry a. a. O. p. 383.

[3]) The Lancet. 1858. 11. Sept. p. 279.

halten, um wieder Athem zu schöpfen, und so noch einen Zug und dann wieder einen. Endlich legte er seine Pfeife weg mit einem Blicke, als wollte er sagen, jetzt ist es gut; sein Gesicht wurde bleich und mit Schweiss bedeckt, seine Glieder erschlafft, sein Athem lang und seufzend, aber sein Asthma war vorüber.

„Er hatte sein Augenmerk darauf, immer gerade so viel zu rauchen, bis dieser Zustand eintrat, und dann hörte er auf. Nachdem dieser Zustand der Ohnmacht 20—30 Minuten gedauert hatte, ging er vorüber, und verliess ihn gesund; der Unfall war beseitigt. Manchmal indessen mochte er etwas zu viel nehmen, dann steigerte sich der Zustand zum Erbrechen, und wenn er es einmal allzusehr übertrieb, so folgte ein tiefer, langdauernder Collapsus, aus dem es schien, als würde er nimmer wieder erwachen. Ich sah ihn, wo fast gegen zwei Stunden sein Puls kaum fühlbar war.

„Dieser Umstand — die Furcht vor diesem grauenvollen Collapsus — lässt uns den Tabak so ungern anwenden, er ist in der That ein schreckliches Mittel, fast so schlimm, wie die Krankheit selbst; aber der Asthmatiker ist bereit, sich Allem zu unterziehen, um seine Leiden los zu werden.“

Von noch weit grösserer Wirksamkeit ist der Tabak beim sogenannten Heu-Asthma; hier verschafft, nach Salter[1]), Tabak, bis zur Uebligkeit geraucht, mehr Erleichterung, als irgend ein anderes Mittel, („tobacco pushed ad nauseam givesm ore relief than any other remedy“), oft ist es überhaupt das einzige, was Ruhe gewährt. Salter theilt den Bericht eines solchen Kranken weitläufig mit. Bei diesem — der sonst kein Raucher ist — tritt das Asthma allnächtlich vom 15. Mai bis zum 10—12. Juli auf. Seit er nun während dieser Zeit alle Abende unmittelbar vor dem Zubettgehen oder im Bette selbst eine Cigarre rauchte, blieben die Anfälle aus, mit Ausnahme der letzten 14 Tage im Juni, welche für seine Krankheit die schlimmsten sind. Wenn er die Cigarre einmal des Abends fortliess, schlief er selten länger als bis 4 Uhr, gewöhnlich schon um 3 Uhr kam der Anfall und dauerte bis gegen 9 Uhr. Also

[1]) Ibidem. 18. Sept. p. 302.

ist Tabak ein Präservativ gegen Asthma. Aber auch den schon eingetretenen Anfall beruhigt er gleichfalls, wozu aber eine grössere Dosis erforderlich ist. „Wie niederschlagend auch der Collapsus nach dem Tabak sein mag, so ist dies dennoch — so schildert es der Kranke — eine unaussprechliche Erleichterung im Vergleich zum Erstickungsgefühl beim Asthma."

Bei Gewöhnung an Tabakrauch kann die Empfänglichkeit dafür verstärkt werden, wenn man den Tabakrauch längere Zeit, etwa $^1/_4$ Minute im Munde behält, ehe man ihn wieder ausbläst. (Sicherer möchte es wohl sein, ihn nicht blos in den Mund einzuziehen, sondern ihn wirklich in die Lungen zu inspiriren.) Für Frauen und Kinder reichen gewöhnlich wenige Züge einer leichten Cigarre zur Wirkung aus.

Nach allen Erfahrungen der verschiedensten Autoren ist demnach die Wirksamkeit der narcotischen Räucherungen bei Asthma als feststehend zu betrachten; aber leider ist dieselbe oft nicht von Dauer, die Kranken gewöhnen sich leicht daran, und es wird in den meisten Fällen nichts mehr als eine Linderung der Anfälle, nur sehr selten eine volle Heilung dadurch erzielt. Dass die Narcotica in Dampfform viel intensiver wirken, als innerlich genommen, ist gleichfalls aus den vielfachen Erfahrungen festgestellt [1]).

Ausser den genannten Mitteln (Opium, Strammonium, Tabak, Belladonna, Hyoscyamus) wurden auch die Blätter der Cannabis indica, die ja auch innerlich als Surrogat für das Opium dienen, zu Räucherungen verwerthet. Ganz kürzlich erst empfahl Desmartis [2]) das Rauchen der Hanfblätter gegen Phthisis tuberculosa. (Blätter und Stengel werden sorgfältig getrocknet, darauf mit Salpeterlösung benetzt, und in Pfeifen oder Cigaretten geraucht.) Mehrere Phthisiker sollen sich durch dieses Mittel seit mehreren Jahren sehr wohl befinden; vergeblich suchte Desmartis es durch Belladonna, Strammonium, Digitalis, Mohn etc. zu ersetzen, da keines dieser letzteren den gewünschten gleichen Erfolg hatte. In Persien werden nach Polak's Mitthei-

---

[1]) Merkel. Die neuesten Leistungen auf dem Gebiete der Lehre vom Asthma. Schmidt's Jahrb. 1861. CIX. p. 243.

[2]) L'Union médic. 1861. 7. Nov. Revue der spanisch-portugiesischen Presse.

lungen [1]) die Hanfräucherungen schon seit lange vielfach gegen Lungenkrankheiten verwerthet.

Wir haben bisher nur die trocknen narcotischen Räucherungen (suffitus) abgehandelt, ausserdem werden die Narcotica auch verbunden mit Wasserdämpfen als Infusa, Decocta und Solutionen zur Dampfeinathmung (halitus) verwandt. Diese letzteren Inhalationen stehen den emolliirenden Dämpfen ziemlich nahe und zeichnen sich vor ihnen nur durch ihre stärker beruhigende Wirkung aus.

Bei der Verwerthung der Kräuter zu Räucherungen ist es, wie wir sahen, die erste Grundbedingung, dass wirksam flüchtige Substanzen bei der angewandten Temperatur sich entwickeln. Diejenigen narcotischen Pflanzen, die gebraucht werden sollen, müssen also einen flüchtigen, narcotischen Stoff enthalten. Die Chemie, die uns hier als Leuchte dienen müsste, hat bisher leider diesen Theil der organischen Materie noch nicht genügend aufgeklärt, um eine feste Richtschnur gewähren zu können; die Wissenschaft ist in Betreff dieses Gegenstandes noch ganz in den Anfängen. Die organischen Basen, Alkaloide, die hier in Betracht kommen, sind von ausserordentlich wandelbarer Natur und ergeben eine grosse Menge verschiedener Uebergangs- oder Zersetzungsproducte, die noch in keiner Weise befriedigend erforscht sind. Solche Zersetzungen treten besonders bei der trocknen Destillation der narcotischen Kräuter und bei der Verbrennung derselben — was also den trocknen Räucherungen entspricht — auf, und man kann deshalb in den meisten Fällen hier noch gar nicht angeben, welcher chemische Stoff bei der Räucherung der wirksame ist.

Nur zwei Alkaloide, Nicotin und Coniin, verflüchtigen sich unzersetzt bei der Erhitzung sowohl im trocknen Zustande, als bei der Destillation mit Wasser. Die Pflanzen also, in welchen diese Alkaloide enthalten sind, Nicotiana Tabacum und Conium maculatum sind aus diesem Grunde sowohl zu trocknen Räucherungen, als zu Halitus zu gebrauchen. Anders schon verhält es sich mit der Atropa Belladonna, der Datura Strammonium und den übrigen Datura-Arten. Das wirksame

---

[1]) Bericht der deutschen Naturforscher-Versammlung zu Königsberg 1860.

Alkaloid derselben, Atropin oder Daturin — welche beiden Stoffe nach den Untersuchungen von Planta identisch sind —[1]) ist nur in geringer Menge unzersetzt flüchtig, zum grössten Theil wird es bei der Erhitzung in noch unbekannte Stoffe umgewandelt. Ob diese noch unerforschten flüchtigen Zersetzungsproducte gleichfalls narcotische Eigenschaften besitzen, oder ob der geringe Bruchtheil des unzersetzt in Dampf übergehenden Daturins bei der Räucherung das einzig Wirksame ist, darüber ist natürlich nichts Bestimmtes auszusagen; das jedenfalls ist empirisch erwiesen, dass der Daturarauch in der That stark narcotisirend wirkt. Auch die Verwendung der Belladonna und der Datura zu wässerigen Dämpfen rechtfertigt sich durch die Eigenschaft des Daturins, bei mässig hoher Temperatur zum Theil selbst flüchtig zu sein, zum Theil neue flüchtige Stoffe zu erzeugen.

Aehnlich verhält sich das Hyoscyamin[2]), wodurch sich das Bilsenkraut (Hyoscyamus) gleichfalls sowohl zu Suffitus als zu Halitus geeignet erweist.

Sehr verschieden hiervon ist schon das Aconitin[3]), welches als solches nicht flüchtig ist, sondern bei hoher Temperatur sich ganz zersetzt. Wird demnach, wie es geschehen ist (Snow[4])), Aconitum Napellus zu Räucherungen benutzt, so ist auf eine etwaige Wirkung des Aconitins selbst nicht zu rechnen; jedoch ist die Möglichkeit nicht ausgeschlossen, dass die noch unbekannten Zersetzungsproducte irgend einen narcotischen Einfluss ausüben.

Auch die Herba Digitalis wurde zur Inhalation in der Form des Infusum verwerthet (Solon[5]), Maddock[6])); ihr we-

---

[1]) Limpricht. Lehrb. der organischen Chemie. Braunschweig 1862. p. 1193.
[2]) Ibidem p. 1194.
[3]) Ibidem p. 1195.
[4]) London med. Journal. Febr. 1851. Schmidt's Jahrb. 1851. LXX. p. 162.
[5]) Gazette médic. de Paris 1834. No. 12. p. 177. Considération sur l'atmiatrie, ou sur l'usage des fumigations dans quelques maladies, et particulièrement dans les affections de l'apparail respiratoire; par Martin-Solon, médecin de l'hôpital Beaujon.
[6]) Practical Observations on the efficacy of medicated Inhalations in the treatment of Pulmonary Consumption, Asthma, Bronchitis, chronic Cough and other Diseases of the respiratory organs and in affections of the heart. By Alfred Beamont Maddock. London. Simpkin, Marshall and Co. 1845. 8.

sentlicher Bestandtheil, das Digitalin [1]), ist in reinem Zustande noch nicht dargestellt worden, es wird bei der Temperatur des verdampfenden Wassers weder verflüchtigt noch zersetzt, die Herba Digitalis ist also, wie es scheint, zu jenen Inhalationen ganz unbrauchbar. Martin Solon berichtet auch von keinem durch die aus dem Infus. Digit. aufsteigenden Dämpfe erreichten Nutzen; nur in seltenen Fällen will er eine Verlangsamung des Pulses hiernach beobachtet haben (dies kommt aber auch nach andern Inhalationen häufig vor). Maddock hingegen hat zwar bei Respirationskrankheiten auch nur selten einen Nutzen davon gesehen, hält aber doch diese Inhalation bei Herzaffectionen für dienlich, was mit Recht anzuzweifeln ist.

Wir kommen endlich zum Opium, welches am complicirtesten zusammengesetzt ist, es enthält Morphium, Codein, Thebain, Narcotin, Papaverin, Meconin und Narcein. Der wirksamste dieser Stoffe, Morphium [2]), ist bei höherer Temperatur in keiner Weise flüchtig, sondern bleibt in der Lösung zurück, oder, wenn trocken erhitzt, verkohlt er. Also weder zu Suffitus noch zu Halitus ist Morphium brauchbar. Auch die übrigen Alkaloide des Opiums sind unzersetzt nicht flüchtig; nur das Meconin [3]) sublimirt in der Hitze, eine Substanz, welche nur ausserordentlich spärlich im Opium vorhanden ist, und über deren narcotische Eigenschaften noch keine Beobachtungen vorliegen. Die Chemie lässt uns also bei der Verwendung des Opiums zu Inhalationen vollständig im Stich. Dass Opiumrauch narcotische Eigenschaften besitzt, kann nach den feststehenden Erfahrungen keineswegs angezweifelt werden; wir sind also anzunehmen gezwungen, dass sich bei der Erhitzung des trocknen Opiums neue Zersetzungsproducte bilden, welche intensiv narcotisch wirken. (Vom Thebain [4]) z. B. ist die Erzeugung von Zersetzungsproducten nachgewiesen.) Die Verwendung des Opiums zu trocknen Räucherungen, durch die Empirie gerechtfertigt, erleidet also durch die Chemie keine Anfeindung; anders hingegen verhält es sich mit der Verdampfung der Opium-Infusa. Die

---

[1]) Limpricht. p. 630.
[2]) Ibidem p. 1152.
[3]) Ibidem p. 1164.
[4]) Ibidem p. 1158.

wirksamen Substanzen bleiben hier bei der mässigen Temperatur des kochenden Wassers unverflüchtigt, und, wie es wahrscheinlich ist, auch unzersetzt in der Lösung zurück, und eine narcotische Wirkung wird also schwerlich durch die aufsteigenden Dämpfe ausgeübt werden. Hiermit stimmt auch die Beobachtung Martin Solon's [1]) überein, der Opium in dieser Form anzuwenden versuchte, aber keinen Erfolg davon wahrnahm. Maddock [2]) empfiehlt zwar die Opiumpräparate zur Verminderung der Reizung in den Luftwegen, giebt aber selbst an, dass sie, in dieser Weise gebraucht, nicht die Wirkung auf's Gehirn haben, wie innerlich genommen. Hiernach scheint es wohl gerechtfertigt, wenn wir ihre Wirksamkeit in der Form der Halitus überhaupt ganz in Zweifel ziehen; um so mehr, als ja selbst das Morphium aceticum in Lösung von Maddock zu Inhalationen benutzt wird, welches, nach den chemischen Beobachtungen, bei der Siedehitze des Wassers vollständig unverändert in Lösung bleibt. Ebensowenig möchte die von Ebers [3]) gerühmte Verbindung von Tinct. Opii mit Aether bei der Erwärmung irgend einen flüchtigen narcotischen Stoff aus dem Opium entwickeln, und die Inhalation des Aethers ist hierbei wahrscheinlich einzig und allein wirksam.

Als brauchbar zu Aufgüssen bleiben uns demnach folgende Kräuter zurück: Conium maculatum, Nicotiana Tabacum, Atropa Belladonna, Datura Strammonium, Hyoscyamus. Der Einfluss, den diese Mittel bei der Inhalation auf die Respirationsorgane ausüben, ist auch von allen, die sich mit diesem Gegenstande beschäftigten, anerkannt.

Martin Solon [4]) beobachtete, dass die Dämpfe eines Decoctum Belladonnae einen häufigen, trocknen, quälenden Husten besser beruhigen, als ein einfaches emolliirendes Infusum.

Magistel [5]) wandte den Aufguss der Belladonnablätter bei

---

[1]) A. a. O.
[2]) A. a. O. p. 97.
[3]) Casper's Wochenschrift für die gesammte Heilkunde. 1837. No. 10. p. 158.
[4]) A. a. O.
[5]) Gazette médic. de Paris 1834. p. 817. De l'Emploi des Fumigations pulmonaires faites avec une décoction de plantes narcotiques et de feuilles de Belladonne en particulier, dans les irritations bronchiques, connues sous le nom d'asthme sec, de coqueluche, de toux nerveuse etc.; par M. Magistel.

Reizzuständen der Bronchien, besonders bei trocknem Asthma, Keuchhusten, nervösem Husten, mit vielem Erfolg an. Er behandelte 11 Kranke dieser Art, bei 9 war die Wirkung eine vollständige, 2 erlangten nur Erleichterung. Fünf der Patienten litten an Asthma: von diesen wurden 4 geheilt; der fünfte, ein Greis von 75 Jahren, unterlag, nachdem sein Zustand gebessert war, einer Affection der Digestionsorgane. Folgender Krankheitsbericht diene als Beispiel:

„M. Durel, Tischler, 50 Jahre alt, leidet seit 8 Jahren an asthmatischen Anfällen, die alle 2—3 Tage, meist Nachts, eintreten und 5—6 Stunden dauern. Die Anfälle sind sehr heftig und trotzten bisher allen Mitteln.

9. August. Erste Inhalation der Dämpfe des Deooct. Belladonnae. Die Respiration wird nach der ersten Inhalation etwas erschwert; aber schon vom dritten Tage an Erleichterung.

13. August. Ein Anfall in der Nacht. Sofort Räucherung, dennoch dauert der Anfall 3 Stunden.

18. August. Neuer Anfall.

Die Räucherungen werden fortgesetzt. Die Anfälle im September sind von kurzer Dauer; im Monat October kommen sie nur noch in Form leichter Oppression. Seit dem December 1833, wo jede Behandlung aufhörte, ist kein Anfall wieder eingetreten, obgleich ein ganzes Jahr seitdem verflossen ist."

Ferner theilt Magistel 3 Fälle von Keuchhusten mit, die, nachdem Blutegel, Vesicantien, Ipecacuanha, Belladonna vergeblich versucht waren, durch Inhalationen der Dämpfe des Inf. Belladonnae geheilt wurden. Im ersten Falle trat die Besserung schon am zweiten Tage, die Heilung nach 11 Tagen, im zweiten Besserung nach 2, Heilung nach 14 Tagen; im dritten endlich Heilung nach 8 Tagen ein.

Gleich günstiger Erfolg bei Keuchhusten durch dasselbe Infusum erhielt Fuster [1]), der bereits am zweiten bis dritten Tage Heilung eintreten sah.

Maddock [2]) benutzt die verschiedensten Narcotica zu Inhalationen. Auch er rühmt vornehmlich die Belladonna „als ein Heilmittel von der grössten Wichtigkeit." „In den vorgeschrittenen Stadien der Schwindsucht schien sie denselben specifischen Einfluss auf tuberculöse Höhlen auszuüben, wie, äusserlich applicirt, auf skrophulöse und andere indolente Geschwüre." Hyos-

---

1) Bullet. de thérap. VII. L. V. Schmidt's Jahrb. 1835. VII. p. 15.

2) A. a. O. p. 96 ff.

cyamus empfiehlt er besonders bei Asthma, Bronchitis und nervösem Husten, jedoch wird leicht Uebligkeit dadurch hervorgerufen. Conium hält er, wegen seiner eigenthümlich beruhigenden Wirkung auf die Schleimhäute vorzüglich bei Bronchitis, Laryngitis und Tuberculosis incipiens für empfehlenswerth.

Das Conium wird auch von Scudamore [1]) in Verbindung mit Jod zu Inhalationen verwerthet, worauf wir später bei Gelegenheit des Jod's näher zurückkommen.

Snow [2]) wendet das Coniin mit 9 Theilen Alkohol verdünnt zu kalten Inhalationen an und fand, dass der Husten dadurch vermindert und das Athmen erleichtert wird.

Die Wirksamkeit der narcotischen Dampf-Inhalationen ist auch von sonst skeptischen Autoritäten der medicinischen Wissenschaft anerkannt. So hält Louis, wie wir sahen [3]), dieselben gleich den emolliirenden Dämpfen für ein Palliativmittel in der Phthisis. Stokes empfiehlt dieselben vielfach. Zuerst bei Behandlung der Bronchitis heisst es [4]): „Ich lasse den Kranken auch noch oftmals Wasserdämpfe, die mit einem narcotischen Mittel gesättigt sind, einathmen. Zwölf bis funfzehn Gran Schierlings-Extract werden in einen zweckmässig eingerichteten Einathmungsapparat gethan, und der Dampf dann ein- oder zweimal täglich in die Lunge eingezogen.“ Ferner zur Therapie der Phthisis [5]): „Einathmungen von Wasserdämpfen, die mit einem narcotischen Extracte geschwängert sind, sind oft nützlich.“ Er empfiehlt hierzu das Extract. Cicutae gr. xv. [6])

Zu den Narcoticis zählen auch die Blausäure-Präparate, die gleichfalls zu den Inhalationen herangezogen wurden. Die verdünnte reine Blausäure wurde von Desportes [7]) und nach ihm von Maddock [7]) benutzt. Der letztere beobachtete oft eine

---

[1]) Cases, illustrating and confirming the remedial power of the Inhalation of Jodine and Conium in Tubercular Phthisis and various disorderet states of the Lungs and Air-passages.
[2]) London medic. Journal. Febr. 1851. Schmidt's Jahrb. 1851. LXX. p. 162.
[3]) Vergl. das vorige Capitel „über emolliirende Dämpfe.“
[4]) William Stokes; Abhandlung über die Diagnose und Behandlung der Brustkrankheiten. Aus dem Engl. übersetzt von Gerhard von dem Busch. Bremen 1838. p. 186.
[5]) p. 697.
[6]) p. 679.
[7]) Maddock a. a. O. p. 73.

schnelle und ergiebige Erleichterung durch dieses Mittel bei Keuchhusten und nervösem Asthma. Hake [1]) wendet die Inhalation der Blausäure bei beginnender Herzhypertrophie an und will hierdurch sehr günstige Resultate erhalten haben. Er lässt 5 Tropfen der verdünnten Blausäure, allmälig auf 10 Tropfen steigend, in eine Quantität Wasser gegossen, dreimal täglich einathmen, der Kranke muss sich nach jeder Inhalation eine Stunde lang niederlegen, „die sofort eintretende Wirkung ist Beruhigung des vermehrten Herzimpulses auf 1 Stunde und mehr. Durch die so periodisch erzwungene Ruhe des Organs erlangt dasselbe Zeit, allmälig zur Norm zurückzukehren.“ (Die Hypertrophia cordis ist ja doch keine selbstständige Krankheit, sondern ein compensatorischer Process, der schwerlich ungestraft sich wird hemmen lassen! Höchstens lässt sich ein palliativer Erfolg, wie nach der innerlichen Darreichung der Digitalis, erwarten und wünschen.

Snow [2]) fand die Inhalationen der Blausäure bei Respirationskrankheiten ohne besondere Wirkung.

Gleich der verdünnten Blausäure wurde auch die Aqua Laurocerasi zu warmen Dampf-Inhalationen benutzt, so von Krimer [3]) und von Meyer [4]) bei Asthma, von Brofferio [5]) bei Keuchhusten. Der Letztere liess in einem flachen eisernen Gefässe groben Sand erhitzen, goss darauf einen Löffel Aqua Laurocerasi und leitete den Dampf nach dem Munde des Kranken, indem der Kopf mit einem Tuche verhängt wurde. Sechs Mal täglich wurde dies Verfahren wiederholt. In den ersten beiden Tagen trat eher Verschlimmerung als Besserung ein, jedoch schon am dritten erfolgte Abnahme aller Symptome, am achten Tage endlich vollkommene Genesung. In mehreren Fällen wurde ein derartiger günstiger Erfolg beobachtet.

---

[1]) Schmidt's Jahrb. 1853. LXXVII. p. 307.
[2]) A. a. O.
[3]) A. a. O.
[4]) Hufeland's Journal 1827. LXIV. 4. p. 118.
[5]) Archiv. de la médec. belge. Avril 1841. Schmidt's Jahrb. 1842. XXXV. p. 24.

3.

Balsamische Dämpfe.

Die Balsamica wurden im Alterthum und im Mittelalter weit mehr angewandt als in der Neuzeit. Als innerliche Medicamente bei Krankheiten der Respirationsorgane nahmen sie in den Verordnungen der Alten (vergl. bes. Galen) den ersten Rang ein; auch local wurden sie zu Hypoglottides und zu Insufflationen zahlreich verwerthet (vergl. Galen, Asklepiades, Dioskorides, Charixenes etc.)[1].

In Dampfform bilden sie die ältesten Räucherungen zu Opfern und zur Erzeugung von Wohlgerüchen, und auch in der Arzneikunst der Alten (Galen)[2], so wie in der arabischen Medicin (Rhazes)[3] lässt sich ihre Anwendung nachweisen. Mit Bennet und Willis[4] gelangten sie zu einer weiteren Verbreitung, geriethen später aber oft in Vergessenheit, um immer von Neuem wieder in der Wissenschaft aufzutauchen.

Verwandt wurden Thus, Galbanum, Gummi Ammoniacum, Myrrha, Benzoë, Succinum u. A., meistentheils in der Form der Suffitus, also zu trocknen Räucherungen, seltner verbunden mit Wasserdämpfen. Billard[5] benutzte eine Mischung von gelbem Wachs mit Harz zu Suffitus bei Kehlkopf- und Lungenleiden, von welcher Behandlung er gute Erfolge gesehen zu haben berichtet.

Besonders indicirt sind die balsamischen Räucherungen bei blennorrhoischen Zuständen der Athmungsorgane, indem die Secretion dadurch wesentlich beschränkt wird; auch selbst in manchen Fällen der Phthisis schienen sie sich zu bewähren. Laennec[6] spricht sich zur Behandlung der Lungenschwindsucht folgendermassen aus:

---

[1] S. ob. p. 386 u. 387.
[2] Ibidem.
[3] p. 388.
[4] p. 388 u. 389.
[5] p. 389.
[6] **Laennec, Krankheiten der Lungen und des Herzens. Uebersetzt von Meissner. Leipzig 1832. Bd. I. p. 560.**

„Es ist mehr als wahrscheinlich, dass eine grosse Menge von Fällen, in denen diese verschiedenen Mittel wirksam gewesen zu sein scheinen, nichts weiter als chronische Katarrhe waren; es ist ferner möglich, dass vermöge einer manchen Individuen eigenthümlichen Idiosynkrasie die wunderlichsten von diesen Mitteln sich wenigstens als Palliativa durch momentane Veränderung der Sensibilität der Lungen und durch Beseitigung mancher lästiger Symptome haben nützlich beweisen können. Ich habe oft das Einathmen reizender Dämpfe die Brustschmerzen oder die Dyspnoë, die mit narcotischen und erweichenden Mitteln erfolglos bekämpft worden waren, beseitigen sehen. Ausserdem ist es wahrscheinlich, dass der Gebrauch der antiskorbutischen, der balsamischen Mittel, der China und manchmal selbst der reizenden Dämpfe [1]) zur Beschleunigung der Erzeugung des zufälligen Knorpels, welcher die Narbe der Geschwüre bilden soll, beitragen kann."

Krankenberichte liegen über die balsamischen Räucherungen nur in sehr geringer Menge vor. Einen hervorragenden Rang nehmen die Beobachtungen Martin Solon's ein [2]). Derselbe benutzte die Balsamica in Verbindung mit Wasserdämpfen, indem er Tinctura Benzoës und Balsamum Tolutanum dem zu verdampfenden Wasser oder einem Kräuteraufguss zusetzte; er bewirkte also emolliirend balsamische Dämpfe. Diese Inhalationen werden nach Solon nur in zwei Fällen nicht vertragen: 1) wo die Bronchien mit abundantem Schleim überfüllt sind; hier wird die Suffocation durch die Dämpfe noch gesteigert. „Die Luft müsste hier im Gegentheil ausgetrocknet werden." (Trockne Dämpfe?) 2) wo eine sehr grosse Lungenpartie zerstört ist; hier wird die nothwendige Luftmenge durch die Dämpfe noch verringert, und man bedürfte eher condensirter Luft. Indicirt sind die emolliirend-balsamischen Dämpfe nach Solon bei folgenden Affectionen:

---

[1]) Zu den reizenden Dämpfen gehören ausser den balsamischen Dämpfen auch noch die Dämpfe von Theer, Kreosot, Terpentinöl, ferner Chlor, Jod u. A.

[2]) Gazette médic. de Paris 1834. No. 12. p. 177. Considération sur l'atmiatrie, ou sur l'usage des fumigations dans quelques maladies et particulièrement dans les affections de l'appareil respiratoire; par Martin Solon, médecin de l'hôpital Beaujon.

1. Coryza. Im acuten Stadium emolliirende Dämpfe, bei der chronischen Entzündung der Schneider'schen Membran balsamische Räucherung.

2. Laryngitis und Angina. Hier sind die Inhalationen von ganz besonderer Wirksamkeit. Folgender Fall dient als Beispiel:

Ein Mann hatte sich vor vier Monaten nach einer Erkältung einen Larynxkatarrh mit fast completer Aphonie zugezogen; alle inneren Mittel blieben erfolglos. Keine Schmerzen, kein Fieber, guter Appetit. So kam er in's Hospital. Es wurden ihm hier Inhalationen der Dämpfe eines Decoctum rad. Malvae, später mit Zusatz einiger Tropfen Tinct. Benzoës mit Balsam. Tolutan. verordnet. „Die krankhafte Empfindung im Halse wich schnell; die Sprache wurde leichter und laut, obgleich Anfangs noch rauh.“ Die Einathmungen wurden fortgesetzt, und zugleich noch Emplastr. stibiat. auf den Hals applicirt. Nach Verlauf eines Monats vollkommene Genesung.

Ein anderer Fall von Laryngitis ulcerosa heilte unter dieser Behandlung gleichfalls, trotz beginnender Tuberculose; aber es bedurfte dazu längerer Zeit.

3. Bronchitis. Bei der acuten Tracheïtis und Bronchitis wird das quälende Gefühl der Trockenheit und des Brennens durch die (emolliirenden) Dämpfe gemildert. Die Bronchitis chronica heilt schwieriger. Es wird folgender Fall, wo die Inhalation einen ausnehmend günstigen Erfolg hatte, mitgetheilt:

„Ein Colporteur, 45 Jahre alt, von ziemlich starker Constitution, wurde vor zwei Jahren von Pneumonie befallen und schien von dieser Affection genesen, als sich durch Unvorsichtigkeiten alle Zufälle wiederholten. Neue Behandlung verminderte die Symptome, aber liess etwas Oppression, eine abundante Expectoration und Husten zurück, die bei jedem Witterungswechsel zurückkehrten. Der Colporteur hatte indessen seine gewöhnliche Beschäftigung wieder aufgenommen. Er kam eben aus Brüssel zu Fuss zurück, als der Husten, quälender geworden, ihn zwang, ins Hospital Beaujon am 17. Mai 1833 sich aufnehmen zu lassen. Respiration ist so beschwerlich, dass Pat. genöthigt ist, fast dauernd im Bette aufrecht zu sitzen, aus Furcht vor Suffocation; Husten ist quälend und häufig, Expectoration abundant, verbreitet einen fötiden Geruch und besteht zum Theil aus einem durchsichtigen, fadenziehenden Serum, zum anderen Theil aus einer diffluirenden, grünlich grauen, ziemlich dichten Masse, welche am Gefässe nicht haftete und den Boden desselben einnahm. Aus dieser eiterigen Masse entwickelt sich besonders der fötide Geruch. Thorax ist vollkommen sonor bei der Percussion, sehr reichliches, mucöses und sibilirendes Rasseln auf beiden Seiten des Thorax, besonders an den unteren Lappen; leichte Bronchophonie hinten rechts. Puls frequent; Haut heiss, etwas trocken; Digestionsorgane ziemlich befriedigend.

Diagnose: Bronchitis chronica, Bronchectasia lobi superioris dextri.

Ruhe, beruhigende Getränke und Diät verminderten das Fieber, aber der Husten bestand in früherer Weise fort, ebenso die Expectoration.

22. Mai. Emolliirende Räucherungen: Verminderung der Oppression und der Häufigkeit des Hustens. Da er unmittelbar darauf erleichtert wurde, setzte der Patient die Räucherungen mit Eifer fort, 3—4 Mal täglich, jedesmal 1 Stunde lang. Die Expectoration wurde theilweise spumös, verlor ihren üblen Geruch, aber behielt ihr purulentes Aussehen und blieb copiös.

28. Mai. Balsamische Räucherungen durch Zusatz einiger Tropfen Tinct. Benzoës et Tolu, täglich in grösserer Dosis, die milden Getränke wurden fortgesetzt und einige Nahrungsmittel gereicht. Die Expectoration nahm bald an Menge ab, ihr eiteriges Aussehen minderte sich von Tag zu Tag, und am 10. Juni waren die Sputa ganz spumös, weiss, am Gefäss haftend, sie zeigten nur noch einige opake Streifen oder Kügelchen, die bald auch gänzlich verschwanden. Die Auscultation liess kein abnormes Geräusch mehr vernehmen. Der Gesundheitszustand war sehr befriedigend."

4. Phthisis Pulmonum. Martin Solon behandelte zahlreiche Phthisiker mit Inhalationen; von diesen erreichten mehrere eine mehr oder weniger anhaltende Besserung, nur zwei gelangten zur vollständigen Heilung. Einer dieser Fälle wird folgendermassen berichtet:

„Ein Stubenmaler, 34 Jahr alt, von starker Constitution, der sich Excessen aller Art hingab, kam Anfangs Juli 1832 in das Hospital Beaujon. Er hatte in seiner Jugend ausser einem Ascites, der vier Monate dauerte, keine andere Krankheit gehabt, als er in Folge einer Verletzung der linken hinteren Thoraxwand, 1831 von Haemoptysis und darauf von einer sehr schweren Pneumonie befallen wurde, welche sein Leben gefährdete. Diese letztere Krankheit ging trotz der rationellsten Behandlung in den chronischen Zustand über. Als wir den Kranken zum ersten Mal sahen, bot er folgende Symptome dar: Merkliche Abmagerung; frequenter Puls; brennende Hitze; quälender Husten; purulente münzenförmige Sputa, sibilirendes Rasseln auf dem grössten Theil des Thorax; matte Percussion an der linken Lungenspitze; ausgebreitete Pectoriloquie; deutliches Gargouillement und klingender Ton in derselben Gegend; rings herum eine Art crepitirendes Rasseln. Schwache Digestion; Schlaf durch Husten und nächtliche Fieber-Exacerbationen gestört. 30 Blutegel wurden unter die linke Clavicula und Achselhöhle gesetzt, daneben beruhigende Getränke und milde Diät angeordnet, um den entzündlichen Zustand der der Caverne zunächst liegenden Lungenpartie zu mindern. Man erneute nach einigen Tagen die Application der Blutegel, das crepitirende Rasseln verschwand ganz und die febrilen Symptome milderten sich.

25. Juli. Emolliirende Räucherung, Burgunder Pflaster zwischen beide Schultern gelegt; milde Diät (Milch, Brustthee etc.).

20. Aug. Besserung des Allgemeinzustandes, Fortdauer der purulenten Ex-

pectoration und aller Symptome der Pectoriloquie. Application eines breiten und tiefen Cauteriums unter die linke Clavicula. Balsamische Räucherungen; leichte Nahrung.

1. Sept. Merkliche Aenderung der Expectoration, dieselbe verliert ihre Opacität, ihre Diffluenz und ihre Münzenform, sie wird leicht spumös, massig und ans Gefäss anhaftend. Dieselbe Behandlung.

15. Sept. Die Pectoriloquie ist nur noch in einer geringen Ausdehnung hörbar, man vernimmt kein Gargouillement mehr, aber man hört noch das cavernöse Hauchen.

1. Oct. Die Pectoriloquie und das cavernöse Hauchen sind kaum noch merklich; die Expectoration ist vollständig mucös und wenig reichlich; das Fieber ist verschwunden; die Kräfte kehren zurück. Am Ende des Monats existirt gar kein Zeichen von Lungencavernen mehr, und da der Mann sich vollkommen wohl befand, wünschte er das Hospital zu verlassen.

Er beobachtete acht Monate lang ein strenges Regime, aber später im Juni 1833 fing er sein liederliches Leben wieder an.

Im September ins Hospital Beaujon wieder aufgenommen, litt er an einem Lungenkatarrh, dessen Symptome bei Anwendung der Räucherungen und der Getränke etc. leicht wichen. Die Pectoriloquie war nirgends wieder erschienen; die linke Clavicula schien leicht gesenkt, sei es, dass die Narbe des Cauteriums sie der Thoraxwand genähert hat, sei es, dass die Vernarbung der Caverne die Annäherung der verschiedenen umliegenden Partien bewirkt hat.

Verfasser meint, dass in dem letzten Fall die Heilung gelang, weil nur eine Caverne vorhanden war und keine tuberculöse Disposition. In anderen Fällen dagegen mit tuberculöser Disposition weniger Erfolg."

In der allerneuesten Zeit wurden Räucherungen mit Olibanum von Delioux [1]) gleichfalls bei chronischer Laryngitis und Bronchitis, sowie bei Pharyngitis granulosa und selbst bei Diphtheritis empfohlen.

Eine sehr grosse Verbreitung haben die Räucherungen überhaupt und ganz besonders die der Balsamica in der persischen Arzneikunde. Nach den Mittheilungen des Dr. Polak [2]) (Leibarztes des persischen Schah) werden daselbst Räucherungen des Gummi Ammoniacum oder Galbanum gegen chronische Katarrhe, der Asa foetida gegen Hysterie und andere Nervenleiden, der Pix liquida gegen Psoriasis u. s. w. vielfach angewandt. Sehr verbreitet sind besonders die Quecksilber-Räucherungen bei Syphilis, worauf wir später näher zurückkommen.

---

[1]) Brit. medic. Journ. 1862. 1. Febr.

[2]) Bericht der Versammlung deutscher Naturforscher und Aerzte zu Königsberg 1860. — Schmidt's Jahrbücher 1860. CVIII. p. 303.

4.

Theer-Räucherungen.

Als innerliches Heilmittel wurde Theer bereits von den Alten angewandt. Bei Angina wurde er von Archigenes empfohlen:

„Ejus vero qui suffocatur, picem cum aqua et nitro in potu praebe." Hiergegen äussert sich jedoch Galen [1]), weil er sich bei der Angina von innern Mitteln überhaupt nichts verspricht. Auch Apollonius [2]) rühmt den Theer: „Ceterum id quod ex pice constat, inveteratis inflammationibus, et jam in scirrhum, ut ita dicam, induratis convenit."

Zur Verdampfung wurde der Theer als solcher nicht verwandt, dagegen finden wir, dass die Nadeln mancher Tannenarten zu Räucherungen benutzt wurden. Plinius [3]) bemerkt bei Gelegenheit der Folia Piceae et Laricis: „Suffitu vulvas corrigit." Antyllus [4]) verwerthete unter Anderem auch Tannenknospen zu seinen Räucherungen.

Erst im vorigen Jahrhundert wurden Theer-Räucherungen als Heilmittel gegen Brustkrankheiten von Rush in Philadelphia (1787) empfohlen, der zufällig durch die während einer Beschäftigung mit Theer erfolgende Genesung eines Brustkranken auf diese Methode gelenkt wurde [5]).

In dem Werke von Beddoes [6]) (1795) finden wir folgenden Brief Darling's: „Eine junge Dame, die alle Zufälle der vollkommen ausgebildeten Lungenschwindsucht hatte und täglich kränker wurde, befand sich zufälligerweise in dem Hause eines Kaufmanns, der einen ansehnlichen Theerhandel hatte. Da alle

---

1) Galeni, Quintae classis libri. De compositione medicamentorum localium, sive secundum locos, libri decem, a Jano Cornario etc. Liber VI. Cap. III. p. 350.

2) Ibidem.

3) C. Plinii Secundi, Historia naturalis. Ex recensione Joannis Harduini. Biponti 1783. Libr. XXXIV. Cap. XIX. Tom. IV. p. 163

4) S. oben p. 388.

5) Vergl. Sales-Girons. Traitement de la phthisis. p. 481.

6) Betrachtungen über den medicinischen Gebrauch künstlicher Luftarten und die Methode, sie in grossen Quantitäten zu bereiten, von Beddoes u. Watt. Uebersetzt von Zollikofer. Halle 1796. p. 163.

gebrauchten Mittel ohne Wirkung geblieben waren, so wurde ihr gerathen, die Luft in dem Waarenlager dieses Kaufmanns einzuathmen. Sie ging das erste Mal an einem Montag hinein, nachdem das Gewölbe zwei Tage hindurch verschlossen geblieben war. Sie ging eine geraume Zeit zwischen den verschiedenen Reihen der Fässer herum, und der Versuch bekam ihr so wohl, dass er oft wiederholt, und sie endlich vollkommen hergestellt wurde."

Eine allgemeine Verbreitung fanden die Theer-Räucherungen erst durch die Leistungen Crichton's [1 u. 2]), der ihre Wirksamkeit selbstständig von Neuem entdeckte. Crichton machte zufällig an sich die Wahrnehmung, dass die aus einem Kessel voll siedenden Theers sich entwickelnden Dämpfe „zwar schmerzerregend auf seine Augen, aber zugleich so wohlthätig auf seine Lungen wirkten, dass die Respiration in der damit gefüllten Luft ungleich leichter und angenehmer von Statten ging." Ferner beobachtete Crichton, dass einerseits unter denjenigen Menschen, die mit Theerdämpfen umgehen, sich selten ein Schwindsüchtiger finde, andererseits solche, die an chronischem Husten litten, sobald sie zu einer mit Theer-Dämpfen verbundenen Beschäftigung übergingen, von ihrem Leiden geheilt wurden. Crichton entschloss sich deshalb, die Theer-Räucherungen als Heilmittel gegen Brustkrankheiten zu versuchen, und sah seine Behandlung von Erfolg gekrönt. Ich lasse einen seiner genauen Krankenberichte folgen:

„Ein 31jähriger Mann mit einer etwas engen Brust und überhaupt von schwächlichem Körperbau hatte sich vor zwei Jahren durch eine starke Erkältung eine entzündliche Affection der Lungen zugezogen, die nach einem Zeitraum von sechs Wochen, der erforderlich war, um die heftigeren Krankheitserscheinungen zu beseitigen, einen quälenden nächtlichen Husten mit Auswurf zurückliess. Eine neue Erkältung verursachte nach einem halben Jahre einen Rückfall der ersten Krankheit, die nach einigen Wochen in Blutspeien überging und einen vermehrten Husten mit sehr starkem Auswurf zur Folge

---

[1]) Relation de quelques expériences faites avec la vapeur de goudron dans le traitement de la phthisie pulmonaire; par Alexandre Crichton. Petersburg 1817. — Vergl. Hufeland's Journal 1818. Bd. XLVI. St. 2. p. 95.

[2]) Practical observations on the treatment and cure of several varieties of pulmonary consumption and on the effects of the vapour of boiling tar in that disease. By Alex. Crichton. London 1823. 8. Vergl. Bibliothek der prakt. Heilk. von Hufeland u. Osann. 1824. I. p. 264.

hatte. Das Blutspeien stellte sich von Zeit zu Zeit wieder ein, so wie denn auch nächtliche Schweisse den Kranken nicht wenig abmatteten. So verschlimmerte sich der Zustand mehr und mehr, bis sich zwei Jahre nach dem Anfange der ersten Krankheit, wo Cr. den Kranken in die Behandlung bekam, die Symptome einer eitrigen im colliquativen Stadium schon sehr vorgerückten Lungenschwindsucht deutlich genug zu erkennen gaben. Die kräftigsten Mittel, worunter Mineralsäuren und Opium, waren nicht im Stande, die Colliquation nur so weit aufzuhalten, dass nicht der Tod in sehr kurzer Zeit unvermeidlich geschienen hätte. So weit hatte nun das Uebel unaufhaltsam Fortschritte gemacht, als Cr. dem Kranken die Dämpfe von siedendem Theer, und zwar an demselben Orte und in derselben Quantität empfahl, in der sie ihm selbst so wohlthätig auf die Respiration gewirkt hatten. Gleich das erste Mal bemerkte der Kranke eine gewisse Leichtigkeit in der Brust und überhaupt ein sehr vermindertes Krankheitsgefühl, schlief nach einem Aufenthalte von vier Stunden in der mit Theerdämpfen erfüllten Luft ein, und fühlte nach dem Erwachen sehr heftige Kopfschmerzen, die ihn aber nicht abschreckten, am anderen Tage wiederzukommen und sich dieselbe Erleichterung seines Brustübels zu verschaffen. So wiederholte er alle Tage regelmässig seine Besuche und verspürte immer dieselben Wirkungen, so dass auch die Kopfschmerzen nach einem jedesmaligen mehrstündigen Schlaf erst in einigen Wochen wegblieben. Nach Verlauf eines Monats hatte sich Husten und Auswurf auffallend gemindert, und die Kräfte waren so weit wieder zurückgekehrt, dass der Kranke, ohne Beschwerde zu empfinden, sich grössere Anstrengungen des Körpers erlauben konnte. So wie er aber die Dämpfe aussetzte, so stellten sich dieselben Krankheitserscheinungen wieder ein, die ein längeres Fortsetzen desselben Mittels nothwendig machten, bis er sich endlich nach Verlauf einiger Zeit bis auf einen unbedeutenden Husten vollkommen hergestellt fühlte. Er machte jetzt des Nachts in seinem Schlafzimmer dieselben Räucherungen und verspürte fortwährend ihre wohlthätige Wirkung."

Durch seine ersten Erfolge ermuthigt, machte er neue Versuche sowohl im Armenkrankenhause als auch im Abukoff'schen Hospital zu Petersburg. „In einem Zimmer von 4—5 Betten stellte er die Räucherungen auf eine ganz einfache Weise so an, dass man einen irdenen Topf voll Theer in der Mitte des Zimmers auf ein heisses Eisen stellte und dies nur vier Mal täglich zu wiederholen brauchte, um die Luft hinlänglich und gleichmässig mit Dämpfen anzufüllen. Die heilsame Wirkung desselben bethätigte sich ganz so, wie sie Crichton in den angeführten Fällen bereits beobachtet hatte. Husten und Expectoration wurden fast auf der Stelle erleichtert, und die Respiration ging viel ungefährdeter von Statten. Die Schweisse nahmen zwar im Anfang der Behandlung merklich zu, verminderten sich aber nach Verlauf einiger Tage ausserordentlich. Der Schlaf wurde ruhiger, länger, erquickender, selbst die Kräfte nahmen augenscheinlich zu, so dass die Kranken, die fast alle schon dem Tode nahe waren, ohne Beschwerde aufstehen und den ganzen Tag im Zimmer herumgehen konnten. Aus der fortgesetzten Beobachtung ergab sich denn auch noch die wichtige Vorsichtsmassregel, dass man die Kranken nur sehr allmälig an die atmosphärische Luft gewöhnen durfte, und dieser Wechsel nur bei vollkommen gutem Wetter zulässig war. Fast alle Kranken besserten sich durch die fortgesetzte Anwendung der Räucherungen oder fühlten wenigstens eine auffallende Erleichterung ihres Uebels, ja in zwei Fällen gelang die Heilung vollkommen, obgleich die Schwindsucht schon in das colliquative Stadium übergegangen war."

Folgender Krankenbericht ist besonders eclatant:

„Ein Jüngling von 21 Jahren, skrophulös, mit erblicher Anlage zur Lungensucht. Oft wiederholter Bluthusten hatte den Uebergang zur Lungenvereiterung gemacht, die bald in das colliquative Stadium überging. Denn als er am 24. Nov. 1816 ins Hospital aufgenommen wurde, war die Abmagerung schon sehr bedeutend, die Füsse ödematös, die Nägel gekrümmt und die ersten Fingerglieder dicker. Profuse, übelriechende Schweisse matteten den Kranken von Tag zu Tag mehr ab, es wurde ein äusserst bösartiger stinkender Eiter in Menge und mit so heftigem Husten ausgeworfen, dass der Kranke sich durchaus nicht niederlegen konnte und fast alles Schlafes beraubt wurde. Oefteres Erbrechen und eine immerwährende Diarrhöe vermehrten die Gefahr. Bei diesem verzweifelten Zustande des Kranken wurden zwei Monate nach der Aufnahme desselben die Räucherungen angefangen und brachten schon am ersten Tage eine so vortreffliche Wirkung hervor, dass Husten und Auswurf sich beträchtlich minderten, und der Kranke in einen elfstündigen ruhigen Schlaf mit vermehrter Transpiration verfiel. Kopfschmerzen wurden wie in den meisten anderen Fällen ebenfalls bemerkt. Nachdem noch ausserdem nährende, stärkende Mittel mit Opium, Digitalis u. s. w. in Anwendung gebracht waren, verschwanden endlich die colliquativen Erscheinungen immer mehr und mehr, die Kräfte fanden sich wieder ein, und der Kranke konnte bereits am 10. April vollkommen geheilt entlassen werden."

Die beste Art, die Theer-Räucherungen herzustellen, geschieht auf folgende Weise: Man benutzt guten Schiffstheer und fügt zu demselben, da er immer mit Holzsäure, welche bei der Verdampfung reizend wirkt, verunreinigt ist, Pottasche hinzu

(℥j ad lbr.j). Die Mischung wird in eine flache Schaale gegossen und über der Spirituslampe zum Kochen erhitzt, $\frac{1}{4}$ Stunde lang und mehr, 1—2 Mal täglich, je nach der Individualität des Kranken. Sehr oft (für den Anfang immer) ist es zweckmässig, zugleich Wasserdämpfe zu entwickeln, in diesem Falle verdünnt man den Theer vor der Erhitzung mit mehr oder weniger Brunnenwasser. So lange der Theer flüssig bleibt, kann er immer von Neuem wieder gebraucht werden, sobald er zähe wird, muss er durch frischen ersetzt werden. Der Kranke bringt dauernd in der mit Theerdämpfen geschwängerten Zimmerluft zu.

„Ein leichter Kopfschmerz, etwas Kurzathmigkeit, auch leichte Vermehrung des Hustens, ist meist die erste Folge der Anwendung. Stockt dabei der Auswurf, so muss man sogleich das Mittel weglassen, weil es sonst grossen Nachtheil bringt, wie es denn leicht zum Reiz werden kann, der entzündliche Scenen erregt. Bei jedem Anschein von entzündlicher Erscheinung muss es daher immer vermieden werden. Allein wenn sich der Auswurf vermehrt, kann man auf gute Wirkung hoffen. Diese besteht in allmäliger Abnahme des Hustens, des Auswurfs und aller Symptome der Lungensucht."

Ausser bei der colliquativen Lungenphthisis empfiehlt Crichton die Theer-Räucherungen auch noch im ersten Stadium der Phthisis laryngis, ganz besonders aber bei chronischer Bronchitis, zumal bei Blennorrhoea pulmonum.

Ungefähr gleichzeitig mit Crichton in Petersburg, unabhängig von diesem, wandte Lazzaretto [1]) die Theer-Räucherungen in England an (1817). Derselbe schickte seine an der Brust leidenden Kranken in ein Theer-Haus (Pitch-House); es werden 18 Fälle von Heilung während des Jahres 1817 notirt, die Besserung erfolgte stufenweise, von Tag zu Tag immer mehr.

Sobald das neue Verfahren bekannt wurde, fand es in Deutschland an Hufeland einen eifrigen, gewissenhaften Vertreter. Derselbe begleitet Crichton's Beobachtungen, die er ausführlich mittheilt, mit folgenden empfehlenden Worten: [2])

[1]) Vergl. Hufeland's Biblioth. der prakt. Heilk. 1824. I. p. 268; ferner Sales-Girons, Traitement de la phthisie. p. 486.
[2]) Hufeland's Journal 1818. XLVI. 2. p. 102.

„So wäre denn also ein Mittel gegen die Lungensucht aufgefunden, das nicht allein wegen seiner leichten Anwendbarkeit, Einfachheit und Wohlfeilheit überall empfohlen zu werden verdient, sondern auch seiner vortrefflichen Wirkungen und des ausserordentlich günstigen Verhältnisses der Geheilten zu den Gestorbenen wegen, das in dem Grade noch bei keiner anderen Behandlungsart beobachtet worden ist, allgemeine Aufmerksamkeit verdient. Es ist daher mit Crichton zu wünschen, dass es von mehreren Aerzten und in mehreren Krankenanstalten weiter erprobt und zum Wohl der Menschheit weiter angewandt werden möge."

Sofort machte sich Hufeland daran, den Werth der neuen Methode in grossem Massstabe zu prüfen. In Gemeinschaft mit Neumann, gleichfalls leitendem Arzte an dem Charité-Krankenhause zu Berlin, richtete er in diesem Krankenhause ein Theer-Vaporatorium her. Ich theile den Bericht dieser beiden Autoren, seiner grossen Wichtigkeit wegen, vollständig mit [1]):

„Die von dem Kaiserl. Russischen Etatsrath und Leibarzt Crichton empfohlenen und in dem Jahrgange 1817 dieses Journals bekannt gemachten Theer-Räucherungen bei der Lungensucht, schienen so viel Aufmerksamkeit zu verdienen, dass eine Reihe von Versuchen zu ihrer Prüfung in dem Krankenhause der Charité angeordnet wurde. In Allem wurden 54 Lungensüchtige nach und nach zu dem Versuche verwendet. Sie befanden sich in zwei Zimmern, worin täglich viermal ein grosser Topf voll Theer gekocht und dadurch die Zimmer mit einem starken Theerdunst (Räucherung ist nicht der passende Name) angefüllt wurden.

Den 17. März 1818 wurde mit acht Kranken von verschiedenen Arten und Graden der Lungensucht der Anfang gemacht. Der eine starb den 29. März, der andere den 31., der dritte den 10. April, der vierte und fünfte den 7. April, der sechste den 9 Mai, der siebente den 2. Junius, und nur der achte wurde den 11. Juli gebessert entlassen.

Ausser jenen sieben starben noch in der Räucherungsstube neun.

Diese sechszehn Todten wurden sämmtlich geöffnet und die Obduction bewies die Richtigkeit der Diagnose. Bei allen fand man die Lungen entweder vereitert oder in serösen und eiterähnlichen Flüssigkeiten schwimmend.

Zwölf von den 54 Kranken mussten aus der Räucherungsstube genommen

---

[1]) Hufeland's Journal 1820. L. Stück 1. p. 90. Bericht über die zur Prüfung der Wirkung der Theer-Räucherungen bei der Lungensucht in der Charité angestellten Versuche von den Aerzten des Hauses Hufeland und Neumann.

werden, weil ihnen die Dämpfe heftigern Husten und entzündliche Zufälle erregten.

Gebessert wurden entlassen:

1) Karl Borchers, 18 Jahre alt, Schuhmachergesell, er war von phthisischen Eltern erzeugt, hatte eine an Schwindsucht leidende Schwester, war von Jugend an engbrüstig, verlor durch Erkältung im zwölften Jahre das Gehör auf dem rechten Ohr, aus welchem sich ein Ausfluss einfand, bekam im vierzehnten Jahre Gesichtsrose und darauf Husten und Auswurf, der sich jedoch wieder verlor. Im siebzehnten Jahre bekam er Halsschmerz und Durchfall; ersterer wurde bleibend, und Bluthusten gesellte sich zu demselben. Nach drei Monaten, nachdem er von Hamburg nach Berlin gereist war, erfolgte ein zweiter Anfall von Bluthusten, der ihn nöthigte, in die Charité zu gehen. Sein Körperbau war ganz der Lungensucht günstig, er war abgemagert, hatte schleichendes Fieber, Halsschmerz, Husten und Auswurf. Die Darmfunctionen waren natürlich.

Ein leichter Aderlass, nach demselben ein Brechmittel, bewirkten besseres Befinden. Schon nach zwei Wochen langer Anwendung der Räucherung war das hektische Fieber verschwunden. Noch wurden die Räucherungen $3\frac{1}{2}$ Monat fortgesetzt, bis der Kranke am 11. Juli, wo nicht völlig geheilt, doch sehr gebessert entlassen wurde. Allein am 19. August kehrte er wieder, mit Husten, Stichen in der Brust, Auswurf und Nachtschweissen, zurück. Den 16. October, bis zu welcher Zeit sein Befinden sich wenig verändert hatte, wurde er wieder auf die Räucherungsstube gebracht Hier erholte er sich so schnell, dass er seinem Verlangen gemäss am 9. November ganz fieberfrei und mit geringem Husten entlassen werden konnte.

2) Johann Wölkarla, 48 Jahre alt. Er war der Sohn eines hektischen Vaters, selbst von Jugend auf engbrüstig, seit dem Frühjahr 1817 bekam er Husten, Auswurf, der zuweilen blutstreifig war, Nachtschweisse und magerte ab. Die Sputa hatten bald einen faulen, bald einen salzigen Geschmack; er konnte auf der linken Seite nicht liegen und empfand einen drückenden Schmerz im untern Brustbein. Die Darmfunctionen waren natürlich.

Dieser Kranke brachte vom 28. Juli 1818 bis zum 29. Aug. auf dem Räucherungszimmer zu, und in dieser Zeit, in welcher er mehrere Male etwas stärker als vorher fieberte, besserte sich sein Befinden so weit, dass er als geheilt entlassen werden konnte.

3) Dorothee Schütz, 25 Jahre alt, ein ziemlich wohlgenährtes, aber sehr empfindliches Subject, blass, hochblond und zart, wurde vor der Hälfte ihrer Schwangerschaft im Januar des laufenden Jahres von heftigem Husten befallen. Nach der am 21. Juni erfolgten normalen Entbindung vermehrte sich Husten und Auswurf, und alle Symptome des hektischen Fiebers traten ein. Am 25. Sept. wurde sie auf das Räucherungszimmer gebracht, wo bis zum 22. Oct. das hektische Fieber nachliess, der Auswurf sich minderte, allein der Husten in gelinderem Grade fortdauerte. Sie wurde auf ihr Verlangen gebessert entlassen.

4) Friederike Raven, 23 Jahre alt. Sie war erst seit einem Monat, in Folge eines nicht genau zu bestimmenden exanthematischen Fiebers, heiser geworden mit Husten und Auswurf (Phthisis laryngea), als sie am 26. März 1818 Hülfe in der Anstalt suchte. In derselben bildete sich ihr Leiden bis zum 3. Junius so weit aus, dass ein purulenter, blutstreifiger Auswurf erschien. Um diese Zeit war sie in die Räucherungsstube gebracht, von hier wurde sie den 22. Oct. zwar nicht völlig geheilt, doch sehr gebessert, entlassen.

5) Johann Naumann, Schuhmachergesell, 25 Jahre alt. Seit zwei Jahren schon litt er an Husten und übelriechendem Auswurf, der so copiös war, dass er täglich über 1 Quart aushustete. Die Symptome des hektischen Fiebers waren alle vorhanden; zuweilen fühlte er Stiche in der Brust. So kam er den 16. Sept. in die Anstalt, in welcher ein Ausbruch von Krätze erfolgte, der jedoch bis zum 13. Oct. völlig verschwunden war. Die schon früher angefangenen Räucherungen wurden nun bis zum 5. Nov. fortgesetzt, wo er auf sein Verlangen sehr gebessert entlassen ward.

6) Johann Herbert, Arbeiter, 50 Jahre alt, hatte seit 20 Jahren an Brustbeschwerden gelitten; sie entstanden, als er nach einem Sprung von bedeutender Höhe Bluthusten bekam, und dauerten seitdem, wiewohl unterbrochen, doch in fortwährender Steigerung. Er spuckte oft Blut, fühlte Stiche in der Brust, hustete gewaltige Massen eitrigen Schleims aus, schwitzte des Nachts und hatte einen Puls von hundert Schlägen. Den 7. Aug. c. kam er auf die Räucherungsstube, und befand sich anfangs nicht sonderlich dabei. In der Mitte des October wurde er vom Wechselfieber befallen, gegen welches ihm das ätherische Oel der bittern Mandeln in folgender Formel verordnet wurde: Rec. Olei amygdalarum amar. aether. gtt. xij, Alcohol Vini ℨij. M. D. S. Alle 2 Stunden 12 Tropfen zu nehmen. Das Fieber war am Ende des Monats gänzlich gewichen, doch nur in so fern es in bestimmter Ordnung wiederkehrende Frostanfälle machte, denn die hektischen Symptome dauerten fort. Es ist überhaupt wahrscheinlich, dass der Kranke an knotiger Lungensucht leidet und kränker wird, so oft ein neuer Knoten sich entzündet, besser, sobald er seinen Eiter entleert hat. Eine solche Besserung trat im November ein und dauerte länger als den halben Monat fort, worauf der Patient seinem Verlangen gemäss aus der Räucherungsstube weggebracht wurde. In diesem Falle schien die Räucherung höchstens durch Beförderung des Auswurfs zu nützen.

7) Johann Schumann, 49 Jahre alt, wurde, phthisisch nach einer unvollkommen geheilten Lungenentzündung, den 20. Juli in die Anstalt aufgenommen und bis in die Mitte des Novembers auf der Räucherungsstube gelassen. Er besserte sich in dieser Zeit sehr. Der Auswurf und Husten ward unbedeutend, und von jeder Spur hektischen Fiebers war er völlig frei, so wurde er als geheilt entlassen.

8) Noch vollständiger gelang die Heilung des Fabian Hartung, 48 Jahre alt, der vom 23. Sept. bis 18. Nov. in der Räucherungsstube zubrachte. Als der Kranke in's Hospital kam, klagte er sehr über Engbrüstigkeit, an der er schon

seit 18 Jahren leide, hustete, warf dicken, schweren, übelriechenden Schleim aus, hatte hektisches Fieber, Nachtschweisse und konnte auf der rechten Seite nicht liegen. Alle diese Zufälle verloren sich, etwas Husten des Morgens abgerechnet, in der angegebenen Zeit und der Kranke wurde geheilt entlassen. Ausser den Räucherungen hatte er auch noch den Wasserfenchel mit Milchzucker gebraucht.

Von den übrigen achtzehn Kranken wurden noch zwei etwas gebessert, ohne jedoch merklich in der Genesung vorzuschreiten. Auf die übrigen sechszehn schien das Mittel durchaus nicht zu wirken. Sie blieben in dem Räucherungszimmer von 23 Tagen an bis zu 110 Tagen.

Die praktischen Resultate dieser ganzen Reihe von Versuchen sind folgende:

1) **Von 54 mit den Theer-Räucherungen behandelten Kranken wurden: 4 geheilt, — 6 zum Theil sehr merklich gebessert, — 16 blieben unverändert, — 12 wurden schlimmer, — 16 starben.**

Wer das gewöhnliche Verhältniss der Mortalität bei der Lungensucht und die seltene Heilbarkeit dieser Krankheit kennt, wird gestehen, dass dieses Verhältniss, von welchem der fünfte gebessert und der zwölfte geheilt wurde, sehr erfreulich ist und das gewöhnliche sehr übertrifft.

2) Sobald entzündliche Fälle eintreten, werden sie durch die Theerdämpfe verschlimmert. Darum bekommen sie nicht allen jungen, sehr reizbaren Subjecten, die durch grosse Neigung zu Entzündungszufällen sich auszeichnen, ferner nicht bei knotiger und skrophulöser Lungensucht, Neigung zum Bluthusten, Phthisis florida.

3) Bei Blennorrhöen der Lungen, in welchen Schlaffheit und mangelhafte Lebensthätigkeit das Uebel unterhält (Phthisis pituitosa, ulcerosa, atonica), wirken sie am besten.

4) Auch bei Phthisis laryngea wirkten sie heilsam. — In einigen Fällen, wo wegen Verdickung der Schleimhaut der Nase die Respiration nicht durch diese, sondern nur durch den Mund geschehen musste, halfen sie schnell und gründlich; sie bewirkten Detumescenz der leidenden Organe. Es verdient daher dieses Mittel besonders bei dieser Art angewendet zu werden.

Auch in der Privatpraxis hat der Herausgeber gute Wirkungen davon gesehen. Besonders in einem Falle, wo bei einer schon kränklichen Lunge durch eine hinzugekommene Lungenentzündung hektisches Fieber und Lungeneiterung entstanden war, und schon mehrere Wochen lang die wirksamsten Heilmittel, besonders Gelatina Lich. island., Sem. Phellandr. und Plumb. acet. mit Opium mit Verminderung der Zufälle gebraucht worden waren, erfolgte doch erst auffallende und vollkommene Besserung und zuletzt vollkommene Herstellung, als zugleich das Krankenzimmer täglich mit Theerdunst angefüllt und der Kranke fortdauernd darin erhalten wurde.

Auf jeden Fall erweisen diese Erfahrungen, dass dieses Mittel unläugsam nden Rang der wirksamsten, die wir bis jetzt gegen die Lungensucht kennen, gehört, dass wir dem würdigen Crichton aufrichtig Dank dafür zu sagen haben, und dass es der ferneren allgemeinsten Anwendung würdig ist. In der Charité werden die Versuche ferner fortgesetzt und es sind eigene Zimmer für die Lungensüchtigen eingerichtet.

Im Jahresberichte von 1822 erwähnt Neumann [1]) wiederum der Theer-Räucherungen mit folgenden kurzen Worten, in denen er die Indicationen für ihre Anwendung näher zu präcisiren sucht:

„Auch die Theer-Räucherungen, die Crichton empfohlen, sind in Luftröhrenschwindsucht und chronischen Brustkatarrhen nicht ohne auffallenden Nutzen angewendet worden, allein in allen andern Arten der Lungensucht, namentlich bei Neigung zum Bluthusten, bei knotiger und skrophulöser Lungensucht, bei der eiterigen Lungensucht endlich werden sie durchaus nicht vertragen. Ich habe des offenbar üblen Erfolges wegen sie auf den Stuben der Lungensüchtigen einstellen und ihren Gebrauch nur für einzelne Kranke der beiden oben genannten Klassen beschränken müssen, die in kleine Zimmer gelegt werden."

In England wurde das neue Verfahren gleichfalls geprüft. Robertson und Wansbrough [2]) bestätigten seine Wirksamkeit „bei chronischen Lungenbeschwerden, besonders beim Keuchhusten und der schleimigen Engbrüstigkeit der Kinder;" sie erzeugten die Dämpfe durch Eintauchen eines heissen Eisens in Theer und liessen dieselben durch einen Schlauch direct einathmen.

Dagegen fand sich ein Gegner in dem Engländer Forbes [3]). Er richtete ein kleines Zimmer des Hospitals zum Vaporatorium her. Zwei metallene Töpfe, welche zwei Pfund gereinigten Theer mit Supercarb. potass. ℥j enthielten, wurden hineingestellt und mindestens sechs Stunden lang täglich wurde durch eine untergestellte Lampe die Räucherung unterhalten. Sechs Patienten

---

[1]) Hufeland's Journal 1822. LV. 1. 55.

[2]) The London medical Repository 1821. Januar, März. — Bibl. d. prakt. Heilk. v. Hufeland 1822. 2. p. 340.

[3]) Remarks on Tar-Vapour, as a remede in diseases of the Lungs. Illustrated with cases treated at the general Military-Hospital Fort Pitt. By James Forbes. The London Medic. and Physic. Journ. XLVIII. No. 284. p. 279. October 1822.

mit Phthisis tuberculosa liess er in diesem Zimmer verweilen. Der Einfluss war auf alle Patienten ein offenbar schlechter: „die Respiration wurde erschwert, der Husten unaufhörlich, die Expectoration vermindert, der Puls gewöhnlich beschleunigt, Angst und Unruhe stellten sich ein.“ Alle Patienten mussten deshalb nach wenigen Tagen aus dem Vaporatorium entfernt werden. Forbes gesteht jedoch selbst zu, dass diese schlechten Erfolge durch einzelne Unvollkommenheiten der Anwendung bewirkt sein konnten, und änderte das Verfahren nach der angegebenen Weise um. („I was inclined, however, to think that some of its injurious effects were to be attributed to some imperfection in the process by which the vapour was produced.“) Bei der besseren Art der Anwendung waren denn auch die Erfolge weniger übel: manche Phthisiker fühlten sich in den ersten Tagen erleichtert, jedoch trat auch hier gewöhnlich später eine Verschlimmerung ein, andere ertrugen die Räucherungen sehr lange Zeit ohne Nachtheil, jedoch auch ohne wesentliche Besserung. „Es schien, als ob, so lange der Theerdampf die Expectoration nicht in einem beträchtlichen Grade unterdrückt, er in einigen Fällen von Phthisis ein dankbares Heilmittel sein könne; aber unglücklicherweise wurde dies nur in den ersten Tagen des Gebrauchs beobachtet.“

Mit grösserem Nutzen wandte Forbes die Theerdämpfe bei chronischen Katarrhen an; hier ist die Verminderung der Expectoration nicht schädlich wie in der Phthisis, die Räucherungen wirken „stimulirend, vielleicht auch adstringirend,“ deshalb ihr Nutzen. Drei Berichte von Catarrhus bronch. werden mitgetheilt, von denen ich einen folgen lasse:

„Gromley, 35 Jahre alt, klagt über häufigen Husten mit Auswurf schleimiger Sputa in beträchtlicher Quantität. Athemnoth bei Bewegungen. Puls 100, mässig voll und hart. Leicht Herzpalpitation bei einer grösseren Beschäftigung. Etwas Schweiss bei Nacht. Stuhl regelmässig; Zunge belegt; Appetit gut. Weder Schwäche noch Abmagerung beträchtlich. Sein Leiden begann vor ca. 18 Monaten in Jamaika. Er ist von sanguinischem Habitus; Brust ist wohl geformt.

12. Juni. Theerdämpfe zuerst angewandt.

13. Juni. Nacht gut geschlafen. Er giebt an, dass die Dämpfe seine Athemnoth erleichtert und den Husten vermindert hätten. Puls wie gestern.

14. Juni. Er sagt, dass er beträchtliche Erleichterung durch das Mittel

verspüre. Husten ist jetzt verhältnissmässig unbedeutend, ebenso die Dyspnoë beträchtlich vermindert.

15. Juni. Er behauptet, fast ganz frei von Beschwerden zu sein. Puls unverändert.

16 Juni. Sagt, er habe jetzt gar keinen Husten mehr, auch in den übrigen Beziehungen sehr gebessert.

Die Genesung schreitet fort. Am 24. Juni siedelt er in das Convalescenten-Hospital über, frei von jedem Leiden, mit Ausnahme eines geringen Ueberbleibsels von Dyspnoë."

Forbes stellt die Resultate aller seiner Beobachtungen in folgender Uebersicht zusammen:

Krankheiten.	Total-Summe d. Behandelten.	Geheilt.	Gebessert.	Keine Wirkung	UebleWirkung.
Phthisis pulmonum	19	Keiner	Keiner	8	11
Catarrhus bronchialis	32	8	6	18	Keiner

Nach seinen Erfahrungen ist Forbes geneigt anzunehmen, dass alle von Crichton und anderen Autoren mitgetheilten Fälle von Heilung keine wirkliche Phthisis tuberculosa, sondern nur chronische Bronchial-Katarrhe gewesen seien.

Dieser Zweifel, wie gerechtfertigt er auch in manchen Beziehungen war, schien doch auf viele Krankengeschichten, bei Erwägung der darin geschilderten charakteristischen Symptome der wirklichen Phthisis, nicht zu passen, war aber doch nicht ganz von der Hand zu weisen, so lange der Wissenschaft die Mittel fehlten, durch objective Untersuchung am Lebenden die Anwesenheit der Tuberculose zu constatiren. Auch der von Pagenstecher (1827) [1]) mitgetheilte eclatante Fall der durch Theer-Räucherung bewirkten schnellen Heilung eines Lungensüchtigen, bei dem alle gerühmten inneren Mittel vorher fruchtlos angewandt worden waren, ist aus diesem Grunde nicht ganz beweiskräftig.

Leider fehlen uns aus denjenigen Zeiten, wo die Diagnose der Brustkrankheiten sich zu ihrer Vollendung erhob, gleich genaue Krankenberichte in genügender Zahl über diesen Gegenstand. Forbes' Resultate scheinen die medicinische Welt, mehr als billig, entmuthigt zu haben; man achtete nicht auf die sogar von Forbes selbst zugestandenen glücklichen Erfolge bei hoch-

[1]) Hufeland's Journal 1827. LXV. 5. p. 46.

gradigen Bronchial-Affectionen und auf die Beobachtungen anderer Autoren von bedeutendem Rufe; da bei der wirklichen tuberculösen Phthisis eine Heilung geläugnet wurde, verzichtete man auch in anderen besser geeigneten Fällen auf ihre Anwendung. Läugnen findet immer leichter Nachahmung als Handeln!

Laennec [1]) erwähnt der Theer-Räucherungen als Heilmittel gegen chronische mucöse Katarrhe, er sagt:

„Der innerliche Gebrauch des Theerwassers ist als gewöhnliches Getränk zur Heilung der chronischen Katarrhe manchmal hinreichend gewesen; dasselbe gilt von einer mit den trockenen oder wässerigen Dämpfen des Theers, den man langsam, für sich allein oder mit Wasser gemischt, im Krankenzimmer kochen lässt, erfüllten Atmosphäre."

Auch bei der Phthisis tuberculosa [2]) läugnet Laennec nicht die Möglichkeit des heilsamen Einflusses reizender Dämpfe, bestätigt sogar, dass sie zuweilen nützen, hält diese Fälle jedoch nur für Ausnahmen. (Vergl. das vorige Capitel über balsamische Dämpfe.)

Von sehr bedeutendem Einfluss schildert Morton [3]) in Philadelphia (1834) die Theer-Räucherungen bei der Lungenschwindsucht, wie er sagt, habe er sie oft zaubergleich wirken sehen; bei chronischen Katarrhen zumal gebe es kein Mittel, das sich mit ihnen vergleichen könne.

Zu einem hohen Grade des Enthusiasmus für die Einathmung der Theerdämpfe erhebt sich Sales-Girons [4]) in seinem Werke über die Behandlung der Phthisis; leider werden jedoch keine genauen Krankenberichte angeführt.

Statt Theerdämpfe in grösserer Quantität durch Kochen zu erzeugen, welche möglicherweise eine üble Wirkung äussern

---

[1]) Laennec, Krankheiten der Lunge und des Herzens. Uebers. v. Meissner. Leipzig 1832. Bd. I. p. 126.

[2]) Ibidem p. 560.

[3]) Morton. Illustrations of pulmonary consumption, its anatomical Characters, Causes, Symptoms and Treatment. Philadelphia. 8. 1834. Vergl ferner Clark, Die Lungenschwindsucht etc., aus dem Engl übers. v. Vetter. p. 332. Ferner Sales-Girons, Traitement de la Phthisie. p. 490.

[4]) Sales-Girons, Traitement de la Phthisie pulmonaire par l'Inhalation des liquides pulvérisés et par les Fumigations de goudron. Paris. Savy. 1860. 8.

könnten, beabsichtigten einige Autoren, unter diesen Ebers[1]), die Kranken nur in einer leichten Theerdunst-Atmosphäre zu erhalten und liessen zu diesem Zwecke ihre Kranken dauernd Pechpflaster auf Brust und Rücken tragen; es wurden hiervon gute Erfolge beobachtet. Zu den Theerdünsten kommt hier noch die ableitende Wirkung auf die Haut hinzu.

Nach allen mitgetheilten Erfahrungen müssen die Theerdämpfe als ein bedeutsames Heilmittel gegen Krankheiten der Respirationsorgane angesehen werden: bei chronischen Bronchial-Katarrhen, zumal bei Blennorrhöen, steht ihr hoher Nutzen unangezweifelt fest, er wird sogar von Forbes bestätigt. Bei der Lungentuberculose erfordert ihre Anwendung Vorsicht. Nur gewisse Arten der Phthisis eignen sich für diese Behandlung; besonders möchten die Fälle mit torpidem Charakter, ohne Neigung zu Erethismus, für die Theer-Behandlung passend erscheinen. Wo Reizhusten mit geringer, erschwerter Expectoration oder Disposition zu Hämoptoë besteht, ist ihr Gebrauch zu widerrathen. Ueberall, wo man die Theer-Räucherungen für indicirt hält, möchte es zu empfehlen sein, sie Anfangs nur in Verbindung mit Wasserdämpfen (Theer vor der Erhitzung mit Wasser gemischt) herzustellen, ausserdem mit der Entwicklung von nur wenig Dämpfen (etwa $^1/_4$ Stunde lang) zu beginnen und nur ganz allmälig, genau achtend auf die ausgeübte Wirkung, damit zu steigen. Die Beobachtungen Forbes' scheinen mir an dem sehr grossen Uebelstand zu leiden, dass die Räucherungen einerseits in viel zu grosser Quantität (6 Stunden täglich), andererseits trocken ohne Wasserdämpfe, noch dazu ohne jede Berücksichtigung der Individualität der einzelnen Kranken, gleichsam schablonenmässig für alle, hergestellt wurden; dass keine Steigerung mit dem Heilmittel, je nachdem es vertragen wurde, vorgenommen, sondern dasselbe von vorn herein gleich in seiner äussersten Strenge verwandt wurde. Dass hierbei nicht nur kein gutes, sondern oft noch ein übles Resultat erzielt wurde, ist kaum zu verwundern.

Die allgemein anerkannte günstige Wirkung der Theer-

---

[1]) Casper's Wochenschrift für die gesammte Heilkunde. 1837. No. 10. p. 56.

dämpfe bei Bronchial-Katarrhen wird sicherlich auch, wenn auch in minder durchgreifender Weise, sich in manchen Formen der Lungentuberculose bewähren, wenn das Mittel naturgemäss, nicht einförmig rigorös, sondern je nach der Individualität der Krankheit modificirt, zur Verwendung kommt.

5.

Kreosot und Aceton.

Brenzliche Dämpfe, wie sie sich bei der trocknen Destillation vieler organischer Substanzen entwickeln, üben nicht nur meist einen penetranten Eindruck auf die Geruchsorgane, sondern oft auch einen so merklichen Einfluss auf die Respirationsorgane aus, indem dadurch leicht Husten erregt, Beklemmung erzeugt, eine vorhandene Secretion sistirt wird, dass die Idee schon längst nahe liegen musste, diese Dämpfe in der Therapie zu verwerthen. Die im Alterthum geübten Haar-Räucherungen zählen in diese Kategorie. Plinius [1]) schreibt: „Pili quoque leporis suffiti extrahunt pulmonibus difficiles exscreationes.“ Auch die im vorigen Jahrhundert von Billard [2]) gerühmten Räucherungen einer Mischung von Wachs mit Harz bewirkten ähnliche Dämpfe. Erst den Fortschritten der Chemie in unserem Jahrhundert verdanken wir die Darstellung einer brenzlichen Substanz, welche unter den Producten der trocknen Destillation harziger und fetter Substanzen meist den Hauptbestandtheil bildet. Das Kreosot wurde zuerst von Reichenbach [3]) aus dem Büchenholztheer gewonnen; es ist dieselbe Substanz, welche beim Verlöschen von Talglichten den unangenehm penetranten Geruch verbreitet. Durch die fäulnisswidrigen Eigenschaften, welche Reichenbach im Kreosot entdeckte, wurde er sofort darauf geführt, diesen Stoff in der Therapie zu verwerthen; sowohl gegen innere als gegen äussere Krankheiten

---

[1]) C. Plinii Secundi, Histor. natur. Liber XXVIII. Cap. LIII. Tom. IV. p. 402.

[2]) Vergl. Sales-Girons, Traitement de la Phthisie. p. 481.

[3]) Das Kreosot, ein neu entdeckter Bestandtheil des gemeinen Rauches, des Holzessigs und aller Arten von Theer. Halle 1833. 8. Vergl. ferner Neues Jahrb. der Chemie und Physik von Schweigger-Seidel. Bd. VI., VII., VIII.; Schmidt's Jahrb. 1834. II. p. 129.

wurde es in innerlicher und äusserlicher Application angelegentlichst empfohlen. Die medicinischen Zeitschriften der dreissiger Jahre sind voll von den Ergebnissen der Kreosot-Behandlung gegen die verschiedensten Affectionen. Die Lungenschwindsucht war gleichfalls eine Krankheit, gegen welche in innerlicher Gabe Kreosot von Reichenbach gerühmt wurde. Ueberall machte man sich an die Prüfung dieses Mittels, man gelangte zu sehr widersprechenden Resultaten. Nicht nur keinen günstigen, sondern einen meist schädlichen Erfolg beobachtete Wolf [1]) bei seinen Versuchen an der Berliner Charité. Elf Phthisikern wurde Kreosot in Pillenform gereicht: hiervon war in zwei Fällen gar kein Effect bemerkbar, in einem trat nach 11 Tagen heftiges Erbrechen ein, weshalb das Mittel ausgesetzt werden musste; in sechs Fällen wurde auffallende Verschlimmerung beobachtet, in zwei andern endlich trat der Tod unerwartet schnell ein. Das Kreosot ist also nach Wolf ein gefährliches Mittel: der Puls wurde hiernach vermehrt, das Zehrfieber gesteigert, die Harnabsonderung vermindert, der Auswurf weder qualitativ noch quantitativ verändert, die Expectoration nicht erleichtert, der Husten nicht gemildert und die Dyspnoë nicht verringert, im Gegentheil in vier Fällen auffallend verschlimmert. Ein Mal trat Nasenbluten, zwei Mal Blutspeien ein.

Ebenso wenig beobachtete Otto [2]) in Kopenhagen einen günstigen Erfolg: es trat beim innerlichen Gebrauch des Kreosots keine Spur von Besserung ein, vielmehr kamen Schmerzen und Brennen in der Brust hinzu. Nicht minder ungünstig lautete Köhler's Bericht [3]), der mit dem Wolf'schen ziemlich übereinstimmt.

Diesen höchst unerfreulichen Resultaten stehen andere, mehr befriedigende gegenüber, ich erwähne nur die guten Erfolge, welche Reich [4]) und Rampold [5]) durch die Kreosot-Behandlung erzielten. Rampold will die Anwendung des Kreosots auf die-

---

[1]) Med. Zeitschr. d. Vereins f. Heilk. in Pr. 1834. No. 30. Schmidt's Jahrb. 1834. III. p. 290.
[2]) Casper's Wochenschrift. 1835. No. 16.
[3]) Jahresbericht über das Charité-Krankenhaus zu Berlin vom Jahre 1833. Schmidt's Jahrb. 1837. XIV. p. 218.
[4]) Hufeland's Journal. 1834. LXXVIII. 1. p. 86 u. 116.
[5]) Ibidem 1836. LXXXII. St. 5. p. 31.

jenigen Fälle beschränkt wissen, „wo Atonie, Erschlaffen und Zerfliessen das Vorherrschende, und nichts von sthenischem, entzündlichem Zustand vorhanden ist.“ Auch Eichelberg [1]) versuchte das Kreosot in zehn Fällen. „Kein Fall kam vor, wo es üble Einwirkung oder Verschlimmerung der Krankheit hervorgebracht hätte. In drei von diesen Fällen war der Erfolg auffallend günstig, und in einem derselben wurde selbst die kühnste Erwartung übertroffen.“

Pétrequin verglich die Wirkung des Kreosots mit der der Aqua picea beim innerlichen Gebrauch gegen Bronchial-Katarrhe und Phthisis und theilt 23 kurze Krankenberichte darüber mit. Die Vergleichung fällt fast in allen Stücken zu Gunsten der Aqua picea aus: Kreosot verschaffte in sieben Fällen schwache Erleichterung, nur in einem Falle eine mehr hervortretende Besserung, in drei Fällen hatte es gar keinen, in vier einen üblen Erfolg.

Die Resultate für den innerlichen Gebrauch des Kreosots gegen Lungenschwindsucht sind demnach wenig ermunternd und mahnen zur höchsten Vorsicht auch für eine andere Art der Application, nämlich die in Dampfform. Schon Reichenbach hat das Kreosot zur Inhalation gegen Phthisis pulmonum empfohlen. Martin Solon machte darauf einige Versuche mit diesem Mittel. Magistel [2]) theilt mit, Martin Solon habe ihm die Lungen einer an einer Affection der Digestionsorgane gestorbenen schwindsüchtigen Dame gezeigt, in welchen die Vernarbung cavernöser Ulcerationen bemerklich war; diese Person war in früherer Zeit mit Inhalationen von Kreosot und emolliirenden Dämpfen behandelt worden. Ferner berichtet Miguet [3]) mehrere Fälle von Phthisis, in denen, unter dem Einfluss der Kreosot-Dämpfe, der Husten an Frequenz abnahm, der Auswurf sich leicht und schmerzlos löste, die wässerigen Sputa sich verdichteten und ihre eiterige, münzenförmige Gestalt mit den Eigenschaften eines homogenen, fadenziehenden, spumösen Schleims vertauschten.

---

[1]) Casper's Wochenschrift 1837. No. 29. p. 483.
[2]) Gazette médicale de Paris. 1834. p. 817.
[3]) Recherches chimiques et médicales sur la Kréosote, sa préparation, ses propriétés et son emploi. Paris 1834. 8. Vergl. Gazette méd. 1834. p. 412.

Junod [1]) theilt in der Pariser Akademie der Wissenschaften (18. April 1836) gleichfalls mit, dass er durch die Kreosot-Dämpfe bedeutende Resultate erzielt habe. Sein Verfahren ist derartig, dass er ein mit Kreosot gefülltes Fläschchen in die Nähe des Kranken stellt, was schon allein genügende Dämpfe verbreiten soll; wolle man die Dämpfe verstärken, so brauche man nur von Zeit zu Zeit das Fläschchen zu öffnen, oder einige Tropfen des Kreosots auf ein Stückchen Leinwand zu tröpfeln.

Ebers [2]) hat dies Verfahren folgendermassen modificirt: „Ein kleines Fläschchen von etwa ℥ij Inhalt, welches eine etwas weite Mündung hat und mit einem Glasstöpsel gut verschlossen werden kann, wird zum Drittheil mit lockerer Baumwolle gefüllt, auf welche etwa 10 Tropfen Kreosot geträpfelt werden, alle 1—2 Tage 4—6 Tropfen hinzufügend. Aus diesem Fläschchen lasse ich meine Kranken, indem sie den Stöpsel öffnen und die Mündung desselben in den Mund nehmen, so lange sie wollen und so tief sie es vermögen, einathmen. Anfänglich ist es fast allen Kranken unangenehm, bald gewöhnen sie sich daran, und endlich wird ihnen dieses Einathmen — weil sie davon wahre Erleichterung fühlen — lieb und werth; — ich wende diese Methode der Erleichterung gegenwärtig allgemein sowohl im Krankenhause zu Allerheiligen, als in meiner Privatpraxis an, und ich darf hinzufügen, dass der rohste Tagelöhner, wie die zarteste Dame unweigerlich sich dieser nur scheinbar übelriechenden Inhalation bequemt haben.“ In manchen Fällen setzt Ebers noch 4—5 Tropfen Schwefeläther zum Kreosot hinzu; in andern Fällen lässt er es gemeinsam mit heissen Wasserdämpfen einathmen. Was Ebers durch die Kreosot-Dämpfe erreicht haben will, ist zwar keine Heilung, aber doch eine bedeutende Erleichterung.

Maddock [3]) wandte die Kreosot-Inhalationen gleichfalls bei Phthisis an, ohne indess den bedeutenden Nutzen zu erzielen, der denselben zugeschrieben wird; er glaubt, dass ihr Effect sich

---

[1]) Vergl. Sitzungsbericht. Ferner Schmidt's Jahrb. 1837. XVII. p. 381. Auch Froriep's Notizen No. 1061.

[2]) Casper's Wochenschrift. 1837. No. 10. p. 156.

[3]) Maddock. Practical Observations on the efficacy of medicated Inhalations etc. London 1845. p. 79.

nur auf die Linderung einzelner Symptome beschränke. Eine Verminderung des Hustens nach Kreosot-Dämpfen beobachtete ferner Snow [1]); Kreosot schien in dieser Beziehung jedoch schwächer zu wirken als andere Mittel, z. B. Ol. Terebinthinae.

Genaue Krankenberichte über die Wirkung der Kreosot-Dämpfe fehlen fast ganz, und auch die vorliegenden Mittheilungen sind in keiner Weise genügend, um ein irgend wie massgebendes Urtheil über diesen Gegenstand zu gestatten. Die Frage nach der Wirksamkeit der Kreosot-Inhalationen bedarf noch einer weitgehenden Prüfung durch neue Erfahrungen und Versuche; jedoch muss hierbei wiederholentlich Vorsicht anempfohlen werden.

Gleich dem Kreosot wurde Aceton anglicum (Naphtha medicinalis) innerlich und in Dampfform, gleichsam als Specificum, gegen Phthisis gerühmt, und zwar von dem Engländer Hastings [2]). Der Nutzen der Aceton-Inhalationen äussert sich nach Hastings meistentheils in Erleichterung der Respiration, Verminderung der Dyspnoë und Milderung des Hustens, die Expectoration wird unmittelbar nach der Inhalation nicht selten vermehrt. Maddock [3]) sah von diesen Inhalationen dieselbe Wirkung, wie vom Kreosot.

Weitere genaue Beobachtungen über die Wirkung der Aceton-Dämpfe liegen, so viel mir bekannt ist, nicht vor; selbstverständlich kann also von einem wissenschaftlichen Resultate noch in keiner Weise die Rede sein.

6.

Oleum Terebinthinae und Oleum Pini.

Die Heilsamkeit des Aufenthalts in Fichtenwäldern für Brustkranke wurde schon von Plinius [4]) mit folgenden Worten gerühmt: „Silvas eas dumtaxat, quae picis resinaeque gratia radantur, utilissimas esse phthisicis, aut qui longa aegritudine non recolligant vires, satis constat: et illum caeli aera plus

---

[1]) London medic. Journ. 1851. Febr.
[2]) Pulmonary Consumption successfully treated with naphtha. London 1845.
[3]) Maddock a. a. O. p. 79.
[4]) Plinii Secundi Historia naturalis. Liber XXIV. Cap. XIX. Tom. IV. p. 163.

ita, quam navigationem Aegyptiam, proficere, plus quam lactis herbidos per montium aestiva potus." Die Räucherungen mit den Nadeln und Knospen verschiedener Tannenarten (Plinius, Antyllus) haben wir bereits erwähnt [1]). Billard [2]) benutzte zu seinen Räucherungen in Verbindung mit Wachs unter den Harzen auch Terpentin. Copland [3]) hat gleichfalls in Fällen von Bronchitis durch Terpentin-Räucherungen Erfolge erzielt.

Das Oleum Terebinthinae erhielt zuerst vor ca. 30 Jahren eine grosse Verbreitung als äusserliches Mittel gegen verschiedene Krankheiten der Respirationsorgane: es wurde nämlich rein oder in einem Liniment auf der Haut eingerieben oder längere Zeit hindurch aufgelegt. Man beabsichtigte hierdurch ableitend auf die Haut zu wirken; was aber hierdurch zu gleicher Zeit erreicht wurde, war eine Terpentinöl-Atmosphäre, welche der Kranke nolens volens einathmen musste. Hat man auch Anfangs dies Moment übersehen, so wurde es doch später von den Hauptvertretern dieser Methode, ich erwähne nur Stokes, nach Gebühr gewürdigt.

Little [4]) empfahl die äusserliche Application des Terpentinöls bei Keuchhusten, Asthma, Bronchitis, ferner — nach vorhergegangener Blutentziehung — bei Croup, Pneumonie, Pleuritis und Tuberculose, und erhielt dadurch die günstigsten Erfolge. Sein Verfahren ist derart, dass er Brust und Hals reichlich mit Ol. Tereb. befeuchtet und ein Stück Flanell darüber legt; wo es nöthig erscheint, wird, bei Keuchhusten, auch Laudanum und Campher hinzugefügt. Nach Little's Methode behandelte Guersent [5]) im Kinderhospital zu Paris eine Anzahl Kinder, die am Keuchhusten litten: Der Erfolg war sehr günstig. Unter anderen wird ein Fall mitgetheilt, wo die Krankheit durch das Ol. Terebinth. so weit abgekürzt wurde, dass die am 5. August beginnenden spasmodischen Hustenanfälle schon am 17. August vollständig geschwunden waren. Ein an-

---

[1]) p. 388.
[2]) Hufeland's Bibliothek. 1824. 1. p. 265.
[3]) Dictionary of practic. Medicin. Vergl. Maddock p. 67.
[4]) The Dublin med. Journal. Vol. V. 1834. 1. März. — Schmidt's Jahrbücher. 1834. II. p. 294.
[5]) Gazette médic. de Paris. 1834. p. 695. Hôpital des enfants malades. Revue de la clinique de Mr. Guersent.

derer Fall betrifft ein Mädchen von fünf Jahren, das seit drei Monaten an Tussis convulsiva litt und ausserdem noch die Zeichen der Phthisis darbot. Die äusserliche Application des Terpentinöls wurde, mit Weglassen aller andern Medicationen, vorgenommen, „und nach 8 — 10 Tagen war dieser hartnäckige Husten vollständig gewichen.“ Diese günstigen Resultate wurden auch von Constant[1]) bestätigt.

Eine grosse Berühmtheit erlangte die neue Methode besonders durch Stokes. Derselbe sagt in seinem Lehrbuch:[2])

„Seit einiger Zeit wende ich ein Verfahren nicht allein in dieser Krankheit (Bronchitis), sondern auch in der ausgebildeten Phthisis an, welches ich nicht warm genug empfehlen kann. Dasselbe besteht darin, eine grosse Fläche der Brust täglich mit einem Linimente, das aus Terpentinöl und Essigsäure zusammengesetzt ist, einreiben zu lassen, und dadurch einen erythematösen Zustand der Haut zu unterhalten, und kenne ich kein leichter anzuwendendes oder wirksameres Mittel.“ Stokes fügt hinzu:

„Zahlreiche Beobachtungen veranlassen mich zu glauben, dass dieses Liniment nicht allein seiner gegenreizenden Eigenschaften wegen heilsam wirkt, sondern dass die Bestandtheile desselben von der äussern Oberfläche absorbirt werden und direct reizend auf die Schleimhaut einwirken. Der Grund zu dieser Annahme ist der, dass ich beobachtete, dass diese Einreibungen die wohlthätigsten Wirkungen hatten, selbst wenn nur eine geringe Röthung der Haut hervorgebracht worden war, ihr Nutzen war weit grösser, als man ihn von einem blossen Gegenreize erwarten konnte. In verschiedenen Fällen ward die Nierensecretion verstärkt.“

Dass die Einathmung des sich verflüchtigenden Terpentinöls, neben der Ableitung auf die Haut, das wirksame Moment sei, hat Stokes später anerkannt. Das Stokes'sche Liniment ist folgendermassen zusammengesetzt:

---

[1]) Bullet. de Thérap. Tome VII. S. 7. Schmidt's Jahrbücher. 1835. VII. p. 16.

[2]) Stokes Brustkrankheiten. Uebers. von Busch. Bremen 1838. p. 186.

Spir. Terebinth. ℥iij,
Acid. acet. ℥β,
Vitell. ovi No. j,
Aq. rosar. ℥ijβ,
Ol. Lini ʒj.

Erst in der neuesten Zeit wurde Terpentinöl in ausgedehntem Massstab zu directen Inhalationen angewandt.

Schon Ramadge[1] benutzte dieses Mittel; aber nach seiner Ansicht war das Medicament hierbei gleichgültig, und nur die gymnastische Uebung das Wirksame, was mit Recht zu bestreiten ist. Die von ihm erzielten Heilerfolge könnten zwanglos dem benutzten Terpentinöl, wenigstens theilweise, zugeschrieben werden.

Ungefähr 20 Jahre später wandte Snow[2] die Terpentinöl-Inhalationen an, dieselben schienen in der Phthisis den Husten zu vermindern. Eine grosse Ausdehnung gewann diese Methode, zumal in Deutschland, erst durch Skoda. Dieser Autor, obgleich dessen Skepsis gegen alle auch noch so gerühmten Heilmittel den höchsten Grad erreicht, empfahl die Terpentin-Inhalationen auf das Angelegentlichste und verschaffte durch seine Autorität ihnen eine grosse Verbreitung. Im Jahre 1852 veröffentlichte er einen Fall von Gangraena pulmonum[3], der durch diese Methode geheilt wurde.

„Ein 33jähriger, robuster Hausknecht, mit Ausnahme eines vor drei Jahren in Folge von Erkältung durch neun Monate anhaltenden allgemeinen Hydrops ganz gesund, bekam ohne bekannte Veranlassung am 14. Januar 1852 einen heftigen Husten mit Frost und darauf folgender Hitze, der Auswurf ziemlich copiös, nicht blutig, aber höchst stinkend, kümmerte ihn nicht, so dass er bis zum 20. noch seine Arbeit versah, und seinem gewohnten Getränke, dem Branntwein, ziemlich reichlich zusprach. An diesem Tage stellte sich ein heftiger stechender Schmerz in der rechten Thoraxhälfte ein, der Husten wurde stärker, der aashafte Geschmack im Munde hatte Erbrechen zur Folge, worauf eine stinkende, missfarbige, blutig gestreifte Jauche in ziemlicher Menge entleert wurde; nun fühlte sich der Kranke matt, musste ins Bett, verlor den Appetit, der fötide Auswurf dauerte weiter, der unangenehme Geschmack

---

[1] Consumption curable and the manner in which nature as well as remedial art operates in effecting a healing process in cases of consumption etc. By Francis Hopkins Ramadge. London, Longmann Rees etc. 1834. 8.
[2] The London med. Journ. Febr. 1851.
[3] Wiener med. Wochenschrift. 15. 1852. p. 231.

im Munde vermehrte sich, und zwang ihn, alles Genossene auszubrechen. So kam er, ohne früher etwas angewendet zu haben, am 3. Februar auf die Klinik. Der Hörsaal wurde vom fürchterlichsten Gestanke erfüllt, jeder Husten vermehrte ihn noch mehr. Die Untersuchung ergab Folgendes: von der rechten Clavicula abwärts bis zum vierten Zwischenrippenraume ist der Percussionston gedämpft, dasselbe auch rückwärts. Abwärts bis zum Rande des Thorax ein tympanitischer Ton, die Leber tiefer, vorne und rückwärts ergiebt die Auscultation an der gedämpften Stelle amphorischen Wiederhall und metallisches Klingen, sowohl beim Athmen, als beim Sprechen und Husten. Die linke Thoraxseite zeigte nichts Abnormes.

Durch den Husten wurden am Tage zwei Seidel eines gelblich grünen, zum Theil mit Blutstreifen versetzten Auswurfs entleert. Der Puls 84 Schläge in der Minute. Der Kranke fühlt sich matt; häufige Brechneigung; die Haut mit klebrigem Schweisse bedeckt, dabei heftige stechende Schmerzen in der Brust; die Extremitäten kühler, als der übrige Körper; der Urin bot nichts Besonderes; die Chloride waren normal, das specifische Gewicht etwas erhöht, die Harnsäure etwas vermehrt. Es wurde das von Heine beim Hospitalbrand so angerühmte Sublimat angewendet: $\frac{1}{4}$ Gran pro Dosi in einer Solution. Der Erfolg war kein günstiger, der Zustand des Kranken wurde am 6. und 7. nicht nur nicht besser, sondern schlimmer und der tympanitische Schall unterhalb des vierten Intercostalraumes verstärkte sich so, dass die Vermuthung eines Pneumothorax eintrat. Eine genaue Untersuchung ergab jedoch keinen Durchbruch, aber es wurde wahrscheinlich, dass der ganze untere Lappen ebenfalls infiltrirt sei, und dass der Process weiter schreite. Vom Sublimat war also nichts zu erwarten, und Skoda dachte nach seiner Vorstellung der Lungengangrän und bei der entschieden günstigen Wirkung des Camphers bei Gangrän an dieses Mittel; da aber die Verdampfung des Camphers schwierig ist, so zog er das Oleum Terebinthinae, das leichter die Dampfform annimmt, in Gebrauch; es wurde über siedendes Wasser gegossen und durch den Mudgeschen Apparat eingeathmet.

Die Einathmung des Ol. Terebinthinae hatte keine heftige Wirkung auf die Lungen des Kranken; er begann es einzuathmen und es schien Erleichterung einzutreten. Ein Beweis, dass es in's Blut gelangte, ist der, dass der Harn sogleich einen Veilchengeruch erhielt, überdies wurde noch Chinin verabreicht, um der Möglichkeit einer Pyämie entgegenzuarbeiten, und gegen den Husten ein Opiat. Am 19. Febr. war bereits der tympanitische Ton im unteren Theil des rechten mittleren Lappens weg, ja sogar der Ton normal, und alle Gefahr eines Weiterschreitens verschwunden, aber oben war der Ton noch immer dumpf und noch immer amphorischer Wiederhall; die Grösse der Höhle schätzte Sk. auf die Grösse einer Faust.

Nun wurde es von Tag zu Tag besser, und die Dämpfung nahm von unten nach aufwärts ab; nur oberhalb des zweiten Zwischenrippenraums blieb noch eine dumpfe Stelle im Umfange von $1\frac{1}{2}$ Plessimeter, sonst war Alles normal, der amphorische Wiederhall verlor sich, das Sputum verlor seine Fötidität und wurde endlich sehr wenig.

Am 7. Februar wog der Kranke 104 Pfund, am 2. März 103½ Pfund; aus dem Gewichte war noch keine Besserung sichtbar, aber sonst ging Alles besser. Der Appetit stellte sich ein, und der Kranke bekam einen Braten und Mehlspeise. Er verliess das Bett und zog sich nach einigen Tagen eine leichte Recidive zu, der Ton wurde wieder gedämpfter, der Puls schneller; aber bald besserte sich wieder Alles. Am 14. März wog der Kranke 112½ Pfund, und am 18., am Tage seiner Entlassung, 114 Pfund Der Pat. fühlte sich ganz gut, und wollte nicht länger bleiben; das Athmen war durchaus vesiculär, die Percussion normal, die Sputa gering. Ob die Caverne vollkommen geschlossen war, kann nicht bestimmt werden, jedenfalls aber war sie bedeutend verkleinert, und es ist nicht zu zweifeln, dass sie bei gehöriger Schonung zur vollkommenen Schliessung gelange."

Bis auf die neueste Zeit ist Skoda ein eifriger Anhänger dieser Inhalationen geblieben, die er nicht nur gegen Lungenbrand, sondern auch gegen Luftröhren- und Kehlkopfskatarrhe, gegen paralytische Aphonie und selbst gegen Lungenschwindsucht empfiehlt[1]). Freilich eignen sich dieselben nicht für alle derartige Kranke ohne Unterschied, vielmehr giebt es auch solche Patienten, die sich dadurch nicht im mindesten erleichtert fühlen; vorher zu bestimmen, wo die Inhalationen passen und wo nicht, sei man nicht im Stande. Ueber die Art der Application äussert sich Skoda folgendermassen:

„Die Einathmungen des Terpentins können entweder durch den Mudgeschen Apparat bewerkstelligt werden, oder, was häufig vorzuziehen ist, in der Art, dass man die Kranken in eine Wanne setzt, in diese auch ein Gefäss mit siedendem Wasser stellt, auf welches man einige Löffel Terpentinöl giesst, und dann die Wanne und den darin sitzenden Kranken mit Leintüchern zudeckt, so dass der Kranke die mit Terpentinöldämpfen geschwängerten Wasserdünste einathmet. Noch bequemer ist es, die Luft eines abgeschlossenen Zimmers mit solchen Dämpfen zu schwängern, was in manchen Fällen allerdings ausführbar ist; dabei ist der grosse Vortheil zu beachten, dass der Kranke nicht bloss einige Zeit, sondern ganze Tage in diesem Zimmer zubringen und sich darin beliebig beschäftigen kann, ohne im Geringsten dadurch belästigt zu werden, und dass die Wirkung dann ungemein stärker ist, und die Heilung viel rascher eintritt."

---

[1]) Allgem. Wiener med. Zeitung. 1862. No. 16, 24, 26, 29, 31.

Seitdem sind die Terpentin-Inhalationen besonders gegen Lungenbrand vielfach angewandt, und ihre günstigen Erfolge bestätigt worden: ich erwähne nur die von Spengler[1]) und von Helm[2]) mitgetheilten Fälle. Zwar berichtet Sillverberg[3]), von den Terpentinöl-Inhalationen in einigen Fällen von Lungenbrand keinen Nutzen gesehen, vielmehr zuweilen heftige Hustenanfälle nach ihrem Gebrauch beobachtet zu haben; aber diese negativen Berichte stehen, so viel ich weiss, vereinzelt da. Man kann zwar eben so wenig von diesem, wie von irgend einem andern Mittel erwarten, dass es immer helfe; aber seine Nützlichkeit für die meisten Fälle scheint doch allgemein anerkannt zu sein. Ich selbst sah die Terpentinöl-Inhalationen in mehreren Kliniken, ich erwähne nur die des Professor Traube, im Allgemeinen mit mehr oder weniger erheblichem Erfolg gegen Lungenbrand anwenden.

In der neuesten Zeit wurden die Terpentinöl-Inhalationen auch gegen Keuchhusten auf der Mayr'schen Kinderklinik im St. Annenhospital zu Wien, wie Wiederhofer[4]) berichtet, versucht. Ihre Wirkungsweise bestand mehr darin, dass sie die Intensität der einzelnen Anfälle minderten, als dass sie die Dauer der Krankheit oder die Anzahl der Anfälle abgekürzt hätten.

Statt des Terpentinöls kann man auch das Oleum Pini und das Oleum Juniperi e Baccis verwerthen; ihr Geruch ist weit angenehmer und deshalb ihre Einathmung vielen Patienten nicht so lästig, wie die Terpentindämpfe; aber ihre Wirksamkeit scheint dafür eine schwächere zu sein.

7.

Aether und Chloroform.

Schon im vorigen Jahrhundert wurde die Inhalation von Aetherdämpfen von Pearson gegen Lungenschwindsucht gerühmt. Derselbe schreibt in einem Briefe an Beddoes:[5]) „Der

---

[1]) Virchow's Archiv. 1854. VII. 1.
[2]) Wiener Wochenblatt 32. 1855. Schmidt's Jahrbücher. 1855. LXXXVIII. p. 48.
[3]) Schmidt's Jahrbücher. 1858. XCVIII. p. 272.
[4]) Jahrb. für Kinderheilkunde. III. 4. 1860. p. 255.
[5]) Beddoes und Watt. Künstliche Luftarten. p. 80.

Aether schlägt die hektische Hitze nieder, erleichtert und befreit ganz und gar von der Engbrüstigkeit und befördert den Auswurf, indem er ihn zugleich besser macht." Ausser dem unvermischten Aether empfiehlt Pearson auch eine Lösung von Cicuta in Aether zu Inhalationen; Morton [1]), der diese Lösung gleichfalls anwandte, beobachtete in einigen Fällen hiernach Milderung des Hustens. Auch Clark [2]) in seinem bekannten Werke über Lungenschwindsucht äussert sich in Betreff der Dyspnoë der Phthisiker: „Das Riechen von Aether oder Aether mit einem aufgelösten Narcoticum ist bisweilen nützlich, und wenn die Beklemmung sehr quälend wurde, besonders gegen Abend, fand ich, dass Opium und Aether die wirksamste Erleichterung verschafften." Ebers [3]) empfiehlt ebenfalls eine Mischung von zwei Theilen Aether mit einem Theil Tinct. Opii zu Einathmungen gegen die Dyspnoë und Apnoë der Phthisiker, ferner gegen Catarrhus suffocativus. Gegen nervöses Asthma werden die Aether-Inhalationen von Eberle [4]) gerühmt, desgleichen von Maddock [4]), der sie in Verbindung mit andern Substanzen (Balsam. Tolut und Extr. Belladonnae) anwendet.

Alle diese ersten Versuche stehen indess sehr vereinzelt da. Erst als durch die grosse Entdeckung Jackson's (1846) der Aether als Anaestheticum seine Triumphe in der Chirurgie feierte und bald darauf vom Chloroform, als dem vorzüglicheren Mittel, überflügelt wurde (zuerst von Simpson benutzt), da fing man auch an, diese beiden Medicamente, besonders aber das letztere, gegen die verschiedensten Krankheiten in bedeutendem Maassstabe zu Inhalationen heranzuziehen. Die medicinische Literatur der funfziger Jahre ist überfüllt von den Studien der Chloroformbehandlung, ich werde mich deshalb, bei der Mittheilung derselben, auf die wichtigsten Thatsachen beschränken müssen.

Die ersten ausgebreiteten Versuche machte Baumgärtner [5]).

---

[1]) Illustrations of pulmonary consumption, its anatomical Characters, Causes, Symptoms and Treatment. Philadelphia. 8. 1834.

[2]) Clark, die Lungenschwindsucht. Uebers. von Vetter. Leipzig 1836. p. 346.

[3]) Casper's Wochenschrift. 1837. No. 10. p. 156. Vergl. ferner oben p. 427.

[4]) Maddock, Practical Observations etc. p. 73.

[5]) Neue Behandlungsweise der Lungenentzündung und anderer Brustkrankheiten, nebst einer Darstellung der Abortivmethode; von Dr. Baum-

Derselbe wandte die Aether- und Chloroform-Inhalationen vorzugsweise bei Pneumonie, ausserdem aber auch bei Catarrhus bronchialis, Emphysem, Asthma, Keuchhusten und Hämoptoë an. „Diese Einathmungen mindern bei Brustkranken, besonders Pneumonikern, das Beengungsgefühl, das Seitenstechen, den Auswurf, das Fieber und die Schlaflosigkeit.“ Der Husten wird zwar, zumal durch Aetherdünste, Anfangs leicht vermehrt, wenn die Inhalation während der Hustenanfälle oder bei reichlicher Ansammlung von Secret vorgenommen wird; im Laufe der Behandlung indess verringert sich auch der Husten gleichfalls. Contraindicirt sind die Chloroform- und Aether-Inhalationen bei Neigung zu Kopfweh, Schwindel und schneller Betäubung, ferner bei starker Blutüberfüllung beider Lungen, und endlich bei allgemeiner Entkräftung. Baumgärtner liefert in seinem Buch zugleich Beiträge anderer Aerzte über dieselbe Behandlungsweise; unter ihnen ist namentlich Wucherer zu erwähnen, der auch eine besondere Brochüre über diesen Gegenstand veröffentlichte (1848).

Sehr umfassend und beachtenswerth sind die Untersuchungen Varrentrapp's [1]), die er im Hospital zu Frankfurt a. M. an 23 Pneumonikern anstellte. Der Erfolg der Chloroform-Inhalationen war meist derart, dass schon nach wenigen Athemzügen etwas vermehrte Wärme und früher oder später ein mehr weniger reichlicher Schweiss eintrat, der nicht selten lange Zeit anhielt; dass ferner die Seitenstiche und die Brustbeklemmung häufig sofort nachliessen, oder wenigstens unmittelbar nach jeder Einathmung auf längere oder kürzere Zeit sich immer mehr milderten, um endlich ganz zu schwinden; dass die Häufigkeit der Athemzüge regelmässig (mit Ausnahme des tödtlich verlaufenden Falles) abnahm; dass der Husten und der Hustenreiz gleich von Anfang an sich milderte, die Hustenanfälle weniger heftig, die freien Intervalle länger wurden; dass Fieber und Pulsfrequenz meist abnahm, oft sogar ziemlich rasch; dass das subjective Befinden und das Aussehen der Kranken sich hob,

---

gärtner. Mit Beiträgen von Helbing, von Rotteck, Schmidt, v. Wäncker, Weber, Werner und Wucherer. Stuttgart 1850. 8. — Vergl. Schmidt's Jahrb. 1851. LXIX. p. 269.

[1]) Henle's und Pfeufer's Zeitschrift für ration. Med. I. 1. 1851.

und endlich auch die objective Untersuchung der Brust in den meisten Fällen die schnell fortschreitende Besserung constatirte. Von den 23 Kranken starb einer, der erst am neunten Tage der Krankheit ins Hospital kam; die übrigen genasen.

Im Hospital zu Bern machte Prof. Theile [1]) in sechs Fällen von Lungenentzündung gleichfalls Versuche mit Chloroform-Inhalationen, und kam hierbei zu folgenden Resultaten: „Das Chloroform ist kein Abortivmittel der Pneumonie, es hemmt nicht die Weiterverbreitung des pneumonischen Processes. Die Chloroform-Inhalationen wirken beruhigend auf den Kranken, das Athmen wird erleichtert, der Husten gemindert, die Schmerzen in der Brust nehmen ab. In drei Fällen nahm auch die Menge der Sputa ziemlich schnell ab. In vier Fällen hielt die Aufsaugung des pneumonischen Products gleichen Schritt mit der Verminderung der allmälig schleimig werdenden Sputa; in zwei Fällen hingegen traten kritische, eiterige Sputa auf, und mit diesen erst Aufsaugung des pneumonischen Exsudats."

Einen gleich günstigen Erfolg bei Pneumonie nach Chloroform-Einathmungen beachtete Stohandl [2]) in 30 Fällen, ferner Richter [3]), desgl. Hutawa [4]) in 12 Fällen, auch Eckström [5]), Höring [6]) u. A., ungefähr denselben Effect erlangten Salawa [7]) u. A. nach Aether-Inhalationen.

Dass die Inhalationen indess nicht im Stande sind, die Lungenentzündung zu coupiren und sich ihr Werth nur auf Linderung der Symptome beschränke, erkannten sehr bald auch die übrigen Beobachter nach Theile. Lorey [8]) äussert sich folgendermassen: „Es ist nicht gerechtfertigt, das Chloroform ein specifisches Mittel für die Pneumonie zu nennen, welches

[1]) Deutsche Klinik. 1852. 12.
[2]) Ungarische Zeitschr. IV. 23. 1853. Schmidt's Jahrb. 1854. LXXXIII. p. 295.
[3]) Pr. Ver.-Zeit. 32. 1855.
[4]) Ibidem 12. 1855.
[5]) Schmidt's Jahrb. 1857. XCIII. p. 186.
[6]) Würtemberg. Corresp.-Bl. 25. 1857. Verhandl. des Würtemberg. ärztl. Vereins zu Stuttgart.
[7]) Ungar. Zeitschr. V. 29. 1855. Schmidt's Jahrb. 1855. LXXXVI. p. 30,
[8]) Jahresbericht über das Frankfurter Dr. Schenkenberg'sche Bürgerhospital, vorgetragen im ärztl. Ver. zu Frankfurt a. M. Göttingen 1854. 8. Schmidt's Jahrb. 1854. LXXXIII. p. 168.

alle übrigen Arzneien und Heilmethoden entbehrlich macht; aber es kann dessen Anwendung doch füglich in der in Rede stehenden Krankheit als eine wahre Bereicherung der therapeutischen Hülfsmittel angesehen werden, welche dem Kranken zu nicht geringem Behagen, oft auch zu wahrem Nutzen gereicht. Die Mässigung des heftigen Hustenreizes, die Minderung der Schmerzen, die mit keiner Erhitzung verbundene Beförderung der Hautthätigkeit, diese ziemlich constanten Wirkungen des Chloroforms sind Vortheile, welche recht hoch angeschlagen werden können."

Nach Vogt[1]) wirken die Chloroform-Einathmungen bei Pneumonie gleichfalls nur als momentanes Erleichterungsmittel, sie beruhigen den Kranken, vermindern den Husten und verflüssigen den Auswurf; aber auf den Verlauf des Krankheitsprocesses üben sie keinen Einfluss aus. Aehnlich äussert sich Breithaupt[2]), der andere Mittel, z. B. eine Venäsection, neben dem Chloroform durchaus nicht für entbehrlich hält: das Chloroform leiste wenig im ersten Stadium der Pneumonie, dagegen ist es ganz besonders indicirt, wo in Folge beträchtlicher Ansammlung von Secret in den kleinen Luftwegen starke Dyspnoë eingetreten ist und Lungenlähmung droht; hier bewirke das Chloroform tiefere und freiere Inspiration und befördere die Lösung des Exsudats.

Ausser bei Pneumonie wurden die Chloroform-Inhalationen auch noch bei anderen Krankheiten der Athmungsorgane mit Nutzen verwerthet. Schaedler[3]) wandte in fünf Fällen der ausgebildetsten Bronchitis typhosa, in denen das Athmen äusserst beschwerlich, die Rasselgeräusche über den ganzen Thorax ausgebreitet waren, und die bräunlichen Sputa nur mit grösster Mühe ausgeworfen wurden, Chloroform-Inhalationen an, und zwar alle 3 Stunden 10—15 Tropfen. Es gelang ihm, vier von diesen fünf Kranken am Leben zu erhalten. „Bei diesen wurde mit jeder Inhalation die Respiration leichter und weniger

[1]) Schweizer Mon.-Schr. für prakt. Med. 1856 Aug. u. Sept. Schmidt's Jahrb. 1857. XCV. p. 197.
[2]) Pr. Ver.-Zeit. 39. 1855.
[3]) Schaedler. Ueber eine Typhus-Epidemie im J. 1850. Inaugur.-Diss. Solothurn 1854. Schmidt's Jahrb. 1857. XCVI. p. 361.

beschwerlich, die Sputa wurden leichter ausgeworfen, die durch die Auscultation hörbaren Rasselgeräusche wurden schwächer, und der ganze Zustand besserte sich so, dass man die Inhalationen gewöhnlich schon nach 4—5 Tagen aussetzen konnte.“ Will benutzte die Chloroform-Inhalationen gegen Spasmus glottidis während des Anfalls.[1]) Rouxeau[2]) athmete selbst Aetherdämpfe mit Erfolg ein, als er von einer Angina tonsill. et faucium befallen wurde. Spencer Wells[3]) berichtet von einem an Lungen- und Tracheal-Tuberculose leidenden Manne, bei welchem einige Tropfen Chloroform, auf ein Taschentuch gegossen und vor's Gesicht gehalten, die heftigsten Anfälle von convulsivem Asthma jedesmal sofort beseitigten.

In ähnlichen Fällen von asthmatischen Beschwerden bei Phthisikern sah Breithaupt[4]) gleichfalls vom Chloroform einen Nutzen, wie er ihn durch kein anderes Mittel zu erzielen vermochte, es wirkte beruhigend und zugleich erquickend und belebend.

Carrière[5]) rühmt die Chloroform-Inhalationen gegen Keuchhusten: er lässt etwa je 5—6 Inspirationen des auf ein Taschentuch geträpfelten Chloroforms machen und dies sehr oft am Tage wiederholen. Schon am folgenden Tage liess in den von ihm beobachteten Fällen die Heftigkeit der Anfälle nach und sie verschwanden nach wenigen Wiederholungen der Inhalationen vollständig. Noch auffallender war der Erfolg der Inhalationen, Anfangs mit Aether, später mit Chloroform in einem Falle von Angina pectoris, verbunden mit einer beginnenden organischen Erkrankung des Herzens. „Nicht nur wurde schon bei der ersten Anwendung, die, wie alle folgenden, im Beginn des Paroxysmus stattfand, der Anfall fast augenblicklich beseitigt, sondern es verschwand nach etwa 14tägiger, während des Anfalls wiederholter Inhalation die Krankheit vollständig.“

Churchill[6]) empfiehlt die Chloroform-Inhalationen gleichfalls bei Keuchhusten älterer Kinder; die Einathmungen sind

---

[1]) Schmidt's Jahrb. 1850. LXV. p. 169.
[2]) Ibidem 1851. LXX. p. 291.
[3]) The Medic. Times 1851. Sept. — Schmidt's Jahrb. 1852. LXXIV. p. 163.
[4]) Pr. Ver.-Zeit. 39. 1855.
[5]) Bullet. de Thérap. Août 1852. Schmidt's Jahrb. 1852. LXXVI. p. 307.
[6]) Schmidt's Jahrb. 1854. 81. p. 221. Edinb. monthly Journ. Aug. 1853.

dann vorzunehmen, sobald der Pat. den eigenthümlichen Kitzel in der Brust fühlt, der dem Anfall vorherzugehen pflegt. Jaksch, Saurel u. A. schliessen sich dieser Empfehlung an [1]). Auch Pape [2]) erzielte bei Keuchhusten durch Chloroform günstige Erfolge, nicht minder befriedigend war die Wirkung bei Laryngospasmus und bei Asthma. In dieser letzteren Krankheit wurde das Chloroform vielfach zur Abkürzung der Anfälle versucht, es liegen darüber Erfahrungen mehrerer Autoren, wenn auch nicht in grosser Anzahl, vor. Ich erwähne die Beobachtungen Leriche's [3]), Yvonneau's [1]), Salvolini's [4]). Selbst Salter in seinen gründlichen Untersuchungen über das Asthma rühmt die prompte Wirkung der Chloroform-Einathmungen. Dagegen spricht sich Théry [5]) entschieden gegen den Gebrauch dieser Einathmungen bei Asthma aus, indem er ihre Anwendung für gefährlich hält — wie es scheint, indess nur aus theoretischen Gründen, denn praktische Erfahrungen sind nicht angeführt.

In den letzten Jahren sind die Empfehlungen des Chloroforms allmälig in der Literatur verstummt; in der ärztlichen Praxis hatten sie niemals Wurzel gefasst, und es scheint fast, als ob sie vollständig in Vergessenheit gerathen sollten. Und dennoch sind die Wirkungen des Chloroforms durch vielfache Erfahrungen verbürgt; noch in diesem Jahre erklärte Skoda [6]), der fast alle gerühmten innerlichen Mittel bei Pneumonie für unnütz hält, die Einathmungen von Aether und Chloroform als ein Linderungsmittel in dieser Krankheit. Aber die Hülfe, welche das Chloroform verspricht, ist nur eine palliative; die Krankheit abzukürzen oder zu hemmen, ist es nicht im Stande. Darin liegt der Hauptgrund, weshalb diese Medication niemals festen Boden in der Praxis gewonnen hat; hierzu gesellt sich noch die Aengstlichkeit in der Benutzung des Chloroforms, indem man Gefahren davon fürchtet,

[1]) Vergl. Beiträge zur Heilkunde von der Gesellschaft der Aerzte zu Riga. 1857. Das Chloroform als Heilmittel von Schrenk.
[2]) Deutsche Klinik. 39. 1855.
[3]) Vergl. Théry. De l'Asthme. p. 162.
[4]) Schmidt's Jahrb. 1855. LXXXVII. p. 30.
[5]) Théry. De l'Asthme. p. 389 u. 390.
[6]) Allgem. Wiener med. Zeit. 6. 1863.

welche den Nutzen mehr als aufwiegen könnten. Da indess üble Zufälle in Wirklichkeit nicht bekannt geworden sind, so möchte es doch rathsam sein, nicht gänzlich ein Mittel zu vergessen, welches in geeigneten Fällen allein eine wenigstens palliative Hülfe zu leisten im Stande ist.

Auch in den asthmatischen Anfällen ist Chloroform ein vorübergehendes Linderungsmittel, wovon ich mich wiederholentlich überzeugt habe; einen Schaden habe ich hiernach nicht beobachtet, und schwerlich möchte es bei irgend vorsichtiger Anwendung Gefahr bringen.

Man wendet das Chloroform am einfachsten derart an, dass man ein offenes, Chloroform enthaltendes Fläschchen dem Kranken frei vor das eine Nasenloch hält, während der Mund und das andere Nasenloch geschlossen ist, und dann ihn einige wenige tiefe Athemzüge machen lässt, bis Erleichterung des Zustandes eintritt. Man kann auch 5—10—20—30 Tropfen Chloroform auf ein Taschentuch giessen und dasselbe so vor Mund und Nase halten, dass die Luft freien Zutritt behält. Oder man tröpfelt diese Quantität der Flüssigkeit in ein weitmündiges Fläschchen mit Baumwolle oder Charpie, und lässt daraus tief einathmen. Niemals ist es rathsam, die Chloroform-Inhalationen bis zur vollen Betäubung fortzusetzen, und der Gebrauch dieses Mittels möchte überhaupt dort contraindicirt sein, wo der Patient zu einer schnellen Chloroform-Narcose geneigt ist. (Vergl. ferner Baumgärtner, oben p. 462.)

8.

Campher.

Campher-Inhalationen wurden von Bödtcher und Raspail gegen Krankheiten der Respirationsorgane, besonders gegen spasmodische Affectionen derselben, empfohlen [1]. Harwood [1] benutzte Campher in Verbindung mit Ammoniak gegen Heiserkeit und Aphonie. Snow [2] berichtet, dass er von Campherdämpfen Verminderung des Hustens bei Phthisis beobachtete.

[1] Maddock, Practical Observations etc. p. 76.
[2] The Lond. med. Journ. Febr. 1851.

Entweder wurden die Dämpfe durch ein Rohr — z. B. einen Federkiel —, welches mit Campherstückchen gefüllt, an beiden offenen Enden lose mit Watte verschlossen, in den Mund genommen wurde, direct eingeathmet, oder man liess Campher-Pulver wie Tabak schnupfen, oder endlich man nähte ein Stückchen Campher in ein Säckchen von Gaze oder Leinwand ein und hing es dem Kranken um den Hals. Diese letzte Methode, durch welche die Patienten dauernd in einer Campher-Atmosphäre verharren, wurde von Alfred Vogel [1]) in zwei Fällen von Spasmus glottidis mit Erfolg angewandt. Auch ich benutzte dieses Verfahren bei einem Kinde, welches seit ca. 4—6 Wochen an leichten Anfällen von Stimmritzenkrampf litt, mit vorzüglichem Erfolge: die Anfälle wurden immer seltner und milder, und blieben kurz darauf ganz fort. Ich halte diese einfache Methode zur weiteren Prüfung ganz besonders empfehlenswerth.

9.

Ammoniak und Salmiak.

Schon Galen [2]) erwähnte die Räucherungen mit Hirschhorn, — wobei sich kohlensaures Ammoniak entwickelt — als Excitans zur Anregung des Geruchs und der Athembewegungen bei der von ihm sogenannten suffocatio uteri: „eandem in rem cornu cervi suffitur.“ Als man das kohlensaure und das kaustische Ammoniak — früher Hirschhorngeist und Salmiakspiritus genannt — rein darstellen lernte, wurden diese Substanzen gleichfalls als excitirende Riechmittel bei Ohnmachten und Erstickungszufällen vielfach angewandt. Reines Ammoniak ist ein irrespirables Gas, es bewirkt sofort Hustenreiz und Verschluss der Glottis; dagegen kann es, wenn es nur in sehr geringer Quantität der Athemluft beigemischt ist, respirabel werden. Darauf beruht seine Anwendung zu Inhalationen. Harwood benutzte es, wie wir sahen, in Verbindung mit Campher gegen Heiserkeit und Aphonie [3]). Gerner beschreibt einen Fall

---

[1]) Lehrbuch der Kinderkrankheiten. Erlangen 1860. 8. p. 253.
[2]) Galeni Quintae Classis Liber IX. p. 413. Ad uteri affectus.
[3]) Maddock. A. a. O. p. 76.

einer seit drei Monaten hartnäckig bestehenden Aphonie, die durch Einathmung von Dämpfen, die er durch Mischung einer Auflösung von Salmiak und Kali carbon. entwickelte, nach drei Tagen geheilt wurde. Smee [1]) empfiehlt die Ammoniak-Inhalationen bei einer grossen Reihe von Krankheiten, so bei chronischer Heiserkeit, bei beginnender Angina tonsillaris, in manchen Fällen von Asthma. Ihre Wirksamkeit soll darauf beruhen, dass sie einen starken Reiz auf die Schleimhaut ausüben, dadurch eine wässerige Secretion, ähnlich wie sie durch Ammoniak auf der Augen- und Nasenschleimhaut hervorgerufen wird, bedingen und so die Expectoration befördern. Contraindicirt sind diese Inhalationen bei Fiebern und acuten Entzündungen. Snow [2]) liess Ammoniak (gr.xx ad Aq. ℥ij) durch einen Mundstückapparat einathmen, und beobachtete hiernach gleichfalls sehr merkliche Erleichterung der Expectoration.

Ducros [3]) und darauf Rayer [4]) behandelten Asthma derart, dass sie in eine Mischung von vier Theilen Liquor Ammonii caustici mit einem Theil Wasser einen Charpiepinsel tauchten, und, nachdem derselbe ausgedrückt, mit ihm das Velum palatin. des Kranken einige Augenblicke touchirten. Nach dieser Application entsteht sofort Hustenreiz und eine reichliche Expectoration mit nachfolgender Erleichterung und Ruhe; die darauf folgende Nacht soll gewöhnlich gut verlaufen, indem entweder der Anfall ganz ausbleibt oder nur in leichter Form eintritt. Am folgenden Morgen kann das Verfahren wiederholt werden. Es ist hierbei die Vorsicht sehr beachtenswerth, dass der Pinsel nicht zu weit nach hinten in den Pharynx gebracht und nicht zu lange darin gelassen wird, sonst können bisweilen sehr gefahrvolle Symptome und selbst augenblickliche Todesgefahr eintreten. Trousseau [5]) schliesst sich dieser Empfehlung an und räth, zur Vermeidung der Erstickungsanfälle, vorher an Ammoniak riechen zu lassen, so wie die zu applicirende Lösung Anfangs nicht so concentrirt zu machen, und dann allmälig mit

---

[1]) The Lond. med. Gaz. April 1843. Schmidt's Jahrb. 1844. XLII. p. 283.
[2]) The Lond. med. Journ. Febr. 1851.
[3]) Vergl. Théry, De l'Asthme. p. 390.
[4]) Annal. de Thérap. Nov. 1845. Schmidt's Jahrbücher 1846. L. p. 285.
[5]) Gazette des Hôpitaux. 100. 1858. Revue de Thér. méd. chir. 16. 1859.

der Dosis zu steigen. Auch lässt Trousseau kohlensaures Ammoniak neben das Bett der Asthmatiker setzen. Legroux erleichterte die asthmatischen Anfälle dem entsprechend auch durch Einreibung eines ammoniakalischen Liniments auf die Brust; innerlich wurde Ammoniak schon von Van Swieten gegen Asthma gereicht [1]).

Marshall Hall [2]) machte mit dem Ammoniak Versuche an Thieren: Eine Maus eingesperrt in einem Raum, welcher 5 ℥ atmosphärischer Luft enthielt, starb darin nach 40 Minuten; während eine andere Maus in derselben Quantität atmosphärischer Luft, nachdem reines Ammoniakgas beigemischt war, 90 Minuten am Leben blieb. Also verlängert Ammoniak das Leben eines Thieres, dem eine beschränkte Menge Luft zum Athmen dargeboten wird; bewirkt wird dieses Phänomen durch Neutralisation der Kohlensäure nicht nur in den Lungen, sondern auch im Blute. Ammoniak ist also ein Antidot gegen Kohlensäure und eignet sich deshalb therapeutisch überall dort, wo Kohlensäure in einem begränzten Raume zur Entwicklung kommt. Es ist ganz besonders ein Präventivmittel gegen secundäre Apnoë nach Erstickungsgefahr. Hall's Versuche wurden von Ogle und Lloyd Bullock bestätigt [3]).

Von den Ammoniaksalzen ist Salmiak das beliebteste innerliche Mittel gegen Bronchial-Katarrhe; durch seine Eigenschaft, bei mässig hoher Temperatur zu sublimiren, macht es sich zu Inhalationen geeignet. Um das Jahr 1840 wurden Salmiakdämpfe von Fuchs [4]) gegen chronische Katarrhe der Respirationsorgane empfohlen, indem die Dämpfe auf einem heissen Porzellanteller entwickelt wurden. Nächstdem wurden die Salmiak-Inhalationen von Gieseler [5]) gerühmt, er berichtet, dass er dadurch langwierige, mit anderen Mitteln fruchtlos behandelte chronische Katarrhe innerhalb weniger Tage gründlich geheilt und selbst in zwei Fällen von Tuberculose wesentliche Besserung

---

[1]) Vergl. Théry, De l'Asthme. p. 391.

[2]) Prone and postural respiration in drawing and other forms of apnoea or suspended respiration. London 1857.

[3]) Vergl. Schmidt's Jahrb. 1860. CVI. p. 101.

[4]) Bericht über die Vorgänge der Poliklinik zu Göttingen im Jahre 1838 u. 1839. Schmidt's Jahrb. 1841. XXXII. p. 319.

[5]) Henle's u. Pfeufer's Zeitschrift. 1854. V. 3.

erzielt habe. Sein Verfahren ist derart, dass er 2—3 Esslöffel Salmiak in einen Tiegel schüttet und durch eine darunter gesetzte Spirituslampe erhitzt; etwa 2—3 Mal täglich wird dies wiederholt. Der Kranke athmet nicht nur die Dämpfe direct ein, sondern befindet sich auch noch ungefähr 1—2 Stunden nachher in einer Zimmer-Atmosphäre, welche mit Salmiak geschwängert ist. Die Dämpfe können auch einfach dadurch entwickelt werden, dass man trocknen Salmiak auf eine heisse Eisenplatte wirft.

Diese Verfahrungsweisen sind indess mit lästigen Uebelständen verbunden, besonders dadurch, dass das sublimirte Salmiak sich überall an den Wänden des Zimmers und an den Möbeln niederschlägt. Es ist deshalb vorzuziehen, die Salmiakdämpfe durch einen Räucherungsapparat [1]) entweder trocken oder mit Wasserdämpfen gemischt (Erhitzung einer Salmiaklösung) einzuathmen. Lewin [2]) construirte einen besonderen Apparat zur Inhalation des Salmiaks in statu nascenti. Auch Pasch [3]) empfiehlt eine einfache Vorrichtung zu demselben Zwecke; er giesst nämlich Liquor Ammonii caust. ʒj in eine Untertasse und setzt ein Uhrglas mit Salzsäure ℈j—ʒβ hinein; die daraus aufsteigenden weissen Salmiakdämpfe werden direct eingeathmet. Ich vermag in dieser Methode keinen so wesentlichen Vorzug zu erkennen, um einen besonderen Apparat speciell für diesen Zweck für nothwendig zu halten; ich glaube, dass die gewöhnlichen Räucherungsapparate auch hier vollständig ausreichen. Wo indess kein Apparat vorhanden ist, würde sich das Verfahren Pasch's eignen; es muss sich jedoch auf diejenigen Fälle beschränken, in denen von dem gewöhnlich noch beigemischten freien Ammoniakgas keine Nachtheile zu befürchten sind. Im Uebrigen kann man Salmiak einfach in einem Tiegel erhitzen und durch einen herübergestülpten Trichter sich einen Apparat improvisiren und dadurch eine Verbreitung der Salmiakdämpfe im Zimmer vermeiden.

---

[1]) Vergl. ob. p. 395ff.
[2]) Allgem. med. Centralzeitung. 17. Mai 1862. No. 40.
[3]) Pr. Ver.-Zeit. 1862. 19.

10.

Dämpfe der Essigsäure, Salzsäure und Salpetersäure.

Die emolliirenden, aromatischen Räucherungen des Hippokrates und Galen gegen Angina enthielten Essig als Bestandtheil, wie die früher angeführten Citate zeigen [1]. (Bei Plinius [2]) lesen wir „Suffitur eadem (nämlich das Meerwasser) cum aceto capitis doloribus." In unserem Jahrhundert wurden gleichfalls Essigwasserdämpfe sogar gegen Angina menbranacea gebraucht (Trafvenfelt, Albers) [3]).

Eine andere Anwendung fanden die Essigdämpfe schon bei den Alten gegen Schnupfen. Archigenes [4]) empfiehlt zur Behandlung der Ozaena: „Acre item acetum in vasculum angusti oris fusum ad multum tempus ad respirationem ipsorum appone." In gleicher Weise wurde die Essigsäure ganz kürzlich (1850) von Saint-Martin [5]) als Abortivmittel des Schnupfens gerühmt: man solle ein Fläschchen mit Essigsäure vor die Nase halten und 10 Minuten hindurch langsam und tief einathmen; die hierdurch bewirkte leichte Entzündung der Schneider'schen Membran soll den Schnupfen hemmen.

Auch Ramadge [6]) benutzte gegen Krankheiten der Respirationsorgane unter anderem auch Inhalationen von Weinessig; jedoch legt Ramadge bei seinen Inhalationen auf das Medicament selbst kein Gewicht.

Hohnbaum [7]), der sich an Ramadge anschliesst, veröffentlicht gleichfalls einige Krankenberichte, in denen Lungensüchtige durch Einathmung der aus einem Hopfen-Infus mit Weinessig sich entwickelnden Dämpfe Besserung erlangten.

Ausserdem wurden Essigdämpfe schon seit lange als Antimiasmatica benutzt. Gegen Scorbut wurde das Kleist'sche

---

[1]) S. p. 384 und 386.
[2]) C. Plinii Sec. Hist. nat. Liber XXXI. Cap. XXXIII. Tom. V. p. 107.
[3]) Hufeland's Journ. 1816. XLIII. 3. p. 66.
[4]) Galeni Quintae Classis. Liber III. p. 296. Archigenis pharmaca ad Ozaenam.
[5]) Bullet. de Thér. Mai 1850.
[6]) Consumption curable and the manner etc. London 1834.
[7]) Ramadge, Die Lungenschwindsucht ist heilbar etc. Aus dem Engl. übers. von Hohnbaum.

Räucherpulver [1]) zur Entwicklung von Essigsäure und Sauerstoff empfohlen; dasselbe besteht aus: Kal. sulph. acid. ℥xviij, Plumb. acet. ℥v, Mangani oxydati nativi ℥xxvj.

Gleich der Essigsäure dienten auch die mineralischen Säuren als Antimiasmatica. Die salzsauren Dämpfe galten als das vorzüglichste Mittel zur Verhütung von Ansteckung und zur Entfernung schädlicher Gerüche, indem man glaubte, dass die contagiösen Stoffe dadurch zerstört würden. Johnstone [2]) soll die Salzsäure im Jahre 1752 zu diesem Zwecke zuerst angewandt haben, er verordnet: „Tröpfle auf ein Pfund Küchensalz, in einem irdenen Gefässe, reine Schwefelsäure, bis das Salz völlig feucht geworden ist, und vermehre nach Verhältniss der Grösse des Zimmers die Zahl solcher Gefässe.“ Demnächst wurden die salzsauren Dämpfe von Morveau (1773) und Smith (1780) [2]) gerühmt; am Anfang unseres Jahrhunderts endlich sind die medicinischen Zeitschriften ihres Lobes voll [3]).

Auch die salpetersauren Dämpfe, dargestellt mittelst Salpeter- und Schwefelsäure, errangen durch ihre antimiasmatische Wirkung ein bedeutendes Ansehen. Durch Smith zuerst empfohlen, durch die Prüfung ärztlicher Auctoritäten bestätigt, schienen sie ein Präservativmittel gegen Ansteckung und Verbreitung der bösartigsten Krankheiten gewähren zu wollen. In Deutschland war es besonders Gimbernat's Schrift [4]) und Hufeland's Empfehlung, welche dieser Methode allgemein Eingang verschafften [5]).

Die Inhalation der salpetersauren Dämpfe wurde selbst gegen Krankheiten der Respirationsorgane empfohlen. Brereton [6]) theilt folgenden beachtenswerthen Krankenbericht mit, dessen Wahrheit documentirt ist.

„Ein 40jähriger, dem Trunk ergebener Soldat ward am 23. Oct. 1832 in das Hospital des Fort Washington wegen Anasarca aufgenommen. Während diese abnahm, entwickelte sich eine Hepatitis und darauf in den ersten Tagen

---

[1]) Froriep's Notizen. 1834. No. 928.
[2]) Vergl. Hufeland's Journal. 1803. XVII. 1. p. 193.
[3]) Ibidem. 1804. XVIII. 4. p. 48. Desgl. 1805. XXI. 4. p. 171. Desgl. 1807. XXV. 4. p. 100. Ferner Hufeland Biblioth. 1824. 1. p. 145.
[4]) Hufeland's Journal. 1803. XVI. 1. p. 166.
[5]) Ibidem. p. 175. Desgl. 1806. XXIV. 3. p. 140.
[6]) Boston med. Journ. XX. No. XIII. Schmidt's Jahrb. 1835. VII. p. 10.

des December eine heftige Pneumonie. Trotz des antiphlogistischen Verfahrens ging letztere in Eiterung über. Sehr heftiges hektisches Fieber, anhaltender Husten, Abmagerung bis zum Skelet stellten sich bald ein. Alle 10 bis 12 Tage brach ein Abscess in der Lunge auf, worauf jedesmal 3 Pinten höchst stinkenden Eiters ausgehustet wurden. Später gegen Ende März war der Auswurf anhaltend. Täglich betrug die Menge 1 — 3 Quart. Dabei waren die Füsse geschwollen, und die hektischen Schweisse furchtbar. Der Puls fiel nie unter 120, stieg oft bis 150, war zuweilen nicht zu zählen. Die Abmagerung hatte den höchsten Grad erreicht, alle Mittel schlugen fehl, nur die Dämpfe aus Burgunder Pech schienen eine kurze Zeit gute Dienste zu thun. Endlich wurden salpetersaure Dämpfe angewandt, die aus einer Drachme Salpeter mit Schwefelsäure bereitet wurden, zu welcher Mischung noch Wasser zugegossen ward, weil die Dämpfe sonst zu heftig wirkten. Dreimal täglich 10 — 12 Minuten lang athmete der Kranke dieselben ein. Schon nach acht Tagen konnte man die bewunderungswürdige Wirkung dieses Mittels wahrnehmen. Der Husten und der Auswurf verminderten sich. Der Appetit kehrte wieder zurück, das Fieber liess nach, das Oedem schwand, der zu einem Gewicht von 50 — 60 Pfund abgemagerte Kranke nahm wieder an Fleisch zu und wog nach 4 Wochen wieder 138 Pfund, und trotz eines Rückfalls, der durch eine Erkältung herbeigeführt worden war, konnte er vier Monate nach Anfang der Cur wieder in das Regiment eintreten, obgleich der untere und der mittlere Lappen der linken Lunge ihm vollkommen fehlten. Auch selbst der übermässige Genuss der spirituösen Getränke schadete der Gesundheit weiter nichts.

Die Wahrheit der Krankengeschichte war von dem Kranken, dem Verwalter und dem Wärter eidlich bekräftigt."

Auch Nevins [1]) erwähnt eines Falles von schmerzhaftem, quälendem Husten, der durch salpetersaure Dämpfe gemildert wurde.

11.

Salpeter-Räucherung.

Die Salpeter-Zusätze zu den emolliirenden Räucherungen der Alten [2]) sind ohne jeden Werth, da Salpeter in Wasser gelöst bei der Siedetemperatur des Wassers keine flüchtigen Producte bildet.

Die Verwendung des Salpeters in der neuesten Zeit beruht auf der Eigenschaft desselben, in Verbindung mit Kohle trocken

[1]) Brit. med. Journ. Sept. 24. 1859.
[2]) p. 383.

erhitzt, zu verpuffen und hierbei eine Anzahl flüchtiger Bestandtheile zu erzeugen. Seine therapeutische Verwerthung zu Inhalationen stammt aus Amerika; in Europa scheint zuerst Frivi [1]) (1843) dies Verfahren adoptirt zu haben. In Schmidt's Jahrbüchern finden wir folgendes darauf bezügliche Referat [2]): „Ein Mann, welcher an wiederholten und immer heftigeren Anfällen eines krampfhaften Asthma litt, gegen welches die verschiedensten Mittel vergebens angewendet worden waren, hatte durch die gebrauchten Arzneien nicht einmal eine palliative Hülfe erfahren. Dem Dr. Frivi war zufällig ein amerikanisches Journal in die Hände gekommen, welches gegen Asthma das Nitrum, auf folgende Weise angewendet, als sehr hülfreich anpreist: Man sättigt mehrere Bogen grobes, sehr poröses Papier mit einer Auflösung des salpetersauren Kali, indem man das Papier verschiedene Male in letzterer einweicht, und es dann wieder trocknet. Hierauf verbrennt man das Papier in dem Zimmer des Kranken und lässt ihn diese Dämpfe einathmen, oder man lässt ihn das Papier aus einer Tabakspfeife rauchen. — Der Erfolg dieses Mittels war bei dem erwähnten Kranken überraschend, indem er gleich nach den ersten Einathmungen des Dampfes von seinen Respirationsbeschwerden befreit wurde, und zwar jedesmal, so oft die Anfälle wiederkehrten."

Die Räucherungen mit Salpeterpapier fanden darauf schnell Eingang; sie dienten von nun an als eins der schätzbarsten Palliativmittel gegen Asthma, und ihr thatsächlicher Werth wird schon dadurch bekundet, dass sie sehr bald bei den Aerzten sowohl, wie bei den Kranken eine aussergewöhnliche Popularität erlangten. In den letzten bedeutenden Schriften über Asthma wird ihre hohe Wirksamkeit gleichfalls anerkannt. So werden die Salpeter-Räucherungen von Trousseau gerühmt; Théry berichtet, dass er durch sie eine merkliche, oft sehr prompte Linderung erzielte, die im Allgemeinen aber nur von kurzer Dauer war [3]). Die vorzüglichste

---

[1]) Il filiatre Sebezio. 1843. Mai.

[2]) Schmidt's Jahrb 1844. XLII. p. 287.

[3]) Théry, De l'Asthme. Paris, Germer Baillière 1859. 8. p 387 u. 129.

Beachtung verdienen Salter's [1]) Beobachtungen, von denen ich einige interessante Fälle mittheile:

1) „G. T., 47 Jahre alt, hat immer an Asthma gelitten, sein erster Anfall datirt von einer Erkältung in seiner Kindheit. Die Anfälle treten ungefähr alle 3 – 4 Monate auf, und zwar immer um 2—3 Uhr Morgens. Das einzige Mittel, wovon er irgend eine Wirkung verspürt, ist die Inhalation der Dämpfe von Salpeterpapier, welche, wie heftig sein Asthma auch sein mag, ihn befähigt, leicht Athem zu holen. Beim Herannahen eines Paroxysmus zündet er zwei oder drei Streifen des Papiers an, wodurch bald sein kleines Zimmer mit dichten Dämpfen erfüllt wird. Den ersten Effect beschreibt er als ein Gefühl von Oppression und Erstickung, aber bald folgt Milderung der Dyspnoë und endlich vollständiges Verschwinden derselben. Dies ist das unveränderliche Resultat, und die Erholung ist nicht vorübergehend, sondern permanent, — der Anfall ist beseitigt."

2) „P. K. W., eine junge Dame von 20 Jahren, leidet seit ihrem vierten Jahre an Asthma, in welchem Alter dies Leiden unter den Symptomen einer gewöhnlichen Erkältung auftrat. — Die Anfälle kehrten Anfangs seltener, später immer häufiger wieder, so dass die Pat. mehrere Jahre nicht im Stande war, während des Winters das Haus zu verlassen. Zuletzt vergingen kaum drei Wochen, ohne einen oder mehrere, bald mehr bald weniger heftige Anfälle. Ueber das Resultat der Behandlung berichtet ihr Vater, der selbst Arzt ist: „„In ihren jungen Jahren consultirte ich öfter mit noch anderen Aerzten, aber ich muss sagen, dass ich keine Behandlung weiss, welche die Häufigkeit ihrer Anfälle verringerte oder die Heftigkeit derselben gemildert hätte. Aber obgleich sie keinerlei Besserung von irgend welcher andern Arznei verspürte, muss ich doch constatiren, dass sie jedesmal — ausser bei denjenigen Anfällen, die von einer Entzündung der Bronchialschleimhaut herrührten — sehr grosse Erleichterung durch die Dämpfe des Salpeterpapiers verspürte. Das Zimmer wurde fast ganz mit einem dichten Dampf angefüllt, und während dies Anderen im höchsten Grade unangenehm war, wurde es ihr zu einer Quelle der grössten Erleichterung, indem der krampfhafte Zustand der Luftröhre sich dadurch stets milderte und oft selbst vollkommen schwand. Den strictesten Beweis seiner Wirksamkeit lieferte dieses Mittel in dem schlimmsten asthmatischen Anfall, dessen ich jemals Zeuge war. Meine Tochter hatte sich in der besagten Nacht mit trüben Vorahnungen in ihr Zimmer zurückgezogen — der Stirnkopfschmerz, die Engbrüstigkeit, der keuchende Athem, alles verkündete den drohenden Anfall. Gegen sieben Uhr Morgens war der Paroxysmus auf seiner Höhe, und als ich in ihr Zimmer trat, war ihr Anblick in der That bejammernswerth: das Gesicht livid, angstvoll, der Körper vornüber gebeugt, die Hände fest an

[1]) The Lancet 1858. II. p. 223. 28. Aug. On some points in the therapeutics and clinical History of Asthma; by Hyde Salter.

das Bett gepresst, die Schultern bis an die Ohren aufgerichtet, das Geräusch der durch die verengten Athmungswege streichenden Luft so laut, dass es im unteren Theile des Hauses gehört werden konnte, alles zeigte zu deutlich den lebensgefährlichen Kampf und war um so bekümmernder, als alle Mittel, welche zur Erleichterung ihrer Leiden angewandt worden waren, gänzlich fehlgeschlagen hatten. Ich verliess das Zimmer auf kurze Zeit. Allein mit ihrer Magd, schien es beiden, als ob der Kampf nicht länger mehr dauern könnte; in ihrer Agonie war sie eben noch fähig, die Worte herauszukeuchen: suche nach dem Papier. Die Magd nahm davon einen breiten Streifen und füllte das Zimmer mit einer sehr dichten Dampfwolke. Kaum waren zwei Minuten vergangen, da änderte sich der Zustand, sie lehnte ihre Hand auf die Schulter der Wärterin; noch zwei Minuten, und sie lag mit ihrem Rücken auf die Kissen gestützt; und begreifen Sie, wenn Sie können, mein Staunen und meine Freude, als ich, nach etwa 10 Minuten wieder in ihr Zimmer zurückkehrend, ihren Athem so ruhig und fast so geräuschlos wie bei einem schlafenden Kinde fand; von einem so plötzlichen und so vollständigen Wechsel war ich niemals zuvor Zeuge gewesen. Sie werden sich nicht wundern, dass Salpeterpapier jetzt zu unserem nothwendigen medicinischen Hausbedarf gehört, und dass meine Tochter es laut preist, voll Dank für seine wohlthätige Wirkung. Die Anfälle haben in der letzten Zeit sowohl an Intensität als an Frequenz abgenommen, und das Salpeterpapier behauptet noch seinen hohen Rang als Heilmittel; viele Anfälle hat sie abgewehrt oder aufgehalten dadurch, dass sie das Zimmer vor dem Zubettegehen mit seinem Rauche anfüllt.“ “

3) „Ein Mann litt seit seiner Kindheit an Asthma derart, dass, wenn er in London sich aufhielt, er ganz von Anfällen verschont blieb, dagegen, wenn er auf's Land ging, er regelmässig von Asthma befallen wurde, derart, dass er keine Nacht ohne Anfall zubrachte. Nach seiner letzten Rückkehr vom Lande dauerte indess das Asthma fort. Er zündete nun das Salpeterpapier des Abends an und schlief dann die Nacht ruhig; sobald er aber die Räucherung Abends unterliess, trat der Anfall ein. Zuletzt endlich blieben die Anfälle ganz aus, auch ohne dass die Räucherungen mehr vorgenommen zu werden brauchten.“

Auch ich sah die Anwendung von Salpeterpapier in vielen Fällen von Asthma mit entschiedenem Erfolge gekrönt. Wurde die Räucherung früh genug bei drohendem Anfall, noch vor dem eigentlichen Ausbruch oder gleich beim Beginn desselben vorgenommen, so konnte der Anfall oft coupirt oder wenigstens in eine leichtere Form übergeführt werden. Auf der Höhe des Anfalls gebraucht, brachte die Inhalation gewöhnlich nur vorübergehende Linderung. Viele mir bekannte Asthmatiker betrachten deshalb das Salpeterpapier als ihr vorzüglichstes Solamen, welches niemals in ihrem Hause fehlen darf. Ich behandelte unter Anderen einen Asthmatiker [1]), der seit mehreren Jahren allabendlich das Salpeterpapier in seinem Zimmer anbrannte und hiernach, wenn auch nicht völlig frei von Oppression und mit geräuschvoller Respiration, die Nächte hindurch mit geringen Unterbrechungen schlief, der aber jedesmal, wenn er die Räucherung vor dem Zubettegehen unterliess, in der Nacht von einem asthmatischen Anfalle aufgeschreckt wurde, welcher erst bei sofortiger Räucherung sich milderte. Die Inhalation wirkte hier als ein vorzüglichstes Palliativum; die Krankheit zu heben, war sie nicht im Stande. Ich kenne überhaupt keinen Fall, wo das Salpeterpapier eine radicale Wirkung zur völligen Beseitigung der Krankheit oder auch nur zur Minderung der Frequenz der Anfälle entfaltet hätte. In vereinzelten Fällen sah ich selbst nicht einmal eine Erleichterung auf seine Anwendung folgen. Dies sind indess nur Ausnahmefälle; im Allgemeinen steht der hohe Werth des Salpeterpapiers als eines Palliativmittels gegen Asthma unzweifelhaft fest.

Was die Bereitung des Salpeterpapiers betrifft, so benutze man dazu mittelstarkes Fliesspapier; nach Salter [2]) soll dasselbe weder zu dünn sein, weil es sonst nicht genug Salpeter aufnimmt, noch zu dick, weil beim Verbrennen sich sonst zu viel Kohlendampf entwickelt, rothes, mitteldickes Löschpapier, welches keine Wolle enthält, hat sich ihm am besten bewährt. Man tauche darauf das Papier in eine concentrirte Salpetersolution (kalt bereitet (?) nach Salter), und nachdem es von der Flüssigkeit durchtränkt ist, trockne man es. Aus diesem Papier schneide man Streifen, etwa von der Grösse eines halben Octavblatts; ein bis zwei dieser Streifen (zuweilen mehr) reichen zur Wirkung aus. Man lege das Papier am besten auf einen Porzellanteller und zünde es dann an einem Ende an; das Papier muss dann langsam verpuffen und dabei weisse Dämpfe bilden. Diese Dämpfe athme der Kranke mit dem darüber gehaltenen offenen Munde direct ein, oder man fülle ein kleines Zimmer, in dem sich der Kranke befinde, ganz mit diesen Dämpfen an. — Das Salpeterpapier als Cigarre oder aus einer Pfeife

---

[1]) Vergl. p. 292.
[2]) A. a. O.

zu rauchen, halte ich nur dann für zweckmässig, wenn die Kranken im Stande sind, den Dampf nicht bloss zu aspiriren, sondern auf türkische Weise wirklich zu inhaliren [1]).

Welche Dämpfe bei der Räucherung des Salpeterpapiers sich entwickeln, das ist mit vollständiger Exactität durch genaue chemische Analyse, so weit mir bekannt ist, noch nicht nachgewiesen. So viel dürfte sicher sein, dass sich unter andern Gasen, besonders Stickstoffoxydul, das sogenannte Lustgas, entwickelt; vielleicht möchte auch Sauerstoff- und Stickstoffgas beim Verbrennen des Salpeters frei werden. Ob das Lustgas oder vielleicht der Sauerstoff die Wirkung bedingt? Das Erstere ist wahrscheinlicher, wenigstens deutet die physiologische Wirkung der Einathmung des Stickstoffoxydulgases darauf hin. Wir lesen darüber bei Gmelin[2]): „Das Gas zeigt einen schwachen, angenehmen Geruch, einen süssen, angenehmen Geschmack, lässt sich höchstens vier Minuten lang einathmen, wobei es auffallende, meistens berauschende Wirkungen hervorbringt. Bei Wedgwood, H. Davy u. A. erregte es angenehme, bis zur grössten Fröhlichkeit und Trunkenheit und endlich bis zur Bewusstlosigkeit steigende Gefühle, auf welche Erschöpfung folgte; — bei Thénard Blässe und Schwäche bis zur Ohnmacht; — bei Vauquelin sehr unangenehme Erstickungszufälle; — bei Proust Verwirrung des Gesichts, Doppeltsehen, Angst, Ohnmacht und unangenehme Gefühle; — bei Cardone heftigen Schmerz in den Schläfen, eine Stunde anhaltend, getrübtes Gesicht mit Doppeltsehen, undeutliches Gehör, in Zwischenräumen bis zur Taubheit zunehmend, starken Schweiss über den ganzen Körper, erst seifenartigen Geschmack, später süsslichen, zuletzt säuerlichen, mit Trockenheit im Schlunde, grosse Neigung zu sprechen und zu lachen, und zuletzt Melancholie und Schläfrigkeit, womit die Wirkung aufhörte, — und bei einer Person erregte es sogar Raserei, die sich erst nach einigen Tagen nach starken Veitstanz-ähnlichen Bewegungen verlor. Thiere verfallen in diesem Gase nach einiger Zeit in Rastlosigkeit und sterben bei längerem Verweilen.“ — Bei dieser stark hervortretenden Einwirkung des Lustgases auf das Nervensystem möchte

[1]) Vergl. p. 398.
[2]) Gmelin, Handbuch der Chemie. 1. Band. Heidelberg 1843. p. 787.

es erklärlich sein, dass es auch auf asthmatische Zustände einen Einfluss ausübe. Wir sehen ja überhaupt, dass Mittel, welche einen heftigen deprimirenden Effect auszuüben und Ohnmacht und Collapsus herbeizuführen im Stande sind, — wie Ipecacuanha und Tabakrauch — sich bei Asthma bewähren [1]).

Statt des Salpeterpapiers wurde auch Salpeterschwamm von Favrot zur Räucherung gegen Asthma empfohlen [2]): „Ein Stück Feuerschwamm wird in eine starke Salpetersolution getaucht, getrocknet, angezündet und in eine mit einem durchlöcherten Stöpsel verschlossene Flasche gebracht. Durch den Stöpsel führt man eine Röhre, z. B. ein Pfeifenrohr, und lässt den Kranken den Dampf einathmen. Schon nach einigen Minuten fühlt derselbe eine mehr und mehr zunehmende Erleichterung.“ Der Salpeterschwamm hat bisher das Salpeterpapier nicht verdrängen können.

Ferner wurde von Salter [3]) empfohlen, Salpeter in einem Infusum Strammonii zu lösen und mit dieser Solution Papier zu tränken. Dieses Salpeter-Strammonium-Papier würde dann neben der Salpeterräucherung noch die anerkannt wohlthätige Wirkung der Strammonium-Inhalation entfalten. Dieses Mittel ist bis jetzt noch von keiner Seite geprüft worden.

12.

Räucherung mit Schwefel, Quecksilber und Arsenik.

Der Ursprung der Schwefelräucherungen schreibt sich, wie wir sahen, aus dem grauen Alterthum her [4]). Sie dienten Anfangs nur als Antimiasmatica. Später kam die Methode in Aufnahme, einzelne Körpertheile mit Schwefel zu räuchern; so wandten schon die Alten dieses Mittel gegen Paralyse der Glieder an (vergl. Celsus) [5]), und in der neueren Zeit wurde es gegen die verschiedensten Hautkrankheiten — mit Hinzuziehung

---

[1]) Vergl. p. 421.
[2]) Revue méd. Févr. 1852. Schmidt's Jahrbücher. 1852. LXXV. p. 162.
[3]) A. a. O.
[4]) Vergl. p. 383.
[5]) p. 384.

besonderer Räucherkasten — benutzt. (Galès, Assalini, de Carro u. A.)[1]).

Bei der Schwefelräucherung ist es ein wesentlicher Unterschied, ob der Schwefel in einem besonderen Gefäss ohne directe Berührung mit der Feuerung erhitzt wird, oder ob er unmittelbar mit der Flamme in Contact tritt: im ersten Falle entwickeln sich Schwefeldämpfe, im letzteren verbrennt der Schwefel zu schwefliger Säure. Diese letztere ist es, welche einen bedeutenden antimiasmatischen Einfluss ausübt, und die allein nur zur Verwendung kommt. Die Schwefeldämpfe ihrerseits entwickeln sich erst bei einer so hohen Temperatur (440°), dass ihre Verwerthung zu therapeutischen Zwecken unmöglich ist. — Die schweflige Säure ist irrespirabel, sie wirkt schnell zerstörend auf organische Substanzen ein und ist deshalb zu Inhalationen unbrauchbar.

Quecksilber-Räucherungen wurden zuerst von de Vigo gegen secundäre Syphilis benutzt, ihm folgten Guidi, Fracastori, Heinrich Smidt u. A.[2]). Die dadurch erzielten Erfolge sollten bei weitem die innerliche Quecksilber-Behandlung übertreffen. Noch in der neuesten Zeit fanden sich Vertreter dieser Methode, unter Andern Cumming[3]). Das gebräuchlichste Präparat zur Räucherung war der Zinnober.

Die Inhalation der Mercurialdämpfe gegen syphilitische Affectionen der Luftwege wurde in Europa nur schüchtern versucht. Richard, der die Inhalationsmethode ungebührlich weit ausdehnte, indem er sie der inneren Medication überhaupt supponirte[4]), empfahl die Einathmung der durch Sublimat-Räucherung sich entwickelnden Dämpfe. Einen Fall finde ich in der Literatur verzeichnet[5]), wo 48 Stunden nach der ersten Anwendung dieser Inhalationen sich Oedema glottidis einstellte, und während der dagegen vorgenommenen Laryngotomie — wahrscheinlich wegen Bluteinfluss in die Bronchen — der Tod erfolgte. Im Allgemeinen scheinen die Quecksilberdämpfe jedoch

[1]) Huf. Journ. XLV. 1. p. 94; ferner LIV. 1. p. 115; LVII. 3. p. 59; 4 p. 54.
[2]) Hufel. Journ. LXXIV. 5. p. 47; LV. 1. p. 26–28.
[3]) Edinburgh monthly Journ. Mai 1846. Schmidt's Jahrb. 1848. LVII. p. 324.
[4]) Vergl. oben p. 410.
[5]) Archiv. génér. de Médec. 1831. T. 27. p. 545.

nicht für so gefährlich zu gelten, denn selbst Stokes[1]) räth ihren Gebrauch gegen Laryngitis syphilitica an. Langlebert[2]) empfiehlt eine Composition von Zinnober (oder Jod), Kohle, Salpeter, Schleim und etwas Benzoë als Räucherkerzchen, die, angezündet einen Dampf entwickeln, der sowohl nach beliebigen Stellen der Haut — z. B. bei syphilitischer Ulceration derselben — hingeleitet, oder auch — bei Syphilis der Luftwege — direct eingeathmet werden kann. Nevins[3]) rühmt das Rauchen von Quecksilber-Cigarretten gegen Ozaena syphilitica, derart, dass man den Dampf in die Mundhöhle einsauge und dann bei geschlossener Mund- und Nasenhöhle stark exspirire. Auch Adelmann[4]) hält Cigarren, welche rothes Präcipitat enthalten, gegen diese Krankheit für zweckmässig.

Im Orient sind die Mercurialräucherungen und Inhalationen gegen Syphilis ausserordentlich verbreitet. Polak[5]) berichtet aus Persien Folgendes:

„Die gebräuchlichste Cur ist die Inhalation; es wird nämlich dem angefeuchteten Narghilé-Tabak ein Trochiscus von Zinnober zugesetzt, und diese Pfeife 1—2mal des Tages geraucht.

Eine verbreitete Formel ist folgende: Zinnober 2 Müskal (1 Müskal = 66 Gr. österr. Med. Gew.), Katechu 2 M., Borax ½ M., Lawsonia 2 M., China nodosa 3 M. mit Mucilag. Gm. arab. geknetet und daraus 12 Trochisci geformt.

Eine andere Formel ist Zinnober 2 M., Quecksilber 2 M., Blätter von Cannabis indica 3 M., ebenso wie vorher zu 14 Trochisci. — Von diesen Trochisken werden 1—2 täglich verraucht, so zwar, dass der Dampf eingeathmet und nach einigem Verbleiben durch den Mund oder durch Mund und Nase ausgestossen wird. Gewöhnlich tritt nach der 8.—10. Einathmung eine mässige Stomatitis ein, worauf ausgesetzt wird. Während der Cur muss sich der Kr. den Mund öfter auswaschen und ungemein rein halten. Bei der sich einstellenden Stomatitis wird gepulverter Sumach mit Katechu oder der Tabaschis (Bombus-Magnesia), mit Gulnar (volle Blüthen des Granatapfelbaums) aufgestreut. Die Kost besteht in Milch mit Zucker, Milchreis mit Zucker, auch wird Gelatina von Schafsfüssen erlaubt. Gesalzene Speisen, Säuren und Früchte sind untersagt.

Die Räucherungen ihrerseits werden bei entkleidetem Körper und verbundenen Augen gemacht, ausserdem werden Decken um den Hals befestigt.

---

[1]) Stokes, Brustkrankheiten. Uebers. v. Busch. p. 392.
[2]) Schmidt's Jahrb 1855. LXXXVI. p. 315.
[3]) The Brit. med. Journ. 24. Sept. 1859.
[4]) Schmidt's Jahrbücher. 1860 CV p. 207
[5]) Wiener Med. Wochenschrift. 36. 1860.

Die Formel ist: weisser Arsenik 7 Gr., Zinnober 2 M., China nodosa 8 M.; es werden daraus 8 Trochisci geformt und täglich 2 Räucherungen vorgenommen."

Vf., im Anfang sehr misstrauisch gegen diese Art von Behandlung, überzeugte sich jedoch bald von deren glänzenden Erfolgen, namentlich von denen der Inhalation. Da bei dem allgemein verbreiteten Laster der Knabenschändung Kinder von 8—10 Jahren häufig inficirt vorkommen, so sah Vf. diese Methode auch bei diesen anwenden. Syphilitischen Verheerungen im Rachen wird durch keine andere Behandlungsart so schnell Einhalt gethan. Vf. sah Spuren von bedeutender Devastation aus der Kindheit an Rachen und Nase, sowohl bei männlichen als bei weiblichen Individuen, welche sich später einer guten Gesundheit erfreuten und gesunde Kinder erzeugten oder gebaren, und wenn es ein Kriterium der geheilten Lues giebt, so muss es dieses sein."

Arsenikdämpfe, erzeugt durch Räucherung mit Auripigment (d. i. Schwefelarsenik), sollen schon von Galen und im Mittelalter von Rhazes angewandt worden sein[1]). Von ihrem intensiven Einfluss auf den Organismus hatte man vielfach Gelegenheit sich zu überzeugen. Fälle von chronischer Vergiftung durch Arsenikdämpfe sind durch zahlreiche Beobachtungen constatirt; auch liegen Fälle von ziemlich acuter Vergiftung durch Arsenikrauch vor. Sehr bekannt ist der Vergiftungsversuch gegen den Kaiser Leopold I. (1670) durch Wachskerzen, deren Docht mit Arsenik imprägnirt war[2]); ein Fall von Vergiftung durch Rauchen eines arsenikhaltigen Tabaks wurde von Schlegel berichtet[3]).

Der Arsenik erfreut sich seit lange eines gewissen Rufs gegen manche Krankheiten der Respirationsorgane, besonders gegen Asthma und Phthisis; hierdurch wird es erklärlich, dass man auch den Arsenikdampf gegen diese Krankheiten in Anwendung zog. So empfahl Trousseau[4]) das Rauchen von Arsenikcigarren bei Phthisis nach folgender Vorschrift: Natr. oder Kal. arsenicos. Grm. j—ij löse man in Aqua Grm. x und giesse von dieser Solution ca. 2 Grm. auf ein Blatt Papier, welches, nach Einsaugen der Flüssigkeit, getrocknet und zu klei-

[1]) Hufel. Bibliothek. 1824. 1. p. 265.
[2]) Hufel. Journ. 1827. LXIV. 2. p. 25.
[3]) Ibid. p. 13.
[4]) Gazette des Hôpitaux. No X. 1841.

nen Cigarren zusammengerollt wird; diese Cigarren brennen sehr gut; der Kranke raucht dieselben, indem er 2—3—5mal den Dampf in die Bronchen inhalirt.

Im vergangenen Jahre wurden zwei Fälle von spasmodischem Asthma mitgetheilt, die erfolgreich durch Arsenikrauch behandelt wurden [1]). Die Verordnung war, eine kleine Pfeife halb voll mit Tabak zu füllen und Acid. arsenicos. gr. ¼ hinzuzusetzen. Während des Anfalls geraucht und in die Lungen eingeathmet, erregten diese Dämpfe Anfangs eine kitzelnde Empfindung, darauf folgte reichliche Expectoration und Erleichterung. Eine üble Wirkung wurde, trotz sechstägiger Anwendung (täglich gr. ¼), nicht beobachtet; obgleich die Anfälle von der grössten Heftigkeit waren und früher keinem Mittel weichen wollten, schafften doch die Arsenikdämpfe Linderung, und die Anfälle sind in beiden Fällen seitdem (?) nicht wiedergekehrt.

Wistinghausen [2]) wandte bei einer „Neurose" des Kehlkopfs (Schmerzen in der Kehlkopfsgegend) Arsenikdämpfe derart an, dass er drei Tropfen Solutio Fowleri mit zwei Theelöffeln Wasser über einer Spiritusflamme erhitzte und die Dämpfe einathmen liess. Nach dreiwöchentlichem Gebrauch war die Neurose beseitigt, Wistinghausen wandte darauf eine Arseniklösung durch den Pulverisateur gegen Asthma mit Erfolg an [3]).

13.

J o d.

Als das Jod am Anfang unseres Jahrhunderts entdeckt wurde, ging es schnell in den Arzneischatz über und erwies sich in einer Reihe von Krankheiten, besonders in der skrophulösen Diathese, im hohen Grade wirksam. Wegen des offenbaren Zusammenhangs der Tuberculose mit den skrophulösen Affectionen kam die Jodbehandlung auch sehr bald gegen Brustkrankheiten in Aufnahme, und es dauerte nicht lange, so veranlasste die leichte Flüchtigkeit des Jods und der augenscheinlich reizende Einfluss der Joddämpfe auf die Athmungsorgane

---

[1]) The Brit. med. Journal. 1862. 18. Jan. Aus dem Philad. Medical Reporter.
[2]) Petersburger Med. Zeitschr. 1862. Heft 17 p. 129.
[3]) Vergl. ob. p. 69.

zu den Versuchen, diese Dämpfe zur localen Behandlung der Respirationskrankheiten zu benutzen.

Schon 1825 schrieb Laennec das seltene Vorkommen von Lungentuberkeln an der Küste der Bretagne den aus dem Seetang (Fucus vesiculosus seu verrucosus) sich entwickelnden Joddünsten zu und glaubte überhaupt, dass Jod der wirksame Bestandtheil der Seeluft, die er für das beste Heilmittel gegen die Phthisis hielt, sei. Er suchte sich deshalb eine künstliche Seeluft, d. h. eine Jodatmosphäre, herzustellen und berichtet hierüber Folgendes[1]):

„Ich habe den vergangenen Winter (1825) in einem kleinen Saale des klinischen Spitals eine künstliche Meeratmosphäre mittelst des Vareks (Fucus verrucosus) herzustellen gesucht. Zwölf Phthisiker wurden dieser Behandlung vier Monate lang ausgesetzt, bei allen blieb die Krankheit stationär und bei einigen wurde die Abmagerung und das hektische Fieber sogar merklich vermindert. Neun von ihnen, die sich geheilt glaubten, wollten nicht länger im Spital bleiben, allein ich muss gestehen, dass von ihnen bloss einer gegründete Hoffnung der Heilung gab. Da uns das Varek im Frühjahr wegen der Schwierigkeit seines Transports ausgegangen war, so nahm von diesem Augenblicke an die Krankheit bei den drei im Spitale gebliebenen Kranken einen raschen Verlauf an und führte sie schnell dem tödtlichen Ende zu.“

Die directe Inhalation der Joddämpfe soll zuerst (1828) von Berton angewandt worden sein[2]). Demnächst wurde dieselbe von Murray[3]) (1830) gerühmt. Derselbe versichert, die Joddünste mehrere Mal, sogar in einigen verzweifelten Fällen von Phthisis, mit Erfolg angewandt zu haben: stets beobachtete er eine wenigstens vorübergehende Besserung des Krankheitszustandes; der Husten wurde geringer, die Expectoration leichter und der Schlaf ruhiger Vielleicht, fügte Murray hinzu, wurden diese erfreulichen Wirkungen durch die constante Tempe-

---

[1]) Laennec, Krankheiten der Lunge und des Herzens. Uebers. v. Meissner. Bd. 1. p. 562.

[2]) Vergl. Gazette hebdomad. 1. 21. 1854. Aufsatz von Dechambre. Schmidt's Jahrb. 1854. LXXXII. p. 301.

[3]) A dissertation of the influence of heat and humidity etc. London 1830. Archives générales de Médec. 1831. T. 25. p. 593.

ratur, welche man im Zimmer des Kranken unterhielt, begünstigt? Sein Verfahren war derart, dass ein offenes Gefäss mit angefeuchtetem Jod so aufgestellt wurde, dass die aus einem nebenstehenden Apparat sich entwickelnden Wasserdämpfe darüber hinwegstrichen; das Jod verflüchtigt sich dann und verbreitet sich in Form violetter Dämpfe im Zimmer. Im Sommer reicht es aus, eine offene Kapsel, welche angefeuchtetes Jod enthält, in ein Gefäss mit heissem Wasser zu setzen. Der Kranke athmet auf diese Weise dauernd in einer Jod-Atmosphäre; man kann auch die aufsteigenden Dämpfe durch eine Glasröhre direct nach dem Munde des Kranken dirigiren.

Einer der eifrigsten Vorkämpfer für die Jod-Inhalationen war Scudamore[1–3]). Derselbe liess Jod in einer Jodkaliumlösung in Verbindung mit Tinct. Conii durch einen Räucherungsapparat in steigender Dosis einathmen und benutzte daneben meist noch roborirende innere Mittel (China, Ferrum, Bals. Tolut. u. a.). Scudamore versichert, Hunderte von Phthisikern auf diese Weise behandelt und vorzügliche Resultate dadurch erhalten zu haben; die nicht mehr geheilt werden konnten, hätten wenigstens eine sichere Erleichterung ihres Uebels durch seine Behandlungsmethode erlangt. Mehr als ein Jahrzehnt hindurch war Scudamore bemüht, für die Verbreitung seiner Methode, von deren Vorzüglichkeit er fest überzeugt war, zu wirken, und er unterliess nicht, zu diesem Zwecke eine grosse Anzahl von Krankheitsfällen, die durch sein Verfahren geheilt wurden, weitläufig zu berichten. Diese Fälle sind zum Theil von grossem Interesse; wenn auch in manchen die auf Phthisis gestellte Diagnose zweifelhaft erscheinen mag, so verdient die schnell erfolgte Heilung, nach andern vergeblich angewandten Medicationen, nichts desto weniger alle Beachtung. Wir müssen uns darauf beschränken, wenigstens einen Fall in extenso mitzutheilen[4]):

„Ein Mann von 26 Jahren, mittelgross, muskulös, mit wohlgeformter Brust, war mit Ausnahme häufiger Erkältungen gewöhnlich gesund. Im Winter

[1]) Scudamore, Cases illustrating and confirming the remedial power of the Inhalation of Jodine and Conium in Tubercular Phthisis and various disordered states of the Lungs and Air-passages. London 1835.
[2]) The London med. Gaz. Vol. XV. 1835. 21. Febr. p. 718.
[3]) The Lancet. Vol. 2. 1842. No. 7 u. No. 14.

litt er an einem katarrhalischen Husten, und im März 1834 zog er sich in Folge einer Erkältung entzündliche pleuritische Symptome zu, gegen die Blutentziehungen und antiphlogistische Mittel angewandt wurden. Ich sah ihn zuerst Anfangs Juni und empfing von seinem Arzt folgenden Bericht: „„Dieser Patient leidet an einer frischen, aber rapiden tuberculösen Phthisis. Die Pulsfrequenz und die Heftigkeit des Hustens konnten niemals gemindert werden, ausser höchstens auf 1—2 Tage. Die Abzehrung war progressiv und rapid; die Expectoration, obgleich niemals profus, war in den letzten 3—4 Wochen puriform.““ Verf. fand darauf bei der Percussion der Brust die linke Seite (wo?) in einer beträchtlichen Ausdehnung gedämpft, die Respiration unvollkommen und neben der Achselhöhle die Zeichen der Pectoriloquie. Rechte Seite gesund. Sein Athem war bei der geringsten Bewegung beschleunigt, der Husten war quälend, die Expectoration des Morgens beträchtlich, rahmartig (creamy), von unangenehmem Geruch, und prismatische Farben gebend. Schwache Pleuritis der linken Seite. Pat. konnte nur mit aufgerichtetem Oberkörper schlafen und nicht gut auf der Seite liegen. Hektische Fieber und nächtliche Schweisse. Puls 112—120. Temp. 101° F. (38,3° C.). Starke Abmagerung und Kraftlosigkeit; bleiche, eingefallene Wangen. Appetit und Verdauung gut; Harn sedimentirend. Nachdem Verf. den pleuritischen Schmerz durch locale Behandlung beseitigt hatte, liess er die Inhalationen mit Jod und Conium beginnen.

Der Patient empfand vom ersten Tage an die merklichste Erleichterung durch die Inhalationen: der Husten wurde gemässigt, die Expectoration erleichtert, der Charakter der Sputa verbessert und die Respiration in sehr merklichem Grade freier. Ende Juli war seine Genesung so weit vorgeschritten, dass er wesentlich an Fleisch und Kräften zugenommen hatte und frei von Husten und Athemnoth war. Puls unter 80. Temperatur 97° F. (36° C.). Verf. sah Pat. auch später wieder; derselbe befand sich wohl und ging seinen Geschäften nach.“

Einmal angeregt, wurde die neue Jodbehandlung von mehreren Forschern versucht. Martin Solon[1]) erwähnt, dass er in einem Falle „die Constitution eines der Miliartuberculose verdächtigen Individuums durch Joddämpfe günstig umgestimmt zu haben glaube“, und fordert zu neuen Beobachtungen auf. Corrigan[2]) empfiehlt gleichfalls die Jod-Inhalationen mittelst eines von ihm angegebenen Apparats. Wilson[3]) veröffentlicht einen nach Scudamore's Methode mit sehr günstigem Erfolge behandelten Krankheitsfall:

---

[1]) Gazette médic. de Paris. 1834. No. 12. p. 177.

[2]) The Dublin med. Journ. 1839. No. 43.

[3]) The Lancet. 1841. No. 22. Schmidt's Jahrb. 1843. XXXVIII. p. 15.

„Verf. wurde zu Jones, einem Bäcker, geholt, dessen Krankheit folgende Symptome darbot: Hektisches Fieber, Puls 120; Temperatur 102° F., profuse Morgenschweisse; die Dyspnoë gestattet Pat. nicht, zu liegen, er verbringt die Nacht, in einem Lehnsessel sitzend; Oedem der Füsse, aufgedunsenes Gesicht; Erstickungsgefahr; eiterartiger, mit Blut gestreifter Auswurf, gegen zwei Pinten täglich. Durch Auscultation und Percussion wurde Lungenulceration diagnosticirt; cavernöse Pectoriloquie; die Respiration in dem obern Lungenlappen distinct; in der Mitte Bronchial-Rasseln, im untern Theile in geringem Grade. Die linke Lunge ist gesünder. Nur in der Schlüsselbeingegend dumpfer Ton und Abwesenheit des natürlichen Respirationsgeräusches; die übrige Lunge gesund, bei pueriler Respiration; Verf. liess Einathmungen von Jod und Conium-Tinctur machen und steigerte die Menge der Einathmungen so lange, als es Pat. ertragen konnte. Schon nachdem sie nur eine Woche lang angewendet waren, liessen die Schmerzen auf der Brust bedeutend nach, und Pat. konnte seit langer Zeit die Nacht wieder schlafen. Er setzte die Cur elf Wochen fort, wo dann fast alle oben aufgezählten Symptome geschwunden waren, und jetzt ist er wieder, unter Anempfehlung einer leichten und nährenden Diät, an sein Geschäft gegangen."

Maddock[1]) rühmt die Jod-Inhalationen in hohem Grade: „Eine lange und erfolgreiche Praxis," sagt er, „hat mir reichlich bewiesen, dass Jod, indem es einen heilsamen Reiz ausübt und die Thätigkeit der resorbirenden Lungengefässe erhöht, eine eben so entschiedene Wirkung zur Entfernung von Lungentuberkeln und zur Vernarbung von Cavernen besitzt, wie es allgemein anerkannt wird, dass es skrophulöse Geschwülste und Ulcera anderer Körpertheile zertheilt und heilt." Mehrere Krankenberichte sind hinzugefügt, um die Richtigkeit seines Ausspruchs zu constatiren.

In Frankreich ist es besonders Piorry[2—4]), der bis auf die neueste Zeit unablässig bemüht ist, die Vorzüglichkeit der Jodbehandlung gegen Phthisis zu rühmen. Seine Methode ist folgendermassen: 30—100 Gramm (℥j—iij) Tinct. Jodi werden in einem Becher so weit erwärmt, dass sich Jod- und Alkoholdämpfe entwickeln. Der Kranke inspirirt nur einmal, aber tief und wiederholt diese Inhalation von Zeit zu Zeit. (Mehrmaliges Inhaliren kurz nach einander kann heftige Reizung der Luft-

---

[1]) Maddock a. a. O. p. 90.
[2]) Gazette des Hôpitaux. 84. 1850.
[3]) L'Union médic. 12. 13. 15. 1854.
[4]) Gazette des Hôpit. 1861. 21. März.

wege hervorrufen.) Ausserdem giebt Piorry noch innerlich Kalium jodatum, 1—3 Gramm täglich, zuweilen auch noch Jod-Einreibungen; daneben stärkende Diät. Andere innere Mittel wendet Piorry nur nach bestimmten Indicationen an, z. B. Adstringentien und Opiate bei übermässigen Diarrhöen, Chinin bei Milzvergrösserung und nächtlichem intermittirendem Fieber, Tartarus stibiatus bei Anhäufung schleimig-purulenter Flüssigkeit in den Luftwegen, die den Zutritt der Luft hindern. — Um sich von dem Verlauf der Krankheit objectiv zu überzeugen, verzeichnete Piorry die durch die physikalische Untersuchung sich ergebenden indurirten Lungenpartien auf Pflasterstücken, die er auf die Brust des Kranken, entsprechend der Ausdehnung der Dämpfung, legte. Nach 1—3 Monaten der Behandlung ergab sich fast immer eine Verkleinerung der indurirten Stellen um 1—3 Centimètr., und auch die Auscultationserscheinungen zeigten sich wesentlich gebessert. Cavernen heilten selten und stets sehr langsam. Zweifelhaft blieb es, ob die Heilung sich auf die eigentlichen Tuberkeln oder zunächst nur auf die um tuberculöse Stellen herum eintretende graue Infiltration erstreckte. Unter 31 im Hospital behandelten Phthisikern (vom Jahre 1854) wurde bei 20 der objective anatomische Befund nebst allen Krankheitssymptomen und bei 7 der anatomische Befund, so wie der grösste Theil der Symptome wesentlich gebessert; nur 4 Fälle endeten tödtlich, theils nach vorhergegangener Besserung, theils ohne dieselbe. Die Besserung erstreckte sich auf das Allgemeinbefinden, das hektische Fieber, den Husten, die Beschaffenheit der Sputa etc.; selbst die gestörte Menstruation stellte sich oft wieder her.

Ausser diesen Kranken hat Piorry noch eine grosse Anzahl anderer Phthisiker nach derselben Methode mit gleich gutem Erfolge behandelt. Noch in der neuesten Zeit veröffentlichte Piorry derartige günstige Resultate, unter anderen folgenden Fall[1]):

„B , Koch, 19 Jahre alt, mittelgross, äusserlich von ziemlich guter Constitution, aus gesunder Familie, litt seit 4 Jahren regelmässig alle Winter am Husten. Im letzten Jahre traten schwerere Symptome auf. Husten sehr frequent, zumal Nachts; Expectoration gering, Auswurf schleimig. Diese Zufälle

[1]) Ibidem.

nahmen zu, bis er 1860 ins Hospital aufgenommen wurde und in Professor Piorry's Behandlung kam. Bei der Untersuchung fanden sich beide Lungenspitzen sklerotisirt, rechts in einer Ausdehnung von 5 Centimètr., links weniger. Vom 22. Febr. an wurde der Kranke nach der oben angegebenen Weise behandelt (Jod-Inhalationen; innerlich Jodkalium; kräftige Nahrung, Wein, China, Eisen). Unter dem Einfluss dieser Behandlung erlangte Pat. dieselbe Erleichterung, wie seine frühern Leidensgenossen. Nach 2 Monaten kehrte er zu seiner Beschäftigung zurück Sein Allgemeinzustand war der Gesundheit nahe; der dumpfe Percussionston der rechten Lunge, früher 5 Cntm, hat sich bis auf eine Ausdehnung von 1½ Cntm. vermindert. Der Kranke setzte auch später noch die Piorry'sche Behandlung fort und befand sich seitdem (nach 10 Monaten) sehr wohl; sein Lungenleiden ist fast ganz geschwunden."

Um die Jod-Inhalationen auf bequeme Weise zu bewerkstelligen, wurden noch verschiedene andere Vorrichtungen ersonnen. Leigh[1]) liess mit einer starken Jodsalbe Brust und Achselhöhle einreiben, worauf sich der Kranke bis über den Kopf mit den Betten zudeckt, um so die Joddünste einzuathmen. Hierbei wird auch auf die Resorption des Jods durch die Haut gerechnet.

Chartroule[2]) empfiehlt das Rauchen von Jod-Cigarren. Auch er hat sich von der grossen Wirksamkeit der Joddämpfe in vielen Fällen von Phthisis überzeugt; er beobachtete in Folge der Jod-Inhalationen: Verminderung des Auswurfs und der Nachtschweisse, Abnahme des Fiebers, Nachlass der allgemeinen Schwäche, Wiederkehr des Appetits, endlich auch Zunahme der Kräfte und des Körpergewichts, ja selbst zuweilen Schwinden der auscultatorischen Zeichen. Chartroule theilt mehrere darauf bezügliche Krankenberichte mit. Gegen die Anwendung der Jod-Cigarren haben sich von manchen Seiten Bedenken erhoben. In dem beim Verbrennen der Cigarren sich bildenden Rauche konnte weder Kletschinski[3]), noch Rottmanner[4]) durch Stärkekleister eine Färbung wahrnehmen. Dennoch scheint der

---

[1]) London med. Gaz. XXVIII. p 394. Schmidt's Jahrb. 1842. XXXV p. 24.
[2]) Ueber die directe Anwendung des reinen Jods bei Behandlung der Lungen-Phthisis, v. Prof. Chartroule. Paris 1851. — Schmidt's Jahrb. 1851. LXXII. p. 162.
[3]) Wiener Med. Wochenschrift. 1852. LXXIV. p. 23.
[4]) Arch. der Pharmacie. Bd. LXXXIX. 2. p. 170. Schmidt's Jahrb. 1858. XCIX. p. 24.

Schluss des letzteren unbegründet zu sein, dass die Wirkung der Jod-Cigarren eine illusorische ist. Wenn auch der grösste Theil des Jods, an Kalium und Magnesium gebunden, in der Asche zurückbleibt, so wies Kletschinski doch im Rauche eine Quantität hydrojodsaures Ammoniak nach. (Nach Zusatz von Salpetersäure wurde nämlich Stärke durch den Rauch gebläut.) Ferner fand derselbe den Speichel schon nach wenigen Zügen jodhaltig, und selbst im Harn konnte er nach dem Verrauchen einer oder mehrerer Cigarren Jod nachweisen. Im Gegensatz zu den genannten Beobachtern fand Loewe [1]) in dem Dampfe einer Jod-Cigarre (von Eckert in Frankfurt a. M. bezogen) sogar $\frac{1}{20}$ Grm. Jod, in den Pariser Jod-Cigarretten 0,038 Grm.

Auch in Form der Räucherkerzchen wurden Jod-Inhalationen angewandt, so von Langlebert [2]) (vergl. Quecksilber-Räucherung [3])) und kürzlich noch von Roumier [4]). Der letztere empfiehlt folgende Mischung: Carbon. vegetab. Grm xv., Pulv. Benz. Grm. viiβ, Balsam. Tolutan. Grm. iβ, Jodi puri Grm. iij, Kal. nitr. Grm. iij, Mucil. Tragacanth. q. s. et f. Trochisci No. xxx. Auch eine Mischung aus 15 Theilen Kohle, 3 Jod und Gummischleim quant. suff. ist brauchbar.

Statt der einfachen Joddämpfe brachte Huette [5]) die Dünste des Jod-Aethers in Aufnahme. Die Anwendung derselben ist ausserordentlich leicht. „Man bedient sich eines Fläschchens, in welches man mit einer graduirten Pipette 1—2 Gramm des Jod-Aethers bringt und darüber eine dünne Wasserschicht, um die schnelle Verdunstung zu hindern; dann hält man das Flächchen an ein Nasenloch und lässt so den Aether einziehen. 15—20 Inhalationen genügen, um das Jod dem Organismus zu imprägniren, und dasselbe im Urin nachweisen zu können. Verfasser machte an sich selbst und an einem Freunde physiologische Versuche über diese Inhalation; sie inhalirten täglich vier Mal, jedes Mal zehn Minuten lang. Die erste bemerkbare Wirkung ist ähnlich der des Aethers und Chloroforms; es stellt sich ein ge-

---

[1]) Wiener med. Wochenschr. 1857. No. 20.
[2]) Schmidt's Jahrb. 1855. LXXXVI. p. 152.
[3]) p. 482.
[4]) Journal de Bruxelles XXXII. p. 164. Febr. 1861.
[5]) Bullet. de Thérap. Août 1850. Schmidt's Jahrb. 1851. LXIX. p. 29.

wisses Gefühl von Ruhe und Wohlsein ein; die Respirationsbewegungen gehen ruhig vor sich. Als spätere Wirkung beobachtete Verfasser Vermehrung des Appetits, grössere Thätigkeit der Secretionen, vollen Puls, Steigerung des Geschlechtstriebes, grössere Regsamkeit der Empfindung und Intelligenz. Ausser etwas Schnupfen zeigt sich kein weiterer Nachtheil, nur zuweilen etwas Druck in der Schläfengegend." Verfasser hält, um den Magen zu schonen, dies Verfahren überall für nützlich, wo Jod überhaupt indicirt ist.

Turnbull[1]) fand die Inhalationen von Jod-Aethyl sowohl bei Phthisis als bei chronischer Bronchitis sehr nützlich; es verbindet sich hier mit der Jodwirkung der reizmindernde Effect des Aethyls. Jod-Methyl hält Turnbull wegen seiner reizenden Eigenschaften nicht für empfehlenswerth.

Die Jod-Inhalationen haben besonders in Frankreich und England eine Anzahl von Freunden erlangt, und noch von vielen Seiten — auf die ich nicht näher eingehen konnte — wurden günstige Erfolge berichtet. Indess wurden die Joddämpfe von manchen Beobachtern auch ohne Erfolg und selbst mit schädlicher Wirkung angewandt. Little[2]) sah von den Jod-Inhalationen nicht nur keinen Erfolg, sondern beobachtete zuweilen selbst acute Entzündung der Luftröhrenschleimhaut nach ihrem Gebrauch. Aehnliche Resultate erlangte Baudelocque (1838)[3]). Pereira (1842)[3]) und Snow (1851)[4]) wandten die Jod-Inhalationen meist wirkungslos an.

Anciaux[5]) beobachtete in drei Fällen, in welchen mit der Tuberculosis pulmonum auch eine Phthisis laryngea verbunden war, Oedema glottidis in Folge der Jod-Inhalationen; der eine dieser Fälle endete tödtlich. Anciaux gesteht deshalb der Jodbehandlung bei Lungenschwindsucht keine absolute Gültigkeit zu. Dennoch bestätigt er im Allgemeinen die günstigen Erfolge der Piorry'schen Heilmethode. Nach der Einathmung des Jod entsteht zuerst ein leichtes, schnell vorübergehendes Kopfweh,

---

[1]) Schmidt's Jahrb. 1855. LXXXVII. p. 22.
[2]) The Dublin med. Journ. 1. March 1834. Schmidt's Jahrb. 1834. II. p. 294.
[3]) Vergl. Gaz. hebdomad. 1. 21. 1854. Aufsatz von Dechambre.
[4]) London medic. Journ. Febr. 1851.
[5]) Presse méd. 49. 50. 1853. Schmidt's Jahrbücher. 1854. LXXXI. p. 297.

daneben eine gewisse Trockenheit und Rauhigkeit, endlich ein mehrtägiger Schnupfen, zuweilen auch Conjunctivitis. Anciaux giebt die Möglichkeit zu, dass das Jod durch seine örtlich reizenden Eigenschaften eine Vernarbung von Cavernen, so wie selbst Schmelzung und Resorption von Tuberkeln bewirken könne.

Wenngleich wir nach allen diesen gesammelten Erfahrungen noch nicht im Stande sind, uns ein endgültiges Urtheil über die Vortheile der Jodbehandlung zu gestatten, so müssen doch die zahlreich beobachteten günstigen Erfolge einer grossen Reihe von Männern, unter denen selbst Autoritäten wie Laennec und Piorry sich befinden, das höchste Interesse in Anspruch nehmen und mit Eifer zu weiteren Versuchen anspornen. Freilich wird bei diesen Versuchen, in Anbetracht auch der gegentheiligen Erfahrungen, die höchste Vorsicht geboten sein.

14.

Chlor.

Im Jahre 1828 legte Gannal [1]) der Académie des Sciences zu Paris ein Mémoire vor, in welchem er die Chlor-Inhalationen als Mittel gegen Krankheiten der Respirationsorgane empfahl. Er wurde auf dieses Medicament dadurch geleitet, dass, wie ihm mitgetheilt wurde, Phthisiker während ihres Aufenthalts in Bleichfabriken — in denen Chlordünste sich anhäufen — Erleichterung fanden. Folgender Krankheitsbericht sollte die Heilsamkeit der Chlor-Inhalationen bezeugen:

„Graf von ...., seit 2 Jahren krank, wurde von einem häufigen, hartnäckigen Husten mit purulentem Auswurf geplagt, der auch die Nachtruhe störte. Die Percussion ergab einen matten Ton im oberen Drittheil der linken Lunge. Eine grosse Quantität innerer Mittel, so wie ein Vesicans am Arm waren vergebens angewandt worden.

Am 21. Oct. 1827 erste Inhalation von Chlor bei Gannal unter Behandlung des Dr. Bégin: „Sie verminderte zuerst sowohl die Frequenz des Hustens, als die Menge des Auswurfs; der Appetit wurde besser, das Gesicht nahm eine

---

[1]) Bericht der Academie vom 8. Januar 1828. Vergl. Archiv génér. T. 24. p. 347.

lebhafte Färbung an; die Haut blieb hart und trocken. Baden und mildes Regime werden daneben verordnet Vom 1 November an zunehmende Besserung. Anfangs Januar 1828 hatte man gegründete Hoffnung einer vollständigen Heilung: der matte Ton an der linken Lunge war verschwunden, der Appetit vortrefflich, die Nächte ruhig, die Kräfte zum Normalen zurückgekehrt. Am 8. April verliess der Kranke Paris vollkommen hergestellt.

Dr. Bégin berichtet über diesen Fall folgendermassen: Pat sah während des Gebrauchs der Räucherungen einerseits die Oppression, andererseits die Expectoration, die ihn erschöpfte, allmälig schwinden. Er hatte die Gewohnheit, täglich die Zahl der Hustenanfälle und des Auswurfs zu zählen und beides nahm in steigender Progression ab. Der Appetit wurde so lebhaft, wie niemals zuvor, und konnte ungestraft befriedigt werden. Der Kranke empfand keine Belästigung in der Brust mehr, er schlief vorzüglich etc.

Nach der Abreise berichtete der dortige Arzt von dem ferneren Wohlbefinden des Kranken."

Die Chlorbehandlung fand schnell Aufnahme; von vielen Seiten wurden günstige Krankenberichte mitgetheilt, unter denen die von Cottereau[1]) das vorzüglichste Interesse in Anspruch nahmen und dadurch, dass sie Louis[2]) in seinem berühmten Werke referirte, allgemeine Verbreitung erlangten. Unter den 12 berichteten Fällen lasse ich einen der wichtigeren (No. 6), der ein unzweifelhaft phthisisches Individuum betrifft, folgen:

„M J. J P., Stud. med., 26 Jahre alt, von zarter Constitution und lymphatisch biliösem Temperament, wurde im Mai 1827 in Folge eines intermittirenden Fiebers von einem leichten trockenen Husten befallen, der sich allmälig vermehrte und endlich im Laufe des August sehr heftig wurde; hämoptoische Anfälle kamen hinzu und erneuten sich mehrere Male in grösseren oder geringeren Zwischenräumen. Während dieser Zeit dauerte der Husten fort, bald besser, bald schlimmer, bisweilen mit reichlichem, grünlichem Auswurf. Am 27. Sept. 1828 fühlte Pat. einen lebhaften Schmerz im Centrum der linken Lunge, und am folgenden Tage erfolgte eine heftige Hämoptysis (Aderlass). Am 4. Januar neue Hämoptoë. Am 8. Januar stetiger heftiger Husten, Expectoration von abundantem, gelblich grünem, opakem Auswurf. Der Kranke kann weder in horizontaler Richtung liegen, noch sich auf den Rücken und ganz besonders auf die linke Seite stützen; heftiger Schmerz zwischen den Schultern. Percussion ergiebt überall einen wenig hellen Ton und stellenweise Dämpfung. Auscultation ergiebt an derjenigen Stelle der linken Lunge, wo Pat. den Schmerz und das Kochen gefühlt hatte, eine sehr ausgesprochene

---

[1]) Archives générales de Médecine. 1830. T. 24. p. 347.

[2]) Louis, Recherches anatomiques, pathologiques et thérapeutiques sur la Phthisie Paris 1843. 8. 2. Edition. p. 620

Pectoriloquie, cavernöses Hauchen, Gargouillement; hinten links am Thorax hört man Schleim-Rasseln.

Trotz des noch bestehenden blutigen Auswurfs Beginn der Chlor-Inhalation. Von da an hörte die blutige Färbung auf.

Vom 10. — 17. Januar 3 — 4 Tropfen zu jeder Inhalation. Anfangs Coryza, Trockenheit und Gefühl von Brennen im Rachen. Auswurf weniger gefärbt und weniger opak, leichte Verminderung der Symptome.

18. — 20. Jan. Die Inhalationen waren 2 Tage ausgesetzt worden.

Am 20. Vormittags wieder blutige Sputa. Darauf 10 Inspirationen à 5 Tropfen.

21. — 25. Januar. Auswurf nicht mehr blutig. Appetit kehrt zurück, bessere Verdauung.

26. Jan. — 19. März. Der Kranke wird von einem intermittirenden Fieber und von Diarrhöe befallen, dadurch wird die Cur jetzt nur unregelmässig, mit vieler Unterbrechung, ausgeführt. Die sehr abundante Diarrhöe bringt den Pat. zu einer wahrhaft erschreckenden Schwäche und Magerkeit herunter, ohne der Diät, den adstringirenden Getränken und Opium-Stärkeklystieren zu weichen (innerlich Chinin; Chinin und Opium in Klystieren). Heute beginnt sich von dieser Seite etwas Besserung zu zeigen. Dafür ist Husten und Auswurf wieder stärker geworden.

20. — 31. März. Inhalationen wieder regelmässig, 12 Mal täglich, auf 48 Tropfen steigend. Der Kranke befindet sich besser, Expectoration und Diarrhöe vermindert, Appetit und Kräfte fangen an, wiederzukommen. (Dieselben Mittel, Reis-Crême zur Nahrung.)

1. — 20. April. Pat. verträgt die Chlor-Inhalationen über Erwarten gut; selbst bis auf 80 Tropfen gestiegen. Pat. glaubt, er könne dauernd einathmen, ohne davon zu ermüden. Die Fortsetzung des Mittels ist jetzt überflüssig: Husten, Expectoration und Brustschmerzen haben ganz aufgehört. Schleim-Rasseln, Gargouillement, cavernöses Hauchen, Pectoriloquie, Dämpfung sind ganz verschwunden, und die Respiration ist in der ganzen Ausdehnung beider Lungen normal. Pat. kann jetzt auf beiden Seiten und auf dem Rücken liegen; keine Diarrhöe; Appetit und Kräfte sind wiedergekehrt, eine Zunahme der Körperfülle macht sich bemerklich. Pat. war von einer grossen Anzahl Aerzte, unter diesen Professor Duméril und Desormeaux, gesehen und aufmerksam untersucht worden, und alle haben sich von dem Verschwinden aller rationellen Zeichen der Phthisis, die sie früher bei ihm beobachteten, überzeugt. Bis jetzt ist seine Gesundheit immer intact geblieben und war so gut, wie vor dem Beginn seiner Krankheit im Jahre 1827."

Die scheinbar überraschend guten Erfolge, welche einige Autoren durch die Chlorbehandlung bei Phthisis erzielten, munterten zu neuen Versuchen auf, durch welche die anfängliche Begeisterung schnell gedämpft wurde. Schon 1829 veröffentlichte

Bayle[1]) 12 Fälle von Phthisis, unter denen nur einer, bei dem die Diagnose überdies zweifelhaft war, genas; auch viele andere Aerzte erhielten negative Resultate; ich erwähne nur Little[2]) und Morton[3]), welche die Chlor-Einathmungen eher schädlich als nützlich fanden. Den grössten Einfluss zur Entscheidung der Frage übte Toulmouche[4]). Derselbe wandte die Chlor-Einathmungen bei einer grossen Reihe von Schwindsüchtigen an, und theilt einige darauf bezügliche Krankenberichte ausführlich mit. In keinem einzigen Falle von ausgesprochener Tuberculosis konnte Toulmouche Genesung erzielen; fast alle Phthisiker fanden zwar durch die Inhalationen eine momentane Besserung, die Expectoration wurde erleichtert, der Auswurf mehr schleimig, der Appetit angeregt (diese letztere Wirkung erhielt sich fast immer constant); aber lange konnten sie die Behandlung nicht ertragen, es stellte sich Brennen und Reiz im Kehlkopf, Gefühl von Trockenheit in der Brust und Husten ein, und die Kranken erlagen ihrem Leiden. Toulmouche versuchte nun die Chlordämpfe gegen chronische Bronchialkatarrhe und erzielte hierbei, wie er sich ausdrückt, die glänzendsten Resultate („les plus brillants résultats"). Folgender Fall diene als Beispiel:

„C., Gefangener, 30 Jahre alt, litt seit mehr als 5 Monaten an chronischer Bronchitis, als er am 16. April 1831 in's Krankenhaus kam. Er hustete häufig, expectorirte sehr abundante, zähe, weissliche Sputa und hatte meistentheils Oppression. Die Auscultation zeigte die gewöhnlichen Zeichen des Katarrhs. Er begann die Chlor-Inhalationen zu 10 Tropfen am 18. April und stieg allmälig auf 60 Tropfen 4 Mal täglich. Expectoration und Husten verminderten sich allmälig. Pat. verliess am 12. Mai vollständig geheilt die Anstalt."

Als Arzt am Gefangenen-Hospital zu Rennes hatte Toulmouche ein grosses Kranken-Material zu seiner Verfügung, und er benutzte diese Gelegenheit mehrere Jahre hindurch, um die Wirksamkeit der Chlor-Inhalationen zu erproben. Während er bei Phthisis keine reellen Vortheile erlangte, waren dieselben bei Bronchitis auffallend[5]).

---

[1]) Revue méd. Novemb. 1829.
[2]) The Dublin med. Journal. 1. March 1834.
[3]) Illustrations of pulmonary Consumption etc. Philadelphia 8. 1834.
[4]) Archives générales de Médecine. 2 Série. IV. 1834. p. 576.
[5]) Gazette médic. de Paris. 1838. No. 26.

Von 141 acuten Bronchitides

wurden 51	in	5 — 6	Tagen	geheilt
33	-	7 — 10	-	-
29	-	2 — 3	-	-
21	-	11 — 15	-	-

Die grosse Mehrzahl wurde also in 5 — 10 Tagen, die kleinere in 11 — 15 Tagen geheilt.

Von 65 chronischen Bronchitides, von welchen 17 doppelseitig und 4 mit Lungen-Emphysem complicirt waren,

wurden 16	in	21 — 30	Tagen	geheilt,
15	-	11 — 20	-	-
13	-	2 — 10	-	-
4	-	41 — 50	-	-
2	-	60 — 70	-	-
1	-	88	-	-

Das Mittel der Heilungen erfolgte also in 16 — 30 Tagen; $\frac{3}{8}$ der Kranken genasen sogar in 25 — 27 Tagen.

Diese Resultate bezeichnet Toulmouche mit Recht als ausserordentlich günstig. Aus einer Vergleichung dieser Behandlungsweise mit der sonst üblichen kommt er zu dem Ergebniss, dass bei der letzteren die Heilung der acuten Leiden ungefähr 2 — 3 Mal so viel Zeit erfordert, abgesehen davon, dass eine Anzahl von Fällen gar nicht zur Genesung kommt, sondern in die chronische Form und selbst in Tuberculosis übergeht, die Heilung der chronischen Leiden aber meist gar nicht erreicht wird. Verfasser überzeugte sich, dass die Chlor-Inhalationen, mit wenigen Ausnahmen, wo man die Cur dann einige Zeit unterbrechen muss, gut vertragen werden, ohne Husten, Brustschmerzen und Dyspnoë zu erregen, und dass sie einen entschiedenen Einfluss, zumal auf die Secretion, die sparsamer und mehr schleimig wird, ausüben; niemals wurde die Luftröhrenentzündung dadurch gesteigert. 25 kurze Krankenberichte bestätigen diese Beobachtung.

Toulmouche benutzte zu seinen Inhalationen eine Flasche mit weitem Halse, die durch einen doppelt durchlöcherten Pfropfen zum Durchlassen zweier Röhren verschlossen ist — die eine zum Durchstreifen der Luft, bis in die Flüssigkeit hineinragend, die andere mit einem Mundstück versehen. — Die Flasche wird zum vierten Theil mit warmem Wasser gefüllt und Aqua Chlor. 10 Tropfen, allmälig auf 30 — 40 Tropfen steigend, hinzugefügt. Täglich wird 4 — 6 Mal 10 — 15 Minuten lang inhalirt.

Die gründlichen Beobachtungen Toulmouche's fanden sehr bald auch durch andere Forscher, wenigstens in Beziehung auf die Tuberculose, ihre Bestätigung. In Deutschland war es Albers [1]), welcher im klinischen Hospital zu Bonn ausgedehnte Versuche mit Chlor anstellte. Er verfuhr hierbei nach Murray's [2]) Methode, indem er in einem abgeschlossenen Zimmer Chlordämpfe entwickelte und die Kranken einige Mal täglich 1 — 5 — 10 Minuten lang und mehr darin verweilen liess. „In den Tuberkeln der Lungen, im chronischen Katarrh, in der chronischen Entzündung und Verschwärung der Bronchialschleimhaut und in der Erweiterung der Bronchen nützte es nichts und wurde meistens auch nicht vertragen, indem es die heftigsten Athmungsbeschwerden verursachte." „Dagegen wirkten die Chlorräucherungen bei dem reinen (nicht tuberculösen) Lungengeschwür heilend." 7 ausführliche Krankenberichte sollen diesen Ausspruch bestätigen.

Clark [3]) beobachtete gleichfalls „in der Mehrzahl der Fälle (von Tuberculosis pulm.) keine merkliche Besserung." „Die Dyspnoë wird oft durch das Chlor gehoben, überall, wo es gute Wirkung zeigte, war die Erleichterung des Athmens eine der auffallendsten, auch schien es bisweilen den Husten zu besänftigen, während es in anderen Fällen wegen der Reizung, die es erregte, ausgesetzt werden musste." (Der Gegensatz, in dem sich Clark nebst Toulmouche zu Albers befinden, beruht wohl auf der Verschiedenheit des Albers'schen Verfahrens.)

Der heftigste Gegner der Chlorbehandlung bei Tuberculose ist Stokes. Derselbe berichtet [4]): „Die Einathmungen von Chlor habe ich in einer grossen Anzahl von Fällen, und immer mit schlechtem Erfolge anwenden sehen. Neue Reizungen

---

[1]) Hufel. Journal. 1836. LXXXIII. 1. p. 99.

[2]) A treatise on pulmon. consumption etc. London 1830.

[3]) Clark, die Lungenschwindsucht. Uebersetzt von Vetter. Leipzig 1836. p. 336.

[4]) Stokes, Brustkrankheiten. Uebers. v. Busch Bremen 1838. p. 698.

der Lungen, Schmerzen in der Seite, Beklemmung in der Brust, plötzlich eintretende Anorexie, Diarrhöe und Sopor sah ich nach der Anwendung derselben entstehen." Oft entsteht Revulsion nach den Unterleibsorganen: während der Husten sich vermindert, tritt Diarrhöe und Erbrechen auf [1]). Dagegen sah Stokes [1]) in einem Falle, wo brandige Geschwüre sich in den Lungen befanden, den besten Erfolg von den Chlor-Einathmungen: „Ein Trunkenbold hatte sich nämlich durch eine Erkältung Brustschmerzen, Kurzathmigkeit, hektisches Fieber, Husten mit dunklem, stinkendem Auswurf zugezogen; der Athem roch sehr übel; das Stethoskop wies eine Höhle in der linken Lunge nach. Der Kranke erhielt nährende Diät, Wein und Chlor-Einathmungen. Es erfolgte sehr bald Besserung: binnen 2 — 3 Tagen verlor sich der üble Geruch, kehrte aber nach Weglassung des Chlors bald zurück, um bei neuer Anwendung desselben sich ganz zu verlieren."

Endlich unterzog auch noch Louis [2]) die Chlor-Inhalationen einer ausgedehnten Prüfung. Er gelangt zu dem Schlusse, dass alle mitgetheilten Fälle von Heilung der Lungenschwindsucht nicht massgebend sind, dass die eine Reihe von Fällen nicht genau genug präcisirt ist, um die Diagnose der Phthisis als feststehend zu ergeben, in der andern Reihe hingegen entweder die Diagnose eine falsche war, oder die chronische Tuberculose durch eine intercurrente Pneumonie oder Pleuritis complicirt wurde, deren, möglicherweise auch von selbst erfolgende, Heilung den guten Erfolg der Chlorbehandlung vortäuschte. Louis selbst wandte die Chlor-Einathmungen bei mehr als 50 Phthisikern an, und in keinem einzigen Falle sah er einen Erfolg von dieser Behandlung.

Nach allen diesen Thatsachen möchte wohl die Erfolglosigkeit der Chlorbehandlung bei Phthisis — vielleicht mit wenigen Ausnahmen — als feststehend zu betrachten sein, und auch die gegentheiligen Beobachtungen Maddock's [3]), der das Chlor als eines der ausgezeichnetsten Mittel gegen Phthisis in einer sehr

[1]) The London med. and surg. Journal. Vol. IV. No. 88. 5. Oct. — Schmidt's Jahrb. 1834. I. p. 170.
[2]) Louis, la Phthisie. Paris 1843. 2. Edit. p. 620.
[3]) Maddock, a. a. O. p. 82.

grossen Anzahl von Fällen auf das Schlagendste erprobt haben will, möchten jene bedeutsamen negativen Erfahrungen schwerlich entkräften.

Was die Bronchitis betrifft, so sind die nicht widerlegten Beobachtungen Toulmouche's zwar von erheblichem Gewichte; aber hier ist es gewiss zweckmässiger, das Chlor, das mindestens oft belästigend und zuweilen selbst schädlich ist, durch die Inhalationen anderer, wie ich glaube, wirksamerer Mittel zu ersetzen. Beim Lungenbrand ist der Nutzen des Chlors erwiesen; aber auch hier ist meistentheils Theer und Ol. Terebinth. von nicht minderem Werthe.

15.

Sauerstoff.

Auf kein Mittel wurden wohl jemals grössere Hoffnungen gebaut, keins wurde mit grösserem Enthusiasmus begrüsst, als der Sauerstoff. Der Name „Lebensluft", den dieses neue Gas erhielt, vermag allein schon anzuzeigen, in welche bedeutsame Aufregung eine so grossartige Entdeckung die Geister versetzen musste. Schon Priestley, der Entdecker des Sauerstoffgases, oder der dephlogisticirten Luft, wie er es nennt, versuchte die Inhalation desselben und baute grosse Pläne auf seine medicinische Verwendung. Von grösstem Interesse ist folgende Stelle aus seinem berühmten Werke [1]):

„Man sollte ferner von dieser grossen Gewalt und Lebhaftigkeit der Flammen eines Lichts, das in dieser reinen Luft brennt, vermuthen, dass diese Luft bei gewissen Krankheiten den Lungen vorzüglich gesund sein müsse, wenn die gemeine Luft nicht mehr im Stande ist, die phlogistischen, faulen Effluvien geschwind genug abzuleiten. Allein es liesse sich auch vielleicht aus diesem Versuche schliessen, dass die reine dephlogisticirte Luft, die als ein Arzneimittel sehr heilsam sein mag, sich nicht recht wohl für uns in dem gewöhnlichen gesunden Zustande unseres Körpers schicken möchte. Denn so wie ein Licht weit geschwinder in dephlogisticirter Luft verbrennt, als in gemeiner, so würden auch wir, wenn ich mich so darüber ausdrücken darf, zu geschwind verleben, weil sich in dieser reinen Luftgattung die thierischen Kräfte zu geschwind erschöpfen würden. Zum wenigsten würde ein Sitten-

---

[1]) Priestley, Versuche und Beobachtungen über verschiedene Gattungen der Luft. Aus dem Engl. übersetzt v. Gräffer 1778. Bd. II. p. 105.

lehrer sagen, dass die Luft, womit uns die Natur versehen hatte, für uns so gut sei, als wir es werth sind.

Es wird also meinen Lesern nicht wunderbar vorkommen, dass ich, da ich mich durch das fortdauernde Leben der in der dephlogisticirten Luft befindlichen Mäuse und durch andere eben angeführte Proben von der grossen Güte dieser Luft überzeugt hatte, so neugierig gewesen bin, und sie an mir selbst versucht habe. Ich befriedigte aber meine Neugierde dadurch, dass ich sie durch einen gläsernen Heber einsaugte und hierdurch bewirkte, dass sie in den Raum der gemeinen Luft überging. Ungeachtet sie nun auf meine Lunge keinen andern Eindruck machte, als gemeine Luft, so kam es mir doch vor, als wenn mir meine Brust viel leichter würde und als wenn ich bequemer Athem holen könnte. Wer weiss, ob nicht diese reine Luft mit der Zeit zu einem Modeartikel der Ueppigkeit werden wird. Bis jetzt haben nur zwei Mäuse und ich das Privilegium gehabt, sie zu athmen."

An einer andern Stelle[1]) heisst es ferner:

„Ich stellte mir vor, dass man sich vielleicht in der Folge von der Entdeckung der dephlogisticirten Luft die grössten Vortheile zu versprechen haben würde; denn ich glaube, dass, sobald man nur darauf verfallen würde, sie bei Brustkrankheiten und andern Zufällen zu verschreiben, nichts leichter wäre, als Methoden zu erfinden, vermittelst deren man sie würde einathmen können."

Es fanden sich auch bald Beobachter, welche die Sauerstoff-Inhalationen bei Brustkrankheiten versuchten. Fothergill, Caillens, Poulle, Fourcroy, Stoll, Ferro fanden diese Einathmungen in manchen Fällen von Schwindsucht nützlich[2]); aber sehr bald erhob sich gegen die Verwendung dieses Mittels in der Phthisis eine feste Opposition, die unangefochten das Feld behauptete. Die Besorgniss, welche schon Priestley aussprach, es möchte durch den Sauerstoff ein schnelleres Aufzehren der Lebenskräfte hervorgerufen werden, fand immer lauteren Ausdruck; man fürchtete selbst die momentane Erleichterung, welche dieses Gas schaffen könnte, in der Vorahnung seiner üblen Folgen. Gerade die umgekehrte Behandlung, nämlich die Inhalation einer sauerstoffarmen Luft, gewann Verbreitung; ihr Hauptvertreter war Beddoes[3]). Derselbe machte Experimente

---

1) Ibidem. Bd. III. p. 81.

2) Beddoes, Ueber die neuesten Methoden, die Schwindsucht zu heilen. Uebers. von Kühn. Leipzig 1803. p. 237. Vergl. ferner: Hufel. Journ. 1796. I. p. 393; auch Sales-Girons, Traitement de la Phthisie. p. 440.

3) Beddoes, Betrachtungen über den medicinischen Gebrauch der künstlichen Luftarten und die Methode, sie in grossen Quantitäten zu bereiten. Uebersetzt von Zollikofer Halle. 1796.

mit Sauerstoff-Inhalationen, er fand dieselben bei verschiedenen Individuen verschieden wirkend, langdauernde Einathmung dieses Gases erzeuge einen „entzündungsartigen Zustand“. „Meiner eigenen Lunge,“ sagt er [1]), „erregt das reine Sauerstoffgas das Gefühl, welches gebrannte Geister in dem Gaumen hervorbringen, und oft glaubte ich die Wirkung des Sauerstoffgases nicht überleben zu können.“ Es wurden ferner Experimente an Wunden angestellt: Ingenhouss [2]) fand den Schmerz einer wunden Hautstelle in Sauerstoff zunehmen. Beddoes wiederholte diese Versuche, er liess sich am Finger durch ein Vesicans eine Blase ziehen, schnitt die Epidermis ab und tauchte den Finger in Sauerstoffgas; er hatte „das Gefühl, als wenn Salz auf eine aufgeschnittene Stelle der Haut gestreut würde“, und der Schmerz war grösser als in der atmosphärischen Luft; umgekehrt war die Wunde in einer sauerstofffreien Luft, z. B. in einer Atmosphäre von Kohlensäure, ganz schmerzlos. Der Sauerstoff zeigte sich demnach als dasjenige Agens, welches durch seine Beimischung zur atmosphärischen Luft den Zutritt dieser zu Wunden — nach einer alten Erfahrung — schädlich mache. Nach dieser Erfahrung war es natürlich, dass man fortan auf die Inhalationen des Sauerstoffgases in der Lungenschwindsucht verzichtete, indem man dadurch die entzündeten Schleimhäute, so wie die Lungengeschwüre eher zu verschlimmern, als zu verbessern fürchten musste. Der Sauerstoff wurde von nun an einem andern Wirkungskreis überwiesen; als seine Hauptindicationen galten einerseits ein gestörtes Blutleben, aus irgend einer dyskrasischen Ursache hervorgegangen, andererseits gewisse dyspnoëtische und apnoëtische Zustände.

Interessant sind Beddoes' Experimente an Thieren: Von zwei Katzen oder Hunden desselben Wurfs liess man das schwächere Thier zuerst in einer sauerstoffreichen Atmosphäre ($\frac{1}{3}$ O, $\frac{2}{3}$ Atm. L.) längere Zeit hindurch verweilen, tauchte darauf beide Thiere gleich lang unter Wasser und zog sie dann scheintodt hervor. Das früher in Sauerstoff gewesene Thier, obgleich schwächer, erholte sich schnell wieder, während das

---

1) Ibidem p. 17.
2) Ibidem p. 48.

andere starb. Auch bei andern Versuchen zeigten sich die vorher mit Sauerstoff behandelten Thiere lebensfähiger, sie ertrugen einen langen Aufenthalt in einer Kältemischung, während andere Thiere darin erfroren; nachdem sie in eine Atmosphäre von reinem Wasserstoff bis zur Aufhör der Athmung gebracht waren, erholten sie sich an der atmosphärischen Luft schnell, während die vorher nicht mit Sauerstoff behandelten todt blieben.

Es werden darauf einige interessante Krankenberichte mitgetheilt, wo man Sauerstoff[1]) in der Absicht einathmen liess, um die Constitution und die Säfte zu verbessern und eine gesundere Blutbereitung zu erzielen. Der eine von Hill[2]) berichtete Fall betrifft ein gangränöses Fussgeschwür von bedeutender Grösse, das allen Mitteln bisher getrotzt und den Patienten bis aufs Aeusserste erschöpft hatte. Unter dem Gebrauch der Sauerstoff-Inhalationen nahmen die Kräfte des Kranken immer mehr zu, und nach einem Monat war das Geschwür, welches seit 1½ Jahren bestanden hatte und seit sechs Monaten gangränös war, geheilt. Folgende zwei von Thornton mitgetheilten Fälle sind nicht minder interessant[3]):

1) „Johann Patterson, 45 Jahre alt, verheirathet, hat fünf Kinder und war ehemals Matrose gewesen. Er hat in seinem Leben viel Ungemach gelitten und einmal neun Monate hindurch von stark gesalzenen Nahrungsmitteln gelebt. Seit seinem 14. Jahre war er zu Ausschlägen im Gesichte geneigt. Als ihn Herr Hill zu behandeln anfing, war sein Gesicht wie mit einer Kruste überzogen, an dem Körper sah man verschiedene purpurfarbige Blattern, um die Arme herum viele harte Schorfe, und an den Beinen ein tiefes dunkelrothes Geschwür, das eine stinkende Jauche von sich gab. Seit ungefähr 18 Monaten hatte er auch das Gesicht verloren. Diese complicirten Krankheiten widerstanden vielen Mitteln und der Kunst grosser Aerzte. Herr Hill gab ihm nun die mit gemeiner Luft vermischte Lebensluft, als ein das Blut abänderndes Mittel, und stärkte ihn dabei durch Kamillenthee und Chinarinde. Herr Phips (sein voriger Arzt) behandelte nun die kranken Augen mit eben den Mitteln, welche vor der Blutreinigung nicht geholfen hatten. Nachdem das Einathmen dieser Luftart wenige Wochen hindurch war fortgesetzt worden, hatte ich das Vergnügen, ihn mit einem vollkommen reinen und glatten Gesicht wiederzusehen; grosse weisse Schuppen fielen von seinen Armen und

---

1) Der Sauerstoff wird selten rein zur Inhalation benutzt, sondern gewöhnlich mit 2 — 10 Theilen atmosphärischer Luft vermischt.
2) Ibidem p. 62.
3) Ibidem p. 66.

Händen; die purpurfarbenen Geschwüre am Körper, so wie das üble Geschwür am Bein waren zugeheilt, und er hatte auch sein Gesicht in dem Grade wieder erhalten, dass er zuerst ein blaues, dann ein lebhaftes Licht vor sich sah, und nach einer viermonatlichen Behandlung war er im Stande, verschiedene Gegenstände auf der Strasse von einander zu unterscheiden."

2) „Der Fall betrifft eine Wittwe. Sie hatte eine Schärfe am rechten Bein, durch die sie in ihren Bewegungen gehindert wurde, und aus welcher ein schmerzhaftes, missfarbiges Geschwür entstanden, welches bereits 18 Jahre hindurch nicht von der Stelle gewichen war. Pott hatte es 4 Jahre und Sharp 27 Monate behandelt; aber keinem von diesen beiden grossen Wundärzten wollte die Cur gelingen. Nachdem sie 3 Wochen Lebensluft eingeathmet hatte, entstand ein heftiges Jucken im Bein, und eine Woche darauf war dieses Bein so gesund wie das andere. Herr Sharp sah diese Kranke bei Herrn Hill, untersuchte sie selbst, und freute sich sehr ihrer vollkommenen Gesundheit, die sie jetzt seit 6 Monaten geniesst.

Der Sauerstoff diente hier also als „blutreinigendes Mittel", und es wurde ihm — nach den mitgetheilten Fällen — eine besondere Wirksamkeit gegen skrophulöse und skorbutische Affectionen zugeschrieben. Auch gegen Chlorosis wurde — nach einem von Carmichael[1]) an Beddoes berichteten Falle — der Sauerstoff für nützlich erklärt.

Welche grossartige Hoffnungen man auf den Sauerstoff baute, vermag folgende Bemerkung Beddoes' am besten zu kennzeichnen: „Diese Beispiele muntern uns auf, das Mittel bei verschiedenen Arten von Schwäche und besonders bei herannahendem Alter und kalten Extremitäten zu gebrauchen. Ein Quart täglich eingehaucht, einige Wochen fortgesetzt und mit genauer Rücksicht auf das Gefühl des Kranken von Zeit zu Zeit wiederholt, kann zur Erleichterung und Verlängerung des Lebens viel beitragen."

Gleich den skrophulösen und skorbutischen Hautkrankheiten wurde in der neuesten Zeit (1857) auch gegen chronische Furunculosis die Sauerstoff-Inhalation von Birch[2]) mit Erfolg versucht, ja sogar in einem Falle von constitutioneller Syphilis hat derselbe sie heilsam gefunden.

Selbst bei acuten Krankheiten, die durch eine miasmatische oder contagiöse Blutvergiftung entstehen, wurde mit dem

---

[1]) Ibidem p. 75.
[2]) The Lancet. II. 5. August 1857. Schmidt's Jahrb. 1857. XCVI. p. 164.

Sauerstoff experimentirt. Schwarz [1]) schlug die Inhalationen desselben in der Cholera vor, und kürzlich wurden dieselben wirklich in Indien vielfach angewandt [2]). „Ungefähr 15 Matrosen, die in den verschiedensten Stadien der Krankheit in das Krankenhaus zu Howrah gebracht worden waren, wurden durch diese Behandlung vollkommen hergestellt.“ Francis [3]) wandte die Sauerstoff-Einathmungen in einem Falle von bösartigem Scharlach mit diphtheritischer Halsaffection an und glaubt, „dass sie den Krankheitsprocess zwar nicht direct bekämpft, aber durch ihre belebende Kraft den gleichzeitig dargereichten übrigen Arzneien die nöthige Zeit verschafft haben, um ihre Wirkung zu entfalten.“ Der Kranke, ein Rekrut, lag delirirend, mühsam athmend, mit allen Zeichen des Collapsus da, den baldigen Eintritt des Todes erwarten lassend. Als ihm der den Sauerstoff zuleitende Schlauch in den Mund geführt wurde, „rötheten sich schon nach wenigen Athemzügen die Wangen, der Radialpuls hob sich, und das Bewusstsein kehrte so weit zurück, dass Pat. bat, man möge das Rohr aus seinem Munde entfernen, weil ihn das Mittel zu verbrennen drohe.“ Es entstand zwar nach der Inhalation ein leichter Husten, aber dies hinderte nicht, die Application (6 Mal täglich je 4—10 Respirationen) zu wiederholen.

In der Absicht, die Blutbereitung zu verbessern und die Oxydation des Albumens zu befördern, versuchte Casorati [4]) die Sauerstoff-Inhalationen sogar in einem Falle von Albuminurie; das Eiweiss minderte sich, und verschwand endlich ganz aus dem Urin (auf wie lange?). Auch in einem Falle von Diabetes fand Birch [5]) den Sauerstoff heilsam.

In den letzten Jahren fand der Sauerstoff endlich noch eine Verwerthung gegen Neuralgien. Auf Birch's Empfehlung wandte Hooper [6]) in einem Falle von eingewurzelter Neuralgia tibialis die Inhalation dieses Gases mit ausserordentlichem Erfolge an. „Nachdem Pat. in Pausen von 5—10 Minuten, zu

[1]) Hufel. Journ. 1831. LXXIII. 1. p. 108.
[2]) Schmidt's Jahrb. 1850. LXVII. p. 388.
[3]) The Lancet. March 1858. Schmidt's Jahrb. 1858. IC. p. 57.
[4]) Gazz. Lombard. 19. 1852. Schmidt's Jahrb. 1853. LXXVII. p. 307.
[5]) The Brit. med. Journ. 24. u. 31. Decemb. 1859.
[6]) Ibidem 22 Febr. 1862.

je 5 Inspirationen, zwei Gallonen des mit 8 Theilen atmosphärischer Luft verdünnten Gases eingeathmet hatte, wurde sein Puls voller und kräftiger, und der Schmerz minderte sich; schon nach den ersten Inspirationen begann das Blut seine Backen zu röthen." Hooper hatte in seiner 47jährigen Praxis niemals einen Fall mit so grässlichen Schmerzen beobachtet; alle angewandten Mittel waren erfolglos geblieben, und Pat. war bis aufs Aeusserste erschöpft, als endlich die Sauerstoff-Inhalationen nicht nur Linderung schafften, sondern in 5—6 Wochen den Kranken vollständig herstellten, so dass er noch ein Jahr später sich der besten Gesundheit erfreute.

Der Wirkungskreis des Sauerstoffs ist also ein sehr ausgedehnter: weit entfernt, als ein locales Heilmittel gegen locale Krankheiten der Respirationsorgane zu dienen, finden die Sauerstoff-Inhalationen vielmehr ihre Indicationen bei erschöpfenden Allgemeinerkrankungen des ganzen Organismus, bedingt entweder durch Dyskrasien, oder durch acute Blutvergiftung, oder endlich secundär durch tief eingreifende Leiden irgend welcher Organe. Bei entzündlichen Krankheiten — im Entzündungsstadium — sind die Sauerstoff-Inhalationen contraindicirt; bei localen Leiden der Athmungsorgane sind sie gleichfalls nicht am Platze, weil der Sauerstoff durch die Berührung mit dem afficirten Theil die örtlichen Symptome mehr verschlimmern könnte, als dem Allgemeinbefinden dadurch Nutzen erwüchse.

Nur diejenigen Krankheiten der Respirationssphäre, bei welchen die Dyspnoë und die mangelnde Oxydation des Blutes ein Hauptsymptom ist, kommen allein noch zur Berücksichtigung. Unter ihnen hat stets das Asthma die meiste Aufmerksamkeit erregt. Schon Fourcroy empfahl den Sauerstoff gegen diese Krankheit, und auch später wurde dieses Mittel zum Oefteren versucht. Ich erwähne nur Burdin[1]) und in der allerneuesten Zeit Birch[2]) und Hooper[2]). Ein von letzterem mitgetheilter Fall betrifft einen Mann von 55 Jahren, der seit ca. 25 Jahren an Asthma litt und in den letzten Jahren an Anfällen von der äussersten Heftigkeit. In einem solchen Paroxysmus

[1]) Vergl. Théry, de l'Asthme. p. 161.

[2]) A. a. O.

glaubte seine ganze Umgebung, Hooper selbst nicht ausgenommen, dass er erliegen würde.

Verf. griff nun zu dem Sauerstoff, als der letzten Zuflucht. Eine Glasröhre, welche reinen Sauerstoff zuleitete, ward dem Kranken in den Mund gegeben; derselbe hatte Anfangs nicht die Kraft, sie mit den Lippen zu umschliessen. „Die Wirkung war wunderbar und offenbarte sich schnell durch die zunehmende Beweglichkeit der Rippen, kräftigere Inspiration, das Verschwinden der lividen Gesichtsfarbe, bis Pat. zuletzt selbst das Ende der Röhre fasste und gierig mit ungestörter Willenskraft inhalirte. Der Patient genas bald und ist noch am Leben."

Trotz der mitgetheilten günstigen Berichte ist die Wirksamkeit des Sauerstoffs bei Asthma noch keineswegs als eine sichere zu betrachten; vielmehr lässt auch dieses Mittel, nach anderen Erfahrungen, gar häufig im Stich. Laennec sagt [1]: „Kein Mittel scheint geeigneter zur Bekämpfung der Dyspnoë, die von einer Vermehrung des Bedürfnisses zu respiriren abhängt, als das Einathmen des reinen Sauerstoffs. Ich habe es niemals angewendet etc. Uebrigens ist es bekannt, dass dieses Mittel, ungeachtet der Lobpreisungen von Fourcroy und Beddoes, nicht den Erwartungen, die man davon gehegt, entsprochen hat."

Wie bei Asthma, so wurde auch bei der häutigen Bräune zur Bekämpfung der Dyspnoë, das Sauerstoffgas dargereicht. Folgender Fall wurde kürzlich von Miquel [2]) mitgetheilt:

Vf. fand das $1\frac{3}{4}$ Jahr alte Kind, einen der Aussage nach früher kräftigen Knaben, am 21. Febr. 1862, Abends $6\frac{1}{2}$ Uhr in folgendem Zustande: Athemzüge tönend und pfeifend, abgestossen, einige 40 in der Minute, doch unregelmässig, sowohl dem Rhymus als der Dauer nach; Puls klein, sehr frequent, nicht wohl zählbar, Gesicht blass, Lippen livid. Alle Muskeln halfen beim Athmen mit, und die zweckmässige Bewegung der Levatores alae nasi, der Halsmuskeln u. s. w. combinirte sich mit hier und da über das Gesicht fliegenden, krampfhaften, zwecklosen Bewegungen. Häufig beugte das Kind mit angsterfülltem Ausdruck im Gesicht den Kopf ganz nach rückwärts, griff mit den Händen krampfhaft nach dem Halse. Das Gesicht war feucht, doch kalt anzufühlen. Nur selten versuchte das Kind noch zu husten mit bellend heiserem, doch unterdrücktem Ton. — Nach dem Berichte des behandelnden

---

[1]) Laennec, Krankheiten der Lunge und des Herzens. II. p. 70.
[2]) Corresp.-Bl. des Vereins f. gem. Arb. No. 55. 1862.

Arztes war das Kind vor ungefähr 9 Tagen unter Croupsymptomen erkrankt, welche anfänglich nach Brechmitteln, Blutentziehungen u. s. w. sich milderten, seit 3 Tagen aber mit grosser Heftigkeit zurückgekehrt waren. Die gewöhnlichen Mittel hatten sämmtlich keinen günstigen Erfolg gehabt, und ebenso brachte ein nochmals angewandtes Brechmittel, so wie Einhüllung der Füsse in Senfmehl und das Einathmen warmer Dämpfe keine Erleichterung. Um 10½ Uhr wurde daher mit den Sauerstoff-Inhalationen ein Versuch gemacht. Vf. liess 1' Cub. Gas zur grössern Hälfte aus reinem Sauerstoff, zur kleineren aus atmosphärischer Luft bestehend, in einem Gasometer nach der Wohnung des Pat. bringen. Die Athemgrösse des kranken Kindes, zu ungefähr 5" Cub. angeschlagen, reichte diese Quantität, 1728" Cub., für ungefähr 350 Athemzüge, also ungefähr für 9—10 Minuten aus. Es wurde das Gas durch einen mässigen Wasserdruck aus dem Gasometer ausgetrieben und mittelst einer Kautschukröhre in den Mund des Pat. eingeführt. Derselbe athmete dasselbe zeitweise ohne Widerstreben ein, nur ab und zu suchte er sich von der eingeführten Röhre zu befreien; ab und zu wurde mit dem Ausströmenlassen des Gases eingehalten, doch war die Inhalation in ungefähr 15—20 Minuten beendet. Der Zustand des Kindes nach derselben war folgender: Der Puls des Kr. war fühlbarer und weniger frequent geworden; die Häufigkeit der Athemzüge aber ungefähr gleich geblieben. Das Aussehen des Kindes war nach dem Urtheil aller Umstehenden ein ruhiges, weniger ängstliches geworden; das Kind zeigte in der Beziehung mehr Reaction gegen das es beengende Respirationshinderniss, dass es öfter, allerdings mit dem eigenthümlichen Croupton, hustete; bei einem solchen Husten erfolgte auch spontanes Erbrechen. Die krampfhaften Bewegungen sowohl der Gesichtsmuskeln, als auch des übrigen Körpers liessen nach, und noch um 1 Uhr nach Mitternacht benachrichtigten die Eltern den Vf., dass das Kind ziemlich ruhig geschlafen habe, die Krämpfe und der Angstausdruck im Gesicht verschwunden seien. Sie fügten hinzu, an keinem Abend der Krankheit sei die Athemnoth und Angst des Kindes so gross gewesen, wie an diesem, und keine seit 4 Nächten sei so gut gewesen, wie diese. Am folgenden Morgen fand Vf. das Kind erheblich freier, und wenn auch die Beängstigungen an den folgenden Abenden in geringerem Masse wieder eintraten, überwand doch das Kind unter fortgesetzter anderweitiger, gegen das Grundübel selbst gerichteter Therapie allmälig die Krankheit."

Auch gegen Dyspnoë und Apnoë aus andern Ursachen wurde Sauerstoff nicht ohne Erfolg versucht. Birch [1]) und Acheson [2]) wandten ihn bei Herzkrankheiten an und konnten hierdurch die Dyspnoë, die allen andern Mitteln widerstand, theils lindern, theils coupiren. In einem von Letzterem mitgetheilten Falle beseitigte die Sauerstoff-Inhalation einen der hef-

---

[1]) The Brit. med. Journ. 24. u. 31. Dec. 1859.
[2]) Schmidt's Jahrb. 1861. CX. p. 292.

tigsten dyspnoëtischen Anfälle, während Pat. in der folgenden Nacht einem erneuten Anfalle unterlag.

Ducroy [1]) schlug die Anwendung des Sauerstoffs bei Chloroform-Vergiftung, so wie bei Asphyxie aus irgend welcher andern Ursache, z. B. bei der durch Kohlendampf entstandenen, vor. Er wies nach, dass Sauerstoffgas ohne Gefahr eingeathmet werden könne, und dass es als ein Antidot gegen die üblen Zufälle der Chloroformnarkose anzusehen sei. Zur Verhinderung der letzteren empfiehlt er, die Sauerstoff-Inhalationen sofort nach den Operationen vorzunehmen. - Bei Apnoë der Ertrunkenen wurde gleichfalls Sauerstoff empfohlen; Marshall Hall [2]) verspricht sich zwar nichts davon, hebt jedoch hervor, dass nur sehr sorgsame Beobachtungen und Experimente genügenden Aufschluss geben können.

So sehen wir denn die Sauerstoff-Inhalationen im ausgedehntesten Massstab gegen eine sehr grosse Reihe von Krankheiten empfohlen; überall werden uns von dem einen oder andern Forscher günstige Beobachtungen mitgetheilt, aber fast alle diese Beobachtungen stehen mehr oder weniger vereinzelt da und sind nicht im Stande, für sich allein alle die dringenden Fragen zu entscheiden. Mehr als irgend ein anderes Gebiet der Inhalationen befindet sich dieses noch in den ersten Anfängen. Aus Mangel an zahlreichen Beobachtern, die sich der Sache annahmen, um die dargelegten Erfolge zu bestätigen oder zu widerlegen, schweben noch fast alle Resultate in der Ungewissheit, fast keines ist zum genügenden Austrag gebracht. Es ist zu wünschen, dass die hohe Wichtigkeit des Gegenstandes bald eine grössere Anzahl eifriger Forscher zu gründlichen Versuchen heranziehen möge.

---

[1]) Académie des Sciences, Juin 1850. Vergl. Archiv. génér.

[2]) Prone and postural respiration in drawing and other forms of apnoea or suspended respiration. London 1857.

16.

Kohlensäure, Wasserstoff und Stickstoff.

Noch bevor man die genaue chemische Analyse der Gasarten kannte, benutzte man die Kohlensäure, fixe, auch mephitische Luft genannt, zu Heilzwecken. Aeusserlich auf Geschwüre applicirt, stand sie im Rufe, antiseptisch und schmerzstillend zu wirken [1]). Ihre erste Anwendung zu Inhalationen finde ich in Priestley's [1]) Werk erwähnt, in welchem ein Brief Percival's (1774) folgenden Inhalts abgedruckt ist:

Percival hat nämlich in vielen Fällen gefunden, dass die Einathmung der Kohlensäure unschädlich sei, so in den Bädern von Bath und Buxton, wo die den Quellen entströmenden Gase von den Badegästen ohne Nachtheil eingeathmet worden. Deshalb entschloss er sich zu directen Versuchen.

„Nun gebrauchte ich fixe Luft sehr öfters in der Lungensucht und liess ganze Portionen Luft von einer aufbrausenden Mischung aus Kreide und Essig, oder welches ich seit einiger Zeit vorgezogen habe, von Essig und Potasche meinen Patienten einathmen. Das hektische Fieber wurde in verschiedenen Fällen beträchtlich vermindert, und der Auswurf roch weniger und war besser digerirt. Doch bin ich niemals so glücklich gewesen, Wirkung davon zu sehen, ohngeachtet ich ausser dem Gebrauche der mephitischen Luft immer noch schickliche Arzneimittel gebrauchte. Allein Dr. Wisthering sagte mir, dass er glücklicher gewesen wäre, und erzählte, dass er einen Patienten an der Lungensucht gehabt hätte, den er durch ein ähnliches Verfahren gänzlich hergestellt hätte; ein anderer habe sich leidlicher befunden, ein dritter, der wirklich in ganz elenden Umständen gewesen war, schien dadurch länger als zwei Monate an dem Leben erhalten worden zu sein. Bei Gelegenheit dieses Falles muss ich bemerken, dass man sich bei dem Gebrauche der fixen Luft nicht anders einen glücklichen Erfolg versprechen kann, als in den letzten Perioden der Lungensucht, wenn sich ein eiteriger Auswurf einfindet. So kann auch dieses Mittel alsdann ein kräftiges Palliativ sein, wenn eine Eiterblase in den Lungen gesprungen ist, und sich ausgeleert hat."

Beddoes und seine Zeitgenossen setzten die Inhalationen künstlicher Luftarten in grösserem Massstabe fort. Es wurde jetzt nicht nur die Kohlensäure, sondern auch Wasserstoff und Stickstoff mit atmosphärischer Luft gemischt, zu den Einathmun-

---

[1]) Priestley, Versuche und Beobachtungen über verschiedene Gattungen der Luft. Uebers. v. Gräffer. Wien u. Leipzig 1778. T. 1. p. 292.

gen verwerthet. Die Wirkung dieser drei Luftarten wurde ungefähr für eine gleiche gehalten; sie alle wirkten nur durch Verminderung des Sauerstoffs der Athemluft; nur der Kohlensäure schrieb man noch einen schmerzstillenden, antiseptischen Einfluss zu. Beddoes theilt Briefe von Macdonald [1]), Darling [2]), Townshend [3]) u. A. mit, nach welchen Lungensüchtige, wenn auch nur selten Heilung, so doch fast immer Erleichterung ihres Leidens durch die Respiration jener Gase erlangten.

In Deutschland waren es Girtanner, Hufeland und Mühry, welche die neue Methode sehr bald aufnahmen. Girtanner [4]), der sie zuerst anwandte, und einen complicirten Apparat zu diesem Zwecke construirte [5]), veröffentlichte eine Reihe genauer Krankenberichte mit theils positiven, theils negativen Resultaten — auf deren Wiedergabe wir ihrer Ausführlichkeit wegen verzichten müssen —. „Aus den bisher erzählten Versuchen," so schliesst er, „erhellt, dass das Einathmen der fixen Luft allerdings ein sehr wirksames Heilmittel ist, welches in einigen Fällen gute Dienste thut, aber auch, wie alle andern Arzneimittel, in einigen Fällen nicht hilft, und in anderen Fällen schadet. Die genauere Bestimmung dieser Fälle hängt von ferneren Versuchen ab, wozu ich die praktischen Aerzte Deutschlands aufzufordern für Pflicht halte." Hufeland [6]) unternahm es, bestimmte Gesichtspunkte für die Anwendung der künstlichen Gase festzustellen. Dieselben vermindern, nach Hufeland, wegen ihres geringeren Sauerstoffgehalts, „die Reizung und Reaction der Lebenskraft", sie mildern die Empfindlichkeit und Erregbarkeit, und beruhigen dadurch Husten und Schmerz. Ferner heisst es: „dieses Mittel retardirt gleichsam den Lebensstrom oder Lebensprocess und verhütet, dass der noch übrige Vorrath nicht so schnell consumirt werden kann." Es vermindert die Intensität des Lebens und vermehrt seine Extension, die im

[1]) Beddoes, Künstliche Luftarten. p. 34.
[2]) Ibidem p. 163.
[3]) Ibidem p. 165.
[4]) Hufeland's Journal. 1796. I. p. 199.
[5]) Vergl. oben p. 397.
[6]) Hufeland's Journal. 1796. I. p. 374.

umgekehrten Verhältniss zu jener steht. Auf diese Weise wirke es gleichsam lebensverlängernd. Zugleich übt noch die Kohlensäure, als Säure, einen reizenden, umstimmenden Einfluss aus. Die künstliche Luftmischung sei aus diesen Gründen bei activen oder chronisch inflammatorischen Zuständen der Lunge empfehlenswerth; dagegen sei sie — mit Ausnahme der Kohlensäure — schädlich bei Atonie der Lungen, Phthisis pituitosa und im letzten Stadium der Phthisis tuberculosa. Zwei Kranke wurden von Hufeland, der eine mit Kohlensäure, der andere mit Stickstoff behandelt; beide Fälle verliefen tödtlich, weil die Lunge schon völlig vereitert war; jedoch „erfolgte grösstentheils auf einige Zeit Beruhigung des Hustens, der Angst, erleichtertes Athemholen und vermindertes Fieber nach dem Einathmen der mephitischen Luftart.“ Ausserdem wird ein Fall von Buchholz [1]) mitgetheilt. Es wurde nämlich Kreidepulver (½ Pfd.) mit Wasser (1 Pfd.) in eine Schüssel gethan und dazu 4 Mal täglich Spirit. vitrioli (½ Loth) hinzugefügt; der Kranke, ein Phthisiker, musste selbst die Mischung umrühren und einathmen. „Nach 8tägigem Gebrauch wurde der Husten um die Hälfte vermindert, die übrigen Zufälle aber dauerten fort“; nach vier Wochen Tod.

Mühry [1]) hatte bei seinen Beobachtungen nur negative Resultate: er berichtet: „Die Versuche sind ungünstig für das Mittel ausgefallen, und ich bemerkte, ausser einer vorübergehenden Erleichterung unmittelbar nach dem Einathmen der fixen Luft, keine vortheilhafte Veränderung im Zustande der Kranken, und musste, theils weil es die Kranken verlangten, theils weil ich üble Zufälle, als Vermehrung des Hustens, blutigen Auswurfs bemerkte, damit aufhören. Alle meine Kranken, denen ich die fixe Luft gab, sind leider gestorben, bis auf einen, der aber nicht an der Lungensucht, sondern an einem schleimigen Asthma litt, dem aber das Mittel auch nicht bekam.“

Die Inhalationen der künstlichen Luftarten scheinen seitdem allmälig in Vergessenheit gerathen zu sein; nur in den Bädern, aus deren Quellen Gase, besonders Kohlensäure, entströmen, wurde ihre Anwendung fortgesetzt. Es wurden an einzelnen

---

[1]) Ibidem p. 385.

[2]) Hufel. Journ. 1797. IV. 2. p. 83.

Orten Inhalationszimmer errichtet (in Ems 1855 von Spengler), in welchen die Kranken kürzere oder längere Zeit zubrachten; bei den verschiedensten Leiden der Respirationsorgane, selbst so entgegengesetzten wie Asthma und Phthisis, wurde dies Mittel versucht. Das Inhalatorium zu Vichy steht im Rufe, den Asthmatikern zu nützen. Die Wirksamkeit der Emser Gase — nicht eigentlich als Inhalation, sondern vielmehr als Gasdouche — zumal bei Pharyngitis granulosa, wurde von Spengler [1]) in seinen zahlreichen periodischen Saisonberichten (pro 1856—1861) auf das Eifrigste gerühmt, ebenso die Gase zu Cronthal von Küster [2]); während Vogler [3]) das Emser Gasgemenge, welches 15 — 20 pCt. Kohlensäure enthalte, nicht nur für vollständig irrespirabel und deletär erklärt, sondern auch behauptet, dass es selbst an der Rachenschleimhaut Reizung und Entzündung errege und deshalb nicht einmal gegen die Pharyngitis sich eigne.

Statt näher auf die umfassende Badeliteratur einzugehen, beschränken wir uns, aus dem neuesten Lehrbuch der Balneotherapie von Helfft [4]) das Résumé über diesen Gegenstand mitzutheilen:

„Die Inhalationen der Kohlensäure zeigen sich besonders wohlthätig beim Luftmangel, der von Schleimmassen in den Lungenzellen abhängig ist, indem das Gas den Torpor der Schleimhaut beseitigt und gleichzeitig die Absonderung verbessert, daher auch der üble Geruch der Sputa vieler solcher Kranken dadurch gehoben wird. Beobachtungen lehren, dass 2 — 4 pCt. kohlensauren Gases, der atmosphärischen Luft beigemischt, auf Gesunde und Kranke entschieden kräftig einwirken. Der Gesunde bemerkt im pneumatischen Cabinet nach einiger Zeit eine gewisse Beschleunigung der Respiration, in der Art, dass er verhältnissmässig länger und kräftiger respiriren und kürzer inspiriren muss. Mit dem Bedürfnisse, vollständig auszuathmen, ist eine Beschleunigung des Pulses und ein Gefühl von Wärme in der Brust verbunden, worauf eine Verminderung der Schleim-

---

[1]) Spengler, Ueber die Inhalation der Emser Thermalgase gegen Pharyngo-Laryngitis granulosa. Verlag Heuser in Neuwied.
[2]) Schmidt's Jahrb. 1848. LVII. p. 295.
[3]) Deutsche Klinik. 1863. No. 16 und 1859. No. 35.
[4]) Helfft, Balneotherapie. 5. Aufl. Berlin 1863. p. 307.

absonderung in den Luftwegen und ein Gefühl von Trockenheit im Halse folgt. Allmälig tritt dann eine vermehrte Transpiration und selbst Eingenommenheit des Kopfes und Röthe des Gesichts ein. Diese Erscheinungen können als Beweise der anregenden Wirkung des Gases auf die Respirationsorgane dienen."

Solche CO_2-Inhalationen bestehen in Meinberg, Franzensbad u. a. Orten.

Wir schliessen hieran Helfft's Mittheilungen über die Stickstoff-Inhalatorien [1]). Die Inhalationen in Lippspringe (Stickstoff und Kohlensäure) üben eine entschieden heilsame Wirkung aus. „Brustkranke mit sehr erregbarem Gefässsystem, die, besonders wenn die Bronchialschleimhaut entzündet und gereizt ist, beim Einathmen der reinen atmosphärischen Luft von Husten befallen werden, fühlen sich behaglich beim Inhaliren, können tief einathmen, ohne zu husten, und die Expectoration ruht oder geht mit Leichtigkeit von Statten. Die Pulsfrequenz nimmt ab." Ferner über die Ottilienquelle [2]) bei Paderborn, wo die ausströmenden Gase aus 97 pCt. Stickstoff und 3 pCt. Kohlensäure bestehen, heisst es: „Bei grosser Abmagerung (in der Tuberculos. pulm.) trotz reichlicher Einnahme von Nahrungsmitteln, wo eine Verlangsamung des Stoffwechsels nöthig erscheint, ist die Inhalation allein zu empfehlen, ebenso im Erweichungsstadium. Das hektische Fieber nimmt ab, schwindet oft ganz, der Husten mildert sich, und die Kranken erhalten ihren Appetit und Schlaf wieder." — Auch bei Emphysema pulmonum [3]), wo noch ein entzündlicher Zustand vorhanden ist, sind dieselben Inhalationen (von Hörling) empfohlen. Noch ganz kürzlich wurden die Einathmungen an der Ottilienquelle gegen Katarrhe der Bronchen und des Larynx, so wie gegen Tuberculose von Ruhfus [4]) gerühmt.

Wir haben endlich eine ganz besondere Verwendung der Kohlensäure-Inhalationen, nach Ozanam's [5]) Vorschlag, zu er-

---

[1]) Ibidem p. 381.
[2]) Ibidem p. 383.
[3]) Ibidem p. 389.
[4]) Deutsche Klinik. 1863. No. 29.
[5]) Acad. des Sciences de Paris. 2. Jan. 1861. De l'acide carbonique en inhalations comme agent anesthésique efficace et sans danger pendant les opérations chirurgicales.

wähnen. Ozanam fand nämlich, dass CO_2 (3 Theile davon mit 1 Theil atmosph. Luft, gemischt) anästhetisch wirke. Etwa 2 Minuten nach der Einathmung verfällt man in einen Schlaf, während dessen der Puls beschleunigt sei und ein abundanter Schweiss das Gesicht bedecke; Verletzungen, z. B. Incisionen in die Haut, werden in diesem Zustand nicht empfunden. Verf. schlägt deshalb diese Inhalationen als Anaesthetica zu chirurgischen Operationen vor, da sie ganz ungefährlich seien.

Die Wirkung der Kohlensäure scheint sehr wesentlich von dem Verhältniss abzuhängen, in welchem sie mit der atmosphärischen Luft gemischt ist. Absolut ist die Kohlensäure, wie es besonders aus den kürzlich von Traube[1–3]) vorgenommenen exacten Versuchen an Thieren hervorgeht, ein Reizmittel, und zwar der specifisch physiologische Reiz für die Respiration und für die Herzbewegung (sowohl für das muskulomotorische, als für das regulomotorische Herznervensystem). Wird nämlich ein Thier durch Worara bewegungslos gemacht und nach vorhergehender Tracheotomie die künstliche Respiration eingeleitet, so steigert sich bei der jedesmaligen längeren Suspension der künstlichen Respiration, also bei stärkerer Anhäufung von CO_2, der Druck im Aortensystem beträchtlich, ebenso tritt eine bedeutende Verminderung der Pulsfrequenz ein. Durch directe Kohlensäure-Einblasungen zeigte sich gleichfalls dieses Resultat. Umgekehrt bei vermehrten Lufteinblasungen, also bei Verminderung der Kohlensäuremenge in den Lungen, vermehrt sich die Pulsfrequenz und der Druck sinkt. Um die Wirkung auf die Respiration zu bestimmen, schlug Traube[4]) folgenden Weg ein: Ein Hund wird durch Einspritzung einer genügenden Menge Morphium aceticum in die Jugularvene in tiefen Schlaf versetzt, darauf wird die Tracheotomie ausgeführt und vermittelst eines Blasebalgs eine künstliche Gasmischung in regelmässigen Intervallen dem Thiere durch die Trachealöffnung eingeblasen. Während des Einblasens atmo-

---

[1]) Allgem. Med. Centralzeit. 26. März 1862; 10. und 14. Mai 1862; 19. November 1862.

[2]) Centralblatt für die medicinischen Wissenschaften. 1863. No. 4 u. 5.

[3]) Deutsche Klinik. 1862. 12. April.

[4]) Allgem. Med. Centralzeit. 1862. No. 38. u. 39.

sphärischer Luft verhält sich das Thier vollkommen ruhig, und jeder Entleerung des Blasebalgs folgt eine active Exspiration. Wird hingegen eine mit Kohlensäure (etwa 14—28 pCt.) vermischte Atmosphäre eingeblasen, so wird das Thier sehr bald dyspnoëtisch, es entstehen spontane Inspirationen, die immer häufiger und tiefer werden, und welchen gleich energische Exspirationen vorangehen. Ist das Thier durch die Vergiftung bereits respirationslos und bewegungslos geworden, derart, dass das Einblasen atmosphärischer Luft die Respiration nicht wieder herzustellen vermag, so lassen sich durch Einblasen eines kohlensäurehaltigen Gas-Gemenges nach einigen Minuten noch spontane kräftige Inspirationen und Exspirationen erzielen.

Dass es nicht der Mangel an Sauerstoff, sondern die direct zugeführte Kohlensäure es ist, welche die dyspnoëtischen Athembewegungen verursacht, geht daraus hervor, dass einerseits die Athemnoth auch dann eintritt, wenn das künstliche Gas-Gemenge ausser der CO_2 noch Sauerstoff, selbst in weit grösserer Quantität als normal, enthält, andererseits sie dann ausbleibt, wenn eine sauerstofflose Atmosphäre, die auch keine CO_2 enthält, z. B. reines Wasserstoffgas, eingeblasen wird. Dieses letztere Gas konnte 12 Minuten lang eingeblasen werden, ohne dass Dyspnoë erschien, es hörten vielmehr gegen Ende dieses Zeitraums auch die früheren spontanen Exspirationen vollständig auf. Wasserstoffgas verhält sich also indifferent. „Die Kohlensäure ist dasjenige Agens, welches durch mittel- oder unmittelbare Erregung des in der Medulla oblongata befindlichen Respirations-Nervencentrums die In- und Exspiration hervorruft.“ Was den Sauerstoff betrifft, so hängt von seiner Anwesenheit die Energie der einzelnen Organe, sowohl die Erregbarkeit der Nervencentra, als auch die Leistungsfähigkeit der motorischen Muskelapparate ab. „Die dyspnoëtischen Erscheinungen, welche durch die im Körper sich anhäufende Kohlensäure hervorgerufen werden, fallen um so energischer aus, je grösser der gleichzeitige Gehalt des Blutes an Sauerstoff ist.“

Kohlensäure und Sauerstoff stehen somit in einer gewissen Wechselwirkung zu einander: beide bedingen, so zu sagen, die Maschinerie des Lebens; die Kohlensäure ist der nothwendige normale Stimulus der Nervencentra, der Sauerstoff gleichsam die Nahrung der Organe, welche ihnen möglich macht, den Reiz zu empfinden und ihm zu gehorchen.

Von wie bedeutender Tragweite die Traube'schen Beobachtungen für die Physiologie sind, eine eben so weitgreifende Aussicht eröffnen sie für die Nutzanwendung in der Pathologie und Therapie. Es ist zu hoffen, dass neue Experimente auch in Betreff der Inhalationen und Einblasungen künstlicher Luftarten, wenn sie sich auf diesem festen Fundamente aufbauen, zu wichtigen Resultaten führen werden.

Ich schliesse hieran die Inhalationsversuche von Hauke [1]), die er an 7 keuchhustenkranken Kindern mit verschiedenen Gasarten vornahm. Die Resultate, zu denen er gelangte, sind folgende:

1) „Beim Einathmen von reinem Sauerstoff trat niemals ein Hustenanfall ein, jedoch waren die Kinder nicht zu bewegen, die Inhalationen durch längere Zeit continuirlich fortzusetzen."

2) „Beim Einathmen von Lustgas oder einem Gemenge von atmosphärischer Luft und Sauerstoff zu gleichen Theilen erfolgte ebenfalls niemals ein Hustenanfall, selbst wenn das Kind schon längere Zeit nicht gehustet hatte. Diese Inhalationen liessen sich die Kinder durch 5—10 Minuten gern gefallen, wetteiferten sogar mit einander in der längeren Ausdauer."

3) „Zum Einathmen von reinem Stickstoff und Wasserstoff liessen sie sich nur ungern herbei und hielten nicht lange Stand. Diese Gasarten erhielten sich also indifferent. Die Einathmung des Stickstoffs wurde bei zwei Kindern durch Hustenanfälle unterbrochen, die Inhalationen von Wasserstoff erregten bei einem Hustenreiz. (Auch die Einathmung atmosphärischer Luft mittelst des Apparats bewirkte früher oder später einen Hustenanfall, sei es, dass die Kinder ungeduldig wurden, oder dass bei der immerhin etwas forcirten Inspiration ein schärferer Luftstrom den Kehlkopf passirte, oder sei es, dass eben die Zeit für einen durch anderweitige Ursachen erregten Hustenanfall gekommen war.)"

4) „Die Inhalation von Kohlensäure erzeugte constant beim ersten tieferen Athemzuge einen sehr heftigen Hustenanfall, selbst wenn dem Versuche kurze Zeit ein Anfall vorausgegangen war; auch eine mit CO_2 gemengte Luft rief bis zu dem Mischungsverhältniss 1 Vol. Kohlensäure zu 15 Vol. Luft, constant entweder sogleich oder erst nach 2—3 Minuten, einen heftigen Hustenanfall hervor; bei weiterer Verdünnung blieben die Resultate nicht constant,

[1]) Jahrb. der Kinderheilkunde. V. 1. p. 41. 1862. Inhalationsversuche mit verschiedenen Gasarten bei Keuchhusten.

obwohl immer noch viel häufiger, als beim Einathmen von reiner Luft Hustenanfälle erfolgten."

5) „Sehr geringe Mengen von gasförmigem Ammoniak, wie sie durch den Geruch nicht mehr percipirt wurden, hatten bei der geringen Anzahl der hiermit angestellten Versuche constant einen sehr heftigen Hustenanfall zur Folge."

17.

Schwefelwasserstoff.

Wie die den Mineralquellen entströmenden Gase überhaupt, so erregten die schwefelwasserstoffhaltigen in specie, zunächst wohl durch ihren eclatanten Geruch, die Aufmerksamkeit der Beobachter. Im Jahre 1797 äusserte Kortum [1]) über die Gase der Aachener Quellen: „Schon eine alte Bemerkung ist es, dass solche Schwefeldünste den Lungensüchtigen heilsam sind. Und wirklich ist es auffallend, wie wenige Schwindsüchtige sich in der Stadt Aachen finden, während in den umliegenden Gegenden die Lungensucht eine sehr gewöhnliche Krankheit ist. Nach den genauesten von mir eingezogenen Erkundigungen ist die Lungensucht in dieser Stadt sehr selten, auch sind mir Fälle bekannt, wo Lungensüchtige, seitdem sie sich in Aachen aufhielten, sich sehr erleichtert befanden. Sollte nicht der Grund davon in den aus den warmen Wassern so reichlich ausdünstenden mephitischen Gasarten, vorzüglich dem hepatischen Gas (H S), zu suchen sein? Sollte sich dieses bestätigen, so wäre nichts leichter, als die bequemsten Vorrichtungen zum Einathmen dieses Gases für Lungensüchtige hier zu treffen." Das erste Schwefelwasserstoff-Inhalatorium wurde demnächst in Eilsen zu Anfang unseres Jahrhunderts errichtet, und besonders Gebhard verdanken wir die ersten genauen Mittheilungen über dessen Wirksamkeit. Als nächsten Effect der Eilsener Gasbäder beobachtete er [2]): „mässig erhöhte Wärme bis zur gelinden Ausdünstung, Verminderung der Frequenz des Pulses, Beruhigung des trockenen Reizhustens, Gefühl von Erleichterung und Behaglichkeit." Ueber die Indicationen äussert er sich

[1]) Hufeland's Journal. 1797. IV. 3. p. 23.
[2]) Hufel. Journ. 1812. XXXIV. 4. p. 116.

folgendermassen [1]): „Nimmt man in diesen Krankheiten der Respirationsorgane, besonders der Lungenschwindsucht, einen beständigen quälenden Husten mit wenigem oder gar keinem Auswurf wahr, ist dabei das Athemholen erschwert, ist eine drückende und brennende Empfindung gegenwärtig, gesellen sich hierzu flüchtige Schmerzen, welche sich nach verschiedenen Richtungen in der Brust erstrecken, so ist diese Gasmischung ganz vorzüglich indicirt. Jedoch sind starke Congestionen und Entzündungen, besonders wenn sie zur Sthenie hinneigen, vor der Anwendung eines jeden Gasbades, vorzüglich aber dieser örtlichen Lungenbäder, zu berücksichtigen, und nach Beschaffenheit der Umstände entweder durch ein allgemeines oder örtliches Aderlass wohl zu beseitigen.

„War dieser Krankheitszustand nach starken Erhitzungen, durch Tanz etc., nach häufigem Blutspeien, nach Brustentzündungen, nach Metastasen von psorischen Reizen u. s. w. eingetreten, war der Husten bald ohne, bald mit Auswurf einer vielfarbigen, salzigen oder fauligen Materie verknüpft, so thaten diese warmen Bäder Wunder.“

In einem ferneren Jahresbericht Gebhard's heisst es [2]):

„Ausserordentlich heilbringend bewiesen sich die Inhalationen dieser Gasdämpfe bei Lungenkranken, vorzüglich bei einer heimlichen, schleichenden Entzündung, heftigem, krampfhaftem Reizhusten, selbst bei Knoten der Lungen. Mit dem grössten Wohlbehagen konnten solche Kranke selbst bis zu den concentrirtesten Inhalationen steigen. Der Puls wurde langsamer, besonders wenn er sehr frequent war, das Athemholen regelmässiger, und besonders der trockene, lästige Reizhusten nicht nur gelinder und seltener, sondern auch feucht. Bei einigen Personen, wo alle Anzeichen von Tuberkeln vorhanden waren, veränderte sich während ihres Gebrauchs besonders die drückende, spannende Empfindung, welche meist beständig eine bestimmte Stelle in der Brust einnahm.“

Später war es Zaegel [3]), der die ausserordentliche Wirksamkeit der Gas-Inhalationen zu Eilsen gegen chronische Bronchitis, Lungensucht und Asthma siccum wiederholentlich hervorhob und auch mehrere darauf bezügliche Krankenberichte mittheilte.

---

[1]) Hufel. Journ. 1820. L. 2. p. 86.
[2]) Hufel. Journ. 1821. LII. 4. p. 117.
[3]) Hufel. Journ. 1827. LXIV. 5. p. 70.; ferner 1829. LXVIII. 4. p. 115.

Wie zu Eilsen, wurden Inhalationen bald auch zu Nenndorf und Aachen errichtet, und die Ueberzeugung von dem heilsamen Einfluss der Schwefelwasserstoff-Inhalationen gegen gewisse Krankheiten der Athmungsorgane gewann immer weitere Verbreitung, wofür eine Arbeit von Bischoff[1]) als Beleg dienen kann. Ueber die Erfolge der Nenndorfer Gas-Inhalationen, zumal gegen Blennorrhoeen und Phthisis pituitosa, berichtete Neuber[2]) und später vorzüglich Oleire[3]). Derselbe stellt als Indicationen für dieselben auf: chronische Katarrhe, Blennorhoë der Lungen, Phthisis pituitosa und tuberculosa im ersten Stadium; als Contraindicationen hingegen: Colliquationen, hektisches Fieber, entzündliche Brustbeschwerden. „Das Gasgemenge bewirkt, ähnlich der Digitalis, eine Verminderung der Pulsfrequenz, besänftigt die Reizbarkeit der Digestionsorgane, vermindert und verbessert die Secretion der Schleimhäute, vorzüglich der Trachea."

Die Schwefelwasserstoff-Inhalationen fanden von jetzt an immer grössere Verbreitung; auch in Weilbach, Langenbrücken, Baden bei Wien, Landeck wurden geeignete Vorkehrungen für ihre Anwendung getroffen. In Frankreich kamen sie gleichfalls in Aufnahme, so in den Bädern Eaux-Bonnes, Cauterets, Euzet, Amélie-les-Bains, Vernet, Pierrefonds, Bagnères de Luchon, Labassère etc.

Der Lobredner dieser Inhalationen giebt es gar viele, und es scheint in der That ihr Werth jetzt ziemlich allgemein anerkannt zu sein. Ich verweise z. B. auf die Ausführungen Durand-Fardel's[4]), welcher die Einathmung der den Mineralquellen entströmenden Gase für „ein schätzbares Hülfsmittel" der thermalen Behandlung erklärt, ferner auf die Angaben Filhol's[5]). Helfft[6]) äussert sich über die Inhalation der Weilbacher Gase folgendermassen: „Die Kranken fühlen gewöhnlich bei längerem Verweilen im Gassalon ein Wohlbehagen, die Respiration wird freier, das Räuspern und der Husten

[1]) Hufel. Journ. 1824. LVIII. 5. p. 29.
[2]) Hufel. Journ. 1829. LXVIII. 2. p. 118.
[3]) Schmidt's Jahrbücher. 1837. XIII. p. 346.
[4]) Vergl. oben p. 56.
[5]) Sur les Eaux minérales des Pyrénées.
[6]) Helfft, Balneotherapie. 5. Auflage. p. 258.

zwar in den ersten Tagen etwas vermehrt, aber sie sind nicht so quälend, weil die Expectoration erleichtert ist; das Aussehen der Sputa bessert sich, und die Kranken vertragen gewöhnlich die Inhalationen sehr bald mehrere Stunden lang. Die Pulsfrequenz nimmt ab um 8—15 Schläge."

Indicirt sind die Schwefelwasserstoff-Einathmungen (in Nenndorf) nach Grandidier's [1]) kürzlichen Angaben: 1) bei Katarrhen des Larynx, der Trachea und der Bronchen; 2) bei manchen Arten von Phthisis, zumal Phthisis pituitosa, während die floride Phthisis ausgeschlossen ist; 3) Emphysem und Asthma; 4) Keuchhusten; 5) Katarrh der Nasen-, Stirn- und Rachenhöhle.

Es wäre wünschenswerth, dass durch exacte Versuche ermittelt würde, welche von diesen Krankheiten und besonders welche Formen derselben sich für die Schwefelwasserstoff-Inhalationen vorzugsweise eigneten, und bis zu welchem Grade man einen Erfolg von denselben zu erwarten berechtigt ist; — dass also die Indicationen für diese Einathmungen, im Vergleich zu andern Behandlungsmethoden, in engere Grenzen eingeschlossen und genauer präcisirt würden.

18.

Kohlenoxydgas, Kohlenwasserstoff, Antimonwasserstoff.

Unter den als Inhalationsmittel versuchten Gasen befindet sich auch das durch seine giftigen Eigenschaften allgemein gefürchtete Kohlenoxydgas [2]). Dasselbe wurde von Sokolow und Tschikarewski gegen Tuberculose empfohlen. Wolf machte darauf in der Charité an 7 Tuberculösen damit Versuche. Die Entwickelung des Kohlenoxydgases geschah durch Verbrennen gut ausgeglühter Holzkohlen in einem weiten, in die Mitte des Zimmers gestellten Becken, Anfangs ½, später eine ganze Stunde bei geschlossenen Thüren und Fenstern. Der Erfolg war ein ungünstiger: es trat Steigerung der Gefässthätigkeit, Vermehrung der Pulsfrequenz, Kopfschmerz und Beklem-

[1]) Deutsche Klinik. 1863. No. 12 u. 13.
[2]) Annalen der Berliner Charité. 1. 1850. — Schmidt's Jahrbücher. 1850. LXVI. p. 301

mung, Erschwerung der Expectoration und dadurch Vermehrung des Hustens ein; ausserdem in 2 Fällen Verminderung des Appetits, in 1 Erbrechen.

Kohlenwasserstoffgas wurde von Clanny[1]) versucht, und zwar in der Erwägung, dass die Steinkohlenarbeiter, welche stets in einer mit diesem Gase gemischten Atmosphäre athmeten, meist von der Lungenschwindsucht verschont bleiben. Er theilt einen Fall von Phthisis (?) mit, wo durch Inhalation einer aus Kohlenwasserstoff und atmosphärischer Luft zu gleichen Theilen bestehenden Mischung binnen 14 Tagen (!) alle krankhaften Symptome zum Verschwinden gebracht wurden. — Schon bei Beddoes[2]) finden wir eine Notiz Carmichael's, nach welcher die Einathmung des „kohlengesäuerten Wasserstoffgases" einigen Phthisikern palliative Erleichterung verschaffte.

Endlich wurde kürzlich auch Antimonwasserstoff — in Anbetracht der Wirksamkeit der Antimonpräparate bei innerlichem Gebrauche auf Krankheiten der Respirationsorgane — von Prof. Hannon[3]) zur Anwendung gezogen. In Schmidt's Jahrbüchern[4]) finden wir darüber folgendes Referat:

„Darstellung. Zu therapeutischen Zwecken wird Antimonwasserstoff aus 9 Grmm. einer Legirung von 6 Theilen reinen Zinks und 3 Theilen reinen Antimons und aus 3 Grmm. Brechweinstein oder Chlorantimon dargestellt. Das Gemisch wird in eine Flasche mit weiter Oeffnung gebracht und von Stunde zu Stunde, wenn der Kr. inhaliren soll, 2 — 3 Grmm. Salzsäure so lange zugesetzt, bis die Gesammtmenge der zugesetzten Säure 30 Grmm. beträgt. Die gleichzeitig mit dem Antimonwasserstoff sich entwickelnden Dämpfe von Salzsäure werden durch einen mit einer alkalischen Lösung getränkten und in dem Flaschenhalse angebrachten Schwamm, welcher zum Zwecke seiner nachherigen Entfernung an einem Faden befestigt ist, zurückgehalten, während das Antimonwasserstoffgas frei durchstreicht. Ist die Salzsäure gebunden, so kann man nachher die Flasche unverschlossen lassen; das Antimonwasserstoffgas verbreitet sich dann in der Zimmerluft und wird nebst dem im Apparate entwickelten Gase inhalirt.

Die Menge des einzuathmenden Gases ist verschieden, je nach dem Alter des Kr. und dem Grade und Stadium der Krankheit; die Inhalationen dürfen nicht plötzlich weggelassen werden, dieselben bieten mehrere sehr wesentliche Vortheile:

---

[1]) The Lancet. 1837. Vol. II. No. 6. — Schmidt's Jahrb. 1839. XXII. S. 165.
[2]) Beddoes, Künstliche Luftarten. p. 88.
[3]) Presse méd. belge. 46. 1859.
[4]) Schmidt's Jahrb. 1860. CVI. p. 29.

1) Wenige antiphlogistische Mittel wirken so kräftig als das gedachte bei Pneumonie, capillärer Bronchitis und manchen Arten von Asthma; auch bei Phthisis kann es unter Umständen nützlich wirken.
2) Das Gas ist geruchlos, reizt nicht, die Respiration wird nicht erschwert, aber ihre Häufigkeit schnell verringert.
3) Der Puls wird schwächer, langsamer und zuweilen unregelmässig.
4) Ekel, Erbrechen und Schweiss tritt nicht ein, der Harn wird vermehrt.
5) Das Antimon wird in Gestalt dieser Einathmungen vollkommen gut und auf die Dauer vertragen. Je strenger während dieser Behandlung das Regime ist, desto kräftiger wirkt es.
6) Die Schmerzerscheinungen lassen nach, die Expectoration wird leichter, der klebrige, rostfarbige Auswurf wird flüssiger und verliert diese Farbe, das Fieber verschwindet binnen 2 — 3 Tagen, die Heilung tritt schneller als nach allen bisher bekannten Mitteln ein."

Dritter Abschnitt.

Specielle respiratorische Diät.

1.

Medicamentöse Respiratoren.

Der Begriff der respiratorischen Diät wurde von Sales-Girons in die Wissenschaft eingeführt. Derselbe überreichte im Januar 1861 der Académie de médecine zu Paris ein Mémoire, betitelt: „De la diète de la respiration dans le traitement des maladies de poitrine, ou moyen de modifier l'action de l'oxygène de l'air à respirer."

Sales-Girons unterscheidet nämlich zwischen respiratorischer Therapeutik oder Hygieine und respiratorischer Diät: während erstere bestimmt ist, durch Inhalation nützlicher Medicamente auf die Schleimhaut der Athmungsorgane heilend einzuwirken, soll letztere ein dauerndes Schutzmittel gegen den Eingriff schädlicher Agentien gewähren. Als das den kranken Organen schädliche Agens betrachtet Verfasser, wie wir bereits sahen, den Sauerstoff der Luft. Es sei anerkannt, dass dieser auf Wunden und Ulcerationen der äusseren Haut einen verderblichen Einfluss übe, dasselbe lasse sich daher auch bei Erkrankungen des Kehlkopfs und der Lungen, zu denen die Luft freien Zutritt habe, erwarten [1]. „Que l'oxygène soit non

---

[1]) Dieselbe Idee wird ausführlich behandelt: Sales-Girons. Traitement de la Phthisie pulmonaire. 1860. Paris. Savy. p. 440 ff.

la cause primitive des lésions respiratoires mais ou moins leur cause d'exaspération et d'entretien, l'expérience est faite à cet égard.“

Sales-Girons hält deshalb für die Aufgabe der respiratorischen Diät, die Menge des Sauerstoffs den Phthisikern zu vermindern. Eine Verminderung des Sauerstoffgehalts der Luft findet nach Sales-Girons in den Fichtenwäldern, ebenso in den Kuhställen statt; in letzteren sinkt die Sauerstoffmenge, welche normal 21 pCt. der Atmosphäre beträgt, auf 20 und selbst auf 19 pCt. Aus diesen Thatsachen erklärt sich der heilsame Einfluss, welchen der Aufenthalt daselbst auf Brustkranke übe. Vor Allem aber sei es der Theer, welcher den schädlichen Einfluss des Oxygens hemme. Sales-Girons stellte folgende Versuche an: In einen grossen Becher wird Theer gegossen, und nachdem die Luft darüber mit den Dämpfen geschwängert ist, wird Phosphor hineingehalten; der Phosphor bleibt in dieser Atmosphäre, selbst wenn man ihn drei Tage lang darin lässt, unverändert. Giesst man ferner Theer auf den Boden eines weiten Gefässes und lässt Phosphor an einem Faden hineinhängen, so leuchtet er, so weit die Luft noch nicht mit Theerdämpfen geschwängert ist; je mehr man ihn jedoch dem Boden des Gefässes, d. h. der Theeratmosphäre, nähert, desto weniger dampft er, bis er endlich ganz zu leuchten aufhört. Gleich dem Theer wirkt auch Coaltar.

Sales-Girons vergleicht nun die Einwirkung des Sauerstoffs und demgemäss des Theers auf den Phosphor mit ihrer Wirkung auf die Lungen:

„Il y a dans ces faits quelque chose d'analogue à ce qui se passe dans les poumons à l'état hygiènique dans l'acte de la respiration et dans celui plus intime encore de la hématose. Il y a quelque chose de phosphoré, si l'on peut ainsi dire. Le phosphor est un des éléments dominants dans la vie organique; il importe de savoir le rôle important qu'il y joue.“

Er liess deshalb einen medicamentösen Respirator herstellen, der sich von den gewöhnlichen Respiratoren nur dadurch unterscheidet, dass sich in ihrem Innern ein Behälter befindet, welcher zur Aufnahme von Theer bestimmt ist. Diesen Respirator sollen die Kranken sowohl wachend, als schlafend tragen, und dadurch stets eine mit Theerdampf geschwängerte Atmosphäre zur Abschwächung der schädlichen Oxygenwirkung einathmen.

Bei der Discussion in der Akademie (2. Januar 1861) sprach der Berichterstatter Bouillaud für die neue Idee seinen Dank aus, bedauerte jedoch, dass Sales-Girons seine Mittheilungen nicht durch eine genügende Menge von Beobachtungen unterstützt hat.

Caventou leugnete nicht den Einfluss der Theerdämpfe auf den Phosphor, bestritt jedoch, dass der Sauerstoff in seiner Qualität dadurch umgewandelt oder modificirt werde; es könne nur die Mischung der Luft durch Absorption eines Quantums Sauerstoff verändert werden.

Die Theer-Phosphor-Versuche Sales-Girons' werden später noch von Guibourt, ebenso von Adrian und Deschamps anerkannt[1]).

Eine Kritik der respiratorischen Diät wird von Champouillon geliefert[2]). Er theilt Versuche mit, welche von Fleury und Figuier im Laboratorium von Val-de-Grace angestellt wurden. Die genannten Experimente von Sales-Girons werden bestätigt; der Phosphor erlischt in einer mit Theerdämpfen gesättigten Atmosphäre. Durch den Sales-Girons'schen Respirator wird jedoch keineswegs eine solche Sättigung erreicht, vielmehr ist die Menge der sich entwickelnden Theerdämpfe nur sehr gering, so dass ein Verlöschen des Phosphors dadurch nicht erreicht wird. Werden Theerdämpfe in geringer Quantität, so dass nur ein leichter Theergeruch erzielt wird, in eine unter Quecksilber abgeschlossene Glocke geleitet, so brennt der Phosphor in dieser Glocke schwach, aber Ozonometer und Eudiometer weisen keine Veränderung des Sauerstoffs nach.

In Deutschland fand die respiratorische Diät durch Max Langenbeck[3]) Aufnahme. Derselbe liess einen medicamentösen Respirator construiren, welcher aus einer oben und unten abgeplatteten Kugel aus Buchsbaumholz oder Elfenbein ($\frac{3}{4}$ — $1\frac{1}{4}''$ im Durchmesser) besteht, vorn und hinten mit 6 — 9 kleinen

---

[1]) Bullet. de Thérap. LX. p. 324. 1861.
[2]) Gazette des Hôpitaux. 31. Oct. 1861. No. 128. De la diète respiratoire.
[3]) Deutsche Klinik. 1861. No. 13.

Löchern versehen ist und sich mittelst eines Schraubenganges in zwei Hälften zerlegen lässt.

In das Innere des Respirators wird das gewünschte Medicament — auf Charpie, wenn es flüssig ist, oder in Gaze gewickelt, wenn es fest ist — gebracht, und der Pat. nimmt dann den Respirator in den geöffneten Mund. Langenbeck benutzt die verschiedensten Medicamente und erweitert dadurch die ursprüngliche Idee der respiratorischen Diät zu einer neuen Methode der Inhalationstherapie. Er bringt dieselbe nicht nur bei Local-Erkrankungen der Respirationsorgane, sondern auch bei manchen Allgemeinleiden zur Anwendung. Bei Hämoptysis lässt er den Respirator mit Eis und stark riechender Gerberlohe füllen, dann und wann auch verdünnte Essigsäure hinzufügen; er fand davon immer eine günstige Wirkung und empfiehlt es auch als Präservativ gegen die Wiederkehr der Hämoptysis. Bei Lungentuberculose benutzte L. gleichfalls Eis, verdünnte Essigsäure, Lohe, Juchtenleder und ungereinigten Leberthran und will gute Erfolge beobachtet haben, selbst Rückbildung von Tuberkeln (!), Hellerwerden des Percussionsschalls. Zur Förderung der Expectoration bei heftigen Katarrhen fand L. Flieder- und Kamillenblüthen nebst einem Tropfen Anisöl wirksam; auch Balsam. Peruv. und Copaiv. bei Katarrhen des Schlundes und der Trachea. Durch das Einathmen der kalten Luft und der Essigsäure kann Fieber beschränkt werden. Bei Febris nervosa stupida empfiehlt Langenbeck die Inhalation ätherischer Mittel, geringer Mengen Moschus; bei Krämpfen und Keuchhusten Aether und Chloroform; als Cardiaca und Analeptica: Spirit. sulph. aether., Spirit. aether. sulph. camphorat., Acetum aromat. etc. Der medicamentöse Respirator kann auch zur Einwirkung auf die Blutmischung benutzt werden. Langenbeck liess nach der Operation eines Scirrhus Mammae längere Zeit Jod einathmen, es fand kein Recidiv statt, was sonst fast immer zu geschehen pflegt.

Es wird hier also ein weites Gebiet für eine neue Inhalationsmethode flüchtiger Stoffe eröffnet, die gleich den übrigen einer gründlichen Untersuchung werth ist.

2.

Medicamentöse Atmosphären.

Der Unterschied zwischen respiratorischer Therapie und respiratorischer Diät nach unserer Definition [1]) ist eben so wenig ein streng begrenzter, wie zwischen Therapie und Diät überhaupt. Es giebt vielmehr Uebergänge zwischen beiden. Die medicamentösen Respiratoren bilden die Grenze, so dass die nach Sales-Girons' Methode mehr zur Diät, die nach Langenbeck's mehr zur Therapie zählen.

Ebenso lassen sich Räucherungen mit den verschiedensten Mitteln im Zimmer der Kranken vornehmen, so dass die Atmosphäre, in welcher der Kranke athmet, ganz mit Medicamenten geschwängert ist. Auch in Bezug auf diese Räucherungen, die wir gleichfalls nicht unpassend der respiratorischen Diät zuertheilen können, müssen wir auf die entsprechenden Stellen der speciellen respiratorischen Therapie verweisen.

Fernere künstliche Atmosphären, welche als heilsam für Respirationskranke gelten, liefern uns manche Fabrikräume, in denen sich gewisse Dünste anhäufen. Derjenigen Plätze und Werkstätten, in welchen Theerdämpfe die Atmosphäre anfüllen, haben wir bereits oben [2]) Erwähnung gethan; desgleichen der Bleichen [3]), in welchen Chlorgas zur Entwicklung kommt. Der Nutzen der ersteren scheint, wenigstens für eine Reihe von Fällen, constatirt zu sein; der der letzteren ist im Allgemeinen mehr als zweifelhaft. Auch der Aufenthalt in Zuckerfabriken wurde als heilsam für Schwindsüchtige ausgegeben [4]); Beddoes schreibt dies der Kohlensäure zu, die sich in den Zuckerhäusern reichlich vorfinde. Mehr gewährleistet ist der günstige Einfluss, den die Gerbereien liefern. Elliot-

---

[1]) Vergl. p. 393.
[2]) p. 436.
[3]) p. 493.
[4]) Beddoes, Künstliche Luftarten. p. 102.

son[1]) machte die Erfahrung, dass in der Nähe von Gerbereien die Lungensüchtigen sich erleichtert fühlten, und versuchte deshalb die Dämpfe der heissen Lohbrühe Phthisikern und Bronchitikern zur directen Inhalation zu verordnen; der Nutzen dieser Medication war, zumal bei den letzteren, sehr bemerklich. Egeling[2]) veröffentlichte darauf einen Fall von Lungenschwindsucht (??, wahrscheinlich Gangraena pulmon.), der unter dem Einfluss der Lohedünste genas. („Zwei Gefässe voll frisch aus den Lohküpen genommener, aus Lohe und der von den Gerbern sogenannten sauren Brühe bestehenden Masse wurden in das Zimmer der Kranken gestellt, dann und wann umgerührt und einen Tag um den andern eins frisch gefüllt.") Von grösster Wichtigkeit in dieser Beziehung sind die Beobachtungen Nasse's[3]). Derselbe sammelte Erfahrungen aus einer beträchtlichen Anzahl von Gerbereien verschiedener europäischer Länder: überall fand sich bei den Gerbern eine auffallend geringe Sterblichkeit an Phthisis, in manchen grossen Fabriken war seit einer langen Reihe von Jahren kaum ein Todesfall an Lungenschwindsucht bekannt geworden; junge Leute mit erblich tuberculöser Anlage und selbst mit schon ausgebrochener Tuberculose erhielten sich bei jener Beschäftigung entweder vollkommen gesund, oder die Phthisis machte wenigstens bei ihnen keine Fortschritte. Nasse versuchte darauf, mehrere (9) Phthisiker im Spital einer Atmosphäre von Lohdünsten auszusetzen, indem er in ihrem Zimmer einige Kübel mit stark dünstender, feucht erhaltener und oft erneuter Lohe aufstellte. Husten und Auswurf nahm zwar bei einigen ab, aber keiner der Kranken genas. Nasse schliesst seinen Aufsatz mit folgenden Worten: „Was die getrennten Einflüsse nicht leisten, gelingt vielleicht durch das Zusammenwirken des Einathmens von Lohstaub, des Badens in der Lohbrühe, des Einreibens von Leberthran und der fleissigen Uebung der Muskelthätigkeit, so weit der Zustand der Lungen und der Kräfte überhaupt dies erlauben." Schliesslich erwähne ich noch eine neuere Notiz von Landerer[4]), nach welcher sich unter den Gerbern

---

[1]) Buchner's Repert. XLVIII. p. 283. Schmidt's Jahrb. 1834. IV. p. 145.
[2]) Schmidt's Jahrb. 1836. X. p. 165.
[3]) Rhein. Monatsschr. 1. 5. 1847. Schmidt's Jahrb. 1848. LVII. p. 19.
[4]) Arch. der Pharm. Febr. 1853. Schmidt's Jahrb. 1855. LXXXVIII. p. 320.

Griechenlands kein Brustleidender finde, und überhaupt dort die Meinung allgemein verbreitet sei, dass der Dunst der Gerberlohe den Phthisikern Nutzen schaffe.

Auffallender Weise wurden endlich auch Tabakfabriken, welche von Ramazzini als höchst schädlich erklärt worden waren, von vielen Seiten als nützlich für Brustkranke gerühmt. Ruef[1]) machte in den Tabakfabriken Strassburgs die Beobachtung, dass chronische Brustkrankheiten bei den Arbeitern dieser Fabriken in weit geringerer Menge, als bei der übrigen Bevölkerung der Stadt vorkamen, ja dass sogar Kranke, welche an Haemoptysis und beginnender Tuberculosis gelitten hatten, durch diese Beschäftigung geheilt wurden. Er theilte die gleiche Ansicht Kuhn's mit, welcher dem Tabak in der Weise Schutzkraft gegen die Phthisis zuschreibt, dass die Empfindlichkeit der Lungen dadurch abgestumpft und ihre Resistenzkraft vermehrt würde. Auch nach Simeon's[2]) Erfahrungen sind die Arbeiter in Schnupftabakfabriken wenig der Phthisis ausgesetzt. Die Pariser Académie de médecine machte den Versuch, diese Frage zu entscheiden. Durch ärztliche Berichte aus den meisten Tabakfabriken Frankreichs wurde ihr ein zahlreiches Material zu Gebote gestellt. Der Berichterstatter Mêlier[3]) kam zu dem Schlusse, dass die Tabaksbeschäftigung im Allgemeinen, wenn auch nicht ganz unschädlich, so doch keineswegs eine so gefährliche sei, wie Ramazzini angenommen habe. Was ihren Einfluss auf die Athmungsorgane speciell betreffe, so wird mitgetheilt, dass von den zehn Aerzten, welche an den zehn Manufacturen Frankreichs angestellt sind, fünf in ihren Berichten, ohne speciell dazu aufgefordert zu sein und ohne sich unter einander darüber verständigt zu haben, die Ansicht aussprachen: der Tabak könne wohl einen heilsamen Einfluss auf Brustkrankheiten und insbesondere auf die Lungensucht haben. Von den übrigen fünf Aerzten behaupteten zwei das Gegentheil, drei erwähnten die Sache gar nicht. Hurteaux, Arzt an der Pariser Manufactur, hält die

---

[1]) Arch. méd. de Strassbourg. 1835. No. 11 et 12. Schmidt's Jahrb. 1837. XIV. p. 157.
[2]) Annales d'Hygiène publ. Oct. 1843. Huf. Journ. 1844. XCVII. 5. p. 105.
[3]) Académie de médec. Sitzung v. 22. April 1845. Schmidt's Jahrb. 1846. LI. p. 224.

Wirkung des Tabaks auf die Brustorgane keineswegs für heilsam, und eine epidemische Bronchitis schien ihm sogar in der Tabakfabrik stärker zu wüthen, als ausserhalb. Die Berichterstatter selbst sind nach den Analogien des unter den Arbeitern im höheren Alter gewöhnlichen Asthma und des genannten Beispiels in Betreff der Bronchitis, so wie nach einer von ihnen gemachten positiven Erfahrung an einer Schwindsüchtigen nicht geneigt, sich beifällig für die Heilsamkeit des Tabaks in der vorliegenden Beziehung zu erklären, fügen aber hinzu, dass zu einer Entscheidung der Frage im wissenschaftlichen Sinne noch durchaus nicht hinreichendes Material vorhanden sei. Im Jahre 1851 veröffentlichte Innhauser [1]) seine Beobachtungen über die Gesundheit der Cigarrenarbeiter, die er in einer Fabrik mit 600 Arbeitern sammelte. Es heisst in seinem Bericht: „Tuberculöse oder dazu geneigte Individuen fühlen schnell die Einwirkung dieser Tabaksatmosphäre auf ihre Lungen als einen ungewohnten Reiz. Die Tuberculosis wird offenbar dadurch mehr entwickelt und ihr Verlauf beschleunigt. Häufige Anfälle von Bluthusten bestätigen dies. Bei nicht tuberculösen Individuen erscheinen am häufigsten Congestionszustände gegen Kopf und Brust, und in Folge deren Blutungen aus der Nase und den Lungen, entzündliche Affectionen der Nasen-, Mund- und Rachenschleimhaut, des Kehlkopfs und der Bronchien, Pleuresien und Pleurodynien.“ Schwarze [2]), nach Beobachtungen aus einer Fabrik mit 200 Arbeitern, bestätigt, „dass die Einwirkung der Tabaksdünste auf den Körper überhaupt, namentlich aber auf die Athmungsorgane, einen mehr oder weniger schädlichen Einfluss ausübt. Schwachbrüstige, tuberculöse Individuen werden sich jederzeit sehr unbehaglich bei einer solchen Beschäftigung befinden, ihr Uebel auffallend verschlimmern, nicht selten an verschiedenen entzündlichen Zuständen, Kitzelhusten, Bluthusten u. s. w. zu leiden haben.“ Aus meinen eigenen geringen Erfahrungen kann ich hinzufügen, dass unter den von mir behandelten Tuberculösen sich zwei Cigarrenarbeiter befanden, die gerade an einer sehr hochgradigen acquirirten Phthisis der Lungen und des Kehlkopfs litten.

[1]) Wiener Zeitschrift. VII. 4. 1851.
[2]) Schmidt's Jahrbücher. 1851. LXXI. p. 356.

Wir gelangen jetzt zu einem Heilmittel, das lange Zeit sich der allgemeinsten Popularität erfreute, zur **Kuhstallluft.** Diese wurde zuerst von Read[1]) empfohlen, darauf stellte Bergius[2]) damit Versuche an. Als die heilsamen Momente betrachtete Read einerseits die feuchte Wärme, welche in Viehställen vorhanden ist, ferner die eigenthümlich aromatischen Ausdünstungen der Kühe, besonders der Milch derselben, endlich die flüchtigen alkalischen Stoffe, die sich aus den Excrementen entwickeln. Bergius legte das Hauptgewicht auf das flüchtige Alkali (Ammoniak), welches, zumal aus dem Urin, sehr reichlich sich verbreite, und glaubte, dass dieses in Verbindung mit der Feuchtigkeit und Wärme die Lungenknoten zur Schmelzung bringen könne. Indess empfiehlt er doch, häufig den Raum zu lüften, um die verunreinigte Luft mit frischer zu vertauschen. Beddoes[3]) wandte die Luft der Kuhställe gleichfalls in einer Reihe von Fällen an: auch er fand das hauptsächlich wirksame Moment in der gleichförmigen warmen Temperatur, ausserdem schien ihm die „fortdauernd veränderte Atmosphäre" von Bedeutung. Gerade die Verunreinigung der Luft, gerade der mangelnde Sauerstoff soll das Wirksame sein, und deshalb ist — nach dieser Auffassung — das häufige Lüften des Raumes zu vermeiden. Kühn, der Uebersetzer der Beddoes-schen Schrift, glaubt, dass die Luft der Kuhställe mit Stick- und Wasserstoff sehr stark gemischt sei; die Kuhstallluft würde, nach dieser Ansicht, also ein Analogon der übrigen von Beddoes angewandten künstlichen Gasmischungen (Stickstoff, Wasserstoff, Kohlensäure) sein. Unter den von Beddoes mitgetheilten Krankheitsfällen befindet sich nur einer, wo Genesung, und einer, wo bedeutende Besserung eintrat, in den übrigen war der Erfolg nur gering und vorübergehend. Es wird ferner berichtet, dass ein Dr. Saiffert kurz vor Beddoes die Viehstallcur mit Erfolg angewandt habe. In einigen Fällen, wo der Aufenthalt

---

[1]) Essay sur les effets salutaires du séjour des étables dans la phthisie. Londres et Paris. 1767. 8.

[2]) Peter Jon. Bergius über Lungensüchtiger Cur im Viehstalle, in den Neuen Abhandl. der Königl. Schwedischen Akademie der Wissenschaften. Bd. III. S. 198—307.

[3]) Ueber die neueste Methode, die Schwindsucht zu heilen. Aus dem Engl. übers. v. G. Kühn. Leipzig, Sommer'sche Buchhandlung, 1803.

in Kuhställen auf Hindernisse stiess, liess Beddoes statt dessen die Kranken in einem gleichmässig erwärmten Raume verweilen, er brachte also die gleichförmig warme Temperatur für sich allein in Anwendung und fand dieselbe nützlich.

Die Viehstallcur scheint, in Folge der Anregung durch Beddoes, überall bei Aerzten und darauf besonders beim Volke in Aufnahme gekommen zu sein; dennoch sind die darüber mitgetheilten Beobachtungen ausserordentlich spärlich, und die Methode ging endlich, wenigstens bei den Aerzten, schnell in Vergessenheit über. Nur hin und wieder erhob sich später noch eine Stimme dafür. Schon 1812 klagte Kausch [1]), dass „dies Mittel unrechtmässig in Vergessenheit gerathen sei." „Die wohlthätige Empfindung, die beim Eintritt in einen reinlich gehaltenen, mit wohlgenährtem Vieh stark besetzten Kuhstall auch der Gesunde gewahrt; der alte Ruhm, den diese Heilmassregel erlangt hat; zuletzt die Unmittelbarkeit der Berührung zwischen dem Mittel und dem leidenden Organ, sprechen laut für die Anwendung dieser wohlthätigen Luft." Aus den späteren Mittheilungen erwähne ich noch einen kurz berichteten Fall von Velten [2]), wo die Kuhstallluft sich heilsam erwies. — Nirgends aber finden wir, so weit mir wenigstens die Literatur bekannt ist, genaue, exacte Beobachtungen, die einen sicheren Schluss darüber erlauben, wie weit eigentlich der wahre Nutzen der Kuhstallluft reicht; besonders vermissen wir solche Berichte aus der neueren Zeitepoche, in welcher die physikalische Untersuchung der Brust als nothwendiges Desiderat für eine richtige Diagnose angesehen wird. Es sind hier also erst neue exacte Versuche nothwendig, ehe ein begründeter Schluss in dieser Sache festgestellt werden kann.

Ueber die in den Lungen-Ausdünstungen der Kühe enthaltenen Bestandtheile sind von Chevalier und O. Henry [3]) genaue Untersuchungen angestellt worden. Die Ausdünstung entbindet sich in Form eines dichten Dampfes; derselbe condensirt ergiebt eine farblose, merklich ammoniakalische Flüssigkeit, bestehend aus vielem Wasser, ferner aus kohlensaurem, milch-

---

[1]) Hufeland's Journal. 1812. XXXIV. 3. p. 56.
[2]) Hufel. Journ. 1824. LIX. 4. p. 134.
[3]) Gazette médicale de Paris. 1839. No. 40.

saurem, essigsaurem und hippursaurem Ammoniak, endlich aus einer moschusartigen balsamischen Materie, deren Geruch dem der Kuhställe analog ist. — Ausser diesen Lungenausdünstungen finden sich in den Kuhställen natürlich auch diejenigen flüchtigen Stoffe vor, die sich aus den Faeces und aus dem Urin entwickeln, hier sind gleichfalls die Ammoniakverbindungen, zumal das kohlensaure Ammoniak, besonders hervortretend. (Diese Substanz hielt Gieseler für die wirksame in der Viehstallluft und begann in dieser Voraussetzung seine Versuche mit den Einathmungen von Salmiakdämpfen [1]).) Auch Kohlenwasserstoff und etwas Schwefelwasserstoff möchte in den Ausdünstungen der Faeces vorhanden sein. Kohlensäure, Wasserstoff und Stickstoff, die wenigstens beim Menschen unter den per anum entweichenden Gasen einen Hauptfactor bilden (Analyse von Marchand [2])), würden wohl auch hier zur Berücksichtigung kommen. Zumal die CO_2 wird ausserdem noch dauernd von den Kühen in sehr grosser Menge exspirirt, und wird sich, je weniger der Raum gelüftet wird, und je weniger der äusseren Atmosphäre Zutritt gestattet ist, desto mehr im Stalle anhäufen. In gleichem Masse wird Sauerstoff verbraucht; nach Sales-Girons [3]) geht der Sauerstoffgehalt der Luft von 21 auf 20 und selbst auf 19 pCt. herunter. — Die Verhältnisse, welche die Luft der Kuhställe auszeichnen, sind demnach sehr complicirt, in vielen Beziehungen können sich wirksame Momente für manche Krankheiten finden, und die gleichmässig warme und feuchte Temperatur zählt gewiss nicht zu den unerheblichsten derselben. Vielleicht dass neuere gründliche Untersuchungen diesen der Beachtung gewiss sehr werthen Gegenstand besser, als es bisher geschehen ist, aufklären und der Therapie einen wirklichen Nutzen schaffen werden.

Eine sehr wenig gekannte Heilmethode ist die **Inhalation der aus der geackerten Erde aufsteigenden Dünste**. Dieselbe wird von Hufeland [4]) sehr eifrig gerühmt; er schreibt darüber Folgendes:

---

[1]) Vergl. oben p. 470.
[2]) Funke, Physiologie. Leipzig 1860. Bd. I. p. 323.
[3]) Bericht an die Académie de médecine zu Paris. Januar 1861. De la diète de la respiration dans le traitement des maladies de poitrine etc.
[4]) Hufeland's Journal. 1796. I. p. 386.

„Hierher gehört auch eine Methode, die schon älter ist, von deren grosser Wirksamkeit mich aber schon mehrmals Versuche überzeugt haben, die Methode, Lungensüchtige beim Umackern der Erde (besonders im Frühjahr) hinter dem Pfluge hergehen und den frisch aufsteigenden Dunst der Erde einziehen zu lassen. Ich habe davon allemal Verminderung des Hustens und Erleichterung des Athems bemerkt, und dies nicht allein im Freien und in Verbindung der Bewegung, sondern auch im Zimmer, so dass ich einen Kranken gesehen habe, welcher im letzten Stadium der Lungensucht sich durch nichts seinen Zustand so erleichtern konnte, als dadurch, dass er sich öfter einen Topf frisch und tief ausgegrabener Erde ins Zimmer bringen liess, und begierig den Dunst davon einsaugte. Noch lebt ein würdiger Geistlicher in unserer Gegend, der vor 12 Jahren an allen Zufällen der Lungensucht, Husten mit schleimig-eitrigem Auswurf, Mangel an Luft, Brustschmerzen, hektischem Fieber mit Nachtschweissen etc. litt, und schon so heiser und abgezehrt war, dass man ihn mit Recht für einen Todescandidaten halten konnte. Und dennoch wurde er durch zwei sehr einfache Mittel, das obige Einschlucken des Erddunstes beim Pflügen und Selterwasser mit Milch völlig hergestellt und so hergestellt, dass er seitdem nie wieder auf der Brust gelitten hat, jetzt vollkommen gesund und stark ist, und seinen angreifenden Dienst als Prediger ohne alle Beschwerden verrichtet. Noch kürzlich erzählte er mir, dass er die erleichternde und wirklich himmlische Empfindung nicht vergessen könnte, die ihm in jenem Zustand von Angst und Brustbeklommenheit das Einathmen des Erddunstes auf dem Felde jedesmal verschafft habe; es seien immer seine glücklichsten Stunden gewesen, aber jetzt (er habe den Versuch mehrmals gemacht) fühle er nicht das Mindeste mehr von dieser Einathmung (welches wohl der beste Beweis ist, dass seine Lunge völlig gesund und ganz frei von einem unnatürlichen Zustand ist). Was bei dieser Methode wirksam ist, kann doch wohl nichts Anderes sein, als die fixe Luft, mit anderen mephitischen Gasarten verbunden, die der frische Dunst der (besonders durch vorhergegangenen langen Winterfrost verschlossenen) Gartenerde enthält. Zwar kann das damit verbundene Gehen bei manchen Arten der Lungensucht (nach Salvadori's Methode) mit zu der guten Wirkung beitragen, aber dass es dies nicht allein thut, zeigt das Beispiel, wo auch im Krankenzimmer der Erddunst heilsam war."

Weitere eingehende Beobachtungen sind mir über diesen Gegenstand nicht bekannt.

Wir werden hierdurch auf andere natürliche medicamentöse Atmosphären geleitet, denen eine heilsame Wirkung bei Krankheiten der Respirationsorgane zugeschrieben wird. Die **Waldluft**, zumal die Atmosphäre der Fichtenwälder, geniesst in dieser Beziehung einen alten Ruf. Bei Plinius [1]) lesen wir: „Silvas eas dumtaxat, quae picis resinaeque gratia radantur, utilissimas esse phthisicis, aut qui longa aegritudine non recolligant vires, satis constat: et illum caeli aera plus ita, quam navigationem Aegyptiam, proficere, plus quam lactis herbidos per montium aestiva potus." Was die Waldluft auszeichnet, sind hauptsächlich die ätherischen Dünste, welche darin verbreitet sind, ferner die ruhige, unbewegte Luft. Nach Sales-Girons soll auch der Sauerstoffgehalt darin vermindert sein.

Eine andere Atmosphäre, die sich eines uralten Rufes erfreut, ist die **Seeluft**. Schon Aristoteles rühmt ihren Nutzen, und Cicero soll einer Seereise und dem Aufenthalte in Griechenland die Stärkung und Befestigung seiner früher sehr schwachen Gesundheit zu verdanken haben [2]). Ein besonderer Lobredner derselben war Aretaeus, ferner Celsus. Bei dem Letzteren lesen wir [3]): „Quod si mali plus est, et vera phthisis est, inter initia protinus occurrere necessarium est; neque enim facile is morbus cum inveteravit evincitur. Opus est, si vires patiuntur, longa navigatione, coeli mutatione sic, ut densius quam id est ex quo discedit, aeger petatur: ideoque aptissime Alexandriam ex Italia itur." Celsus scheint indessen ein Hauptgewicht hierbei auf das Reisen selbst und auf die schaukelnde Bewegung zu legen; denn er fährt fort: „Si id imbecillitas non sinit, nave tamen non longe gestari commodissimum est; si navigationem aliqua res prohibet, lectica, vel alio modo corpus dimoven-

---

[1]) C. Plinii Secundi Histor. natur. Lib. XXIV. Cap. XIX. Tom. IV. p. 163.
[2]) Vergl. Hufeland's Journal. LXVIII. 5. p. 18.
[3]) Celsi medicinae libri octo, ex recensione Leonardi Targae. Lib. III. Cap. XXII. p. 152.

dum est." Auch Plinius [1]) erwähnt der Seereisen als einer alten Sitte: „Praeterea est alius usus multiplex, principalis vero navigandi phthisi affectis, ut diximus, aut sanguinem egerentibus: sicut proxime Annaeum Gallionem fecisse post Consulatum me minimus. Neque enim Aegyptus propter se petitur, sed propter longinquitatem navigandi."

In der neueren Zeit wurde die Seeluft gleichfalls von den ersten Autoritäten als ein vorzügliches Mittel gegen Krankheiten der Respirationsorgane und besonders gegen die Phthisis empfohlen. Hufeland [2]) rühmt ihren Nutzen: „Wie oft heilte nicht schon eine Reise zur See die schon weit gediehene Lungensucht! Mir selbst ist ein Beispiel bekannt, wo ein schon von den Aerzten für unheilbar erklärter Lungensüchtiger in einer hochliegenden Gegend Deutschlands noch den Einfall bekam, zur See nach Liefland zu reisen, durch widrige Winde lange auf dem Wasser aufgehalten wurde, und geheilt in Liefland ankam." — Der grosse Laennec äussert sich folgendermassen [3]): „Ich bin überzeugt, dass wir bei dem gegenwärtigen Stande der Wissenschaft kein besseres Mittel gegen die Phthisis besitzen, als das Seefahren und das Bewohnen der Meeresufer in einem milden Klima, und ich rathe sie daher überall an, wo sie ausführbar sind."

In der neuesten Zeit wurde indess die Heilkraft der Seeluft in der Phthisis vielfach in Frage gestellt. Im Jahre 1855 veröffentlichte Jules Rochard ein von der Pariser Académie de médecine gekröntes Mémoire, in welchem er den statistischen Nachweis zu führen suchte, dass die Seeluft, weit entfernt, den Schwindsüchtigen zu nützen, ihnen vielmehr schade. Es heisst [4]):

„A bord des navires la phthisie pulmonaire marche avec plus de rapidité qu'à terre; les hôpitaux des ports, les stations navales, les infirmeries des escadres sont encombrés de phthisiques qui viennent expirer là, victimes de la mer, des climats et d'une funeste erreur médicale. Ainsi tout ce qu'ont écrit les auteurs sur l'admirable vertu tonique de l'atmosphère maritime, sur la vivifiante salubrité des vents du large, tout cela n'est qu'illusoire; il faut de fortes poitrines pour aspirer impunément l'air chargé d'humidité, pour résister aux brusques changements de température, aux orages et aux tempêtes.

---

[1]) C. Plinii Secundi Histor. natur. Lib. XXXI. Cap. XXXIII. Tom. V. p. 106.
[2]) Hufel. Journal. I. p. 389.
[3]) Laennec, Krankheiten der Lungen und des Herzens. I. p. 562.
[4]) Vergl. Académie de médecine zu Paris, Sitzung v. 24. September 1861. Influence de l'air marin sur la phthisie pulmonaire.

Toutes les conditions entamées par la phthisie s'épuisent rapidement, se fondent en quelque sorte, sous l'incessante action de ce grand souffle, imprégné de vapeurs salines irritantes."

Zu anderen Schlüssen führen die amtlichen statistischen Tabellen über die Krankheiten und Todesfälle der englischen Land- und See-Armee in einer grossen Reihe von Jahren [1]).

Vom Jahre 1830 — 1836 inclusive bestand folgendes Verhältniss:

	Marine. Bestand 12,942 Mann.		Landarmee. Bestand 14,590 Mann.	
	Kranke.	Todte.	Kranke.	Todte.
Pneumonie und Pleuritis . .	210	4	167	13
Haemoptysis	20	2	52	6
Phthisis .	39	16	78	51
Bronchitis	2211	2	818	13
Asthma und Dyspnoë . . .	21	—	43	—
Gesammtsumme . . .	2501	24	1158	83
Jährliches Verhältniss auf 1000 Mann	193	1,8	79	5,6

Vom Jahre 1830 — 1839 und 1842 — 1843, also innerhalb 12 Jahren:

	Marine. Bestand 100,464 Mann.		Landarmee. Bestand 102,214 Mann.	
	Kranke.	Todte.	Kranke.	Todte.
Pneumonie, Pleuritis	2598	86	2281	92
Haemoptysis .	234	12	269	8
Phthisis	437	180	629	419
Catarrhus bronchialis . . .	21971	27	11314	83
Asthma und Dyspnoë . . .	161	7	213	6
Gesammtsumme . . .	25401	312	14706	608
Jährliches Verhältniss auf 1000 Mann	253	3,1	144	5,9

[1]) Boudin, Traité de géographie et de statistique médicale. T. II. 1857. Statistik der englischen See- und Landarmee nach officiellen Quellen von Dr. Balfour.

Boudin hält sich hiernach zu folgenden Schlüssen berechtigt:

1) „Wenn die Marine eine grössere Zahl der an acuten Affectionen der Respirationsorgane Erkrankten aufweist, als die Landarmee, so müssen dafür bei der letzteren diese Affectionen, nach der höheren Ziffer der Todesfälle zu urtheilen, um so schwerer verlaufen.

2) „Die von Phthisis befallenen Kranken sind in der Marine weit weniger zahlreich, als in der Landarmee (43 : 62).

3) „Das Verhältniss der an Lungenschwindsucht Gestorbenen, welches in der Landarmee 4,09 auf 1000 Mann beträgt, beläuft sich in der Marine nur auf 1,79 und mit Einschluss der Hämoptoiker auf 1,9."

Vor kaum zwei Jahren hat endlich Garnier in einem Bericht an die Pariser Akademie[1]) die Nützlichkeit der Seeluft in der Phthisis behauptet, sich stützend auf die Statistik der fünf französischen Kriegshäfen: Toulon, Brest, Cherbourg, Lorient und Rochefort. In Brest, Rochefort und Cherbourg ist das Verhältniss der Phthisiker ungefähr dreimal so beträchtlich, als in Toulon, und zweimal, als in Lorient. Garnier schreibt dies ungemein günstige Verhältniss von Toulon seiner Lage an der See zu. Es lässt sich zwar Vieles gegen die Beweiskräftigkeit der aus diesen Zahlen gezogenen Schlüsse einwenden, wie dies auch Seitens des Berichterstatters Blache geschehen ist, der hierdurch keineswegs die Angaben Rochard's widerlegt glaubt. Immerhin aber wird man die Frage nach dem Werth oder Unwerth der Seeluft in der Phthisis als eine noch nicht endgültig gelöste betrachten müssen.

Ueber die wirksamen Momente der Seeluft haben wir bereits oben[2]) abgehandelt, wir sahen, dass sie sich durch ihren Gehalt an Seesalz, so wie durch ihren wenig schwankenden Wasserreichthum specifisch vor der Luft des Continents auszeichnet. Ausserdem besitzt sie gleichmässigere Temperaturverhältnisse, endlich da die Meeresoberfläche am tiefsten auf der Erde gelegen ist, so ist der Barometerdruck daselbst am grössten, d. h. die Luft am dichtesten.

---

[1]) Académie de médecine de Paris. 24. Sept. 1861. Berichterstatter Blache.
[2]) p. 184.

Die Seeluft ist in dieser letzten Beziehung gerade der **Gebirgsluft** entgegengesetzt, und dennoch wird auch diese gegen Krankheiten der Athmungsorgane gerühmt. Jedenfalls ist der Nutzen derselben ein nur beschränkter. Laennec äussert sich darüber folgendermassen: „Viele Phthisiker haben sich sehr gut bei der Gebirgsluft befunden, obschon sie die Bäder und den innern Gebrauch der Wasser nicht vertragen konnten. Doch bekommt die Gebirgsluft keineswegs allen Phthisikern gut, sondern wahrscheinlich nur denen, die nur eine geringe Zahl von Tuberkeln haben; denn wenn es auch in den gebirgigen Ländern nur wenig Phthisiker giebt, so ist es doch wenigstens constant, dass bei ihnen die Krankheit sehr rasch verläuft."

Der Nutzen der Gebirgsluft ist noch eben so unentschieden, oder mindestens sind die Indicationen für ihre Anwendung noch eben so wenig präcisirt, wie bei der Meer-Atmosphäre. Ueber die Wirksamkeit des höheren oder geringeren Barometerdrucks in bestimmten Krankheiten werden vielleicht die künstlichen Luftverdichtungsapparate (vergl. später: Comprimirte Luft) am besten Aufschluss geben. Was die Gebirgsluft mit der Seeluft gemein hat, ist eine gewisse Reinheit der Atmosphäre, der Mangel mancher Miasmen, die sich leicht an tief gelegenen Orten des Continents, besonders in stark bevölkerten Städten, anhäufen; auch soll in beiden der Gehalt der Luft an Kohlensäure geringer sein.

Der Seeluft durch ihren Salz- und Wassergehalt nahe stehend ist die **Salinen-Atmosphäre**. Die Heilsamkeit dieser Atmosphäre gegen Krankheiten des Halses und der Lungen scheint nach den vielfachen Erfahrungen festzustehen, ja man schreibt ihr mehrfach sogar eine gewisse Schutzkraft gegen die Lungenschwindsucht zu. Schon 1807 behauptete Tolberg[1]), man habe die Erfahrung gemacht, dass „unter den Gradirwerks-Arbeitern (in Schönebeck) niemals und unter den Salzwirkern äusserst selten sich ein Schwindsüchtiger findet." Schmidt[2]) gab an, dass seitdem in Rosenheim Salinen errichtet wurden, die früher nicht selten vorkommende Lungensucht sich dort sehr vermindert

---

[1]) Hufel. Journ. 1807. XXVI. 3. p. 26.
[2]) Hufel. Journ. 1829. LXVIII. 5. p. 19.

habe. Endlich Prieger [1]) in Kreuznach berichtet, „dass während seines 23jährigen ärztlichen Wirkens keiner der an den Gradirwerken und Siedepfannen auf den dortigen Salinen beschäftigten Arbeiter, obgleich dieselben fortwährend dem grössten Temperaturwechsel und häufig nächtlichen Arbeiten ausgesetzt sind — an solchen chronischen Leiden der Athmungswerkzeuge gelitten habe, welche den Tod durch Kehlkopf-, Luftröhren- oder Lungenschwindsucht zur Folge gehabt hätten." Ausserdem rühmten Tolberg [2]) und Prieger [3]) den günstigen Einfluss, welchen die Inhalation der Sooldünste auf Kranke ausübt, als ausserordentlich heilbringend. Viele Andere schlossen sich dieser Empfehlung an, so Osann [4]); auch Schönlein soll diese Einathmungen für besonders wirksam gehalten haben [5]).

Die Bestandtheile der Soole, besonders Kochsalz, wurden von den verschiedensten Beobachtern in der Salinenluft, bald in grösserer, bald in geringerer Quantität nachgewiesen (Wilhelmi, Polstorf, Bernhardi u. A.) [6]) Gradirwerke, zur Benutzung der Kranken eingerichtet, finden sich in Kreuznach, Kösen, Nauheim, Elmen, Oeynhausen, Salzungen, Reichenhall u. a. Orten. Ausser der die Gradirwerke umgebenden Salzatmosphäre kommen auch die mit den mechanisch fortgerissenen Soolsalzen geschwängerten, aus den Sudpfannen sich entwickelnden warmen Dünste zur Anwendung, so in Kreuznach, Rehme, Kissingen, wo besondere Räumlichkeiten dafür vorhanden sind. An manchen andern Orten, wie in Ischl, werden die heissen Dämpfe, welche beim Sieden der Soole aufsteigen, in ein Zimmer geleitet, und gleichfalls zum Inhaliren verwandt; nach einer von Erlach und Heller in Ischl vorgenommenen Untersuchung fand sich in den Dämpfen kein Kochsalz, wohl aber freie Salzsäure [7]), zum Theil auch Salmiak, Brom und ein brenzlicher Stoff [8]).

---

[1]) Hufel. Journ. 1840. XC. 3. p. 36.
[2]) A. a. O.; ferner: Hufel. Journ. 1818. XLVI. 3. p. 39.
[3]) A. a. O.; ferner: Casper's Wochenschrift. 1845. No. 26.
[4]) Hufel. Journ. 1829. LXVIII. 5. p. 1.
[5]) Hufel. Journ. 1840. XC. 3. p. 32.
[6]) Vergl. Helfft, Balneotherapie. 5. Aufl. p. 244.
[7]) Freie Salzsäure wurde von früheren Beobachtern auch in der Seeluft gefunden, so von Hermbstädt (Hufel. Journ. LV. 4. p. 92.)
[8]) Vergl Helfft, Balneotherapie. 5. Aufl. p. 244.

Ausser den mit gewissen medicamentösen Stoffen geschwängerten Atmosphären sind auch die physikalischen Veränderungen der Luft Gegenstand der respiratorischen Diät. Die warme Luft wird fast allgemein als besonders heilsam angesehen; zumal wird der Nutzen einer gleichmässig warmen Temperatur, mit möglichst geringen Schwankungen, für alle diejenigen, die an Brustkrankheiten leiden oder dazu disponiren, wohl von Niemandem angezweifelt. Eine gleichmässige Wärme künstlich herzustellen, wurde von Mehreren als das hauptsächlichste Heilmittel bei Phthisis empfohlen, so von Beddoes [1]), Murray [2]) u. A. Die Einen hielten eine mittlere Temperatur (15—18° R.) für ausreichend, Andere verordneten eine intensivere Hitze, selbst warme Luftbäder. Im Gegensatz hierzu wurde auch die kalte Luft gegen manche Affectionen der Respirationsorgane, so gegen die Bronchitis, in Anwendung gezogen [3]).

Neben der Temperatur kommen die hygrometrischen Verhältnisse der Luft in Betracht: für manche Kranke ist eine mehr feuchte, für andere eine mehr trockene Atmosphäre von Nutzen; auch hier ist die möglichste Gleichmässigkeit im Feuchtigkeits-Grade von ausserordentlichem Werth, und das Schwanken zwischen den Extremen besonders schädlich.

Ferner verdient der Dichtigkeitsgrad der Luft, wie bereits angedeutet, eine wesentliche Berücksichtigung. Es handelt sich darum, zu entscheiden, für welche Kranke ein hoher, für welche ein niedriger Barometerdruck von Nutzen ist.

Ueber alle diese höchst wichtigen Punkte endgültig zu entscheiden, wird die Aufgabe späterer Forschung sein. Diese Momente, in Verbindung mit den übrigen meteorologischen Verhältnissen, werden die wissenschaftliche Grundlage einer einstmaligen exacten Klimatologie, die als ein Hauptglied der Lehre von der respiratorischen Diät zu betrachten ist, bilden.

---

[1]) Ueber die neueste Methode, die Schwindsucht zu heilen. Uebers. v Kühn. Leipzig 1803.

[2]) A dissertation of the influence of heat and humidity etc. London 1830.

[3]) Vergl. Sales-Girons: Traitement de la phthisie. p. 382.

3.

Comprimirte Luft.[1])

Der wesentliche Einfluss, welchen eine beträchtliche Veränderung des Luftdruckes auf den menschlichen Organismus auszuüben im Stande ist, ist bereits seit langer Zeit bekannt; aber diese Kenntniss erstreckt sich nicht auf den gesteigerten, sondern nur auf den verminderten Luftdruck. Beim Besteigen hoher Berge wird die Wasserverdunstung von Haut und Lungen vermehrt, weil einerseits die Wassermenge, andererseits die Spannung der Atmosphäre vermindert ist. Die gesteigerte Verdunstung, zugleich mit der abnehmenden Wärme der Atmosphäre, bewirkt eine Temperaturabnahme des Körpers, und um diese zu compensiren, wird eine gesteigerte Thätigkeit des Circulations- und Respirations-Apparats eingeleitet, Puls und Respiration wird beschleunigt, letztere auch deshalb, um den entsprechend der Luftverdünnung bei jedem einzelnen Athemzuge eintretenden Sauerstoffverlust durch die grössere Frequenz des Athmens auszugleichen. (Saussure fand auf der Höhe des Montblanc (12,400′) seine und seiner beiden Führer Pulsschläge — nach vierstündiger Ruhe — auf 110, 98 und 112 vermehrt, während sie nach der Rückkehr nach Chamounix auf 72, 49 und 60 herabsanken.) Wegen des verminderten Drucks auf die Körperperipherie und auf die Lungen wird ferner ein Andrang der Säfte von den centralen Theilen nach der Peripherie hin veranlasst, es findet Congestion des Blutes nach diesen Theilen hin statt, die nicht selten selbst zu Hämorrhagien Veranlassung giebt — eine Erscheinung, die schon seit lange als für das Ersteigen hoher Berge charakteristisch bekannt ist. Endlich äussert sich ein eigenthümliches Gefühl von Müdigkeit, welches unabhängig von der Anstren-

---

[1]) Bei der Bearbeitung dieses Capitels bin ich zum grossen Theil den Aufsätzen Vivenot's gefolgt, indem ich auf ein eingehendes Quellenstudium und eine genauere Darlegung der Geschichte dieser — der gewöhnlichen ärztlichen Praxis am entferntesten liegenden — Methode verzichtete. — Virchow's Archiv. 1860. Bd. XIX. p. 492. Ueber den Einfluss des veränderten Luftdruckes auf den menschlichen Organismus. — Wiener Wochenblatt. 1862. — Allgem. med. Centralzeitung. 1862. No. 67.

gung des Bergsteigens ist, da es auch bei Luftschifffahrten in den höheren Regionen der Atmosphäre wahrgenommen wird, und welches in dem verminderten Luftdruck, der nunmehr auf den Gelenken lastet und sie weniger als normal zusammenhält, nach der Weber'schen Lehre seine Erklärung findet.

Stellen wir dem gegenüber die Symptome, welche der Aufenthalt in comprimirter Luft veranlasst, so fehlt es uns hierüber an sicheren Untersuchungen in der Natur, da es auf der Erde kaum einen Ort giebt, der einem beträchtlich gesteigerten Luftdruck ausgesetzt, daneben aber von anderen das Resultat störenden Einflüssen frei ist. So besitzen wir Beobachtungen über die Wirkung der comprimirten Luft in Bergwerken, ich erwähne nur die von Pol, Watelle und Guérard[1]); dass hier aber die comprimirte Luft keineswegs allein agirt, sondern ausserdem noch viele andere abnorme Factoren vorhanden sind, wie Veränderung der Gasmischung, fremde Gase, Lichtmangel etc., liegt auf der Hand. So eben erschien eine Arbeit von Foley[2]), welcher die Wirkung der aus mehreren Atmosphären comprimirten Luft an den Arbeitern in den unterirdischen Gängen (Tunnel für Eisenbahnen etc.) beobachtete. Hiernach tritt zunächst ein Effect auf das Gehör hervor, dasselbe wird abgestumpft, daneben besteht unangenehmes Ohrensausen; zumal beim schnellen Heraufsteigen machen sich selbst schwerere Symptome geltend. Dies erklärt sich durch den veränderten Druck auf das Trommelfell. Ferner werden die Athemzüge verlangsamt. Die Temperatur ist erhöht, der Schweiss reichlich, dennoch ist der Durst nur gering — wegen der grossen Quantität der in der comprimirten Luft vorhandenen Feuchtigkeit. Das Arbeiten in der verdichteten Luft ist weniger anstrengend, als in der normalen; Hunger tritt schneller und lebhafter ein.

Die Wirkung der Luftverdichtung und Verdünnung in ihrer Reinheit zu studiren, dazu sind die künstlichen Apparate am meisten geeignet. Die Entdeckung derselben datirt bereits seit mehreren Jahrzehnten. Sehen wir ab von der partiellen Verwendung der verdünnten Luft durch Junod, so gebührt

[1]) Annales d'Hygiène. Avril 1854. – Schmidt's Jahrb. 1854. LXXXIII. p. 227.
[2]) Vergl. Gazette médicale. 1864. No. 8 u. 10.

Tabarié das Verdienst, zuerst einen Apparat, welcher den vollständigen Aufenthalt in verdichteter oder verdünnter Luft gestattet, construirt zu haben. Nächst ihm verdanken wir Pravaz die wichtigsten Aufschlüsse über diesen Gegenstand[1]). Vivenot[2]) beschreibt den in Nizza aufgestellten Apparat folgendermassen:

„Er ist nach dem Principe der Taucherglocken gebaut und hat die Form eines hohlen Ellipsoids, dessen längerer Durchmesser in verticaler, dessen kürzerer Durchmesser in horizontaler Richtung verläuft. Das untere Drittheil des Ellipsoids ist in die Erde eingesenkt, so dass der über dem Niveau der Erde sichtbare Theil desselben dadurch die Gestalt einer Glocke erhält. Ein der äusseren Erdoberfläche entsprechend im Innern der Glocke angebrachter hölzerner Fussboden theilt dieselbe in zwei ungleiche Hälften, deren obere, grössere zum Aufenthalt für die die comprimirte Luft einathmenden Personen dient. Dieser Boden ist mit einem Teppiche belegt, und trägt 10—12 im Kreise um den im Centrum stehenden Tisch gestellte Stühle. Die Luft der beiden Glockenhälften communicirt durch im Fussboden angebrachte Oeffnungen. Die Glocke ist von Eisen, dessen Dicke der Grösse des auszuhaltenden Druckes entspricht; sie ist mit zolldicken Glasfenstern versehen, theils um das Innere der Glocke zu erleuchten und den daselbst sitzenden Personen eine beliebige Beschäftigung, als Lesen, Schreiben etc., zu ermöglichen, theils um dem ausserhalb der Glocke stehenden Leiter und Regulator der Dampfmaschine eine Einsicht auf das im Innern angebrachte Manometer, welches die Zu- oder Abnahme des Luftdrucks durch einen Zeiger und eine Scala abzulesen erlaubt — zu ermöglichen. Dem Niveau des äusseren und inneren Fussbodens entsprechend, ist eine Thür zum Eintritt in die Glocke angebracht. Thür und Fenster sind begreiflicherweise nach der Innenseite der Glocke zu öffnen; sie sind an der Peripherie mit einem Kautschuksaume eingefasst und werden, da der innere Luftdruck stärker ist, derselbe mithin excentrisch auf die Peripherie der Glocke wirkt, schon dadurch mit grosser Gewalt hermetisch an die ihnen entsprechende Verkleidung angedrückt.

In diesen eben beschriebenen Apparat wird nun mittelst einer Dampfmaschine durch die untere Röhre fortwährend frische verdichtete Luft eingepresst, welche durch die mittelst eines Ventils verschlossene, am entgegengesetzten Pole der Glocke mündende Röhre entweichen kann, so dass die in der Glocke sitzenden Personen während der ganzen Dauer des Versuchs, welche 2 Stunden beträgt, fortwährend Luft athmen, deren Mischungsverhältniss, unbeschadet der Athmungsprocesse der darin befindlichen Personen, dem der atmosphärischen Luft vollkommen gleich bleibt und welche sich von derselben nur durch die Verschiedenheit der Dichte unterscheidet.

---

[1]) Académie de Médecine de Paris. Sitzung vom 31. Januar 1838. „De l'emploi de l'air comprimé dans le traitement des affections tuberculeuses, des hémorrhagies capillaires, de la surdité catarrhale.

[2]) Virchow's Archiv. 1860. Bd. XIX. p. 502.

Es ist die Einrichtung getroffen, dass die Luft in der Glocke nicht plötzlich, sondern nur allmälig im Verlauf einer halben Stunde auf das beabsichtigte Maximum comprimirt wird und zwar in der Weise, dass die in der Glocke sitzenden Personen während ihres zweistündigen Aufenthalts in derselben in der ersten halben Stunde einem allmälig zunehmenden, hierauf eine Stunde hindurch auf dem Maximum der Compression stationär bleibenden und in der letzten halben Stunde wieder allmälig bis zur normalen Dichte abnehmenden Luftdrucke ausgesetzt sind."

Lange in Johannisberg gab dem Apparat statt der Form eines Ellipsoids die Gestalt eines Cylinders. Derselbe ist an seinem oberen und unteren Ende durch zwei nach innen convexe Eisenplatten geschlossen, und diese werden wiederum durch eine vertical durch die Mitte des Cylinders laufende Eisenstange festgehalten, an deren oberen und unteren Ende je eine eiserne Querschiene angeschraubt ist.

Die physiologische Wirkung der comprimirten Luft ist nach Vivenot's Untersuchungen, deren Resultate mit denen der übrigen früheren oder späteren Beobachter in den Hauptsachen übereinstimmen, folgende:

1) Die Pulsfrequenz wird fast constant vermindert. (Unter 28 Beobachtungen Vivenot's war der Puls 26 Mal verlangsamt; die mittlere Verlangsamung betrug 10 Pulsschläge, das Maximum 18 Pulsschläge.) Der Grad der Pulsverminderung ist verschieden, er hängt von der Individualität der Personen und wohl auch von der Art ihrer Krankheit ab.

2) Die Respiration wird verlangsamt. (Mittlere Verlangsamung, aus 28 Beobachtungen, fand Vivenot in jeder Sitzung 1,1 Respirationen, Maximum 2 Resp., 5 Mal keine Verlangsamung.) Die Verminderung der Respirationsfrequenz ist eine nachhaltige, sie dauert auch dann noch fort, wenn der Kranke das Luftbad verlassen hat, und kann bei regelmässigem Gebrauch der comprimirten Luft täglich immer mehr vermindert werden. So wurde bei einem Herrn die Zahl der Respirationen innerhalb 8 Tagen von 20 auf 9 Respirationen in der Minute herabgesetzt.

Im hohen Grade auffallend ist die enorme Respirationsverlangsamung, welche Tutschek[1]) an gesunden Per-

---

[1]) Allg. med. Centralztg. 1863. No. 40. Aerztl. Intelligenzblatt. 1863. 9. Mai.

sonen beobachtete; bei einem grossen, musculösen, wohlgenährten Manne ging die Respirationsfrequenz in einer Sitzung sogar von 17 auf 3 (!) Athemzüge in der Minute herunter; weit geringer ist der Effect bei kranken Personen. Die Verminderung der Pulsfrequenz fand Tutschek bei weitem nicht in dem Masse ausgeprägt, wie die der Athemfrequenz.

3) Die Evaporation an der Haut und Lungenoberfläche wird durch Verstärkung des Luftdrucks vermindert. Die Schweisssecretion wird nach Tabarié und Pravaz, desgleichen die Secretion der Lungenschleimhaut (auch nach Vivenot) vermindert. In gleichem Verhältniss, wie die Verdunstung von Haut und Lungen sich vermindert, muss die Nierenfunction gesteigert, die Harnsecretion vermehrt werden.

4) Das Blut wird von den peripherisch gelegenen Capillaren (Haut, Lungen, Nase, Mund, Ohren) wegen des gesteigerten Drucks mehr nach den innern Organen hingedrängt. Auf dieser Eigenschaft beruht die der comprimirten Luft zugeschriebene Eigenschaft, oberflächliche Congestionen und selbst Entzündungen zu beseitigen.

5) Was das subjective Gefühl betrifft, so haben Gesunde in der allmälig sich verdichtenden Luft gar keine abnorme Empfindung; nur im Ohr tritt grösstentheils ein Gefühl von Druck hervor, das sich selbst bis zur Schmerzhaftigkeit steigern kann. Es beruht darauf, dass die verdichtete Luft auf die äussere Fläche des Trommelfells einen höheren Druck ausübt, als von der inneren Fläche darauf lastet; man kann dies Symptom durch den Valsalva'schen Versuch zum Verschwinden bringen, indem man hierdurch in die Tuba Eustachii eine gleichfalls comprimirte Luft, die der äussern das Gleichgewicht hält, gelangen lässt. Kranke Personen sollen in der comprimirten Luft wegen der erleichterten Respiration sich sehr behaglich fühlen.

In diesen Wirkungen der comprimirten Luft finden wir den vollen Gegensatz zu dem oben auseinandergesetzten Effect der verdünnten Luft. Die therapeutische Anwendung derselben beruht einerseits auf ihrer Eigenschaft, die Luft von der Peripherie zurückzudrängen, wodurch sie gegen oberflächliche Congestionen nützlich sein soll, ferner auf ihrem verlangsamenden Einfluss auf die Herzthätigkeit und Respiration. Durch die verdichtete Luft wird den Lungen in einer bestimmten Zeit mehr Sauerstoff, als beim Athmen in der freien Luft zugeführt. In gesunden Lungen wird hierdurch der Oxydationsprocess keineswegs gesteigert, denn nach den Versuchen von Reignault und Reiset wird auch bei vermehrter Sauerstoffzufuhr nicht mehr Kohlensäure ausgeathmet, als im normalen Zustand. Die Vermehrung des Oxygens in der Atmosphäre äussert sich hier nur in dem verminderten Bedürfniss, zu respiriren, d. h. in verlangsamter Respiration. Sind hingegen die Lungen krank, so dass sie beim Athmen in der freien Atmosphäre nicht genügend Sauerstoff heranzuziehen vermögen und deshalb angestrengte, sehr häufige Respirationen machen müssen, so kann der Aufenthalt in comprimirter Luft ihnen den Mangel, der durch ihre Erkrankung (theilweise Verdichtung oder verminderte Elasticität) bedingt wird, ersetzen, die forcirten Athembewegungen deshalb überflüssig machen und eine normale Oxydation des Blutes begünstigen. Hierauf beruht der der comprimirten Luft zugeschriebene günstige Erfolg, besonders bei Tuberculose und auch beim Asthma (Emphysem).

Die Ansicht, dass die Gebirgsluft den Phthisikern nützlich sein solle, steht hierzu in vollem Gegensatze; denn hier ist die Luft, entsprechend der Höhe des Ortes, verdünnt. Vivenot meint, dass bei gesunden Individuen der Aufenthalt auf hohen Bergen, wegen der stärkern Uebung der Lungen, indem diese in der rareficirten Luft an schnellere und tiefere Athemzüge sich gewöhnen, allerdings heilsam wirken und der Entwickelung von Tuberculose vorbeugen könne (Nach Mühry's klimatologischen Untersuchungen soll die Phthisis bei zunehmender Höhe abnehmen, die Bewohner der 8000 — 12,000 Fuss hohen Hochebenen der Andesketten und des Himalaya sollen einen sehr breiten Thorax mit sehr entwickelten Lungen besitzen und nur sehr selten von Tuberculos. Pulm. heimgesucht werden); dass hingegen bei bereits vorhandener oder gar vorgeschrittener Tuberculose die Luft hoher Berge nur schädlich sein könne; die Gebirgsluft sei ein Prophylacticum, aber kein Heilmittel gegen Tuberculose.

Gehen wir kurz auf die bisher gesammelten therapeutischen Erfahrungen ein, so war es zuerst Tabarié, welcher die comprimirte Luft bei entzündlichen und fieberhaften Zuständen, besonders aber bei Affectionen der Respirationsorgane für nützlich erklärte; die comprimirte Luft soll nach ihm stärkend und schmerzstillend wirken. Er begründete diese Ansicht durch 49 Fälle, in denen Krankheiten der Athmungsorgane theils geheilt, theils gebessert wurden. Pravaz, Bertin und Gérard berichteten von glücklichen Heilerfolgen bei Laryngitis, Bronchitis acuta et chronica, Hyperaemia pulm., Emphysema pulm., Asthma, Tuberculosis, Tussis convulsiva, ferner bei Scrophulosis, Rhachitis, Chlorosis. Devay will von 7 mit beginnender Lungentuberculose behafteten Personen 6 vollständig geheilt haben. Hamel, Colladon und Pravaz wandten die comprimirte Luft auch gegen verschiedene Gehörleiden an.

In neuester Zeit wurden ausserordentlich günstige Berichte von Sandahl [1]) in Stockholm mitgetheilt. Bei Laryngitis acuta wurden von 12 Kranken 10 geheilt; Laryngitis chronica von 21 Kranken 15 theils geheilt, theils bedeutend gebessert; Tracheitis catarrhalis und Bronchitis acuta von 53 Kranken 47 geheilt; Bronchitis chronica von 45 Kranken 33 hergestellt; Pneumonia chronica von 5 Kranken 3 geheilt, 1 einigermassen gebessert, 1 erfolglos behandelt; Asthma mit Emphysem und chronischer Bronchitis von 77 Kranken 57 gebessert; Asthma mit Emphysem ohne Bronchitis 14 sämmtlich gebessert; Tussis convulsiva Heilung 81 pCt. Ferner war der Nutzen der Luftbäder hervorragend bei Tuberculose, Herzfehlern, Angina pectoris, Anaemie, Scrophulose, Chlorose, Schwerhörigkeit.

Seit Kurzem sind auch in Deutschland Luftcompressions-Apparate aufgestellt worden; es sind jedoch noch keine massgebenden Berichte über die therapeutischen Erfolge derselben

---

[1]) Medicinskt Archiv utgivet af Lärare vid Carolinska Institutet i Stockholm. Bd. 1. Heft. 1. p. 1—205. — Schmidt's Jahrbücher. 1863. CXX. p. 172.

bekannt. Lange in Johannisberg veröffentlichte einen Fall von bedeutender Besserung eines Asthma's durch die Anwendung der verdichteten Luft [1]).

Luftcompressions-Apparate befinden sich gegenwärtig in Montpellier (unter Leitung Bertin's), Lyon (Pravaz fils), Nizza, Paris, London, Stockholm (Sandahl), Petersburg (Katolinski), Johannisberg (Lange), Neu-Schöneberg bei Berlin (Levinstein) und seit Kurzem, wie ich glaube, auch in Dresden (Lange aus Holstein).

Es ist zu wünschen, dass in diesen Anstalten möglichst genaue und streng wissenschaftliche Untersuchungen angestellt würden, um diesen, wie es scheint, sehr wichtigen Gegenstand endlich einer endgültigen Entscheidung zuzuführen.

---

[1]) Ich selbst besitze über die therapeutische Wirkung der Luftcompression keinerlei Erfahrung, bis auf einen einzigen Fall, einen Asthmatiker betreffend, welcher trotz siebenmonatlichen regelmässigen Gebrauchs der Luftbäder in Montpellier keinerlei Besserung erreichte. Aus diesem einen Falle bin ich natürlich weit entfernt, irgend einen Schluss ziehen zu wollen.

Anhang.

Ausser in Form von Gasen, Dämpfen, Flüssigkeitsschwaden und Flüssigkeitsnebel lassen sich die medicamentösen Substanzen auch noch in Gestalt eines feinen trockenen Pulvers den Respirationsorganen einverleiben. Es resultirt hieraus eine neue Inhalationsmethode, die jedoch noch sehr wenig cultivirt ist, und von der nur sehr spärliche Erfahrungen in der Literatur vorliegen. Wir wollen derselben hier nur mit kurzen Worten Erwähnung thun. Ueber die Bedingungen des Eindringens von trockenem Staub in die Luftwege haben wir bereits oben ausführlich abgehandelt [1]). Dass demnach ein Medicament als trockenes Pulver local auf die Respirationsorgane applicirt werden könne, ist unzweifelhaft. Athmet man frei mit offenem Munde in einer Staubatmosphäre, so werden die fremden Körper bis in die Lungen eingesogen; athmet man nur mit der Nase, so bleibt fast Alles in den engen Höhlen sitzen, nur selten gelangt etwas tiefer hinein. Wird der medicamentöse Staub erst im Pharynx (durch ein in den Mund gestecktes Rohr) erzeugt, so kann man unter günstigen Umständen viel von den Medicamenten selbst in die kleinen Bronchen und Lungen einziehen; bei Weitem der grösste Theil verbleibt aber im Pharynx und im oberen Theile des Larynx. Bei ungeschickter Application braucht selbst nichts von dem Pulver die Glottis zu passiren, sondern dasselbe zerstreut sich im Rachen und wird durch Schluckbewegungen in

---

[1]) Vergl. p. 111 und p. 30.

den Oesophagus und in den Magen geleitet. Auch geschieht es hier leichter, als bei den übrigen Inhalationsmethoden, dass das wirklich in genügender Menge dem Larynx zugeführte Pulver die Glottis reizt und selbst zu heftigen Hustenanfällen, die das Hineingelangte wieder hinausbefördern, Veranlassung giebt. Diese Methode hat also ihr Missliches und findet grösstentheils nur Anwendung bei Krankheiten des Pharynx und Larynx; sie hat freilich hinwiederum den Vortheil, dass ihre Handhabung weder irgend welche Kosten, noch Unbequemlichkeiten verursacht. Neben der Einathmung trockener Pulver kommt auch die Einblasung derselben mittelst eines Rohrs zur Ausübung; hierbei sind die Bedingungen für das Eindringen in die Luftwege noch weit mehr erschwert, fast alles wird hier im Pharynx ausgestreut.

Schon Asklepiades wandte die Insufflation trockener medicamentöser Pulver mittelst eines Schilfrohrs bei Angina an[1]); unter den benutzten Mitteln sind besonders die Galläpfel (Tannin) und die Myrrha erwähnenswerth. Die Methode scheint Jahrhunderte hindurch vollkommen vergessen gewesen zu sein, bis Ende des vorigen Jahrhunderts, als die Inhalationen eine grössere Beachtung zu gewinnen anfingen, auch hiermit wieder ein Versuch gemacht wurde. Bei Beddoes[2]) lesen wir, dass Darwin eine Staubbüchse zu diesem Zwecke construirt habe; angewandt wurden staubförmige Holzkohle, Zinkkalk (!), Bleimittel, Chinarinde u. a. Die Büchse, etwa 10″ hoch und 8″

---

[1]) Galeni Quintae Classis libri. De compositione medicamentorum localium etc. Liber VII. Cap. 3. p. 351.

„Anethum una cum semine et radicibus quod satis est accipe et in vas fictile conjectum, cujus os sit subobturatum, et ipsum vas luto oblitum, in furnum donec vas ignescat mitte, deinde ex furno extractum anethum ustum tere et sublatum repone. Usu vero expetente anethi partes duas accipe, et iridis illyricae in tenuissimum pulvillum redactae partem unam admisce, ac per arundinem insuffla. Aliud, Rosarum siccarum sextarium unum, nardi celticae una cum radicibus et adhaerente terra fasciculum unum, nidi hirundinum sylvestrium aridi ℨiij, myrrhae ℨviij, gallas omphacitidas numero xv, contusa et trita insuffla et cum digitis adhibe."

Interessant ist hierzu folgende Bemerkung Galen's: „Caeterum per arundinem ejusmodi pharmaca insufflari valde improbo. Defertur enim ex ipsis multum, tum in gulae summum, tum in ipsam gulam. Praestat itaque cochleario indita apprimere, quamadmodum ego uti soleo, ut vidistis."

[2]) Beddoes, Künstliche Luftarten. p. 143.

breit, enthielt inwendig eine zirkelförmige Drehbürste mit einer Querstange von Eisendraht, gegen welche die Borsten der Bürste, die mit dem Staub angefüllt waren, wiederholt und allmälig anstiessen. Oben befand sich an der Büchse ein Mundstück zum Einathmen, ausserdem unten noch eine andere Oeffnung zum Durchlassen der Luft.

In unserem Jahrhundert wurde die Methode besonders von Bretonneau, Trousseau, Belloc gerühmt. Auch hier wurden von einigen besondere complicirte Apparate angegeben, so von Chambers, von Burow [1]) u. A. Allein alle Apparate erscheinen überflüssig und lassen sich ganz einfach durch eine am Ende etwas gebogene Röhre oder zwei in einander gesteckte Federkiele (Friedreich) ersetzen. (Ebert [2]) benutzte einen Federkiel mit hineingesteckter Stahlfeder; er theilt 12 Fälle von theils acuter, theils chronischer Laryngitis mit, die er durch Argent. nitr., auf diese Weise applicirt, erfolgreich behandelt hatte.) In die Röhre wird vorn etwas von dem feinen Pulver hineingebracht; der Kranke nimmt sie in den Mund und schiebt sie bis über die Zungenwurzel vor, so dass ihr hinteres Ende über dem Eingang des Larynx steht; darauf schliesst er Mund und Nase fest und macht eine tiefe Inspiration. Fast immer, wenn der Staub wirklich in den Larynx gelangt, folgt hierauf ein mehr oder weniger heftiger Husten, und dies kann meistens einen Massstab für das Gelingen oder Nichtgelingen abgeben; jedoch bei längerem Gebrauch gewöhnen sich die Kranken oft daran und empfinden hierdurch keine Reizung mehr. Meistentheils wird Argentum nitricum zu diesen Inhalationen benutzt (mehrere Gran auf eine Drachme Zucker oder mit anderem indifferentem Pulver); ausserdem aber auch Alaun, Tannin (gleichfalls mit Zucker u. dergl. gemischt) u. a.

Diese Inhalationen werden fast ausschliesslich gegen Pharynx- und Larynxkrankheiten angewandt; indess wurden sie von Manchen auch gegen Krankheiten der Bronchen und Lungen verwerthet, so von Pserhofer [3]). (Derselbe construirte

---

[1]) Deutsche Klinik. 1853. 21.
[2]) Annalen der Charité. V. 1. 1854.
[3]) Ungarische Zeitschrift. 185[illegible] VII. 1 ff. — Schmidt's Jahrb. 1856. XCII. p. 170.

einen büchsenförmigen Apparat mit siebförmigen Löchern, die einzuathmende Luft muss durch dieselbe streichen und das feine Pulver mit sich fortreissen; die Inspiration geschieht durch einen Schlauch mit Mundstück — die unzweckmässigste Vorrichtung für ein tieferes Eindringen! —). Er theilt 5 Fälle von partieller Lungengangrän mit, die er auf diese Weise mit Argent. nitr. (1 Theil auf 4—6 Theile Pulv. Sem. Lycopod.) erfolgreich behandelte, ferner andere Fälle von Catarrh. bronch., Tuberculosis etc. Ja sogar gegen Krankheiten, die nicht in den Respirationsorganen ihren Sitz haben, benutzte Pserhofer diese Inhalationen, so gegen Intermittens, Chlorosis, Syphilis secundaria unter Anwendung von Chinin, Arsen, Kalium jodatum, Blei, Calomel etc. Wir beobachten hier also dieselbe Extravaganz, der wir bereits bei Richard[1]) in Betreff der Dampf-Inhalationen begegneten.

Eine planvolle Application von medicamentösem Pulver auf circumscripte kranke Stellen des Larynx wurde von Störk angegeben; hier wird unter Leitung des Kehlkopfspiegels die den Arzneistaub enthaltende Röhre so eingeführt, dass ihre Mündung gerade der erkrankten Partie zugekehrt, und beim Einblasen das Pulver direct auf diese ausgestreut wird. Diese Methode ist von der Inhalation und auch von der gewöhnlichen Insufflation vollkommen verschieden, sie nähert sich den übrigen localen Behandlungs-Methoden für den Pharynx und Larynx, dem Touchiren mit Causticis und Adstringentien, sei es in Substanz oder in Lösung. Auf diese Methoden, die eine besondere Disciplin für sich bilden, können wir an dieser Stelle nicht näher eingehen. Wir erwähnen nur, dass zuerst Bell (1816) die locale Application einer medicamentösen Lösung (meist Höllenstein) auf den Larynx dadurch versucht haben soll, dass er ein an einem gebogenen Stäbchen befestigtes, mit der Flüssigkeit getränktes Schwämmchen in den Pharynx einführte und es über dem Aditus laryngis, die Epiglottis mit einem Finger fixirend, ausdrückte. Später wurde dies wieder in Vergessenheit gerathene Verfahren, theils in modificirter oder verbesserter Form, von Trousseau, Bretonneau, Belloc u. A. geübt und als

---

[1]) Vergl. p. 410.

sehr erfolgreich gegen viele Krankheiten des Larynx (selbst Croup) gerühmt; Manche glaubten auch mit dem Aetzträger in das Innere des Larynx eindringen, die rima glottidis überschreiten und sogar local auf die Trachea und Bronchen wirken zu können. (Horace Green u. A.) Alle diese Methoden erlangten aber erst eine genügende Sicherheit durch die Erfindung des Kehlkopfspiegels. Mit Hülfe dieses kann man unter Leitung des Auges das Aetzmittel auf eine genau begrenzte Stelle im oberen Larynxraum einwirken lassen; das Medicament kann hierbei sowohl in Lösung vermittelst eines an einem entsprechend gekrümmten Stäbchen befestigten Schwämmchens oder Pinsels, als auch in Substanz durch einen passenden Aetzmittelträger in Anwendung gebracht werden. Dieses Touchiren unter Leitung des Kehlkopfspiegels wurde zuerst besonders von Czermak angeregt und wird jetzt fast von allen Laryngoskopikern als ein beliebtes therapeutisches Hülfsmittel ausgeübt.

Endlich giebt es noch eine andere Methode, auf die Luftwege zu wirken, nämlich die directe Injection von Flüssigkeiten in den Larynx, wozu besondere Spritzen, die zum Theil den Anel'schen ähnlich sind, angewandt wurden. (Trousseau, Belloc u. A.) Aber nicht nur auf den Larynx, sondern selbst bis in die Bronchen versuchte man medicamentöse Lösungen direct einzuspritzen und glaubte hierdurch die verschiedensten Krankheiten der Respirationsorgane, selbst die Lungenschwindsucht und das Asthma, heilen zu können. Bennett und Horace Green (auch Loiseau) sind die vorzüglichsten Vertreter dieser Methode [1 u. 2]; dieselbe beruht auf dem Catheterismus der Trachea: nachdem ein Catheter durch die Glottis in die Trachea bis zu den grossen Bronchen eingeführt ist, wird durch denselben die geeignete Flüssigkeit injicirt. Wie weit dieses Verfahren nützlich oder überhaupt gar möglich ist, muss noch vollständig dahingestellt bleiben, da die Erfahrungen hierüber noch viel zu spärlich sind, die von dem Einen oder dem Andern erzielten Erfolge noch keinerlei Bestätigung gefunden haben, vielmehr die Gegner-

---

[1]) Horace Green: A treatise on diseases of the air passages comprising an inquiry in to the History Pathology, Causes and Treatment of those affections of the throat etc. — New-York 1838. Wiley and Halstedt.

[2]) Vergl. Schmidt's Jahrbücher. 1859. CII. p. 235.

schaft, die theilweise an der Ausführbarkeit, theilweise an der Gefahrlosigkeit dieser Methode zweifelt, — freilich grösstentheils nicht auf Grund eigener Beobachtungen, sondern aus rein aprioristischer Anschauung — eine allgemein verbreitete ist. Der Catheterismus der Trachea ist ein bereits sehr altes Verfahren, er soll schon von Hippokrates in Vorschlag gebracht worden sein; in neuester Zeit zählen besonders Loiseau, Bouchut, Griesinger zu seinen Vertretern. Was hingegen die Einspritzungen in die Trachea betrifft, so hat man, so viel mir bekannt, erst in unserem Jahrhundert sie zu versuchen gewagt; aus dem Jahre 1816 finde ich eine interessante Notiz über eine unter Autenrieth's Leitung verfasste Dissertation Schlaepfer's [1]), die ich als Curiosum hier mittheile: „Der Verf. fand, dass manche Gifte, sie mögen in den Körper, auf welchem Wege es sei, gelangen, immer eine bestimmte Wirkung in einem bestimmten Organe hervorbringen. So brachten Einspritzungen von Calomel in die Luftröhre Durchfall, von Brechweinstein Erbrechen, essigsaurem Blei Verstopfung und Verengerung des Darms u. s. w. hervor. Die Thiere vertragen diese Einspritzungen bewundernswürdig gut, und da Desault schon einem Menschen aus Versehen eine glatte elastische Sonde, statt in die Speiseröhre, durch den Kehlkopf in die Luftröhre gebracht hat, ohne dass, ausser Neigung zum Erbrechen und Husten, etwas Weiteres daraus erfolgt wäre, und diesem Kranken selbst dreimaliges Einspritzen von etwas nahrhafter Brühe in die Luftröhre nicht geschadet hatte: so meint Hr. Autenrieth, es könnte wohl eine unmittelbare Behandlung der Lungengeschwüre durch Wundwasser die tödtliche Eiterlungenschwindsucht heilbar erscheinen lassen."

---

[1]) J. G. Schlaepfer, praes. Autenrieth, Diss. sistens experimenta de effectu liquidorum quorumdam medicamentosorum ad vias aëriferas applicatorum in corpus animale 1816. — Hufeland's Bibliothek der praktischen Heilkunde. 1823. Bd. IL. p. 306.

Erklärung der Tafeln.

Tafel I.

Fig. 1. Pulverisateur von Sales-Girons, gefertigt von Charrière. (Zu Seite 15.)
- a) Luftpumpe.
- b) Recipient für die Flüssigkeit.
- c) Manometer.
- d) Ausflussöffnung des Strahls.
- e) Platte zum Anprallen und zur Zerstäubung des Strahls.
- f) Trommel, in welcher sich die Platte e befindet.
- g) Schlauch zum Abfluss der überschüssigen Flüssigkeit.

Fig. 2. Nephogène von Mathieu. (Zu Seite 15.)
- a) Luftpumpe.
- b) Recipient in Form eines Heronsballs.
- c) Ausflussrohr der mit comprimirter Luft gemischten Flüssigkeit.

Tafel II.

Fig. 1. Zerstäubungsapparat nach meiner Construction, angefertigt von C. Goltdammer, Instrumentenmacher und Bandagist in Berlin. (Zu Seite 86.)
- a) Saug- und Druckpumpe.
- b) Ausflussröhre.
- c) Ansatzröhrchen mit der feinen Ausflussöffnung.
- d) Hahn an der Ausflussröhre.
- e) Trommel.
- f) Knopf innerhalb derselben, an welchen der Wasserstrahl anprallt und zum Nebel zerstiebt.
- g) Saugschlauch, am unteren Ende mit einem Siebe.
- h) Schlauch zur Rückleitung der überschüssigen Flüssigkeit aus der Trommel.
- i) Ein beliebiges Glas, in welches die zu zerstäubende Flüssigkeit gegossen wird, und in welches beide Schläuche hineinführen.
- k) Schraube zur Befestigung des Apparats.
- l) Ort, wo die Ausflussröhre an die Pumpe angeschraubt ist, und wo statt ihrer der Schlauch zum Clysopomp oder zur Uterusdouche befestigt wird, wenn diese Vorrichtungen benutzt werden sollen.

Fig. 2. Räucherungsapparat nach meiner Zusammenstellung, gleichfalls von C. Goltdammer in Berlin angefertigt. (Zu Seite 400.)

a) Retorte mit Tubus zur Aufnahme der zu verdampfenden Flüssigkeit.

b) Gestell, ähnlich wie im Mandl'schen Apparat.

c) Spirituslampe.

d) Schlauch.

e) Glas-Cylinder, der die darin abgekühlten Dämpfe zum offenen Munde leitet.

Tafel III.

Eine Verbindung von Dämpfen mit zerstäubter Flüssigkeit. Vorrichtung zur Erzeugung eines constant warmen Nebeldampfs. (Zu Seite 404.)

a) Zerstäubungsapparat.

b) Räucherungsapparat, dessen Retorten-Mündung in das hintere Trommelende des Zerstäubungsapparats hineinragt.

c) Tisch, an welchen a angeschraubt ist. Derselbe wird von einem Fuss (d) gehalten, der in einer durchbohrten Säule (e) nach oben und unten zu verschieben ist. Die Säule ist in einen gewöhnlichen Tisch oder, wenn die Vorrichtung transportabel sein soll, in ein festes Brett eingefügt.

a, c, d, e ist die zur Pulverisation nothwendige Vorrichtung, um die Höhe des Apparats der Grösse des Kranken accommodiren zu können.

f Glas zur Aufnahme der Schläuche, ruhend auf einem Blechteller g.

Um warmen Nebeldampf zu erzeugen, ist ein zweiter Blechteller (h) mit dem kleinen Tische c durch feste Metallstäbe (i) verbunden. Auf diesem Teller, der gleichfalls in k hoch und niedrig zu stellen ist, ruht der Räucherungsapparat b.

Register der Autoren.

Register

der mit Inhalationen und Räucherungen behandelten Krankheiten.

Fig 1

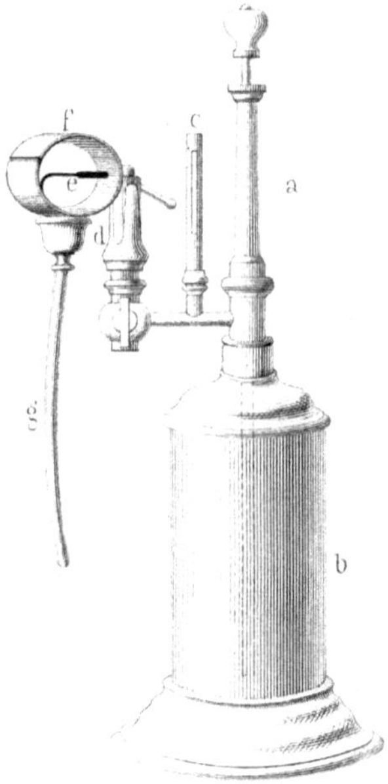

Fig 2

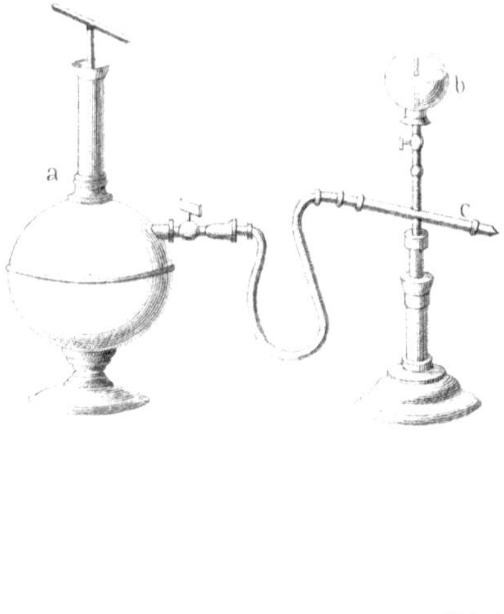

Lith. Anst. v. Leopold Kraatz in Berlin.

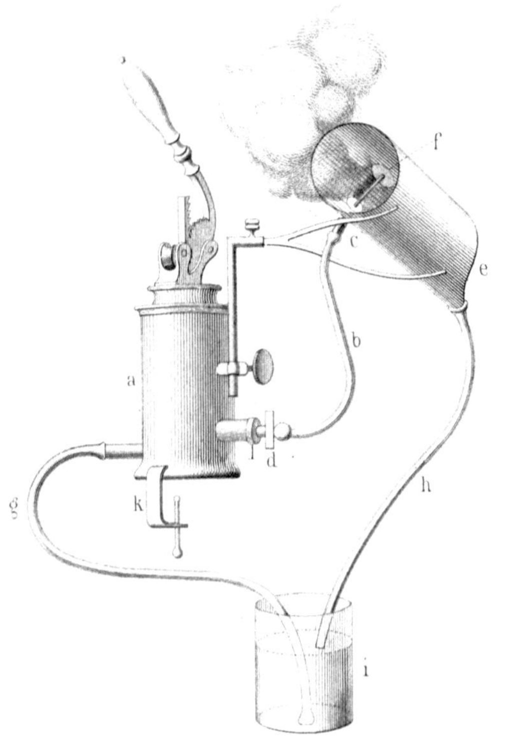

Fig. 1.

Fig. 2.

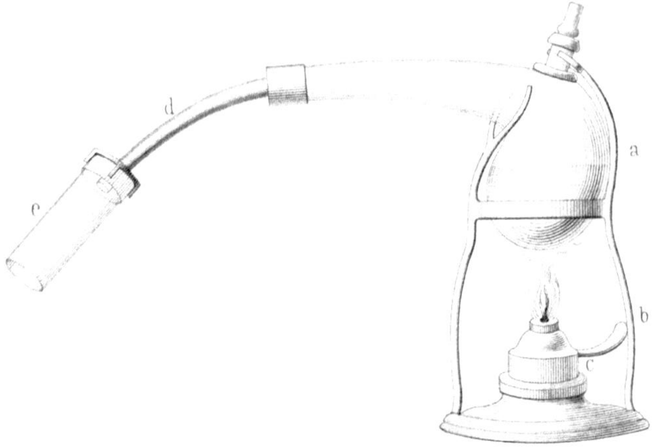

Lith. Anst. v. Leopold Kraatz in Berlin.

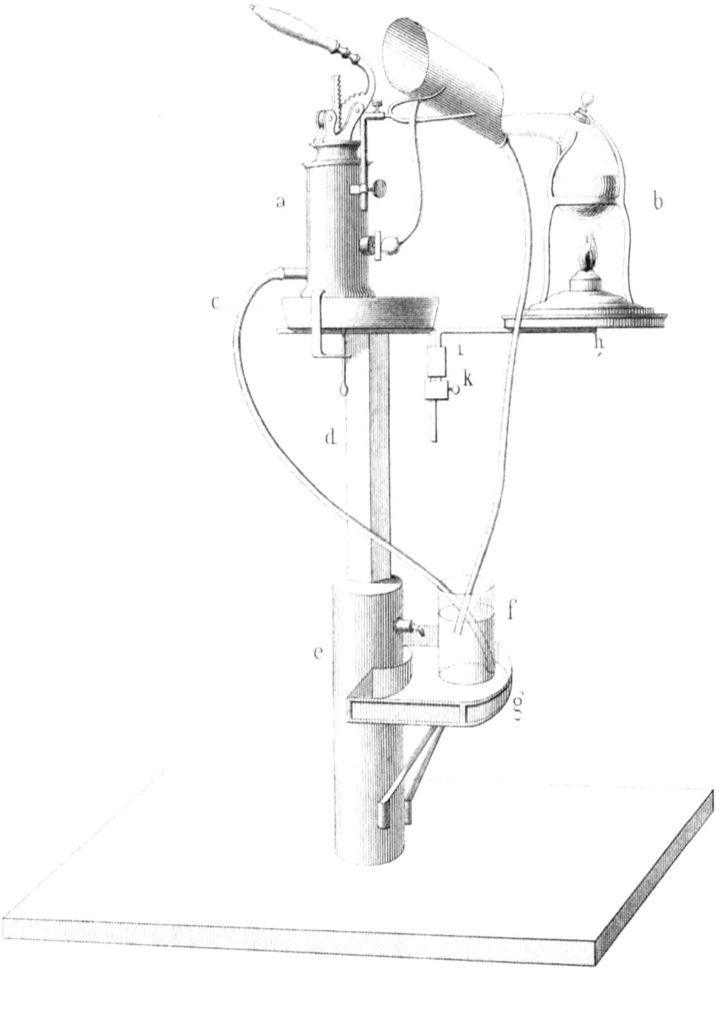

Lith. Anst. v. Leopold Kraatz in Berlin

MIX
Papier | Fördert gute Waldnutzung
FSC® C083411

Kolibri 360 GmbH
Ferdinand-Jühlke-Straße 7
99095 Erfurt, Deutschland
produktsicherheit@kolibri360.de